AF368599

XIVᵉ CONGRES INTERNATIONAL DE MEDECINE

MADRID, 23-30 AVRIL 1903

VOLUME GÉNÉRAL

PUBLIÉ PAR MR. LE DOCTEUR

ANGEL FERNANDEZ-CARO

Secrétaire géneral du Congrès.

MADRID

Imprenta de J. Sastre y C.ª—Alameda, 10, teléfono 997

1904

XIVE CONGRÈS INTERNATIONAL DE MÉDECINE

MADRID, 23-30 AVRIL 1903

VOLUME GÉNÉRAL

ORGANISATION

ASSEMBLÉES GÉNÉRALES

ENONCÉ DES TRAUVAUX.—LISTE DES MEMBRES

MADRID
Imprenta de J. Sastre y C.ª— Alameda, IO

1904

A.

ORGANISATION NATIONALE

DÉCRET D'ORGANISATION ET DE PROPAGANDE

COMMISSION GÉNÉRALE

MINISTERIO DE LA GOBERNACIÓN

REAL ORDEN

Illmo. Sr.: Vista la comunicación del Presidente del XIV Congreso Internacional de Medicina que, bajo el patronato de S. M. el Rey Don Alfonso XIII y de S. M. la Reina, ha de celebrarse en esta Corte en Abril de 1903, á la que acompaña propuesta de los individuos que han de constituir la Junta Central de organización y propaganda de dicho Congreso;

El Rey (q. D. g.), y en su nombre la Reina Regente del Reino, ha tenido por conveniente prestar su aprobación á la referida propuesta y nombrar á los que en ella figuran, publicándose dicha propuesta en la *Gaceta de Madrid.*

De Real Orden lo digo á V. I. para su conocimiento y fines consiguientes. Dios guarde á V. I. muchos años.—Madrid, 29 de Mayo de 1901.

S. MORET

Sr. Director general de Sanidad.

Relación de los señores que constituyen la Junta Central de organización y propaganda del XIV Congreso Internacional de Medicina que, bajo el protectorado de S. M. el Rey D. Alfonso XIII y de S. M. la Reina Regente, ha de celebrarse en esta Corte en el mes de Abril del año 1903, á que se refiere la Real Orden anterior:

MESA

Presidentes de honor.

Excmo. Sr. Presidente del Consejo de Ministros.

»   Ministro de la Gobernación.

»   Ministro de Estado.

»   Ministro de Instrucción Pública.

Presidente efectivo.

Excmo. Sr. D. Julián Calleja y Sánchez.

Vicepresidentes.

Excmo. Sr. Marqués de Guadalerzas.

»   D. Carlos María Cortezo.

»   D. Francisco de Cortejarena.

»   D. Angel Pulido y Fernández.

Secretario general.

Excmo. Sr. D. Angel Fernández-Caro.

Tesorero.

Sr. D. José Gómez Ocaña.

Secretarios adjuntos.

Sr. D. Angel de Larra y Cerezo.

»   Federico Montaldo y Peró.

»   José Úbeda y Correal.

»   Enrique Saldedo y Ginestal.

Vocales.

Excmo. Sr. Obispo de la diócesis de Madrid-Alcalá.

»   Gobernador civil de Madrid.

»   Presidente de la Diputación provincial de Madrid.

»   Alcalde constitucional de Madrid.

»   Presidente del Consejo de Instrucción pública.

»   Vicepresidente del Real Consejo de Sanidad.

»   Presidente de la Real Academia de Medicina.

»   Rector de la Universidad Central.

Excmo. Sr. Director general de Sanidad civil.
    »   Inspector general de Sanidad de la Armada.
    »   Inspector de Sanidad Militar de Castilla la Nueva.
    »   Inspector Jefe de la Sección de Sanidad Militar del Ministerio de la Guerra.
    »   Director de la Biblioteca Nacional.
Sr. Direc'or de *La Correspondencia de España.*
    »   de *La Época.*
    »   de *El Español.*
    »   de *El Globo.*
    »   del *Heraldo de Madrid.*
    »   de *El Imparcial.*
    »   de *El Liberal.*
    »   de *El Nacional.*
    »   de *El Correo.*

CORPORACIONES MÉDICAS OFICIALES
Por el Real Consejo de Sanidad.

D. Marcial Taboada y de la Riva.
» Nicolás Escolar y Sáenz López.
» Fausto Garagarza y Dugiols.
» Eloy Bejarano y Sánchez.
» Amalio Gimeno y Cabañas.
» Eduardo Menéndez Tejo.
» Angel Rodríguez-Rubí y Pacheco.

Por el Consejo de Instrucción pública.

D. Alejandro San Martín y Satrústegui.
» Santiago Ramón y Cajal.
» Gabriel de la Puerta y Ródenas.
» José Rodríguez Carracido.

Por la Real Academia de Medicina.

D. José Calvo y Martín.
» Manuel Iglesias y Díaz.
D. Manuel Ortega-Morejón.
» Benito Hernando y Espinosa.

Por la Facultad de Medicina.

D. Teodoro Yáñez y Font.
» Félix Guzmán y Andrés.
» Francisco Criado y Aguilar.

D. Arturo de Redondo y Carranceja.
» Antonio Fernández y Chacón.
» Federico Olóriz y Aguilera.
» Abdón Sánchez y Herrero.
» Manuel Alonso y Sañudo.
» José Ribera y Sans.
» Luis Guedea y Calvo.
» Ramón Jiménez y García.
» Florencio de Castro y Latorre.

Por la Facultad de Farmacia.

D. Juan Ramón Gómez y Pamo.
» Ricardo Sádaba y García del Real.
» Blas Lázaro é Ibiza.
» Joaquín Olmedilla y Puig.

Por la Escuela especial de Veterinaria.

D. Santiago de la Villa y Martín.
» Dalmacio García é Izcara.
» Juan Manuel Díaz del Villar.
» Antonio Ortíz de Landazuri y Rodas.

Por Sanidad Militar (Ministerio de la Guerra).

D. Lorenzo Aycart y López.
» José Reig y Gascó.
» Angel de Larra y Cerezo.
D. Manuel Martín y Salazar.
» Eduardo Semprún y Semprún.
» José García y Montorio.
» Joaquín Esteban y Clavillar.
» José Úbeda y Correal.
» Dimas Martín y Álvarez.
» Eusebio Molina y Serrano.

Por Sanidad de la Armada (Ministerio de Marina).

D. Enrique Navarro y Ortiz.
» Juan Redondo y Godino.
» Vicente de las Barreras.
» Ernesto Botella y Martínez.
» Luis Úbeda y Cardona.
» Antonio García Tapia.

Por el Cuerpo de Beneficencia general.

D. José Ustáriz y Escribano.
» Juan Manuel Mariani y Larrión.
» Ramón Ezquerra y Baig.
» Alberto Fernández y Gómez.
» Antonio Muñoz y Sánchez.

Por el Cuerpo de Beneficencia provincial.

D. Manuel Sanz y Bombin.
» Simón Hergueta y Martín.
» Enrique de Isla y Bolómburu.
» Ricardo Pérez y Valdés.
» Francisco Huertas y Barrero.

Por el Cuerpo de Beneficencia municipal.

D. José Sáenz y Criado.
» Antonio Pardo y Regidor.
» Cárlos Soler y Aulet.
» Ramón Luis y Yagüe.
» Valentín Julián López.
» Enrique Fálces de Oliaga.
» Enrique Dupuy y Unzueta.

Por el Colegio de Médicos de la provincia de Madrid.

D. Ildefonso Rodríguez y Fernández.
» Joaquín Berrueco y Sánchez.
» Juan de Azúa y Suárez.

D. Santiago de los Albitos.
» José Hernández y Silva.
» Jerónimo Pérez y Ortíz.
» Enrique Oliván y Sanz.
» Rafael Forns y Romans.

Por el Colegio oficial de Farmacéuticos de la provincia de Madrid.

D. Julián de Madariaga y Regil.
» Angel Garrido é Isidro.
» José Úbeda Sarachaga.
» Francisco de Castro y Pascual.
» Alfonso Medina y Vera.
» Emilio Alcobilla y Aguado.
» Manuel Álvarez Ude.

Por el Ilustre Colegio de Farmacéuticos de Madrid.

D. Martín Bayod y Martínez.
» Francisco Garrido y Mena.
» José María Reymundo.
» Florencio Estébanez y Herrero.
» Ramón Sáiz de Cárlos.
» Fidel Fernández.

Por el Cuerpo Médico Forense.

D. Adriano Alonso y Martínez.
» Julián Fuentes y Fernández.
» Tomás Maestre y Pérez.
» Eduardo Lozano y Caparrós.

Por el Cuerpo de Subdelegados de Sanidad.

D. Simón Sánchez y González.
« Miguel Huertas y Vela.
» Juan Ruiz del Cerro.
» Leonardo Rodrigo y Lavin.
» Antonio Fernández y Tallón.
» Ricardo Moragas y Ucelay.

Por el Cuerpo de Médicos directores de Baños.

D. Joaquín E. Gurucharri y Echauri.
» Aurelio Enríquez y González.
» Joaquín Aleixandre y Aparici.
» Arturo Pérez y Fábregas.

*Por el Instituto de Sueroterapia, Vacunación y Bacteriología
de Alfonso XIII.*

D. Antonio Mendoza y de Miguel de Villanueva.
» Francisco Murillo y Palacios.

Por la Corporación médica de la Real Familia y Patrimonio.

D. Manuel Vegas y Olmedo.
» Bibiano Escribano y Sevilla.

Por la Real Oficina de Farmacia.

D. José de Pontes y Rosales.
» Mariano Baquero y Moreno.

Por el Cuerpo Médico Farmacéutico de Seguridad.

D. Dionisio Gómez y Herrero.
» Fernando Belloso y Lucas.

Por el Laboratorio Central de Medicina legal.

D. Nicasio Mariscal y García.
» Juan C. Guillén y Palomar.

CORPORACIONES MÉDICAS NO OFICIALES

Por la Academia médico-quirúrgica Española.

D. Juan Bravo y Coronado.
» Carmelo Carrillo y Cubero.
» José González y Campo.

Por la Sociedad Española de Higiene.

D. Manuel de Tolosa Latour.
» Felipe Óvilo y Canales.
» Ricardo Villalba y Pérez.

Por la Sociedad Ginecológica Española.

D. Eugenio Gutiérrez y González.
» Antonio María Cospedal y Tomé.
» Ramón García-Baeza y Frau.
» Enrique Salcedo y Ginestal.

Por la Sociedad Española de Hidrología médica.

D. Alberto Armendáriz.
» Benito Crespo y Escoriaza.
» Benito Avilés y Merino.

Por la Sociedad Odontológica Española.

D. Florestan Aguilar.
» Jaime Domingo y Losada.

Por el Instituto de Terapéutica operatoria.

D. Federico Rubio y Galí.
» Eulogio Cervera y Ruíz.
» Antonio Martínez y Angel.
» Eustasio Uruñuela é Hidalgo.
» Serafín Buisen y Tomai.
» Eduardo Moreno y Zancudo.

Por la Escuela práctica de Especialidades Médicas.

D. Emilio Loza y Collado.
» Pantaleón Prieto de Castro.
» Francisco Sánz y Blanco.

Por la Cruz Roja Española.

D. José Pando y Valle.
» Fernando Menéndez y Quintana.

Por la Prensa Médica.

D. Ramón Serret y Comin.
» Fernando Calatraveño y Valladares.
» Rafael Ulecia y Cardona.
» Luis Marco y Corera.

Por la Prensa Farmacéutica.

D. Francisco Marín y Sancho.
» Macario Blas y Manada.
» Victoriano Muñoz y Fernández.

Por la Prensa Veterinaria.

D. Antonio López y Martín.
» Benito Remartínez y Díaz.

Madrid, 22 de Mayo de 1901.—El Presidente, Julián Calleja.—El Secretario general, Angel Fernández-Caro.

MINISTERIO DE LA GOBERNACIÓN

REAL ORDEN

Ilmo. Sr.: Vista la comunicación del Presidente del XIV Congreso Internacional de Medicina, á la que acompaña propuesta de los señores Senadores y Diputados Médicos y Farmacéuticos y algunas personas notables de las clases médicas que no habían sido designadas por corporación alguna para formar la Junta Central de organización. y propaganda, según se acordó en la sesión celebrada en 11 del actual:

El Rey (q. D. g.), y en su nombre la Reina Regente del Reino, ha tenido por conveniente prestar su aprobación á la referida propuesta y nombrar Vocales de la Junta de propaganda y organización del XIV Congreso de Medicina, que ha de celebrarse en esta Corte, á los que en ella figuran, debiendo publicarse tal propuesta en la *Gaceta de Madrid.*

Es asimismo la voluntad de S. M. que, conforme con lo prevenido en Real orden de 29 de Mayo último, se autorice á V. I. para firmar los nombramientos respectivos que han de darse á los interesados.

De Real orden lo digo á V. I. para su conocimiento y fines oportunos. Dios guarde á V. I. muchos años.—Madrid, 25 de Junio de 1901.

S. MORET.

Sr. Director general de Sanidad.

Relación de los Sres. Senadores y Diputados Médicos y Farmacéuticos y de algunas personas notables de la clase médica propuestas para formar parte de la Junta Central de organización y propaganda constituída en 11 del actual.

SENADORES

Excmo. Sr. D. Rómulo Bosch y Alsina.
  »   Juan Magaz (Marqués de Magaz).
  »   José Pérez Xifré.
  »   Nicolás de la Fuente Arrimadas.
  »   Justo Martínez y Martínez.
  »   Francisco García Molina.
  »   Guillermo Verdejo.
  »   Dionisio Motos.
  »   Alfredo Serrano Fatigati.

DIPUTADOS

Sr. D. José Francos Rodríguez.
 »   Bartolomé Robert.
 »   Laureano García Camisón.
 »   Rodolfo del Castillo.
 »   Francisco Sáiz de Trápaga.
 »   José Esteve Mora.
 »   Manuel Novella.
 »   Ramón Díaz Bustamante.
 »   Francisco Moliner y Nicolás.
 »   Manuel Camo.
 »   Fernando Merino.

PROFESORES EN CIENCIAS MÉDICAS

Sr. D. José María Esquerdo y Zaragoza.
 »   Vicente Llorente y Matos.
 »   Hermenegildo Tomás del Valle.
 »   Juan Cisneros y Sevillano.
 »   Luis Simarro y Lacabra.
 »   Antonio Espina y Capo.
 »   José Grinda Forner.
 »   José Ortiz de la Torre.
 »   Isidoro López Dueñas.

Sr. D. José Alabern y Raspall.
   »   Pascual Candela y Sánchez.
   »   Joaquín Decref y Ruiz.
   »   Federico Montaldo y Peró.

Madrid, 22 de Junio de 1901.—El Presidente, Julián Calleja.—El Secretario general, Angel Fernández-Caro.

RÈGLEMENT

REGLAMENTO

Artículo 1.º

El XIV Congreso Internacional de Medicina se reunirá en Madrid, bajo el patronato de SS. MM. el Rey Don Alfonso XIII y su Augusta Madre, en los días 23-30 de Abril de 1903.

La sesión de apertura se verificará el día 23 y la de clausura el 30.

El objeto de este Congreso es exclusivamente científico.

Artículo 2.º

Se compondrá el Congreso de los Médicos, Farmacéuticos, Veterinarios, Dentistas y demás profesores en los distintos ramos de las ciencias médicas, tanto nacionales como extranjeros, que se hayan inscripto como miembros y hayan satisfecho la cuota correspondiente.

También podrán ser miembros, con las mismas condiciones y con iguales derechos que los congresistas médicos, todos los que estando en posesión de un título profesional ó científico, deseen pertenecer á él y tomar parte en sus tareas, así como los representantes de la prensa.

Artículo 3.º

La cuota de inscripción será de 30 pesetas.

Esta cuota deberá ser entregada por los señores adherentes ó por sus representantes en el acto de hacer la inscripción.

Para este efecto deberán dirigirse desde esta fecha hasta la apertura del Congreso, á la Secretaría general (Facultad de Medicina, Madrid), la cual enviará ó entregará á cada interesado su respectiva tarjeta de identificación que le servirá de documento para disfrutar de todos los beneficios otorgados á los congresistas.

Artículo 4.º

Los Comités nacionales ó extranjeros podrán recibir las cuotas de sus adheridos, y cuando las remitan á la Secretaría General del Congreso, éste les enviará la tarjeta de identificación correspondiente á los miembros inscriptos.

Los que hicieren el abono de su cuota á los Comités nacionales ó extranjeros, deberán verificarlo á lo más tardar un mes antes de la apertura del Congreso, á fin de que la Secretaría general pueda enviarles oportunamente sus tarjetas de identificación.

Artículo 5.º

Al hacer su inscripción y entregar la cuota correspondiente deberá cada congresista, ó bien directamente ó por medio del Comité respec-

tivo, enviar á la Secretaría general una nota indicando, de modo preciso y en letra perfectamente legible, su nombre, calidad y títulos, así
como la dirección de su domicilio y una tarjeta de visita.

Artículo 6.º

Los miembros del Congreso que hayan llenado las condiciones expre-
sadas, tendrán derecho á tomar parte en todos los trabajos del mismo,
presentar comunicaciones verbales ó escritas, intervenir en las discusiones, dar su voto en los asuntos en que recaiga votación y participar
de cuantos beneficios se otorgen á los congresistas.

Artículo 7.º

Los congresistas tendrán derecho á recibir el *Resumen general* de
los trabajos del Congreso, y además un ejemplar de las *Actas* de la
Sección en que se hubieran inscripto. Si lo verificaran en más de una
Sección, sólo recibirán el tomo de la primera de las indidadas en la cé-
dula.

Los congresistas que hayan presentado comunicaciones escritas en
varias Secciones y éstas hubiesen sido ¡admitidas por la Comisión en-
cargada de examinarlas, tendrán igualmente derecho á recibir los tomos correspondientes á las mismas.

Los que deseen poseer otros tomos, además de los que les corres-
pondan, deberán satisfacer una cantidad que se fijará oportunamente,
pero que no excederá del coste de la impresión, siempre que antes de
la clausura del Congreso manifiesten este deseo en la Secretaría general y abonen la suma que se señale.

Artículo 8.º

Las actas del Congreso se entregarán á los congresistas tan pronto
como se termine su publicación.

Artículo 9.º

El Congreso estará dividido en las siguientes Secciones:

1.ª	Anatomía (antropología, anatomía comparada, embriología,
anatomía descriptiva, histología y teratología).

2.ª	Fisiología, física y química biológicas.

3.ª	Patología general, anatomía patológica y bacteriología.

4.ª	Terapéutica y farmacia. { *a*) Terapéutica. *b*) Hidrología. *c*) Farmacia. }

5.ª	Patología interna.

6.ª   Neuropatías, enfermedades mentales y antropología criminal.
7.ª   Pediatría.
8.ª   Dermatología y sifilografía.
9.ª   Cirugía general............ { a) Cirugía y operaciones quirúr-gicas.
{ b) Urología.
10.ª   Oftalmología.
11.ª   Oto-rino-laringología.... { a) Otología.
{ b) Rino-laringología.
12.ª   Odontología y estomatología.
13.   Obstetricia y ginecología.
14.ª   Medicina é higiene militar y naval.
15.ª   Higiene, epidemiología y ciencias sanitarias técnicas.
16.ª   Medicina legal y Toxicología.

Artículo 10.

Los miembros del Congreso deberán indicar, al hacer su inscrip-ción, la Sección ó Secciones á que deseen pertenecer, sin que esto sea obstáculo para que puedan asistir á las demás y tomar parte en la dis-cusión.

Artículo 11.

Un Comité ejecutivo compuesto del Presidente, Secretario general y Tesorero, y de los Presidentes y Secretarios de cada Sección, estará encargado de la gestión y dirección inmediata del Congreso.

Artículo 12.

El Congreso celebrará sesión todos los días, bien en Asamblea ge-neral ó en reunión de Secciones.

Artículo 13.

Habrá dos Asambleas generales ordinarias: una para la apertura y otra para la clausura del Congreso.

Además habrá el número de extraordinarias que se estimen necesa-rias y que á su tiempo determinará la Junta Central, destinadas á Conferencias, á las cuales serán invitadas las eminencias científicas de las diversas naciones.

Tan sólo los conferenciantes tendrán derecho á usar de la palabra en estas sesiones.

Artículo 14.

En la sesión de apertura, el Secretario general dará cuenta de los trabajos de organización del Congreso, el Presidente leerá el discurso inaugural, se hará la presentación de los Delegados oficiales y se proclamarán los Presidentes de honor del Congreso.

En la de clausura se dará cuenta de los acuerdo del Congreso, se designará el lugar de su prósima reunión y se eligirá la mesa que ha de constituirlo.

En ninguna de estas Asambleas será permitido pronunciar úiscursos más que á los que previamente hubiera designado é invitado para ello el Comité ejecutivo.

Artículo 15.

Los Comités de Secciones organizarán sus programas de trabajos (lectura y discusión de comunicaciones, examen de las proposiciones presentadas, etc.)

Cada Sección, en su primera sesión, nombrará sus Presidentes de honor, y designará sus Secretarios adjuntos. Parte de éstos se elegirán entre los congresistas extranjeros para hacer el resumen verbal de las comunicaciones presentadas en diversos idiomas y facilitar la discusión.

Artículo 16.

El Presidente de cada Sección dirigirá las sesiones y los debates en la forma establecida en todos los Cuerpos deliberantes.

Sólo podrán someterse á votación las cuestiones de orden interior.

Las cuestiones científicas no podrán ser objeto de votación alguna.

Artículo 17.

El tiempo asignado para cada comunicación no podrá exceder de *quince minutos*, y los oradores que tomen parte en la discusión no podrán emplear más de *cinco minutos* cada uno.

Los autores de las comunicaciones dispondrán de *diez minutos* para contestar á todas las objeciones. Sólo excepcionalmente, y cuando la importancia del asunto lo justificare, podrá el Presidente conceder más tiempo al orador.

Los miembros que tomen parte en los debates deberán entregar, antes de que la sesión termine, al Secretario de la Sección, un breve resumen de lo que hayan dicho.

Artículo 18.

Las comunicaciones referentes á los trabajos del Congreso deberán ser presentadas al Comité de organización antes del 1.º de Enero de 1903. El Cómité acordará, si lo estima procedente remitirlas á la Sección respectiva.

Las comunicaciones irán acompañadas de un brevísimo extracto, en forma de conclusiones, si el asunto lo permitiese; este extracto se imprimirá y distribuirá oportunamente entre los congresistas de la Sección correspondiente.

Artículo 19.

Después de la fecha de 1.º de Enero de 1903, y aun durante el Congreso, podrán presentarse comunicaciones; pero tan sólo se pondrán á la orden del día cuando se hubieren discutido todas las presentadas en tiempo oportuno.

Artículo 20.

Todos los trabajos hechos ó presentados al Congreso (en las Asambleas generales ó en las Secciones), serán entregados por sus autores á la Secretaría de la Mesa respectiva. El Comité ejecutivo acordará su inserción total ó parcial ó su no inserción en el Libro de Actas.

Artículo 21.

Los idiomas oficiales del Congreso, en todas las sesiones, serán el español, el francés, el inglés, el alemán y el italiano.

Artículo adicional

Las señoras pertenecientes á la familia de los congresistas y que sean acompañadas de éstos, tendrán derecho á los beneficios de viajes á precios reducidos, asistencia á los festejos y obsequios generales que á aquéllos se hagan, proveyéndose de una tarjeta especial mediante la cuota de 12 pesetas.

El mismo derecho se concederá á los alumnos de la Facultad de Medicina y Farmacia, y de la Escuela de Veterinaria y de Dentistas nacionales que se hayan inscrito, para lo cual deberán presentar algún documento que acredite su calidad de alumno matriculado, abonando la cuota de 12 pesetas.

COMITÉ EXECUTIF

COMITÉ EJECUTIVO

Presidente..............	Dr. D. Julián Calleja y Sánchez.
Secretario general..........	Dr. D. Angel Fernández-Caro y Nouvilas.
Tesorero general...........	Dr. D. José Gómez Ocaña.
Secretario adjunto..........	Dr. D. Enrique Salcedo y Ginestal.

VOCALES.

Por la Sección de:

ANATOMÍA. (Antropología, Anatomía comparada y descriptiva, Embriología, Histología normal y Teratología ......
Dr. D. Santiago Ramón y Cajal, (Presidente).
Dr. D. Dalmacio García Izcara, (Secretario).

FISIOLOGÍA, Física y Química biológicas................
Dr. D. Gabriel de la Puerta y Ródenas, (Presidente).
Dr. D. Juan Manuel Díaz Villar, (Secretario).

PATOLOGÍA GENERAL, Anatomía patológica y Bacteriología....
Dr. D. Amalio Gimeno y Cabañas, (Presidente).
Dr. D. Antonio Mendoza, (Secretario).

TERAPÉUTICA Y FARMACIA....
Dr. D. Benito Hernando y Espinosa, (Presidente).
Dr. D. Martín Bayod y Martínez, (Secretario).

SUBSECCIÓN DE TERAPÉUTICA...
Dr. D. Angel de Larra y Cerezo, (Vice-Presidente).
Dr. D. Emilio Pérez Noguera, (Secretario adjunto).

SUBSECCIÓN DE HIDROLOGÍA MÉDICA......................
Dr. D. Marcial Taboada y de la Riva, (Vicepresidente).
Dr. D. Joaquín Aleixandre y Aparici, (Secretario adjunto).

SUBSECCIÓN DE FARMACIA.....
Dr. D. Juan Ramón Gómez Pamo, (Vicepresidente).
Dr. D. Manuel Alvarez Ude, (Secretario adjunto).

PATOLOGÍA INTERNA.......... Dr. D. José Calvo y Martín, (Presidente).

Dr. D. Enrique Olivan y Sanz, (Secretario).

NEUROPATÍAS, ENFERMEDADES MENTALES Y ANTROPOLOGÍA CRIMINAL............... Dr. D. José María Esquerdo y Zaragoza, (Presidente).

Dr. D. Abdón Sánchez Herrero, (Secretario).

PEDIATRÍA................ Dr. D. Francisco Criado y Aguilar, (Presidente).

Dr. D. Manuel de Tolosa y Latour, (Secretario).

DERMATOLOGÍA Y SIFILOGRAFÍA. Dr. D. Manuel Sanz Bombín, (Presidente).

Dr. D. Juan de Azúa y Suárez, (Secretario).

CIRUGÍA Y OPERACIONES QUIRÚRGICAS................... Dr. D. Alejandro San Martín y Satrústegui, (Presidente).

Dr. D. Ramón Jiménez y García, (Secretario).

UROLOGÍA................ Dr. D. Alfredo Rodríguez Viforcos, (Presidente).

Dr. D. Luis González Bravo, (Secretario).

OFTALMOLOGÍA.............. Dr. D. Santiago de los Albitos, (Presidente).

Dr. D. Francisco Sanz y Blanco, (Secretario).

OTOLOGÍA................ Dr. D. Juan Cisneros y Sevillano, (Presidente).

Dr. D. Rafael Forns y Romans, (Secretario).

RINO-LARINGOLOGÍA......... Dr. D. Eustaquio Uruñuela é Hidalgo, (Presidente).

Dr. D. Celestino Compaired, (Secretario).

ODONTOLOGÍA Y ESTOMATOLOGÍA Dr. D. Luis Guedea y Calvo, (Presidente).

Sr. D. Florestán Aguilar, (Secretario)

OBSTETRICIA Y GINECOLOGÍA... Dr. D. Francisco de Cortejerana y D. Eugenio Gutiérrez González, (Presidentes).
Dr. D. Carmelo Carrillo y Cubero, (Sacretario).

MEDICINA É HIGIENE MILITAR Y NAVAL............... Dr. D. Antonio Srrrano y Borrego, (Presidente).
Dr. D. Hermenegildo Tomás del Valle, (Secretario).

HIGIENE, EPIDEMIOLOGÍA Y CIENCIAS SANITARIAS TÉCNICAS... Dr. D. Félix Guzmán y Andrés, (Presidente).
Dr. D. Felipe Óvilo y Canales, (Secretario).

MEDICINA LEGAL Y TOXICOLOGÍA. Dr. D. Adriano Alonso Martínez, (Presidente).
Dr. D. Julián Fuentes Fernández, (Secretario).

CÓMITÉS PRÓVINCIALES

ÁLAVA

Presidente....... D. Ramón de Apraiz.
Vicepresidente... » Vicente González Echevarri.
Secretario....... » Luis Ortiz de Samaniego.
Vicesecretario... » Tomás Baeza.
Vocales......... » José María Caballero.
» Balbino Molinuevo.
» Atilano Domingo.

ALBACETE

Presidente...... D. Enrique Rubio.
Vicepresedentes.. » Felipe Soto.
» Laureano Cortés.
Secretario....... » Nicolás Belmonte.
Vicesecretario... » Vicente Fernández.
Vocales......... » Álvaro de Cano.
» Manuel Furia.
» Alfredo Crespo.

ALICANTE

Presedente...... D. José Martínez Soriano.
Secretario....... » Pascual Pérez Martínez.
Vocales......... » José Gadea Pro.
                         » Esteban Sánchez Santana.
                         » Enrique Fernández Grau.
                         » Francisco Albero Ramoino.
                         » Evaristo Manero Mollá.
                         » Evaristo Manero Pineda.
                         » Antonio Rico Cabot.
                         » Edmundo Ramos Prevés.
                         » Gabriel Montesinos Donday.
                         » José Moltó Boatella.

ALMERÍA

Presidente....... D. Baldomero García Blanes.
Secretario....... » José Rocafull de Montes.
Vocales......... » Antonio Fernández Palacios.
                         » Eduardo Pérez Ibáñez.
                         » Eduardo Pérez Cano.
                         » José Arigo Serrano.

BADAJOZ

Presidente...... D. Narciso Vázquez Lemus.
Secretario....... » Fernando Piscua y Casas.
Vocales......... » Emerio de Miguel y Gamero.
                         » Rafael González y Orduña.
                         » Carlos Ardila y Sande.
                         » Baldomero Sánchez Rodríguez.
                         » Juan Soriano de Salas.

BALEARES

Presidente...... D. Sebastián Domenge Roselló.
Vicepresidentes.. » Juan Valenzuela Alcarín.
                         » Antonio Bosch Miralles.
Secretario....... » Eugenio Losada Mulet.
Vicesecretario... » Domingo Casaonovas Sancho.
Vocales......... » Julián Alvarez Aleñar.
                         » Antonio Mazol Vidal.
                         » Guillermo Serra Bennasar.
                         » Juan Mercant Barceló.
                         » Pedro Jaime Matos.
                         » Enrique Fajarnés y Tur.

D. Ignacio Forteza Aguiló.
» Sebastián Ramonell.
« Juan Mir Peña.
» Gabril Martorell Rubí.
» Juan Roselló.
» José Bauzá.
« Miguel Ferrer.

BARCELONA

Presidente...... D. Andrés Martínez Vargas.
Vicepresidentes.. » Rafael Rodríguez Méndez.
           » Salvador Cardenal.
Secretario....... » Carlos Calleja y Borja Tarrius.
Vicesecretario ... » Arturo Giné Masriera.
Tesorero........ » José Gorgot.
Vocales......... » Antonio Morales Pérez.
           » Alvaro Esquerdo Esquerdo.
           » Francisco de Sojo y Batlle.
           » Antonio Rodríguez y R. Marín.
           » Rafael Rodríguez Ruiz.
           » Francisco de A. Darder.
           » Jerónimo Jimeno.
           » Odón Molss Ormella.

BURGOS

Presidente...... D. Marcial Martínez Hernando.
Vicepresidentes.. » Federico de la Llera y Jiménez.
           » Perfecto Ruiz López.
Secretario....... » Victoriano Andrío Aparicio.
Vicesecretario ... » César Urraca Alvarez Regero.
Vocales......... » Fabián Barriocanal Pascual.
           » Mariano Lostán y Páramo.
           » Federico de Miguel.

CÁCERES

Presidente...... D. Gabino de Uribarri y Paredes.
Vicepresidentes.. » Joaquín Acedo Amarillas.
           » Gonzalo González Borreguero.
Secretario....... » Leocadio Durán Cantos.
Vicesecretario ... » Francisco Roderes de la Calle.
Vocales......... » Antonio García González.
           » Antonio Sánchez Orduña.
           » Pedro Casati García.
           » Ambrosio Sagra López.

CÁDIZ

Presidente......	D. José Rubio Argüelles.
Vicepresidentes..	» Gregorio Ruiz Sánchez.
	» Juan Luis Höhr.
Secretario.......	» Antonio González Prats.
Vicesecretario...	» José Ramón de Torres.
Vocales.........	» Ramón Cañadas.
	» Martín Vallejo.
	» Manuel Roca.
	» Manuel Díaz Crespo.
	» José Anduaga Feduchi.
	» José García Ramos.

CASTELLÓN DE LA PLANA

Presidente......	D. José Pachés y Andreu.
Contador........	» Ernesto Pastor y Pastor.
Tesorero........	» Francisco Coloma é Ibáñez.
Secretario.......	» José Clará y Piñol.
Vocales.........	» Nicolás Forés Vilar.
	» Gonzalo Salvia.
	» José Cazador Martín.
	» Enrique Beltrán.
	» Juan Bautista Flors.

CIUDAD REAL

Presidente......	D. José Gómez Alcaráz.
Vicepresidentes..	» Juan Obón.
	» Federico Fernández.
Secretarios......	» Manuel Aguirre.
	» Higinio Agustín Peñuela.
Vocales.........	» Carlos María Castelain.
	» Matías Sanz.
	» Protasio Salmerón.
	» Rafael Lamano.
	» Carlos Rubio Gómez.
	» Lucrecio Ruiz Valdepeñas.

CÓRDOBA

Presidente......	D. José María Rodríguez Jiménez.
Vicepresidentes..	» Tomás Ruiz Sánchez.
	» Manuel López Comas.
Secretario.......	» Rafael León y Avilés.

Vicesecretario ...	D. Ricardo Ortiz y Molina.
Vocales	» Manuel Merino Jiménez.
	» Manuel González López.
	» Rafael Beltrán y Burón.
	» Jenaro Lacalle Cantero.
	» Antonio Maraver y Pizarro.
	» Manuel Villegas Montesinos.

CUENCA

Presidente	D. Juan Castillo.
Secretario	» Joaquín Lumbreras.
Vocales	» Maximiliano Cañada.
	» Julián García.
	» Antonio Pérez.
	» José Ballesteros.
	» Gregorio de la Torre.

FERROL

Presidente	D. Angel de Linos y Labarga.
Vicepresidentes ..	» José San Román y Montero.
	» Antonio Antón é Iboleón.
Secretrrio	» Fermín Zélada y Varela.
Vicesecretario ...	» Fernando Pérez Vidueiro.
Vocales	» Manuel Punin Paz.
	» Ramón Mille Suárez.
	» Juan Barreiro Gatín.
	» Paulino Lueyro Fernández.
	» Leandro Alonso Meirama.
	» Francisco de la Torre Ribal.
	» Arturo Lenzano Monjardini.
	» Cándido Porto y Porto.
	» Aquilino Calvero Martínez.
	» Ricardo Rodríguez Mayobre.

GERONA

Presidente	D. José Pascual y Prats.
Vicepresidentes ..	» José Fuster y Seguí.
	» Felipe Sánchez y García.
Secretario	» Pedro Roca y Planas.
Vicesecretario ...	» Manuel Burch y Solanich.
Vocales	» Enrique Vilar y Pell.
	» José Pla y Basart.

D. Francisco Bofill y Gal.
» Evelio Barnadas y Vila.
» Juan Sau y Santaló.

GRANADA

Presidente ...... D. Eduardo García Duarte.
Vicepresidente ... » Pedro López Peláez.
Secretario .... » José de Paso y Fernández-Calvo.
Vocales .... » Ricardo Corzo González.
         » Rafael García-Duarte y González.
         » Felipe Villalobos Gallardo.
         » Rafael Ortega Núñez.
         » José de Tojar y del Castillo.
         » Enrique Vidal Ortiz.

GUADALAJARA

Presidente ...... D. José López Cortijo.
Tesorero .... » Victoriano Fernández Díaz.
Contador .... » León Carrasco Gómez.
Secretario .... » Angel Blanco Paz.
Vocales .... » Miguel Solano de la Sota.
         » Manuel Bernal Romero.
         » Ricardo Martínez y Martínez.
         » Venancio Cuevas y Gutiérrez.
         » Julián Muñoz y Atienza.

GUIPÚZCOA

Presidente .... D. Ramón Castañeda.
Vocal-Tesorero ... » Alfredo Camino.
Secretario .... » Tomás Maíz.

HUELVA

Presidente ...... D. José García López.
Vicepresidente ... » Rafael López Hernández.
Secretario .... » Enrique Crespo y Antón.
Vocales .... » Alejandro Makay.
         » Antonio Vázquez y Zarandieta.
         » Pedro Seras González.
         » Daniel García Carrión.
         » Gregorio Cotó Carrión.

HUESCA

Presidente ...... D. José María Susiac.
Secretario .... » Julián Zaidin Saura.

Vocales........   » Antonio Marcellán Camo.
                » Ignacio Camps Vallovino.
                › Eusebio Moreno Torres.
                › Agustín Castejón Bueno.
                » Domingo Ferrer Olivar.
                » Alejandro Barlés Furierre.

JEREZ

Presidente....... D. Francisco Terán y Salguero.
Secretario....... » Javier Pongilioni y Varela.
Vocales........ » José Carrasco y Sancho.
                » Fermín Aranda y Fernández Caballero.
                » Juan L. Durán y Moya.

LÉRIDA

Presidente....... D. Eusebio Belli y Folguera.
Secretario....... » Arturo Hellín Mulleras.
Vocales........ » Buenaventura Masip Estivill.
                » Antonio Torres Duch.
                » Constancio Cesáreo Clavero Rodrigo.

LOGROÑO

Presidente....... D. Peregrín González del Castillo.
Tesorero........ » José María Bustamante.
Secretario....... » Donato Hernández Oñate.

LUGO

Presidente....... D. Francisco García Neira.
Vicepresidentes.. » González V. Moure Iglesias.
                » Eduardo Castro Vallina.
Secretario....... » José Almoina Vigil.
Vicesecretario... » José María Zubiri y Ávila.
Vocales........ › Jesús Rodríguez López.
                » Serafín Sal y Otero.
                » Pedro Gasalla González.
                » Antonio Correa Fernández.
                » Evaristo Rodríguez y Rodríguez.
                » Emilio Fernández Moreiras.
                » Serafín Tejeiro.
                » Jesús Díaz Rodríguez.
                » Amando Pérez Martínez.
                » Benito Quintana.
                » Cástor Vázquez Coello.
                » Germán Villamarín Peña.

MÁLAGA

Presidente	D. Juan Rosado Fernández.
Vicepresidentes . .	» Agustín Prolongo Montiel.
	» Ramón Martín Gil.
Secretario	» Fernando Ruiz de la Herran.
Vicesecretario . . .	» Manuel García Herrero.
Vocales	» Adolfo la Blanca y Pérez.
	» José Gálvez Ginachero.
	» Enrique Laza Herrera.
	» Luis Encina Candevat.
	» Joaquín Campos Perea.
	» José A. Martínez Pérez.
	» Miguel del Río Arrabal.
	» Tomás Palop y Sanz.
	» Cecilio Abela de Guzmán.

MURCIA

Presidente	D. José Esteve Mora.
Vicepresidentes . .	» Francisco Medina Romero.
	» Miguel Jiménez Baeza.
Secretario	» Manuel Martínez Espinosa.
Vicesecretario . . .	» José Castillo y Tapia.
Vocales	» Claudio Hernández Ros.
	» Benito Closa.
	» Juan Antonio Martínez López.
	» Francisco Jiménez Pérez de Tudela.
	» Bernabé Guerrero Caballero.
	» Emilio Sánchez García.
	» Laureano Albadalejo.
	» Emilio Meseguer.
	» José García Villalba.
	» Federico Gómez Cortina.
	» Antonio López Gómez.
	» Antonio Orcajada.
	» José Llovera.
	» Domingo Muguruza.
	» José Antonio Rodríguez.
	» Pedro Cerdán Martínez.
	» José María Amigó.
	» Leopoldo Cándido Alejandre.
	» Juan José Oliva.

D. Joaquín Jimeno.
» Antonio Camacho.
» Juan Martínez.
» Roque Martínez.
» José Peña Marín.

NAVARRA

Presidente	D. Fernando Palacios y **Viguria**.
Secretario	» Manuel Jimeno.
Tesorero	» Teodoro Lizasoaín.
Vocales	» Manuel Ferrer.
	» Manuel Pinos.
	» Tomás Garmendía.
	» Juan Valdés y Pajares.

ORENSE

Presidente	D. Ramón Quesada Borrajo.
Vocales	» Heriberto Sabucedo.
	» José María Rivera.
	» Antonio Rodríguez Iglesias.
	» Lope Valcárcel y Vargas.
	» Antonio Fuentes.
	» Enrique Otero.

OVIEDO

Presidente	D. Arturo A. Buylla.
Vocales	» R. Bautista Clavería.
	» Genaro Rico.
	» Fernando Valdés.
	» Rafael Sarandeses **Alvarez**.
	» Joaquín Fernández.
Tesorero	» Miguel Terrero.
Contador	» Federico Collera.
Secretario	» Manuel Guisasola Ovies.

PALENCIA

Presidente	D. Ramiro G. Obejero.
Vicepresidentes ..	» Fermín L. de la Molina.
	» Leopoldo Marcos.
Secretario	» Manuel Vázquez.
Vicesecretorio ...	» Mariano Fernández.
Vocales	» Anselmo Abad.
	» Alejandro J. Apellániz.

D. Santiago Iñigo.
» Pedro Prieto.
» Filomeno Rebollar.
» Nicomedes Cuesta.
» Rutilio Roldán.
» Saturnino Gaite.
» Santiago Moro.
» Alfredo Ortiz.
» Isidoro de Fuentes.
» Emerenciano Nieto.
» Francisco P. Luque.
» José Sañudo.

PONTEVEDRA

Presidente	D. Ildefonso Pita Cobián.
Secretario	» José María Filgueira.
Vocales	» Heliodoro F. Gastañaduy.
	» Felipe Isla Gómez.
	» Celestino López de Castro.

REUS

Presidente	D. Ricardo Mata y Miarons.
Tesorero	» Eduardo Borrás y Pedret.
Contador	» José Grifoll y Tapias.
Secretario	» Salvador Ballvé y Freixa.
Vocales	» Roberto Grau y Sangenis.
	» Laureano Figuerola.
	» Rodolfo Carballé y Llecha.
	» Miguel Font y Martí.
	» Antonio Aluja y Miguel.

SALAMANCA

Presidente	D. Indalecio Cuesta Martín.
Secretario	» Ricardo Díez Sánchez.
Vocales	» Angel Núñez Sampelayo.
	» Antonio Díez González.
	» Emilio Jaramillo Coronado.

SANTANDER

Presidente	D. Fernando Bolívar.
Secretario	» Emilio Cortiguera.
Tesorero	» José L. Arnilla.
Vocales	» Leopoldo Hontañón.

D. Eduardo Estrañi.
» Melquiades Sollet.
» Joaquín Cortiguera.

SANTIAGO

Presidente	D. Manuel Piñeiro Herba.
Vicepresidentes . .	» Sandalio González.
	» Antonio Abad.
Secretario	» Juan Barcia Caballero.
Vicesecretario . . .	» Miguel Gil Casares.
Vocales	» Ramón García Suárez.
	» Jacobo Caldelas.
	» Angel Baltar Cortés.
	» Francisco Piñeiro Pérez.
	» Jesús Novoa López.
	» Cecilio Neira.
	» Antonio Eleizegui.
	» Francisco García.
	» Manuel Aller.
	» Juan Téllez López.

SEGOVIA

Presidente	D. Ildefonso Rebollo Ballesteros.
Secretario	» José Ramírez Díaz.
Vocales	» Manuel Alemán.
	» Julio Páramo.
	» Julián Gil y Rodríguez.
	» Manuel Vega Arango.
	» Mariano Ruiz.
	» Gabino Herrero.
	» Lucas de Amaré.

SEVILLA

Presidente	D. Enrique Romero.
Vicepresidentes . .	» Javier Lasso de la Vega.
	» Francisco Domínguez Adame.
Secretario	» Gabriel Lupiáñez Estévez.
Vocales	» Pedro Martínez Torres.
	» Francisco Laborde Winthuissen.
	» Carlos Voissin.
	» Antonio de Seras y González.
	» Manuel Medina y Ramos.

SORIA

Presidente	D. Aniceto Hinojar y Leal.
	» Valentín Guisande Brea.

TARRAGONA

Presidente	D. Antonio Rabadá.
Vicepresidente . . .	» Ramón Noya Martí.
Tesorero	» Ignacio Carbó Vallés.
Secretario	» Ricardo de Villalonga Velasco.
Vocal	» Pedro Aguilera Solsona.

TERUEL

Presidente	D. Francisco Alemany.

TOLEDO

Presidente	D. Venancio Ruano.
Vicepresidente . . .	» Cándido Cabello y Tardío.
Secretario	» Teodosio Salvadores y García.
Vicesecretario	» Francisco López Fando y Martín.
Vocales	» Marcelo García y Gómez.
	» Ramón Barsi.
	» José Fernández y Sanguino.
	» Salvador Martínez y Manrique.
	» Manuel Bellón y Fernández.

VALENCIA

Presidente	D. Peregrin Casanova.
Vicepresidentes . .	» Adolfo Gil y Morte.
	» José María Machi.
Secretario	» Ramón Gómez Ferrer.
Vicesecretario	» Mauro Guillén.
Vocales	» Constantino Gómez Reig.
	» Carlos Benítez.
	» Adolfo Costas.
	» Nicolás Sanchis Tomás.
	» Francisco Villanueva.
	» José Pérez Fúster.
	» Faustino Barberá.
	» Miguel Orellano.
	» Ramón Gómez Pérez.
	» Mariano Viedma.
	» Enrique Slocker.
	» Manuel Candela.

D. Rafael Mollá.
» Vicente Peset.
» José Corzañego.
» Tomás Blanco.
» Germán Boned.
» Francisco Sociats.
» Antonio Chabret.
» José María Melis.
» Vicente Blasco.
» Salustiano Checa.
» José Ibáñez.
» Jerónimo Torralba.
» Tomás Miguel.
» Eulogio Piqueras.
» Mariano Durán.
» Daniel Cabedo.
» Claudio Martí.
» José Pi.
» José Vidal y Puchals.

VALLADOLID

Presidente....... D. Salvino Sierra y Val.
Vicepresidentes... » Pedro Vaquero Concellón.
» Ramón Retuerto.
Secretario....... » Pablo Lacort Ruiz.
Vicesecretario.... » Mariano Sánchez y Sánchez.
Vocales.......... » León Corral.
» Atanasio Bachiller.
» Jose Cabellos.
» Jerónimo Gavilán.
» Alberto Macías Picavea.
» Saturnino del Valle.
» Leopoldo Luis Delgado Cea.
» Casimiro Calleja.
» Félix García Ortega.
» Angel Barroso.
» Teodoro Díez Sangrador.
» Antonio Sanjucis.

VIZCAYA

Presidente....... D. Cipriano Abab.
Secretario....... » Carlos Mendaza.

Vocales.......... D. Carmelo Gil.
        » Domingo Pascual.

ZARAGOZA

Presidente....... D. Gregorio Antonino García y Hernández.
Vicepresidente.... » Juan Enrique Iranzo.
Secretario........ » Vicente Gómez Salvo.
Vocales.......... » Patricio Borobio Díaz.
        » Félix Cerrada Martín.
        » Pablo Sen y Serón.
        » José Antonio Dosset.
        » Pedro Moyano y Moyano.
        » Antonio Valero Oliván.

Délégués du Gouvernement,

Corporations, etc.

DELEGADOS DEL GOBIERNO, CORPORACIONES, ETC.

DELEGADOS OFICIALES DEL GOBIERNO

Por la Presidencia del Consejo de Ministros.

Dr. D. Cárlos María Cortezo.—Excatedrático de Medicina; Diputado á Cortes; Director general de Sanidad; Consejero de Sanidad y de Instrucción pública; Individuo de la Real Academia de Medicina; Presidente de la Asociación internacional de la Prensa médica.

Por el Ministerio de la Guerra.

Dr. D. Pedro Gómez González.—Inspector médico de segunda clase; Jefe de la Sección de Sanidad Militar del Ministerio de la Guerra.

Por el Ministerio de Marina.

Dr. D. Francisco Muñoz Otero.—Inspector general de Sanidad de la Armada.

Por el Ministerio de la Gobernación.

Dr. D. Cárlos María Cortezo.

Por el Ministerio de Estado.

Dr. D. Santiago Ramón y Cajal.—Catedrático de Histología; Director técnico del Instituto de Sueroterapia, bacteriología y vacunación de Alfonso XIII.

Por el Ministerio de Hacienda.

Dr. D. Simón Hergueta.—Profesor del Hospital provincial; Individuo de la Real Academia de Medicina.

Por el Ministerio de Gracia y Justicia.

Dr. D. Rafael Salillas y Panzano.

Por el Ministerio de Instrucción Pública.

Dr. D. Julián Calleja y Sánchez.—Catedrático de Medicina; Decano de la Facultad de Medicina; Individuo de la Real Academia de Medicina y de la Ciencias exactas, físicas y naturales; Senador del Reino; Exdirector de Instrucción pública; Vicepresidente del Real Consejo de Sanidad; Consejero de Instrucción pública.

Por el Ministerio de Agricultura.

D. Manuel García y García.

GOBIERNOS CIVILES

Por el de Burgos........ D. Federico de la Llera.
                        » Félix Lázaro.

Por el de Gerona........ D. José Pascual y Prats.
        » Ernesto María Vivas.
Por el de Jaén.......... » Gabriel de Bonilla y Bonilla.
Por el de Madrid........ » Andrés de la Oliva.
        » Leonardo Rodrigo Lavín.
        » Mauricio Torrecilla.
        » Juan Manuel Díaz del Villar.
Por el de Zaragoza....... » Alejandro Arbunias.

DIPUTACIONES

Por la de Albacete....... D. Enrique Rubio Gómez.
        » Nicolás Belmonte.
Por la de Baleares....... » Enrique Cervera.
Por la de Gerona........ » José Pascual y Prats.
        » Ernesto María Vivas.
Por la de Huelva........ » José García López.
Por la de Jaén.......... » Gabriel de Bonilla y Bonilla.
Por la de Logroño....... » Eusebio Vallejo.
Por la de Murcia........ » Laureano Albadalejo Cendan.
Por la de Oviedo........ » Rafael Sarandeses.
Por la de Sevilla........ » Francisco Laborde.

AYUNTAMIENTOS

Por el de Abarán........ D. Jesús Templado.
Por el de Albacete....... » Ricardo Moragas Ucelay.
Por el de Alcalá de Henares » José Fernández Sánchez.
Por el de Alcalá la Real... » Miguel Ruiz-Mata Ecija.
Por el de Almería........ » José Spreáfico.
Por el de Avila.......... » Perfecto de Paz y Serrano.
Por el de Bilbao......... » Enrique García de Ancos.
        » Adrián de Unibaso.
        » Jesús Ariztegui.
Por el de Burgos........ » Federico de la Llera.
        » César Urraca.
Por el de Cartagena...... » Leopoldo Cándido y Alejandre.
        » Francisco Pescador y Escayols.
Por el de Gerona........ » Ricardo Ros.
Por el de Granada....... » Juan de Dios Simancas y García.
Por el de Guadalajara.... » León Carrasco y Gómez.
Por el de Huelva........ » José García López.
        » José Cordero López.
        » José Pablo Vázquez.

Por el de Jaca............	D. Agustín Castejón.
Por el de Jerez de la Frontera................	» Manuel Alaman Biscarri.
Por el de Logroño......	» Basilio Gurrea Cárdenas.
	» José Sáez de Luque.
	» Ricardo Vallejo y Balda.
	» Cayetano Melguizo Alemany.
	» Gerardo González del Castillo.
	» Dionisio Presa Bañuelos.
Por el de Lugo..........	» Jesús Rodríguez López.
Por el de Madrid........	» Manuel Novella.
	» Antonio Pardo Regidor.
	» Vicente Guerra.
	» José Botella.
	» Luis López Arrojo.
	» Emilio Loza.
	» Ramón Luis Yagüe.
	» Luis Fatás.
	» José González Campo.
	» Francisco Sanz Blanco.
	» Nicolás Martín Cirajas.
Por el de Mahón.........	» Antonio Martín Menéndez.
Por el de Málaga.........	» Ramón Martín Gil.
	» Luis Encina Candevat.
Por el de Murcia........	» Juan Antonio Martínez López.
	» José Cánovas.
Por el de Palma de Mallorca................	» Jaime Font y Montero.
Por el de Pamplona......	» Serafín Huder y Lasala.
Por el de Peñafiel........	» Angel Barroso Minguez.
Por el de Quintanilla de Arriba...............	» Francisco Carrascal Repiso.
Por el de Retortillo.....	» Manuel Hernández de la Cruz.
Por el de Salamanca......	» Antonio Díez González.
	» Gregorio Juárez Alonso.
Por el de San Sebastián...	» Tomás Acha.
Por el de Santander......	» José Gómez Marañón.
Por el de Segovia........	» Segundo Gila Sanz.
	» Manuel de la Vega Arango.
Por el de Sevilla........	» Joaquín Real González.
	» Gumersindo Márquez Chaparro.

Por el de Sevilla......... D. Juan de la Rosa.
          » Francisco Sánchez Pirjuan.
Por el de Socuéllamos.... » Francisco Martínez.
Por el de Soria.......... » Ignacio Pastor Morales.
          » Valentín Román Guisande Brea.
Por el de Valladolid...... » Arturo Fernández González.
          » Luis Díez Pinto.
          » Alberto Macías Picavea.
Por el de Valle de Yerri
   (Navarra)............. » Claudio Armendáriz Eguiza.
Por el de Zaragoza...... » Mariano Calvo.
          » Francisco Arpal.
          » Mariano Berdejo.

UNIVERSIDADES

Por la de Barcelona...... D. Andrés Martínez Vargas.
Por la de Madrid........ » Julián Calleja y Sánchez.
          » Benito Hernando Espinosa.
Por la de Salamanca...... » José Bustos y Miguel.
Por la de Valladolid..... » León Corral y Maestre.
          » Víctor Santos Fernández.

REALES ACADEMIAS DE MEDICINA

Por la de Madrid......... D. José de Pontes y Rosales, Jefe de Farmacia del Palacio Real.
          » Benito Hernando y Espinosa, Catedrático de Medicina.
Por la de Murcia........ » Francisco Medina Romero.
          » Manuel Martínez Espinosa.
Por la de Palma de Mallorca » Tomás Darder.
Por la de Sevilla........ » Pedro Ruiz.
Por la de Valencia...... » Rafael Pastor.
          » Eduardo Vilar.
Por la de Valladolid...... » Vicente Sagarra, Catedrático de Medicina.
          » Salvino Sierra, Catedrático de Medicina.
          » Leopoldo Luis Delgado Cea.
          » José Morales Moreno.

FACULTADES DE MEDICINA

Por la de Barcelona...... D. Antonio Morales Pérez, Individuo de la Academia y Cátedrático de Medicina.

Por la de Cádiz. . . . . D. Miguel Solano y Alemany, Catedrático de Medicina.

      » Enrique Díaz y Rocafull, Catedrático de Medicina.

Por la de Madrid. . . . . » Julián Calleja y Sánchez.

      » Benito Hernando Espinosa, Indivíduo de la Real Academia y Catedrático de Medicina.

      D. Alejandro San Martín, Catedrático é Indíviduo de la Real Academia de Medicina y Senador del Reino.

      » Amalio Gimeno Cabañas, Catedrático de Medicina y Senador del Reino.

      » Félix Guzmán Andrés, Catedrático de Medicina.

      » Francisco Criado Aguilar, Catedrático de Medicina.

      » Ildefonso Rodríguez Fernández, Catedrático de Medicina.

      » Arturo Redondo Carranceja, Catedrático de Medicina.

      » Antonio Fernández Chacón, Catedrático de Medicina.

      » Federico Olóriz Aguilera, Catedrático é Indíviduo de la Real Academia de Medicina.

      » Santiago Ramón y Cajal, Catedrático de Medicina.

      » Abdón Sánchez Herrero, Catedrático de Medicina.

      » Manuel Alonso S. ñudo, Catedrático é Indíviduo de la Real Academia de Medicina.

      » José Gómez Ocaña, Catedrático é Indíviduo de la Real Academia de Medicina.

      » José Ribera Sans, Catedrático é Indíviduo de la Real Academia de Medicina.

      » Luis Guedea Calvo, Catedrático de Medicina.

Por la de Madrid........ D. Ramón Jiménez García, Catedrático de Medicina.
    » Florencio de Castro Latorre, Catedrático de Medicina.
    » Sebastián Recasens Girol, Catedrático de Medicina.

Por la de Salamanca..... » Indalecio Cuesta Martín.
    » Ricardo Díez Sánchez.

Por la Facultad de Farmacia de Barcelona....... » Agustín Murúa y Valerdí, Catedrático.

Por la Facultad de Ciencias de Zaragoza....... » Luis Bermejo Vida, Catedrático.

ESCUELAS DE VETERINARIA

Por la de León.......... D. Juan de Dios González Pizarro, Profesor.
    » Ramón Coderque Navarro, Profesor.

Por la de Santiago....... » Ramón García Suárez, Profesor.
    » Emilio Pisón Ceriza, Profesor.
    » Juan Téllez López, Profesor.

COLEGIOS DE MÉDICOS

Por el de Alicante....... D. José Gadea Pro.
    » Esteban Sánchez Santana.
    » Evaristo Manero Mollá.
    » Evaristo Manero Pineda.
    » José Moltó Boatella.
    » Edmundo Ramos Prevés.
    » Antonio Rico Cabot.
    » Pascual Pérez Martínez.

Por el de Badajoz........ » Narciso Vázquez.
    » Regino de Miguel.

Por el de Baleares....... » Enrique Cervera.

Por el de Barcelona...... » Alejandro Planellas y Llanes.

Por el de Burgos........ » César Urraca.

Por el de Cáceres....... » Francisco Rodero de la Calle.
    » Joaquín Acedo Amarillas.

Por el de Córdoba....... » Manuel González López.

Por el de Ferrol........ » Angel de Linos y Labarga.
    » Antonio Antón é Iboleón.

Por el de Granada....... D. Juan de Dios Simancas García.
                          » José Paso Fernández.
Por el de Guadalajara.... » Julián Muñoz.
Por el de Guipúzcoa...... » Juan José Celaya.
                          » Ramón Castañeda.
                          » Manuel Vidaur.
Por el de Huelva........ » José García López.
Por el de Huesca .... » Rafael Salillas y Panzano.
                          » Agustín Castejón.
                          » Benito Serrate Falceto.
                          » Julián Zaidin y Saura.
Por el de Jaen.......... » Bernabé Soriano de la Torre.
                          » Ecequiel Gómez Díaz.
                          » Gabriel Bonilla.
                          » Luis Rio Contreras.
Por el de Jerez (Cádiz)... » Joaquín Aleixandre Aparici.
Por el de Lérida........ » Joaquín Bañeres Melcior.
                          » Juan Llorens Fábrega.
Por el de Logroño....... » Pelegrín González del Castillo.
                          » Ricardo Manis Sancho.
                          » José María Bustamente.
Por el de Madrid........ » Julián Calleja y Sánchez.
                          » Simón Hergueta Martín.
                          » José Ustariz Escribano.
                          » Mariano Herrera Carrascosa.
                          » Juan Roca Viñarta.
                          » Francisco Caballero Rubio.
                          » Joaquín Aleixandre y Aparici.
                          » Antonio de Santos Sánchez.
                          » José Codina Castellví.
                          » Juan Horma González.
                          » Antonio García Cuello.
Por el de Navarra....... » Juan Valdés.
                          » Saturnino Martínez.
Por el de Palencia....... » José García del Moral.
Por el de Pontevedra..... » Francisco García Feijóo.
                          » Heliodoro Fernández Gastañaduy.
Por el de Santander...... » Joaquín Cortiguera.
Por el de Segovia........ » Ildefonso Rebollo Ballesteros.
                          » Manuel de la Vega Arango.
                          » Luis Gil Terradillos.

Por el de Sevilla.........	D. Gabriel Lupiáñez.
	» Antonio Gallegos.
	» Gumersindo Márquez.
Por el de Soria..........	» Manuel Hernández de la Cruz.
	» Gerardo Clavero.
Por el de Tarragona.....	» Eufemiano Queralt.
	» Blas Andrés Royo.
Por el de Teruel.........	» Francisco Alemany.
Por el de Valladolid......	» Eloy Durruti.
	» Mariano Nuevo Diez.

COLEGIOS DE FARMACÉUTICOS

Por el de Badajoz........	D. Ramón M. Mendaña.
Por el de Barcelona......	» Ramón Codina Länglin.
	» Narciso Durán.
Por el de Bilbao.........	» Quirino Pinedo.
	» Arturo Alonso de Celada.
Por el de Burgos........	» Federico de la Llera.
Por el de Cáceres........	» Francisco González Serrano.
	» Joaquín Rosado Munilla.
Por el de Ferrol.........	» José San Román Montero.
	» Fermín Celada Varela.
Por el de Gerona........	» José María Pérez Xifra.
	» Ernesto Vivas Bacó.
	» Ricardo Massot Costa.
Por el de Palencia.......	» Isidoro de Fuentes García.
Por el de Palma de Mallorca.................	» Bernardo Riera.
Por el de Soria..........	» Francisco Garrido Mena.
Por el de Toledo.........	» Mauricio Antonio Santos.
Por el de Valencia.......	» Carlos Benítez y Martínez **Bravo**.
Por el Colegio de Veterinaria de Bilbao........	D. Ignacio Guerricabeitia.

SOCIEDADES

Por la Academia de Ciencias médicas de Badajoz.	D. Ramón M. Mendaña.
For el Instituto general y técnico de Badajoz.....	D. Ramón M. Mendaña.
Por la Academia médicohomeopática de Barcelona.................	D. Aniceto Suriol.

Por la Casa de Salud de Ntra. Sra. del Pilar de Barcelona............ D. Agustín Rius Tarragó.

Por la Sociedad «Amigos de Instrucción» de Barcelona............... D. Alfonso Puig.

Por la Academia de Ciencias médicas de Bilbao.. D. Cipriano Abad.

Por la Junta de Caridad del Santo Hospital de Bilbao...... .... D. José Carrasco Pérez-Plaza.

Por el Instituto general y técnico de Canarias.... D. Tomás Zerolo Herrera.

Por la Revista de Especialidades médicas de Madrid.................. D. José Call y Morros.

Por la Unión dental Española................. D. Vicente Pérez Cano.
    » Manuel Antón.

Por la Sociedad Odontológica Malacitana........ D. Francisco Ponce.

Por el Comité de propaganda de Málaga....... D. Antonio Baca.

Por la Sociedad de Higiene de Málaga.......... D. Manuel García y Alcalá del Olmo.
    » Ramón Martín Gil.

Por la Sociedad «La Marítima» de Mahon........ D. Ricardo de San José.

Por la Asociación de los Médicos titulares de España (Segovia)......... D. Segundo Gila Sánz.
    » Manuel de la Vega Arango.
    » Víctor Llorente Pastor.

Por la Sociedad Económica Segoviana.......... D. Segundo Gila Sánz.

Por el Subdelegado y titulares del distrito de Torrelaguna............. D. Gregorio Sáez Domingo.

Por la Academia médicoescolar de Valencia..... D. Enrique Slocker La Rosa.
    » Vicente Compañ Arnau.

Por el Cuerpo de Alumnos internos de la Facultad Médica de Valencia....	D. Luis Gabarda y Sitjar. » Francisco Ortí y Tronch. » José Izquierdo Sánchez. » Salvador Valero Estquiña..
Por el Cuerpo de Sanidad Municipal de Valencia..	D. Juan Campos.
Por el Instituto médico Valenciano...........	D. Vicente Peset Cervera. » Vicente Guillén y Marco. » Vicente Roig Ibáñez.

B.

ORGANISATION ÈTRANGÈRE.

RÈGLEMENT.

COMITÉS NATIONAUX,

DÉLÉGUÉS OFFICIELS DES GOUVERNEMENTS.

DÉLÉGUÉS DES UNIVERSITES, CORPORATIONS, ETC.

ORGANISATION ETRANGÈRE

RÈGLEMENT

ARTICLE PREMIER

Le XIVe Congrès international de Médecine se réunira à Madrid, sous le patronage de LL. MM. le Roi Don Alphonse XIII et la Reine Mère, dans les jours du 23 au 30 Avril 1903.

La séance d'ouverture aura lieu le 23 Avril et celle de clôture le 30 Avril.—Le but du Congrés est exclusivement scientifique.

ARTICLE 2.

Le Congrés se composera des médecins, pharmaciens, dentistes, vétérinaires et autres personnes exerçant une des différentes branches des sciences médicales, nationaux et étrangers, qui se seront inscrits comme membres et qui auront versé la cotisation correspondante.

Pourront également faire partie du Congrès, aux mêmes conditions et avec les mêmes droits que les médecins, tous ceux qui, étant en possession d'un titre professionnel ou scientifique, desirent assister et prendre part à ses travaux, ainsi que les représentants de la Presse.

ARTICLE 3.

Le montant de la cotisation est de *30 pesetas*. — Cette somme doit être versée, au moment de l'inscription et à partir de ce jour jusqu'á l'ouverture du Congrès, au Secrétariat général (Faculté de Médecine, Madrid) lequel remettra à l'intéressé sa carte d'identité respective; cette carte servira de document pour pouvoir profiter de tous les avantages réservés aux membres du Congrès.

ARTICLE 4.

Les Comités nationaux des différents pays peuvent recevoir les cotisations de leurs nationaux, et quand ils les transmettront au Secrétariat général à Madrid, celui-ci leur enverra les cartes d'identité correspondantes au nombre des membres inscrits.—Après le 20 Mars 1903 toutes les adhésions et cotisations devront être envoyées directement au Secrétariat général du Congrès à Madrid.

ARTICLE 5.

Chaque Congressiste doit, au moment de verser sa cotisation, faire parvenir au Secrétariat général, soit directement, soit par l'entremise du Comité respectif une note indiquant exactemente et lisiblement son nom, qualité et titres, ainsi que son adresse, acompagnéee de sa carte de visite.

ARTICLE 6.

Les membres du Congrés qui auront rempli les conditions préscrites, auront le droit de prendre part à tous les travaux, de présenter des communications verbales ou écrites, d'intervenir dans les discussions, de donner leur vote dans les questions soumises à votation et de participer à tous les avantages réservés aux Congressistes.

ARTICLE 7.

Ils auront en outre droit à un *Résumé général* des travaus du Congrés et à un exemplaire du *Compte-rendu* en extenso des travaux de la section à laquelle ils se seront faits inscrire. Les membres quí désireraient recevoir plusieurs volumes ou la collection complète des Comptes-rendus, devront pour chaque volume verser une somme qui sera fixée ultérieurement, mais qui ne pourra pas excéder le prix de l'impression.—Les souscriptions aux volumes seront reçues au Secrétariat général jusqu'à la clôture du Congrès.

Les membres qui auraient présenté des communications écrites dans plusieurs sections, et celles-là ayant été admises par la Commission chargée de leur examen, recevront également les volumes de ces sections sans aucun payement.

ARTICLE 8.

Les Comptes-rendus du Congrès seront remis aux Congressistes aussitôt publiés.

ARTICLE 9.

Le Congrès sera divisé dans les sections suivantes:

1) Anatomie (Anthropologie, Anatomie comparée, Embryologie, Anatomie descriptive, Histologie normale et Thératologie).

2) Physiologie, Physique et Chimie biologiques.

3) Pathologie générale, Anatomie pathologique et Bactériologie.

4) Thérapeutique et Pharmacie ......
{ *a)* Thérapeutique.
{ *b)* Hydrologie médicale.
{ *c)* Pharmacie.

5) Pathologie interne.

6) Neuropathies, Maladies mentales et Anthropologie criminelle.

7) Pédiatrie.

8) Dermatologie et Syphilographie.

9) Chirurgie générale. { *a)* Chirurgie et opérations chirurgicales.
   { *b)* Urologie.
10) Ophtalmologie.
11) Oto - Rhino - Laryn- { *a)* Otologie.
    gologie . . . . } *b)* Rhino-Laryngologie.
12) Odontologie et Stomatologie.
13) Obstétrique et Ginécologie.
14) Médecine et Hygiène militaires et navales.
15) Hygiène, Epidémiologie et Science sanitaire technique.
16) Médecine légale et Toxicologie.

ARTICLE 10.

Les membres du Congrès devront, au moment de l'inscription, indiquer la section ou les sections auxquelles ils désirent appartenir. Les membres qui s'inscriront dans plusièurs sections, recevront le volume de la première des sections indiquées.

ARTICLE 11.

Un Comité exécutif, composé du Président, Secrétaire général et Trésorier, et des Présidents et Secrétaires des sections, est chargé de la gestion et du fonctionnement du Congrès.

ARTICLE 12.

Le Congrès siégera tous les jours, soit en assemblées générales, soit en réunions des sections.

ARTICLE 13.

Deux assemblées générales ordinaires auront lieu, une pour l'ouverture et l'autre pour la clôture du Congrès.—Il y aura en outre autant d'asemblées extraordinaires qu'on jugera nécesaires; le nombre en sera fixé ultérieurement par le Comité exécutif. Ces assemblées seront destinées à des conférences auxquelles seront invitées les éminences scientifiques des différentes nations. Les conférenciers seuls auront la parole dans ces assemblées.

ARTICLE 14.

Dans la séance d'ouverture le Secrétaire général rendra compte des travaux d'organisation du Congrès, le Président lira le discours d'inauguration, on fera la présentation des Délégués officiels, et l'on proclamera les Présidents d'honneur du Congrès.

Dans la séance de clôture on rendra compte des déliberations du Congrès, on désignera le lieu de sa prochaine réunion et l'on procèdera à l'élection de son Bureau.

Dans ces séances ne pourront prononcer de discours que les Congressistes qui y auront été désignés et invités par le Comité exécutil.

ARTICLE 15.

Les Comités des sections organiseront leurs programmes des travaux (lecture et discussion des communications, examen des propositions présentées, etc.) Chaque section nommera, dans sa première séance, ses Présidents d'honneur et désignera ses Secrétaires adjoints; partie de ceux-ci seront choisis parmi les Congressistes étrangers pour faire le résumé verbal des communications présentées dans des langues différentes, et pour en faciliter ainsi la discussion.

ARTICLE 16

Le Président de chaque section dirigera les séances et les débats dans la forme établie dans tous les Corps délibérants.

Seulement les questions d'ordre intérieur pourront être soumises au vote. Les questions scientifiques ne pourront être l'objet d'aucune votation.

ARTICLE 17

Le temps assigné à chaque communication ne doit pas dépasser *15 minutes* et les orateurs qui prendont part aux discussions ne pourront parler plus de *5 minutes*.

Les auteurs de comunications disposeront de *10 minutes* pour répondre à toutes les objections. Exceptionnellement, et quand l'importance du sujet le justifie, le Président pourra accorder plus de temps à l'orateur.—Les membres qui prendront part aux discussions, devront remettre au Secrétaire de la section, avant la levée de la séance, un court résumé de ce qu'ils ont dit.

ARTICLE 18

Les communications se référant aux travaux du Congrès doivent parvenir au Secrétariat général avant le 1.er Janvier 1903; celui-ci se chargera de leur transmission à la section respective.

Les titres des communications devront être accompagnés d'un court résumé, en forme de conclusions, si possible; cet extrait sera imprimé par les soins du Comité exécutif du Congrès et distribué aux membres de la section correspondante.

ARTICLE 19

On pourra présenter des comunications après le 1.er Janvier 1903 et même pendant le Congrès, mais elles ne pourront être mises á l'ordre du jour qu'après discussion de celles présentées dans le délai prescrít.

ARTICLE 20

Le texte écrit de tous les travaux présentés au Congrès, soit dans les assemblées générales, soit dans les sections, doit être remis le jour même au Secrétaire du Bureau respectif. Le Comité, exécutif décidera sur son insertion totale ou partielle dans les Comptes rendus.

ARTICLE 21

Les langues officielles du Congrès dans toutes les séances seront l'espagnol, le francais, l'anglais l'allemand et l'italien.

ARTICLE COMPLÉMENTAIRE

Les Dames appartenant aux familles des Congressistes et accompagnées de ceux-ci bénéficieront des réductions sur les chemins de fer et pourront assister aux fêtes et cérémonies qui seront données en l'honneur des membres du Congrès. Elles devront pour cela se munir d'une carte spéciale, moyennant le payement de 12 pesetas par personne.

COMITES NATIONAUX

DÉLÉGUÉS OFFICIELS DES GOUVERNEMENTS.
DÉLÉGUÉS DES UNIVERSITÉS, CORPORATIONS, ETC.

ALLEMAGNE

Comité national.

Président........	Son Excellence Mr. le Prof. von Bergmann.
Vice-Président...	Mr. le Prof. Wilhelm Waldeyer.
Secrétaire.......	Mr. le Prof. C. Posner.
Vice-Secrétaire..	Mr. le Prof. Alb. Eulenburg.
Trésorier........	Mr. le Dr. Max K. A. Bartels.
Membres........	MM. les Docteurs Bestelmeyer, Julius Blumenthal von Bruns, von Buschbeck, Curschmann, Czerny, Erb, C. Ant. Ewald, Gust. Bernh. Fraenkel, von Grashey, Adolf Gusserow, Gutschow, Franz Koenig, Kümmell, Lent, von Leube, Rudolf von Leutthold, Ernst von Leyden, Oskar Liebreich, Loebker, W. D. Miller, Naunyn, Rob. Mich. Olshausen, K. F. Mor. Pistor, von Rembold, B. Schultze, Wutzdorff.

Délégués officiels

Mr. le Dr. von Leyden, conseiller intime et Professeur à l'Université de Berlin, chef de la Délégation du Gouvernement allemand.

Mr. le Dr. Waldeyer, conseiller intime et Professeur à l'Université de Berlin.

Mr. le Dr. Schmidt, médecin supérieur géneral de la Marine et Directeur du Dépôt sanitaire à Kiel.

Mr. le Dr. Arendt, médecin-major militaire de 1.ère classe et rapporteur à la section médicale de l'Office Impérial de la Marine à Berlin.

Mr. le Dr. Scheibe, médecin militaire général du XV.e Corps d'armée à Strasbourg.

Mr. le Dr. Ellenberger, Directeur de l'Académie Royale de Médecine vétérinaire à Dresden.

Mr. le Dr. Blasius, Professeur à Braunschweig.

Mr. le Dr. Nonne, médecin supérieur à Hambourg.

Mr. le Dr. von Duering, Profeseur à l'Université de Kiel.

Mr. le Dr. Bumm, Profeseur à l'Université de Halle.

Mr. le Dr. Verworn, Professeur à l'Université de Goettingen.

Mr. le Dr. von Raake, Professeur titulaire à l'Université de München.

Mr. le Dr. Wuerdinger, médecin-major militaire à München.

Délégués des Universités, Corporations, etc.

Mr. le Prof. Wilhelm Heinr. Erb, Heidelberg; délégué de la Faculté de Médecine de Heidelberg.

Mr. le Prof. Arnold Heller, Kiel; délégué de la Faculté de Médecine de Kiel.

Mr. le Prof. Wilelm His, Leipzig, délégué de la Faculté de Médecine de Leipzig.

Mr. le Prof. E. Küster, Marburg; délégué de la Faculté de Médecine de Marburg.

Mr. le Prof. Ellenberger, Dresden; délégué de la «Kgl. Sächsische Thierärztliche Hochschule Dresden».

Mr. le Dr. Agust Beckh, Nürnberg; délégué du «Aerztlicher Bezirksverein Nürnberg».

Mr. le Prof. von Bergmann, Berlin; délégué de la «Freie Vereinigung der Chirurgen Berlins».

Mr. le Dr. Eugen Bertholdt, Nürnberg; délégué du «Aertztlicher Verein Nürnberg».

Mr. le Prof. Rudolf Blasius, Braunschweig; délégué du «Verein für öffentliche Gesundheitspflege im Herzogthum Braunschweig».

Mr. le Dr. J. Borntraeger, Danzig; délégué du «Verein für Gesundheitspflege in Danzig».

Mr. le Dr. M. Cohn, Berlin; délégué du «Aerztlicher Standes-Verein von Westfalen».

Mr. le Dr. Dieck Berlin; délégué du «Centralverein deutscher Zahnärzte, Berlin».

Mr. le Dr. Christian Dormagen, Köln; délégué du «Allgemeiner Aerztlicher Verein zu Köln».

Mr. le. Dr. Moriz Hartmann, Hanau; délégué de la «Aerzte-Kammer der Provinz Hessen-Nassau».

Mr. le Professeur Kaposi, Wien; délégué de la «Deutsche Dermatologische Gesellschaft, Breslau».

Mr. le Professeur Körte, Berlin; délégué de la «Freie Vereinigung der Chirurgen Berlins».

Mr. le Dr. Hermann Kümmell, Hamburg; délégué du «Aerztlicher Verein Hamburg».

Mr. le Professeur Küster, Hamburg; délégué de la «Freie Vereinigung der Chirurgen Berlins».

Mr. le Dr. Kasimir Laudowicz, Kempen; délégué du «Verein 'der Aerzte des Kreises Kempen (Posen)».

Me. le Professeur von Leiden, Berlin; délégué du «Deutsches Central-Komite zur Errichtung von Heilstätten für Lungenkranke» et du «Verein fur innere Medicin, Berlin».

Mr. le Dr. Makrocki, Potsdam, délégué du «Aerzte-Verein, Potsdam», et du «Aerzte-Club, Potsdam».

Mr. le Dr. Menge, Leizpig; délégué de la «Medicinische Gesellschaft, Leipzig».

Mr. le Dr. Sigmund Metzger, Nürnberg; délégué du «Verein für öffentliche Gesundheitsplege, Nürnberg».

Mr. le Professeur von Mikulicz-Radecki, Breslau; délégué de la «Schlesische Gesellschaft für vaterländische Kultur, Medicinische Section, Beslau».

Mr. le Professeur W. D. Miller, Berlin; délégué du «Centralverein deutscher Zahnaerzte, Berlin».

Mr. le Professeur A. Neisser, Breslau; délégué de la «Deutsche Dermatologische Gesellschaft, Breslau», et de la «Schlesischen Gesellschaft für vaterländische Kultur, Medicinische Section, Breslau».

Mr. le Dr. Noé, Köln-Ehrenfeld; délégué de la «Gesellschaft für Geburtshülfe und Gynäkologie, Köln».

Mr. le Professeur Pannwitz, Berlin; délégué du «Deutsches Central-Komite zur Errichtung von Heilstätten für Lungenkranke, Berlin».

Mr. le Professeur Arnold Pick, Prag; délégué de la «Deutsche Dermatologische Gesellschaft, Breslau».

Mr. le Dr. Reinhard, Duisburg; délégué de la «Vereinigung westdeutscher Hals und Ohrenaerzte, Köln».

Mr. le Mr. Oscar Riegner, Breslau; délégué des «Hôpitaux Municipaux de Breslau», et de la «Schlesische Gesellschaft für vaterländische Kultur, Medicinische Section, «Breslau».

Mr. le Prof. Rosenberg, Berlin; délégué de la «Laryngologische Gesellschaft zu Berlin».

Mr. le Prof. Otto Schirmer, Greifswald; délégué de la «Ophthalmologische Gesellschaft, Heidelberg».

Mr. le Prof. Arthur Schlossmann, Dresden; délégué du «Aerztlicher Bezirksverein Dresden-Stadt».

Mr. le Dr. Paul Schubert, Nürnberg; délégué du «Aerztlicher Verein, Nürnberg».

Mr. le Dr. Otto Snell, Lüneburg; délégué du «Aerztlicher Verein zu Lüneburg» et du «Verein der Irrenaerzte Niedersachsens und Westfalens».

Mr. le Dr. Eduard Stich, Nürnberg; délégué du «Verein für öffentliche Gesundheitspflege, Nürnberg».

Mr. le Prof. Fritz Strassmann, Berlin; délégué du «Deutscher Medicinalbeamten-Verein, Minden».

Mr. le Prof. Waldeyer, Berlin; délégué de la «Gesellschaft für Natur-und Heilkunde in Berlin».

Mr. le Dr. Heinz Wohlgemuth, Berlin; délégué de la «Vereinigung der deutschen medicinischen Presse».

RÉPUBLIQUE ARGENTINE

Comité national.

Président........ Mr. le Dr. Telemaco Susini.

Secrétaires...... MM. les Drs. Ezequiel Castilla et Juan Carlos Delfino.

Membres......... MM. les Docteurs Gregorio Aráoz Alfaro, Francisco Cobos, Enrique J. Corbellini, Juan R. Fernández, Antonio Gandolfo, Carlos Malbran, Julio Méndez, Ricardo Schatz, Arturo Uriarte.

Délégués officiels.

Mr. le Dr. Gregorio Araoz Alfaro, Président du «Circulo Médico Argentino», à Buenos Aires.

Mr. le Dr. Luis Agote, Buenos Aires.

Mr. le Dr. Domingo S. Cavia, Buenos Aires.

Mr. le Dr. Emilio R. Coni, Buenos Aires.

Mr. le Dr. Pedro J. Coronado, Buenos Aires.

Mr. le Dr. Roberto Lloveras, Buenos Aires.

Mr. le Dr. Carlos Malbran, Président du Département National d'Higiène, Buenos Aires.

Mr. le Dr. Román Pacheco, Buenos Aires.

Mr. le Dr. Horacio G. Piñero, Buenos Aires.

Délégués des Universités, Corporations, etc.

Mr. le Prof. Eliseo V. Segura, Buenos Aires; délégué de la «Facultad de Ciencias médicas, de Buenos Aires».

Mr. le Prof. F. Texo, Buenos Aires; délégué de la «Facultad de Ciencias médicas, de Buenos Aires.

Mr. le Prof. Gregorio Araoz Alfaro, Buenos Aires; délégué du «Circulo Médico Argentino, Buenos Aires».

AUTRICHE-HONGRIE

Autriche.

Comité national.

Président....... Mr. le Prof. Nothnagel.
Secrétaire....... Mr. le Prof. A. Politzer.
Trésorier....... Mr. le Prof. Ottokar Chiari.
Membres........ MM. les Docteurs Rédacteur Adler, Prof. Benedict, Rédacteur Bum, Prof. Hans Chiari, Hofrath Chrobak, Hofrath Exner, A. Fränkel, Prof. Anton Gluzinski, Hofrath Prof. Gussenbauer, Redacteur Ed. Kraus, Kunn, Prof. A. Lorenz, Prof. Emanuel Machek, Neuburger, Hofrath Prof. Alfred Pribram, Hofrath Prof. Schnabel, Rédacteur Schnirer.

Délégués officiels.

Mr. le Dr. Leopold von Schrötter, Professeur à l'Université de Vienne; délégué du Ministère de l'Instruction publique.

Mr. le Dr. Theodor Escheric, Professeur à l'Université de Vienne; délégué du Ministère de l'Instruction publique.

Mr. le Prof. Richard Paltauf, Conseiller sanitaire de l'Institut sérothérapeutique de Vienne; délégué du Ministère de l'Intérieur.

Mr. le Dr. Silbermark, délégué de la Basse-Autriche.

Délégués des Universités, Corporations, etc.

Mr. le Pr. A. Politzer, Vienne; délégué de la Faculté de Médecine de Vienne.

Mr. le Dr. Giovanni Bader, Gorizia; délégué de la «Camera dei Medici della Principesca Contea di Gorizia e Gradisca».

Mr. le Dr. Giuseppe Brettauer, I. R. Consigliere di Sanità, Trieste; délégué du «K. K. Landessanitactsrath, Trieste», du «Collegio medico del Civico Nosocomio, Trieste», et de la «Associazione Medica Triestina».

Mr. le Prof. Ottokar Chiari, Vienne; délégué de la «Wiener Laryngologische Gesellschaft» et du «Wiener Aerzte-Verein».

Mr. le Prof. Frankl- Hochwart, Vienne; délégué du «Verein für Psychiatrie und forensische Psychologie, Wien».

Mr. le Dr. Hans Hammerl, Graz; délégué du «Gemeinderath der Landeshauptstadt Graz».

Mr. le Dr. Angelo Luzzatto, Trieste; délégué de la «Socie·à della Poliambulanza e Guardia medica, Trieste».

Mr. le Dr. Fritz Obermayer, Vienne; délégué du «Verein für innere Medicin, Wien».

Mr. le Dr. Umberto Sbisa, Parenzo; délégué de la «Giunta Provinciale dell'Istria».

BOHEME.

Comité national.

Président........	Mr. le Prof. J. Hlava.
Vice-Présidents..	MM. les Drs. Prof. Maixner, Prof. Victor Janovsky, Prof. Karel Pawlik, Záhor.
Secrétaire.......	Mr. le Dr. Anton Heveroch.
Trésorier	Mr. le Dr. Ottakar Kose.
Membres........	MM. les Drs. Em. Formánek, L. Haskovec, Iv. Honl, V. Matys, V. Michal, Prof. M. Pesina, Prof. Frant. Scherer, Ant. Vesely.

Délégués des Universités, Corporations, etc.

Mr. le Prof. Hans Chiari, Prague; délégué de la «Faculté de Médecine de l'Université Imp. Roy. Allemande, Prague».

Mr. le Praf. V. Janovsky, Prague; délégué de la «Faculté de Médecine de l'Université Tchèque, Prague».

Mr. le Prof. E. Maixner, Prague; délégué de la «Faculté de Médecine de l'Université Tchèque, Prague».

Mr. le Prof. Alfred Pribram, Pregue; délégué de la «Faculté de Médecine de l'Université Imp. Roy. Allemande, Prague».

Mr. le Dr. Frankenberger, Pregue; délégué de la «Chambre Médicale Tchèque, Prague».

Mr. le Dr. Ernst Grann, Oberleutensdorf; délégué de la «Société Centrale de Médecins allemands en Bohème, Prague».

Mr. le Dr. Ant. Heveroch, Prague; délégué de la «Société des Médecins Tchèques, Prague».

Mr. le Prof. J. Hlava, Prague; délégué de «l'Académie de S. M, François Joseph I. pour les Sciences et l'Art, Prague».

Mr. le Dr. V. Michal, Prague; délégué de «l'Union Centrale des Médecins Tchèques, Prague».

Mr. le Dr. Ch. Pawlik, Prague; délégué de «l'Académie de S. M. François Joseph I. pour les Sciences et l'Art, Prague».

Mr. le Dr. Friedel Pick, Prague; délégué de la «Société de Médecins Allemands à Prague».

Mr. le Dr. Gottlieb Reisinger, Komotau; délégué de la «Société Centrale de Médecins Allemands en Bohème, Prague».

Mr. le Prof. Wenzel Rubeska, Prague; délégué de la «Société des Médecins Tchèques, Prague».

Mr. le Pref. Scherer, Prague; délégué de la «Chambre Médicale Tchèque, Prague».

Mr. le Dr. Ant. Stych, Prague; délégué de la «Municipalité de la Capitale du Royaume Bohème».

Mr. le Dr. E. Vlasák, Prague; délégué de «l'Union Centrale des Médecins Tchèques, Prague».

Mr. le Dr. J. Záhor, Prague; délégué de la «Municipplité de la Capitale du Royaume Bohème».

BOSNIE-HERZÉGOVINE.
Comité national.

Président.......   Mr. le Dr. Leopold Glück, Médecin en chef de l'Hôpital de Sarajevo.

Délégués officiels.

Mr. le Dr. G. Kobler, chef du département sanitaire du Gouvernement de la Bosnie-Herzégovine.

POLOGNE.
Comité national.

Président.......   Mr. le Prof. Bolesl. Wicherkiewicz (Cracovie).
Vice-Président..   Mr. le Dr. Florkiewicz (Varsovie).
Secrétaire......   Mr. le Dr. Buzdygan (Cracovie).
Trésorier.......   Mr. le Prof. Wladislav Reiss (Cracovie).
Membres........   MM. les Docteurs Casimir Dziembowski (Posen), Leslav Gluzinski (Léopol), Casimir Jarnatowski (Posen), Prof. Krynski (Cracovie), Kurtz (Varsovie), Prof. Vladimir Lukasiewicz (Léopol), Prof. Ant. Mars (Léopol), Niegolewski (Posen), Wróblewski (Varsovie).

Délégués des Univertés, Corporations, etc.

Mr. le Prof. Bolesl. Wicherkiewicz, Cracovie; délégué de la «Faculté de Médecine de l'Université des Jagellons, Cracovie».

HONGRIE
Comité national.

Président....... Mr. le Prof. Otto Pertik (Budapest).
Viceprésident.... Mr. le Dr. Nekám (Budapest).
Secrétaire....... Mr. le Prof. Ladislas Deutsch (Budapest).
Trésorier....... Mr. le Dr. E. Demjanovich (Budapest).
Membres........ MM. les Docteurs Prof. J. von Bokay (Budapest), Chyzer (Budapest), Bela Hajós (Budapest), Prof. Endre Högyes (Budapest), F. de Korányi (Budapest), Prof. Jules de Kossa (Budapest), A. Kovács, Sebestyén (Ipolyságh), Prof. K. Müller (Budapest)- Prof. Purjesz (Kolozsvár), Prof. G. Rigler (Kolozsvár), Schermann (Budapest), Prof. Tauffer (Budapest), B. Tauscher Pozsony).

Délégués officiels.

Mr. le Docteur Bela Hajós, Inspecteur de Santé, Budapest.

Mr. le Docteur Jules Kossa, Professeur à l'Ecole supérieure vétérinaire à Budapest.

Mr. le Docteur Max Schachter, Sénateur, Budapest.

Mr. le Docteur Louïs Toth, Chef de Section au Ministère des Cultes et de l'Instruction publique, Budapest.

Délégués des Universités, Corporations, etc.

Mr. le Professeur Gustave de Rigler, Kolozsvár délégué de la «Faculté de Médecine de l'Université Royale Hongroise François Joseph, Kolozsvár».

Mr. le Professeur Jules de Kossa, Budapest; délégué de «l'Ecole Supérieure Vétérinaire, Budapest».

CROATIE ET SLAVONIE
Comité national.

Président....... Mr. le Dr. Ladislav Rakovac (Zagreb).
Secrétaire....... Mr. le Dr. Miroslav de Cackovic (Zagreb).
Trésorier....... Mr. le Dr. Dragutin, Chevalier de Masek (Zagreb).
Membres........ MM. les Docteurs François Strohal (Petrinja), Adolphe Müller (Zagreb), François Gundrum (Krizevac), Josep de Antolkovic (Zagreb).

BELGIQUE
Comité national.

Président....... Mr. le Dr. Ch. Van Bambecke (Gand).
Vice-Président.. Mr. le Dr. Dubois-Havenith (Bruxelles).

Secrétaire.......	Mr. le Dr. Jules Lorthioir (Bruxelles).
Secrétaire adjoint	Mr. le Dr. René Sand (Bruxelles).
Membres........	MM. les Docteurs Boddaert (Gand), De Boeck (Bruxelles), Delsaux (Bruxelles), Depage (Bruxelles), V. Desguin (Anvers), Desvez (Mons), Dupont (Bruxelles), Firket (Liège), Frédéricq (Liège), Gallemaerts (Bruxelles), Héger (Bruxelles), Jacobs (Bruxelles), Kuborn (Seraing), Kufferath (Bruxelles), Lauwers (Courtrai), Leclerc-Dandoy (Bruxelles), Le Marniel (Bruxelles), Maistrian (Bruxelles), Moeller (Bruxelles), A. Poskin (Spa), Putzeys (Liège), Fritz Sano (Anvers), Vandervelde (Bruxelles), Van Duyse (Gand), A. Van Gehuchten (Louvain), Van Hassel (Pâturages), Vleminckx (Bruxelles), Wybanco (Spa).

Délégués officiels.

Mr. le Dr. Broeckaert, Gand.

Mr. le Dr. Alphonse Capart, Bruxelles.

Mr. le Dr. Collard, Havelange.

Mr. le Dr. René de Greift, Chef de Service des Hôpitaux Civils de Bruxelles.

Mr. le Dr. Dejace, Membre de la Commissión médicale de Liége. Flemalle Grande lez Liège.

Mr. le Dr. Dubois-Havenith, Membre du Conseil Supérieur d'Hygiène Publique, Bruxelles.

Mr. le Dr. Em. Guilleaume, Médecin de S. M. la Reine, Spa.

Mr. le Dr. Jules Lorthioir, Chef du Service des enfants à l'Hôpital St. Pierre, Bruxelles.

Mr. le Dr. Maistriau, Médecin militaire de 3e classe, Bruxelles; Délégué du Ministère de la Guerre.

Mr. le Dr. Amédée Maréchal, Chef du Service Médical à l'Hôpital de St. Josse-ten-Noode, Bruxelles.

Mr. le Dr. Daniel Van Duyse, Professeur à l'Université de Gand.

Mr. le Dr. Ch. Willems, Agrégé à l'Université de Gand.

Délégués des Universités, Corporations, etc.

Mr. le Prof. Corin, Liège; délégué de la «Faculté de Médecine de l'Université de Liège.»

Mr. le Prof. Henrijean, Liège; délégué de la «Faculté de Médicine de l'Université de Liège.»

Mr. le Dr. O. Van Der Stricht, Gand; délégué de la «Faculté de Médecine de l'Université de Gand.»

Mr. le Prof. Daniel Van Duyse, Gand; délégué de la «Faculté de Médecine de l'Université de Gand.»

Mr. le Dr. Broeckaert, Gand; délégué de la «Société Belge d'Oto-Rhino-Laryngologie, Bruxelles.»

Mr. le Dr. Delsaux, Bruxelles; délégué de la «Société Belge d'Oto-Rhino-Laryngologie, Bruxelles.»

Mr. le Prof. Capart, Bruxelles; délégué de la «Société Belge d'O^o-Rhino-Laryngologie, Bruxelles.»

Mr. le Dr. Van Der Stricht, Gand; délégué de «l'Académie Royale de Médecine de Belgique, Bruxelles.»

Mr. le Dr. Van Gehuchten, Louvain; délégué de «l'Académie Royale de Médecine de Belgique; Bruxelles.»

Mr. le Dr. Requette, Bruxelles; délégué de la «Société Royale de Médecine Publique et de Topographie Médicale de Belgique».

BRÉSIL

Comité national.

Président . . . .   Mr. le Dr. Numa de Andrade.

Délégués officiels.

Mr. le Dr. Joaquín Cardoso de Mello Reis, Lieutenant Colonel Médecin de la Brigade de Police de la Capitale fédérale.

BULGARIE

Comité national.

Président . . . .   Mr. le Dr. Georges Zolotovitz.
Membres . . . .   MM. les Docteurs Marín Rousseff, Stefan Danadjeff.

Délégués officiels.

Mr. le Dr. Guirguinoff, Directeur de l'Hôpital Alexandre, Sophia.

Mr. le Dr. A. Petroff, Chef de Clinique à l'Hôpital Alexandre, à Sophia.

Mr. le Dr. Iv. Koujouharoff, Directeur de l'Hôpital International Clémentine, à Sophia.

CHILI

Délégués officiels.

Mr. le Dr. Francisco Aguirre, Valparaíso.

Mr. le Dr. Carlos A. Gutiérrez, Professeur d'Obstétrique à la Faculté de Médecine de Santiago de Chili.

Délégués des Universités, Corporations, etc.

Mr. le Dr. Guillermo E. Münnich, Berlín; délégué de la «Sociedad Médica de Chile» e⁺ de la «Revista de Medicina y Cirugía de Valparaíso».

COLOMBIE

Comité national.

Président . . . .   Mr. le Dr. Carlos Michelsen U. (Santa Fe de Bogotá).
Secrétaire . . . .   Mr. le Dr. Juan David Herrera. (Idem).
Trésorier . . . .   Mr. le Dr. Carlos Esquerra. (Idem).
Membre . . . .   Mr. le Dr. L. Barreto. (Idem).

REPUBLIQUE DE CUBA

Comité national.

Président . . . .   Mr. le Dr. Manuel Bango y León.
Vicepresident . . . .   Mr. le Dr. Ricardo Gutiérrez Lee.
Secretaire . . . .   Mr. Dr. Agustín Varona y González del Valle.
Membres . . . .   MM. les Docteurs Pedro Albarrán, T. V. Coronado, Carlos Finlay, Rudesindo García Rijo (Santi-Spiritus), Vicente Gómez (Holguín), Juan Gómez de la Maza, Jooquín Jacobsen, Gustavo López, Manuel Masforrol (Santiago de Cuba), José María Pardiñas (Madruga), Ignacio Rojas, Luis Salomó (Cienfuegos), Rafael Tristá (Santa Clara), Félix de Vera Matanzas), Vidal Sotolongo.

Délégué de la Comision générale du Congrès pour l'Ile de Cuba,
Mr. le Dr. Juan Santos Fernández.

Délégués officiels,
Mr. le Dr. Rafael Ulecia y Cardona, Directeur de la «Revista de Medicina y Cirugía prácticas», Madrid.

Délégués des Universités, Corporations, etc.,
Mr. le Dr. Juan Santos Fernández, Habana; délégué de la «Academia de Ciencias Médicas, Físicas y Naturales de la Habana.»

Mr. le Dr. Angel Fernández Caro, Madrid; délégué de la «Academia de Ciencias Médicas, Físicas y Naturales de la Habana.»

Mr, le Dr. Federico Montaldo, Madrid; délégué de la «Asociación Médico-Farmacéutica de la Isla de Cuba.»

Mr. le Dr. Alfonso Puig, délégué de la «Asociación Médica de Sagua la Grande.»

DANEMARK
Comité national.

Président... ... Mr. le Professeur Oscar Bloch (Copenhague).
Membres........ MM. les Docteurs Prof. Knud Helge Faber (Copenhague), Prof. Fibiger (Copenhague), Prof. Hans Chr. Joachim Gram (Copenhague), Prof. E.l. Gottfr. Hansen Grut (Copenhague), Prof. Magnus Ed. Alexander Haslund (Copenhague), Prof. Frantz Joh. August Carl Howitz (Fredericksberg), Professeur Carl Julius Salomonsen (Copenhague).

Délégués des Universités, Corporations, etc.

Mr. le Prof. Oscar Bloch, Copenhague; delegué de la Faculté de Médecine de l'Université de Copenhague.

Mr. le Dr. Schmiegelow, Copenhague; délégué de la Socie-é Danoise d'Oto-Laryngologie.

Mr. le Dr. Adolph Gad, Copenhague; délégué de l'Association des Médecins de Danemark.

ETATS UNIS
Comité national.

Président effectif Mr. le Dr. A. Jacobi, (New York), remplacé au Congrès par Mr. le Prof. Howard A. Kelly, de Johns Hopkins University, Baltimore.
Secrétaire....... Mr. le Dr. John H. Huddleston, (New York).
Membres........ MM. les Docteurs R. H. Chittenden (New Haven), Walter S. Christopher (Chicago), Jos. Collins (New York), John W. Farlow (Boston, Mass.), Sam. A. Fisk (Denver, Colo.), S. C. Gordon (Portland, Maine), G. S. Huntington (New York), G. T. Jackson (New York), W. W. Keen (Philadelphia, Pa.), J. A. Libbey (Pittsburgh), Horace G. Miller (Providence), Presley M. Rixey (Washington), F. J. Shepherd (Montreal), Geo. M. Sternberg (Washington), Paul Thorndike (Boston), O. F. Wadsworth (Boston), De Forest Willard (Philadelphia, Pa.), H. Aug. Wilson (Philadelphia, Pa.), James C. Wilson (Philadelphia, Pa.), John C. Wyeth (New York), Walter Wyman (Washington).

Délégués officiels.

Mr. le Dr. E. W. Brophy, Chicago.
Mr. le Dr. George V. J. Brown, Milwaukee.

Mr. le Dr. H. J. Burkhart, New York.

Mr. le Dr. Ass. Surg. Dudley N. Carpenter, Chicago.

Mr. le Dr. William Carr, New York.

Mr. le Dr. George W. Crile, Professor in the Western Reserve University, Cleveland, Ohio.

Mr. le Dr. Matthew Henry Cryer, Professor in the University of Pennsylvania, Philadelphia.

Mr. le Dr. Edward B. Dench, Professor in the University and Bellevue Medical College, New York.

Mr. le Dr. Richard Douglas, Professor in the Medical Department of the Vanderbilt University, Nashville.

Mr. le Dr. Jefferson David Griffith, Kansas City; délégué de l'Etat de Missouri.

Mr. le Dr. A. W. Harlan, Chicago.

Mr. le Dr. Charles Hamilton Hughes, Prof. of Neurology and Psychiatry, Saint Louis, Mo.

Mr. le Dr. Colonel Charles L. Heizmann, Assistant Surg. General, United States Army.

Mr. le Dr. Howard A. Kelly, Professor in the John Hopkins University, Baltimore.

Mr. le Dr. E. C. Kirk, Professor in the Department of Dentistry of the University of Pennsylvania, Philadelphia.

Mr. le Dr. General Robert Maitland O'Reilly, Surg. General U. S. Army.

Mr. le Dr. Maurice H. Richardson, Prof. Boston.

Mr. le Dr. Colonel and Surgeon General Nicolas Senn, Chicago.

Mr. le Dr. John A.Wyeth, President American Medical Association, New York.

Délégués des Universités, Corporations etc.

Mr. le Prof. Matthew Henry Cryer, Philadelphia; délégué de l'«University of Pennsylvania».

Mr. le Dr. Charles D. Nammack, New York; délégué du «Cornell University Medical College, New York».

Mr. le Prof. James Nevins Hyde, Chicago; délégué du «Rush Medical College, Chicago».

Mr. le Prof. J. Clarence Webster, Chicago; délégué du «Rush Medical College, Chicago.»

Mr. le Dr. Count G. Bettini di Moise, New York; délégué de la «Medico Legal Society, New York.»

Mr. le Dr. Jefferson David Griffith, Kansas City; délégué de l'«Association of Military Surgeons of the U. S. A.»

Mr. le Dr. Ramon Guiteras, New York City; délégué de la «Medical Society of the State of New York, Albany».

Mr. le Dr. Lucien Howe, Buffalo; délégué de la «Medical Society of the State of New York Albany».

Mr. le Dr. A. E. Macdonald, New York; délégué de l'«American Medico-Psychological Association», de la «New York Academy of Medicine» et de la «Medical Association of the Greater City of New York».

Mr. le Dr. Chas. F. Martin, Montreal; délégué de l'«American Pediatric Society».

Mr. le Dr. Andrew H. Smith, New York; délégué de l'«American Climatological Association».

Mr. le Dr. Chas. E. Nammack, New York; délégué de l'«American Climatological Association».

Mr. le Dr. Calvin Gates Page, Boston; délégué du «Boston Dispensary» et de «l'American Association of Pathologists and Bacteriologists».

Mr. le Dr. A. Ravogli, Cincinnati; délégué de la «Mississippi Valley Medical Association» et de l'«American Medical Association».

Mr. le Dr. R. Harvey Reed, Rock Springs; délégué de l'«Association of Military Surgeons of the United States of America» et de la «Medico Legal Society, New York».

Mr. le Dr. Louis Livingston Seaman, New York; délégué de «The New York State Medical Association».

Mr. le Dr. Nicolas Senn, Chicago; délégué de l'«Association of Military Surgeons of the United States of America» et de la «Medico-Legal Society of New York».

FRANCE

Comité National.

Président..........   Mr. le Prof. Brouardel.
Vice-Président.....   Mr. le Prof. Le Dentu.
Secrétaire Général.   Mr. le Dr. Richardière.
Secrétaire adjoint..   Mr. le Dr. Renault.
Trésorier..........   Mr. le Dr. Lesné.
Membres...........   MM. les Docteurs Chauffard, Prof. Chauvel, Chervin, Doléris, Prof. Gariel, Gley, Prof. Landouzy, Prof. Lannelongue, Prof. de Lapersonne, Gérard Marchant, Prof. Nocard, Prof. Pinard, Prof. Raymond, Thibierge.

Délégués Officiels.

Président de la délégation française: Mr. le Professeur Brouardel, Président du Comité consultatif d'hygiène publique de France.

Délégués du Ministère de l'Intérieur:

MM. les Docteurs Bardas, chef du Laboratoire Municipal de Paris; Bardet; Cornil, Membre du Comité consultatif d'Hygiène publique de France; Delaunay, Chirurgien en chef de l'Hôpital Péan (Paris); Gaston Graux, Vice-Président de la Société d'Hydrologie médicale de Paris; Albert Josias, Médecin des Hôpitaux (Paris); E. Ménière, 1er chirurgien de la Clinique Otologique de l'Institut des Sourds-Muets, Paris; Léon Meunier (Paris); Wurtz, de la Faculté de Médecine de Paris, Membre du Comité consultatif d'Hygiène publique de France.

Délégués du Ministère de l'Instruction publique:

MM. les Docteurs Bardet; Cornil, de la Faculté de Médecine de Paris; Gaston Graux, Vice-Président de la Société d'Hydrologie médicale de Paris; E. Ménière, 1er chirurgien de la Clinique Otologique de l'Institut des Sourds-Muets, Paris; Léon Meunier (Paris).

MM. les Docteurs Queirel, Directeur de l'Ecole de Médecine et de Pharmacie de Marseille; Livon, Directeur honoraire de cette Ecole; Berg, Boinet, Cousin, Domergue, Magon, professeurs: «délégués de l'Université d'Aix-Marseille».

M. le Docteur Roland, délégué par l' «Ecole préparatoire de Médecine et de Pharmacie de Besançon».

MM: les Professeurs Arnozan, Badal, Bergonié, Boursier, Cavalié, Ferré, Fieux, Hobbs, Jolyet, Lagrange, Lefour, Mongour, Moure, Nabias, Picot, Pitres, Pousson, Princeteau, Régis, Sigalas, Vergely, Villar, délégués de l'Université de Bordeaux.

MM. les Professeurs Catois, Guillet, Hue, Jeanne, Martin, Nicolle, délégués de l'Université de Caen.

M. le Docteur Bide, Professeur à l'École de Médecine et de Pharmacie de Clermont, délégué de l'Université de Clermont.

MM. les Docteurs Deroye, Directeur de l'École de Médecine de Dijon; Fontagny, chef de clinique; Michaud, chef des travaux pratiques; Morlot, chef de clinique; Pauffard et Zipfel, professeurs; délégués de l'Université de Dijon.

MM. les Docteurs Charmeil, Debierre, Dubar, Eustache, Folet, Gaudiez, Lemoine, Peugniez, Surmont, Professeurs à la Faculté Mixte de Médecine et de Pharmacie de Lille; Ausset et Verdun, agrégés, délégués de l'Université de Lille.

MM. les Docteurs Arloing, J. Courmont, Fochier, Gayet, Jaboulay, Lacassagne, Lépine, Monoyer, Poncet, Testut, Tripier, Weill, Professeurs à la Faculté mixte de Médecine et de Pharmacie de Lyon; Barral, Bérard, Bordier, P. Courmont, Durand, Fabre, Launois, Paviot, Pic, Pollosson, Regaud, Rollet, Roque, Siraud, Vallat, Villaud, Tixier, agrégés; délégués de l'Université de Lyon.

MM. les Docteurs Mairet, doyen de la Faculté de Médecine de Montpellier; Bosc, Carrieu, Ducamp, Forgue Grasset, Hédon, Imbert, Truc, Professeurs; Bertin-Sans, Brousse, Moitessier, Mouret, Vedel, Vires, agrégués; délégués de l'Université de Montpellier.

MM. les Docteurs Gross, doyen de la Faculté de Médecine de Nancy; Bernheim, Nicolas, Rohmer, Simon, Spillmann, Professeurs; délégués de l'Université de Nancy.

MM. les Docteurs Brouardel, Président du Comité consultatif d'Higiène publique de France; Hayem, Alix Joffroy, Landouzy, Lannelongue, de Lapersonne, Le Dentu, Pinard, Pozzi, Raymond, Professeurs à la Faculté de Médecine de Paris; Auvray, Auguste Broca, Chassevant, Demelin, Faure, Guiard, Hartmann, Langlois, Mauclaire, Méry, Rémy, Rénon, Richaud, Teissier, Thoinot, Walther, agrégés; Combalat, Gley, Kirmisson, Renault, de la Faculté de Médecine de Paris; Bourquelot, Professeur à l'École Supérieure de Pharmacie, Dastre, Professeur à la Faculté des Sciences; délégués de l'Université de Paris.

MM. les Docteurs Chantemesse, Chauffard, Chauvel, Delorme, Hallopeau, Josias, Nocard, Robin, membres de l'Académie de Médecine de Paris; délégués de la dite Académie.

Mr. le Docteur Lédé, délégué du Comité des travaux historiques et scientifiques de Paris.

Mr. le Docteur Phisalix, délégué du Museum d'histoire naturelle de Paris.

MM. les Docteurs Chénieux, directeur de l'École de Médecine et de Pharmacie de Limoges; Eymeri, Professeur; Ledouble, Professeur à l'École de Médecine et de Pharmacie de Tours; Petit, Professeur à l'École de Médecine et de Pharmacie de Poitiers; délégués de l'Université de Poitiers.

MM. les Docteurs H. Brin, Professeur à l'École de Médecine et de Pharmacie d'Angers; Leduc, Professeur à l'École de Médecine et de Pharmacie de Nantes; Malherbe, Professeur à l'École de Médecine et de Pharmacie de Nantes; Sourdille, Professeur à l'École de Médecine et de Pharmacie de Nantes; délégués de l'Université de Rennes.

MM. les Docteurs Caubet, doyen de la Faculté de Médecine de

Toulouse; Certan, Rispal, agrégés; délégués de l'Université de Toulouse.

Délégués du Ministère de la Guerre.

Mr. le Dr. Antony, Professeur à l'Ecole d'application du Service de Santé militaire.

Mr. le Dr. Delorme, Médecin en chef de l'Hôpital militaire de Vincennes.

Délégués du Ministère de la Marine.

Mr. le Dr. Charles Auffret, Inspecteur Général du service de Santé de la Marine.

Mr. le Dr. Fontan, Médecin en chef de première classe.

Délégués des Corporations etc.

Mr. le Dr. Paul Archambaud, Paris; délégué de la «Société Médicale des Praticiens de France».

Mr. le Dr. Gilbert Ballet, Paris; délégué de la «Société Médico-Psychologique de Paris».

Mr. le Dr. Albert Bandelac de Pariente, Paris; délégué de la «Société Médicale des Praticiens de France».

Mr. le Dr. Bar, Nice; délégué de la «Société Médicale du Littoral Méditerranéen».

Mr. le Dr. Barbary, Nice; délégué de la Société de «Préservation contre la Tuberculose».

Mr. le Dr. Jules Bauzon, Chalons-sur-Saône; délégué de la «Société des Sciences naturelles de Saône et Loire».

Mr. le Dr. Bérillon, Paris; délégué de la «Société d'Hypnologie et de Psychologie de Paris».

Mr. le Dr. S. Bernheim, Paris; délégué de «l'Oeuvre de la Tuberculose Humaine de Paris».

Mr. le Dr. Raoul Blondel, Paris; délégué de «l'Association de la Presse Médicale Française».

Mr. le Dr. Louis André Bonnal, Nice; délégué de la «Société de Médecine et Climatologie de Nice».

Mr. le Dr. Léon Bonnet, Paris; délégué de «l'Oeuvre Générale des Dispensaires antituberculeux».

Mr. le Dr. Bouillet, Paris; délégué de la «Société Française d'Hygiène».

Mr. le Dr. Marcel Briand, Villejuif; délégué de la «Société de Médecine légale de France» et de la «Société Médico-Psychologique de Paris».

Mr. le Dr. P. Brouardel, Paris; délégué de la «Société de Médecine Légale de France».

Mr. le Dr. Catillon, Paris; délégué de la «Société de Thérapeutique de Paris».

Mr. le Dr. Marcelin Cazaux, Paris; délégué de la «Société d'Hydrologie Médicale de Paris».

Mr. le Dr. A. Charlier, Paris; délégué de la «Société française d'Hygiène».

Mr. le Dr. Chompret, París; délégué de la «Société de Stomatologie de Paris».

Mr. le Dr. Coignard, Paris; délégué de «l'Association Générale des Dentistes de France», de «l'Ecole Dentaire de Paris» et de la «Société d'Odontologie de Paris».

Mr. le Conseiller Municipal Colly, Paris; délégué du «Conseil Municipal de Paris».

Mr. le Dr. Jules Comby, Paris; délégué de la «Société Médicale des Hôpitaux de Paris» et de la «Société de Pédiatrie de Paris».

Mr. le Dr. Albert Danet, Paris; délégué de la «Société de Médecine légale de France».

Mr. le Dr. Dedet, Paris; délégué de la »Société d'Hydrologie médicale de Paris».

Mr. le Prof. Delair, Paris; délégué de «l'Ecole Dentaire de Paris», de «l'Association générale des Dentistes de France» et de la «Société d'Odontologie de Paris».

Mr. le Dr. Déléage, Paris; délégué de la «Société d'Hydrologie Médicale de Paris».

Mr. le Dr. Délineau, Paris; délégué de la «Société Médicale des Praticiens de France» et du «Syndicat Professionnel de la Presse Scientifique.»

Mr. le Dr. Depierris, París; délégué de la «Société d'Hydrologie Médicale de Paris».

Mr. le Dr. E. Desnos, de Paris; délégué de «l'Association Française d'Urologie».

Mr. Aurelio Dieguez, Barcelone; délégué des «Etablissements Thermaux de Vichy».

Mr. le Dr. Henri Dor, Lyon; délégué de la «Société Française d'Ophthalmologie».

Mr. le Dr. Doutrebente, Blois; délégué de la «Société Médico-Psychologique de Paris».

Mr. le Dr. Dupré, Paris; délégué de la Société «Médico-Psychologique de Paris».

Mr. le Dr. Raymond Durand-Fardel, Parìs; délégué de la «Société d'Hydrologie Médicale de Paris».

Mr. le Dr. Paul Garnier, Paris; délégué de la «Société Médico-Psychologique de Paris».

Mr. le Dr. P. E. Girès, Paris; délégué de la «Société de Stomatologie de Paris.»

Mr. le Dr. Godon, Paris; délégué de «l'Ecole Dentaire de Paris», de «l'Association Générale des Dentistes de France» et de la «Société d'Odontologie de Paris».

Mr. le Prof. Heide, Paris; délégué de «l'Ecole Dentaire de Paris», de «l'Association Générale des Dentistes de France» et de la «Société d'Odontologie de Paris».

Mr. le Dr. Houssay, Pont-Levoy; délégué de la «Société Protectrice de l'Enfance de Paris».

Mr. le Prof. Joffroy, Paris; délégué de la «Société Médicale des Hôpitaux de Paris», et de la «Société Médico-Psychologique de Paris.»

Mr. le Dr. Joseph Landau, Paris; délégué de la «Société Française d'Hygiène».

Mr. le Dr. Lasalle, Paris; délégué de la «Ligue Française contre la Tuberculose».

Mr. le Dr. Ledoux, Besançon; délégué de la «Société de Médecine de Besançon et de la Franche-Comté».

Mr. le Dr. Leuillieux. Conlie; délégué de la «Société Française d'Electrothérapie».

Mr. le Dr. Lobit, Biarritz; délégué de la «Société Française d'Hygiène».

Mr. le Dr. Mariani, Madrid; délégué des «Thermes et Salines de Salies de Béarn».

Mr. le Prof. Martinier, Paris; délégué de «l'Ecole Dentaire de Paris», de «l'Association Générale des Dentistes de France» et de la Société d'Odontologie de Paris».

Mr. le Dr. Louis Menciére, Reims; délégué de la «Société Médicale de Reims».

Mr. le Dr. M. Mignon, Nice; délégué de la «Société de Médecine de Nice».

Mr. le Dr. Motet, Paris; délégué de la «Société de Médecine Légale de France».

Mr. le Dr. Musy, Paris; délégué de «l'Oeuvre Générale des Dispensaires antituberculeux».

Mr. le Conseiller Municipal Navarre, Paris; délégué du «Conseil Municipal de Paris».

Mr. le Dr. Papot, Paris; délégué de «l'Ecole Dentaire de Paris», de «l'Association Générale des Dentistes de France», de la «Société d'Odontologie de Paris» et du journal «l'Odontologie».

Mr. le Dr. Pauchet, Amiens; délégué de la «Société Médicale d'Amiens.»

Mr. le Dr. Charles Pelletier, Paris; délégué de la «Préfecture de la Seine».

Mr. le Dr. Pitch, Paris; délégué de la «Société de Stomatologie de Paris».

Mr. le Dr. Henri Rodier, Paris; délégué de la «Société médicale des Dentistes des Hôpitaux de Paris».

Mr. le Prof, Ronnet, Paris; délégué de «l'Ecole Dentaire de Paris» de «l'Association Générale des Dentistes de France» et de la «Société d'Odontologie de Paris».

Mr. le Dr. Roy, Paris; délégué de «l'Ecole Dentaire de Paris» de «l'Association Générale des Dentistes de France» et de la «Société d'Odontologie de París.»

Mr. le Dr. Sauvez, Paris; délégué de «l'Ecole Dentaire de Paris» de «l'Association Générale des Dentistes de France» et de la «Société d'Odontologie de París».

Mr. le Dr. Paul Sollier, Boulogne-sur-Seine; délégué de la «Société Médico-Psychologique de Paris».

Mr. le Dr. Soupault, Paris; délégué de la «Société de Thérapeutique de Paris.»

Mr. le Dr. Suarez de Mendoza, Paris; délégué de la «Société Française d'Hygiène» et de la «Société de Médecine de Paris».

Mr. le Dr. Terrier, Paris; délégué du «Syndicat Professionnel de la Presse Scientifique».

Mr. le Dr. Thivet, Clermont; délégué de la «Société Médico-Psychologique de Paris».

Mr. le Dr. Edmond Tison, Chauny; délégué de «l'Association Médicale de Laon».

Mr. le Dr. Edouard Tison, Paris; délégué de la «Société Médicale des Praticiens de France».

Mr. le Dr. Vallon, Paris; délégué de la «Société de Médecine légale de France» et de la «Société Médico-Psychologique de Paris».

Mr. le Dr. Vermorel, Paris; délégué de la «Société Anatomique de Paris».

Mr. le Dr. Viau, Paris; délégué de «l'Ecole Dentaire de Paris» de «l'Association Générale des Dentistes de France» et de la «Société d'Odontologie de Paris».

Mr. le Dr. Edmond Vidal, Paris; délégué de la «Société de Médecine de Paris».

GRANDE BRETAGNE ET IRLANDE

Comité national.

Président . . . . Mr. le Dr. F. W. Pavy, London.

Secrétaires . . . . . . Mr. le Dr. D'Arcy Power, London.

Mr. le Dr. P. Horton Smith, London.

Membres . . . . MM. les Docteurs W. H. Allchin, London; Prof. Thomas Annandale, Edinburgh; Prof. E. H. Bennett, Dublin; Sir William Broadbent, London; Sir T. Lauder Brunton, London; Thomas Bryant, London; Sir J. Burdon-Sanderson, Oxford; Professeur J. Chiene, Edinburgh; Sir J. Crichton-Browne, London; C. J. Cullingworth, London; Sir William Dalby, London; J. Dreschfeld, Manchester; Sir Dyce Duckworth, London; Sir George Duffey, Dublin; Prof. Sir Michael Foster, Cambridge; Prof. T. R. Fraser, Edinburgh; Sir William Gairdner, Glasgow; W. E. Harding, Shrewsbury; Reginald Harrison, London; W. P. Herringham, London; Surg. Major General W. R. Hooper, London; Hughling-Jackson, London; Major General James Jameson, London; John Langton, London; Prof. Alex. Macalister, Cambridge; Prof. William Macewen, Glasgow; G. H. Makins, London; Henri Morris, London; Sir Henry Norbury, London; Prof. J. Lane Notter, Woolston; George Ogilvie, London; Prof. A. Ogston, Aberdeen; Prof. Thomas Oliver, New-castle-on-Tyne; Isambard Owen, London; J. F. Payne, London; Prof. J. Bell Pettigrew, St. Andrews; Sir George G. Hare Philipson, New-castle-on-Tyne; Sir Douglas Powell bart., London; R. J. Pye-Smith, Sheffield; Fred. Roberts, London; A. E. Sansom, London; Robert Saundby, Birmingham; Ed. Seaton, London; E. Markham Skerritt, Bristol; W. J. Smyly, Dublin; Col. Stevenson, London; J. F. Sutherland, Edinburgh; R. L. Swan, Dublin; H. R. Swanzy, Dublin; T. P. Teale, Leeds; Sir Henry Thompson bart., London; Sir Fred. Treves, London; Sir John Batty

Tuke, Edinburgh; A. R. Urquhart, Perth; Achille Vintras, London; William Whitla, Belfast; Sir Samuel Wilks bart., London; Alfred Willett, London.

Délégués officiels.

Sir Henry F. Norbury, Director General Royal Navy, London; délégué du «Medical Department of the Royal Navy«.

Major T. Mc. Culloch, Deputy Assistant Director General, Army Medical Service; délégué du «War Office».

Délégués des Universités, corporations, etc.

Mr. le Dr. James Ormiston Affleck, Edinburgh; délégué de «The Medico Chirurgical Society of Edinburgh» et de l'«University of Edinburgh.»

Mr. le Dr. W. H. Allchin, London; délégué de «The Medical Society of London».

Mr. le Dr. H. E. Armstrong, Esq., Newcastle-on-Tyne; délégué de «The Incorporated Society of Medical Officers of Health, London», et de «The Sanitary Institute, London.»

Mr. le Dr. Geo. Granville Bantock, London; délégué de «The British Gynaecological Society».

Sir Thomas Barlow, London; délégué de «The University of London».

Mr. le Dr. Robert Bell, Glasgow; délégué de «The Women Hospital Gof lasgow».

Mr. le Dr. James Berry, London; délégué de «The London School of Medicine for Women».

Mr. le Dr. David Bower, Bedford; délégué de «The Bedford Medical Society».

Mr. le Prof. Briggs, Liverpool; délégué de «The Medical Faculty of University College, Liverpool».

Mr. le Dr. Samuel Browne, Warwick; délégué de «The Incorporated Society of Medical Officers of Health, London».

Mr. le Dr. Alexandre Bruce, Edinburgh; délégué de «The Royal College of Physicians, Edinburgh».

Sir Tomas Lauder Brunton, London; délégué, de «The University of London».

Mr. le Dr. Murdoch Cameron, Glasgow; délégué de «The University of Glasgow».

Mr. le Dr. Henry Mc. Clure, London; délégué de «The British Balneological and Climatological Society».

Mr. le Prof. H. Radcliffe Croker, London, délégué de «The British Medical Association» et de «The University College of London».

Mr. le Dr. W. Barrie Dow, Esq., Dunfermline; délégué de «The University of St. Andrews.»

Sir Dyce Duckworth, London; délégué de «The Royal Medical and Chirurgical Society, London», et de «St. Bartholomews Hospital and College, London».

Mr. le Dr. George Bagot Ferguson, Cheltenham; délégué de «The British Medical Association».

Mr. le Dr. David Ferrier, London; délégué de «The Neurological Society of London» et de «Kings College, London».

Mr. le Dr. W. J. Fyson, Folkestone; délégué de «The British Medical Association».

Mr. le Prof. David J. Hamilton, Aberdeen; délégué de «The Faculty of Medicine of the University of Aberdeen».

Mr. le Dr. W. E. Harding, London, délégué de «The Odontological Society of Great Britain».

Mr. le Dr. E. W. Hope, London; délégué de «The Sanitary Institute of London».

Mr. le Dr. George Jackson, Plymouth; délégué de «The Incorporated Society of Medical Officers of Health».

Mr. le Dr. Allan Jamieson, Edinburgh; délégué de «The Royal College of Physicians of Edinburg».

Mr. le Dr. Walter Jessop, London; délégué de «The Ophthalmological Society of the United Kingdom».

Mr. le Dr. Boyd Joll, London; délégué de «The Medical Graduates College and Polyclinic, London».

Mr. le Dr. James R. Kaye, Wakefield; délégué de «The Incorporated Society of Medical Officers of Health, London».

Mr. le Dr. George Henry Makins, London; délégué de «The St. Thomas Hospital Medical School, London».

Mr. le Dr. John William Moore, Dublin; délégué de «The Royal College of Physicians of Ireland» et de «The British Medical Association».

Mr. le Prof. James Musgrove, St. Andrews; délégué de «The University of St. Andrews».

Mr. le Prof. Alexander Ogston, Aberdeen; délégué de «The Faculty of Medicine of the University of Aberdeen».

Mr. le Dr. Thos. Horrocks Openshaw, London; délégué de «The Surgical Aid Society of London» et de «The Hunterian Society of London».

Mr. le Dr. Edmund Owen, London; délégué de «The Royal College of Surgeons of England».

Mr. le Prof. Parker, Liverpool; délegué de «The Medical Faculty of University College, Liverpool».

Mr. le Dr. Parsons, London; délégué de «Bethnal-Green Infirmary».

Mr. le Prof. Paterson, Liverpool; délégué de «The Medical Faculty of University College Liverpool».

Mr. le Prof. James Bell Pettigrew, St. Andrews; délégué de «The University of St. Andrews».

Mr. le Dr. W. S. Playfair, London; délégué de «The Obstetrical Society of London».

Mr. le Dr. F. M. Pope, Leicester; délégué de «The British Medical Association».

Mr. le Dr. D'Arcy Power, London; délégué de «St. Bartholomews Hospital and College, London».

Mr. le Prof. Thomas Purdie, St. Andrews; délégué de «The University of St. Andrews».

Mr. le Dr. Ph. Pye-Smith, London; délégué de «The Royal College of Physicians, London».

Mr. le Dr. Robert W. Reid, Aberdeen; délégué de «The Faculty of Medicine of the University of Aberdeen».

Mr. le Dr. Ernest Sansom, London; délégué de «The London Hospital Medical College».

Mr. le Dr. Sephton, Preston; délégué de «The Public Health Department, Preston».

Mr. le Dr. Edward Sergeant, Preston; délégué de «The Public Health Department, Preston», et de «The Incorporated Society of Medical Officers of Health, London».

Mr. le Dr. Shuttleworth, Richmond Hill; délégué de «The British Medical Association».

Mr. le Prof. W. J. Sinclair, Manchester; délégué de «The Victoria University, Manchester».

Mr. le Dr. Noble Smith, London; délégué de «The City Orthopaedic Hospital».

Mr. le Prof. Shingleton Smith, Bristol; délégué de «The Bristol Medico Cirurgical Society».

Mr. le Prof. William R. Smith, London; délégué de «The Royal Institute of Public Health, London».

Mr. le Dr. J. Nigel Stark, Glasgow; délégué de «The Glasgow Obstetrical and Gynaecological Society».

Mr. le Dr. John Lindsay Steven, Glasgow; délégué de «The Faculty of Physicians and Surgeons of Glasgow».

Mr. le Dr. James Swain, Bristol; délégué de «The Bristol Medico Chirurgical Society».

Mr. le Dr. R. Deane Sweeting, London; délégué de «The Epidemiological Society of London».

Mr. le Prof. Arthur Thomson, Oxford; délégué de «The Anatomical Society of Great Britain and Ireland».

Mr. le Dr. J. Wiglesworth, Rainhill; délégué de «The Medico Psychological Association of Great Britain and Ireland».

Mr. le Dr. J. C. Ogilvie Will, Aberdeen; délégué de «The University of Aberdeen».

Mr. le Dr. W. H. Woodruff, London; délégué de «The Odontological Society of Great Britain» et de «The British Dental Association.»

AUSTRALIE
Comité national.

Président....... Mr. le Docteur M. Crivelli, Melbourne.

CANADA
Délégués des Universités, Corporations, etc.

Mr. le Dr. Chas. Martin, Montreal; délégué de «The Canadian Medical Association».

COLONIE DU CAP.
Délégué officiel.

Mr. le Dr. Alfred John Gregory, Medical Officer of Health.

INDES.
Délégués officiels.

Mr. le Dr. A. Crombie, Lieutenant Colonel, London.
Mr. le Dr. J. Richardson, Colonel, London.

Délégués des Universités, Corporations, etc.

Mr. le Dr. C. Sibthorpe, Surgeon General, London; délégué de «The University of Madras».

NEW ZEALAND
Délégué officiel.

Mr. le Dr. Reeves, Agent Général de New Zealand à Londres.

GRECE
Comité national.

Président....... Mr. le Prof. Kallionzis, Athènes.
Secrétaire....... Mr. le Dr. S. Kanellis, Athènes.

Membres........ MM. les Docteurs Michael Katsaras et K. Savvas, Athènes.

Délégués officiels.

Mr. le Dr. Barthélemy Guisy, Professeur agrégé à la Faculté de Médecine d'Athènes.

Mr. le Dr. Spiro Clado, délégué permanent du Gouvernement Hellénique à Paris.

Délégués des universités, Corporations, etc.

Mr. le Dr. Barthélemy Guisy, Athènes; délégué de la «Société Médicale d'Athènes».

Mr. le Dr. B. Lampikis, Athènes; délégué de la «Société Médicale d'Athénes».

Mr. le. Dr. A. N. Psaltoff, Smyrne; délégué de «l'Université d'Athènes».

HAITI

Comité national.

Président....... Mr. le Prof. Roche Grellier, Port-au-Prince.

Membres........ MM. les Docteurs J. Jeanty, A. Riboul, C. Boyen et Saint Léger Perrier, Port-au-Prince.

ITALIE

Comité national.

Président....... S. Exc. le Prof. Guido Baccelli.

Secrétaire....... Mr. le. Prof. Filiberto Mariani, Gênes.

Membres........ MM. les Professeurs Abbamondi, Aducco, Albertoni, Albertotti, Albini, Alvaro, Angelucci, Antonelli, Armanni, Axenfeld, Banti, Barduzzi, Bassini, Basso, Bellucci, Bianchi (Naples), Bianchi (Sienne), Biondi, Bocchia, Bonome, Bottini, Bozzolo, Bufalini, Businelli, Calderini, Campana, Canalis, Capparelli, Carabba, Cardarelli, Carle, Casali, Casarini, Castellino, Cattaneo, Catterina, Ceccherelli, Ceci, Celli, Cervello, Cervasio, Cervesato, Cesari, Chiaiso, Chiarugi, Chirone, Christoni, Clementi, Colasanti, Conti, Corona, Crisafulli, Cugini, Curci, D'Abundo, D'Antona, De Amicis, De Giaxa, De Giovanni, De Martini, De Paoli, De Renzi, De Vincentiis, Di Mattei, Divestea, Ducrey, Durante, Fabbri, Fabrini, Falaschi, Falchi, Favre, Fede, Feletti, Fenoglio, Ferraro, Filippi, Filomusi, Fiori,

Foà, Forlanini, Frusci, Fusari, Gaglio, Gallenga, Gallerani, Gallozzi, Galvagni, Giacosa, Givogre, Golgi, Gradenigo, Griffini, Grisola, Grocco, Guaita, Guarnieri, Gucci, Guerra, Guzzoni degli Ancarani, Imbriaco, Jandolo, Kazzander, Lachi, Lai, Landolfi, Legge, Libroia, Lombardo, Lombroso, Luciani, Lustig, Maffucci, Maggiora, Magnanimi, Maiocchi, Malerba, Manfredi (Palerme), Manfredi (Pise), Mangiagalli, Maragliano, Marcacci, Marchiafava, Marfori, Martinotti, Mazzotto, Mattei, Mibelli, Molina, Mondino, Montalti, Monti, Mori, Morisani (Gênes), Morisani (Naples), Morossi, Morpurgo, Morselli, Mosso, Murri, Mya, Novaro, Oehl, Paci, Pacinotti, Pagliani, Parona, Pasquali, Pellacani, Pellizzari, Penzig, Perroncito, Pestalozza, Petrone, Pinto, Pisenti, Pitzorno, Poggi, Profeta, Queirolo, Raimondi, Randacio, Randone, Rattone, Ravà, Raymond, Renzio, Riva, Romiti, Roncati, Rossi, Rossoni, Roster, Roth, Ruata, Ruggi, Rummo, Sadun, Sala, Salvioli, Sanfelice, Scarenzio, Schrön, Scimemi, Secondi, Serafini, Sveri, Silva, Sirena, Sormani, Stefani, Tamassia, Tamburini, Tansini, Tartuferi, Tassi, Tenchini, Tibone, Tizzoni, Todaro, Tomaselli, Tommasi, Tommasoli, Tricomi, Truzzi, Ughetti, Valente, Valenti, Vassale, Viglietta, Vincenzi, Weiss, Zagari, Ziino, Zincone.

Délégués officiels.

Mr. le Prof. Edoardo Maragliano, Sénateur du Royaume; Président de la Délégation italienne.

Mr. le Prof. Vittorio Ascoli, Rome.

Mr. le Prof. L. Bianchi, Naples.

Mr. le Dr. Cav. Francesco Coletti, Lieutenant Colonel, Rome; délégué du «Ministère de la Marine».

Mr. le Prof. Francesco Fede, Député, Naples.

Mr. le Prof. Domenico Majochi, Bologne.

Mr. le Prof. Guglielmo Romiti, Pise.

Mr. le Dr. Claudio Sforza, Lieutenant Colonel, Directeur de l'Hôpital Militaire de Bologne; délégué du «Ministère de la Guerre».

Délégués des Universités, Corporotions, etc.

Mr. le Dr. Pilade Amoretti, Genova; délégué de la «Società Odontologica Italiana».

Mr. le Prof. Alberto Antonelli, Napoli; délégué de la «Municipalité de Naples».

Mr. le Dr. Pellegrino Ascarelli, Roma; délégué de la «Federazione dei Sanatari Italiani».

Mr. le Prof. G. Calderini, Bologna; délégué de la Faculté de Médecine et de l'Université de Bologne.

Mr. le Prof. A. Capparelli, Catania; délégué de la Faculté de Médecine de Catania.

Mr. le Prof. Andrea Ceccherelli, Parma; délégué de la Faculté Médico-chirurgique de Parme.

Mr. le Dr. Eugenio Centanni, Ferrara; délégué de l'Académie médico-chirurgique de Ferrare et de l'Université Libre de Ferrare.

Mr. le Prof. Francesco Fisichella, Messine; délégué de l'Université de Messine.

Mr. le Prof. Gerolamo Gatti, Modène; délégué de l'Université Modène.

Mr. le Prof. Comm. Gaetano Mazzoni, Roma; délégué de la «Federazione dei Sanitari Italiani».

Mr. le Dr. Mela, Gènes; délégué de la «Società Odontologica Italiana».

Mr. le Prof. Vittorio Mibelli, Parme; délégué de la Faculté Medico chirurgique de l'Université de Parme.

Mr. le Dr. Cav. Achille Nizzoli, Mantoue; délégué de la «Associazione Medica Mantovana».

Mr. le Prof. Celso Pellizzari, Florence; délégué du Royal Institut d'Etudes Supérieures pratiques, Section de Médecine, de Florence.

Mr. le Prof. G. Romiti, Pise; délégué de l'Université de Pise.

Mr. le Prof. Alfredo ¡Rubino, Naples; délégué de la Municipalité de Naples.

Mr. le Dr. Giuseppe Salotti, Modène, délégué de la Clinique Chirurgicale de l'Université de Modène.

Mr. le Dr. Col. Comm. Felice Santini, Rome; délégué du «Ordine dei Sanitari di Roma» et de la Municipalité de Rome.

Mr. le Dr. Cav. G. Battista Segale, Gènes; délégué du «Congresso Sanitario Ospedali Galliera».

Mr. le Dr. G. Solari, Gènes; délégué de la «Società Odontologica Italiana».

Mr. le Prof. Silvio Tonnini, Messine; délégué de la «Società Frenia-trica Italiana».

Mr. le Dr. Francesco Valagussa, Rome; délégué de la «Società per gli Studi della Malaria».

Mr. le Dr. Giulio Valenti, Bologne; délégué de l'Université de Bologne; et de la Académie Royale des Sciencies.

JAPON

Comité National.

Président....... Mr. le Dr. S. Kitasato, Directeur de l'Institut pour les Maladies infectieuses, Tokyo.

Membres........ MM. les Drs. Muneo Kumagawa et Gorosaku Shibayama.

Délégués Officiels.

Mr. le Dr. Wuyama Doseki, Médecin Major de 1e classe dans l'Armée Japonaise; délégué du Ministère de la Guerre.

Mr. le Dr. Muneo Kumagawa, Professeur à l'Université de Tokyo.

Mr. le Dr. Gorosaku Shibayama, chef de division de l'Institut pour les maladies infectieuses de Tokyo; délégué du Ministère de l'Intérieur.

Mr. le Docteur Honda Tadeo, Médecin en chef de première classe de l'Armée Japonaise; délégué du Ministère de la Marine.

Délégués des Universités, Corporations, etc.

Mr. le Dr. Shiga, Tokyo; délégué de la Societé Japonaise d'Hygiène.

LUXEMBOURG

Comité national.

Président....... Mr. le Dr. G. Fonck, Prséident du Collège Médical de Luxembourg.

Membre........ Mr. le Dr. Praum, Directeur du Laboratoire Pratique de Bactériologie, Luxembourg.

Délégué officiel.

Mr. le Dr. Marie-Auguste Schumacher, Médecin des Etablissements hospitaliers de l'Etat.

MEXIQUE

Comité national.

Président....... Mr. le Dr. Eduardo Licéaga, Mexico.

Secretaire....... Mr. le Dr. Manuel S. Soriano, Mexico.

Membres........ MM. les Docteurs Fernando Altamirano, Nicolás Ramirez Arellano, Alfonso Ruiz Erdosain, Ramón Icaza, Ramón Macías, Demetrio Mejía et José Ramos.

Délégués officiels.

Mr. le Dr. Eduardo Liceaga, Président de la Délégation Mexicaine.

Mr. le Dr. Ricardo Suárez Gamboa.

Mr. le Dr. Fortunato Hernández.

Mr. le Dr. Conrado Izábal.

Mr. le Dr. Domingo Orvañanos.

Mr. le Dr. Salvador Quevedo y Zubieta, Secrétaire de la Délégation Mexicaine.

Mr. le Dr. Francisco Sánchez Muñoz.

Mr. le Dr. Gabriel Silva y Valencia.

NORVEGE

Comité national.

Président....... Mr. le Dr. M. Holmboe, Directeur en chef du Service Médical de Norvège.

Membres........ MM. les Docteurs C. Boeck, Christiania; Marius F. D. Böckman, Trondhjem; Klaus Hanssen, Bergen; Axel Holst, Christiania; Chr. B. Leegaard, Christiania; J. Nicolaysen, Christiania; Jorgen Chr. Aall Sandberg, Bergen; Edouard Schönberg, Christiania; Joh. C. Unger-Vetlesen, Christiania.

Délégués officiels.

Mr. le Dr. M. Holmboe, Directeur en chef du Service Médical en Norvège.

Mr. le Dr. Ole Smith Housken, Chistiania.

Délégués des Universités, Corporations, etc.

Mr. le Docteur M. Holmboe, Christiania; délégué de l'Association des Médecins en Norvège.

PARAGUAY

Délégué officiel.

Mr. le Docteur Manuel Ortega Morejón, Madrid.

PAYS-BAS

Comité national.

Président....... Mr. le Dr. B. J. Stokvis, Professeur à la Faculté de Médecine d'Amsterdam.

Vice-Président... Mr. le Dr. W. P. Ruysch, Conseiller médical au Ministère de l'Intérieur.

Secrétaire-Tréso-	
rier.........	Mr. le Dr. P. Muntendam, Amsterdam.
Membres........	MM. les Docteurs A. P. Fokker, Groningen; A. A. G. Guye, Amsterdam; A. Mynlieff, Tiel; W. Nolen, Leiden; S. S. Rosenstein, Leiden; H. Snellen Sr., Utrecht; C. H. H. Spronck, Utrecht; J. W. R. Tilanus, Amsterdam; Hector Treub, Amsterdam.

Délégués officiels.

Mr. le Dr. J. Daniels, du Sanitaire de l'Armée Néerlandaise, Amsterdam.

Mr. le Dr. A. Sikkel, Président de la «Genootschap ter Bevordering van Natur-Genees-en Heelkunde» d'Amsterdam.

Délégués des Universités, Corporations, etc.

Mr. le Dr. C. C. Delprat, Amsterdam; délégué de la «Genootschap ter Bevordering van Natur,-Genees,-en Heelkunde» Amsterdam.

Mr. le Prof. Hector Treub, Amsterdam; délégué de la même Société.

Mr. le Dr. J. Veit, Leiden; délégué de la Faculté de Médecine de Leiden.

PÉROU
Délégués officiels.

Mr. le Docteur Augusto E. Perez Araníbar.

Mr. le Docteur Edmundo E. Escomel.

Mr. le Docteur Manuel O. Tamayo.

PERSE
Délégué officiel.

Mr. le Docteur E. Hollaender, Berlin.

PORTUGAL
Comité national.

Président.......	Mr. le Docteur Alfredo da Costa, Prof. d'Obstétrique à l'Ecole de Médecine de Lisbonne.
Secrétaire.......	Mr. le Dr. Henri Mouton, Directeur de l'Hôpital des Enfants de Lisbonne.
Trésorier.......	Mr. le Dr. Alfredo Luiz Lopes, Médecin des Hôpitaux de Lisbonne.

Délégués officiels.

Mr. le Dr. Manuel da Costa Alemão, Directeur de la Faculté de Médecine de Coimbra.

Mr. le Dr. Zeferino Candido Falcão, de l'Académie Royale des Sciences de Lisbonne.

Mr. le Dr. Daniel de Mattos, Professeur à l'Université de Coimbra.

Mr. le Dr. Thomas de Mello Breyner, Médecin de S. M. le Roi de Portugal.

Délégués des Universités, Corporations etc.

Mr. le Dr. Miguel Bombarda, Lisboa; délégué de la «Sociedade das Sciencias Medicas de Lisboa».

Mr. le Dr. Manuel da Costa Alemão, Coimbra; délégué de la «Faculté de Médecine et de l'Institut de Coimbra».

Mr. le Dr. Daniel Ferreira de Mattos, Coimbra; délégué de la «Faculté de Médecine et de l'Institut de Coimbra».

ROUMANIE

Comité national.

Président....... Mr. le Dr. Constantin Thiron, Professeur à la Faculté de Médecine de Jassy.

Secrétaire....... Mr. le Prof. E. Juvara, Jassy.

Délégués officiels.

Mr. le Dr. J. Costinescu, Bucarest; délégué du «Ministère de l'Intérieur».

Mr. le Dr. Constantin Thiron, Profeseur à la Faculté de Médecine de Jassy; délégué du «Ministère de l'Instruction Publique».

Délégués des Universités, Corporations etc.

Mr. le Prof. Nicolás Maldaresco, Bucarest; délégué de la «Faculté de Médecine de Bucarest».

Mr. le Prof. N. Manolescu, Bucarest; délégué de «l'Association Générale des Médecins du Pays».

RUSSIE

Comité national.

Président....... Mr. le Prof. W. Roth, Moscou.
Vice-Président.. Mr. le Dr. Basil Petrovitch Zerenine, Moscou.
Secrétaire....... Mr. le Dr. Serge Soukhanoff, Moscou.
Membres........ MM. les Docteurs S. S. Botkine, St. Pétersbourg; K. C. Dehio, Dorpat-Yourieff; P. J. Diakonoff, Moscou; A. P. Goubareff, Moscou; B. P. Kourtchinsky, Dorpat-Yourieff; L. S. Minor, Moscou; J. F. Ogneff, Moscou; O. O. Ott, St. Pétersbourg; A. D. Pavlovsky, Kieff; N. Petroff, St. Péters-

bourg; W. V. Podwyssotsky, Odessa; G. G. Scorit-chenko, St. Pétersbourg; W. P. Serbsky, Moscou; M. S. Soubbotine, St. Pétersbourg; S. J. Tchirvinsky, Dorpat-Yourieff; W. A. Tikhomiroff, Moscou; A. A. Vladimiroff, St. Pétersbourg.

Délégués officiels.

Mr. le Dr. J. P. Merjeevsky, Conseiller privé, Membre de l'Académie, St. Pétersbourg.

Mr. le Prof. Z. Ragosine, St. Pétersbourg; délégué du «Ministère de l'Intérieur».

Mr. le Prof. Benjamin M. Tarnovsky, Conseiller privé, St. Pétersbourg; délégué du «Ministère de l'Intérieur».

Mr. le Prof. A. S. Tauber, Varsovie; délégué du «Ministère de la Guerre».

Mr. le Dr. J. Terechtchenko.

Mr. le Dr. N. Van Westenrijk, de l'Hôpital de la Marine de Cronstadt; délégué du «Ministère de la Marine».

Délégués des Universités, Corporations etc.

Mr. le Prof. L. P. Alexandroff, Moscou; délégué de la «Société de Pédiatrie de Moscou», et de la «Société Impériale Philantropique de Moscou».

Mr. le Prof. V. Bechtereff, St. Pétersbourg; délégué de l'«Académie Impériale Militaire de Médecine».

Mr. le Dr. Agapite Theodore Beliaeff, Moscou; délégué de la «Société d'Oto-Rhino-Laryngologie de Moscou».

Mr. le Dr. Basile Dolgenkoff, Koursk; délégué de la «Société Médicale de Koursk».

Mr. le Dr. Gregoire Egoroff, Koursk; délégué de la «Société Médicale de Koursk».

Mr. le Prof. J. Grammatikati, Tomsk; délégué de l'«Université de Tomsk».

Mr. le Dr. François de Groer, Varsovie; délégué des «Cliniques de Varsovie».

Mr. le Dr. N. V. Jablokoff, Moscou; délégué de la «Société des Médecins Russes, de Moscou».

Mademoiselle le Dr. Anna Kalinine, Koursk; déléguée de la «Société des Médecins de Koursk».

Mr. le Prof. A. Kazem-Beck, Kazan; délégué de la «Société Médicale de Kazan».

Mr. le Prof. D. Kossorotoff, St. Pétersbourg; délégué de l'«Académie Impériale Militaire de Médecine».

Mr. le Dr. Eugene Martzinkevitch, St. Pétersbourg; délégué de la «Société du chemin de fer Vladicaucase».

Mr. le Dr. W. Mayzel, Varsovie; délégué de la «Société d'Hygiène de Varsovie».

Mr. le Prof. L. S. Minor, Moscou; délégué de la «Société de Neuropathologie et de Psychiatrie de Moscou».

Mr. le Prof. J. Pavloff, St. Pétersbourg; délégué de «l'Académie Impériale Militaire de Médecine».

Mr. le Dr. Joseph Pawinski, Varsovie; délégué de la «Société Médicale de Varsovie».

Mr. le Dr. Nicolas Petroff, St. Pétersbourg; délégué de la «Société chirurgique de Pirogow».

Mr. le Prof. Alexandre de Poehl, Sr. Pétersbourg; délégué de la «Société Médicale de St. Pétersbourg».

Mr. le Dr. Pierre Ivanovitch Postnikoff, Moscou; délégué de la «Société des Médecins Russes de Moscou».

Mr. le Dr. Louis Poussepp, St. Pétersbourg; délégué de la «Société Russe de Psychologie normale et pathologique».

Mr. le Dr. W. P. Serbsky, Moscou; délégué de la «Société de Neuropathologie et Psychiatrie de Moscou».

Mr. le Dr. V. Vartanoff, St. Pétersbourg; délégué de «l'Academie Impériale Militaire de Médicine».

Mr. le Dr. Theodore Karl Weber, St. Pétersbourg; délégué de la «Société chirurgique de Pirogoff».

Mr. le Dr. Dr. V. P. Zerenine, Moscou; délégué de la «Société des Médecins Russes de Moscou».

SANTO DOMINGO
Comité national.

Président....... Mr. le Dr. Julio Lyon, Chirurgien, Santo Domingo.

SERBIE
Comité national.

Président....... Mr. le Prof. V. Soubbotitch, Belgrade.

Membres........ MM. les Docteurs Milan V. Vassitch et Zujovic (Belgrade).

Délégué officiel.

Mr. le Dr. M. Militchewitch, Directeur Général du Service Sanitaire Civil de Serbie.

SUEDE

Comité national.

Président . . . . Mr. le Dr. K. A. H. Mörner, Recteur de l'Institut Royal Carolin, Stockholm.

Secrétaire . . . . Mr. le Dr. S. E. Henschen, Professeur à l'Institut Royal Carolin, Stockholm.

Trésorier . . . . Mr. le Dr. C. A. Lindström, Inspecteur de l'Institut d'Odontologie de Stockholm.

Membres . . . . MMr. les Docteurs J. Berg, Stockholm; M. Blix, Lund; J. G. Edgren, Stockholm; M. Furst, Lund; A. Gullstrand, Upsala; F. Lennmalm, Stockholm; G. Retzius, Stockholm; A. G. Wide, Stockholm; A. G. Wide; Stockholm.

Délégués officiels.

Mr. le Dr. Salomon Eberhard Henschen, Professeur à l'Institut Royal Carolin, Stockholm.

Mr. le Dr. Karl Oscar Medin, Professeur à l'Institut Royal Carolin de Stockholm.

Mr. le Dr. Eloy Torberg.

Délégués des Universités, Corporations, etc.

Mr. le Dr. S. E. Henschen, Stockholm; délégué de l'«Institut Royal Carolin, Stockholm».

Mr. le Dr. O. Medin, Stockholm; délégué de l'«Association Générale des Médecins Suédois», et de la «Société Médicale de Stockholm».

Mr. le Prof. K. A. Walter, Gothembourg; délégué de la «Société de Médecine de Gothembourg».

SUISSE

Comité national.

Président . . . . Mr. le Dr. Theodor Kocher, Berne.

Secrétaire . . . . Mr. le Dr. Tavel, Berne.

Membres . . . . MM. les Docteurs Carl Beck, Luzern; M. Bott, Soleure; Victor Bovet, Monthey; E. Ceppi, Porrentruy; Gustave Clément, Fribourg; Aug. Eternod, Genève; Konrad Frey, Aarau; L. Gelpke, Liestal; E. Haffter, Frauenfeld; Armin Huber, Zurich; Alfred Jaquet, Bâle; A. Jeanneret, Genève; Keller, Rheinfelden; Charles Krafft, Lausanne; Karl Merz, Baar; W. Ost, Berne; Wilhelm von Muralt, Zurich; F. de Quervain, Neuchâtel;

Eugène Rahm Sr. Schaffhausen; Giovanni Reali, Lugano; Carl Reichenbach, St. Gallen; Georges Sandoz, Neuchâtel; Paul von der Mühll, Bâle; Heinrich Ziegler, Winterthur.

Délégués officiels.

Mr. le Professeur Theodor Kocher, Berne.
Mr. le Professeur H. Sahli, Berne.

Délégués des Universités, Corporations, etc.

Mr. le Prof. Auguste Eternod, Genève; délégué de la «Faculté de Médecine de Genève».

Mr. le Prof. B. Galli-Valerio, Lausanne; délégué de la «Faculté de Médecine de Lausanne».

Mr. le Prof. Peter Müller, Berne; délégué de la «Faculté de Médecine de Berne».

TURQUIE
Comité national.

Président......... Mr. le Docteur G. B. Violi, Constantinople.
Vice-Président.... Mr. le Docteur M. Mizzi, Smyrne.
Secrétaire......... Mr. le Docteur Grossmann, Constantinople.

Délégués des Universités, Corporations etc.

Mr. le Docteur Peppo Achiotte, Constantinople; délégué de la «Société Impériale de Médecine de Constantinople».

Mr. le Docteur Stchepotiew, Constantinople; délégué de la «Société Impériale de Médecine de Constantinople».

EGYPTE
Comité national.

Président....... Mr. le Docteur Hassan Mahmoud Pacha, Le Caire.
Secrétaire....... Mr. le Docteur Alfred Eid, Le Caire.
Membre......... Mr. le Docteur Voronoff, Le Caire.

URUGUAY
Comité national.

Président....... Mr. le Prof. Jacinto de Leon, Montevideo.
Secrétaire....... Mr. le Prof. Luis Morquio, Montevideo.
Membres........ Mrs. les Docteurs Joaquin Canabal, Montevideo; Luis Demicheri, Montevideo; José Brito Foresti, Montevideo; Alberico Isola; Montevideo; Jaime H. Oliver, Montevideo; Enrique Pouey, Montevideo.

Délégues officiels.

Mr. le Docteur Ernest R. W. Franκ, Berlin.

Mr. le Docteur Luis Garabelli, Ministre Résident de l'Uruguay en Allemagne.

VÉNÉZUÉLA

Comité national.

Président.......	Mr. le Dr. L. Razzetti, Caracas.
Vice-Président..	Mr. le Dr. C. Gonzalez Bona, Caracas.
Secrétaire.......	Mr. le Dr. A. Herrera Vegas, Caracas.
Trésorier.......	Mr. le Dr. A. Machado, Caracas.
Membres........	Mrs. les Drs. P. Acosta Ortiz, Caracas; Santos A. Dominici, Caracas; F. Medina Jimenez, Caracas.

Délégués officiels.

Mr. le Docteur Jose Ignacio Cardenas, Consul du Vénézuéla à Seville.

Mr. le Docteur Francisco A. Risquez, Consul Général du Vénézuéla en Espagne.

Délégués des Universités, Corporations etc.

Mr. le Docteur Francisco A. Risquez, Madrid; délégué du «Consejo de Médicos de Caracas».

PRESIDENTS D'HONNEUR DU CONGRES

PRÉSIDENTS D'HONNEUR DU CONGRÈS

MM. Arnaldo Angelucci, Professeur à la Faculté de Médecine de
Palerme.

Arloing, Professeur à la Faculté de Médecine et Pharmacie de
Lyon.

A. Baginsky, Professeur à la Faculté de Médecine de Berlin.

Eugen Von Bamberger, Vienne.

Geo. Granvile Bantock, Ex Président de la British Ginaecologi-
cal Society, Londres.

Clark Bell, New York.

Moritz Benedict, Professeur à la Faculté de Médecine de
Vienne.

Von Bergmann, Professeur à la Faculté de Médecine de Berlin, Directeur de la clinique chirurgicale de Berlin.

Berthelot, Professeur honoraire de l'Ecole Supérieure de
Pharmacie de Paris.

Besnier, Membre de l'Académie de Médecine de Paris.

L. Bianchi, Professeur à la Faculté de Médecine de Naples.

Aquila Boasi, Chirurgien en chef de l'Hôpital Royal, Rome.

L. M. Bossi, Professeur à la Faculté de Médecine de Gènes.

Brissaud, Professeur à la Faculté de Médecine de Paris.

Truman W. Brophy, Professeur au Rush Medical College,
Chicago.

Brouardel, Professeur à la Faculté de Médecine de Paris.

Francesco Businelli, Professeur à la Faculté de Médecine et de
Chirurgie de Rome.

Roberto Campana, Professeur à la Faculté de Médecine et de
Chirurgie de Rome.

Vincenzo Cervello, Professeur à la Faculté de Médecine de
Palerme.

Ottokar Chiari, Professeur à la Faculté de Médecine de
Vienne.

Luigi Concetti, Professeur à la Faculté de Médecine de Rome.

Cornill, Professeur à la Faculté de Médecine de Paris.

Costinesco, Bucarest.

Alexandre Crombie, Londres.

Dastre, Professeur à la Faculté des Sciences de Paris.

Achille De Giovanni, Professeur à la Faculté Médico-Chirur-
gicale de Padoue.

Delorme, Membre de l'Académie de Médecine de Paris.

MM. Reymond Dubois, Paris.

Duhring, Professeur à l'Université de Pennsylvania, à Philadelphie.

Francesco Durante, Professeur à la Faculté de Médecine de Rome.

Mathias Duval, Professeur à la Faculté de Médecine de Paris.

Teodor Escherich, Professeur à la Faculté de Médecine de Vienne.

Frédéric Ferrière, Membre du Comité international de la Croix Rouge à Genève.

Flechsig, Professeur à la Faculté de Médecine de Leipzig.

Flemming, Professeur à la Faculté de Médecine de Kiel.

Sir Michael Foster, Professeur à la Faculté de Médecine de Cambridge.

Fournier, Professeur à la Faculté de Médecine de Paris.

L. Frankl-Hochwart, Professeur à la Faculté de Médecine de Vienne.

Sir Thomas Fraser, Professeur à la Faculté de médecine d'Edinburgh.

Henri S. Frenkel, Heiden.

Xavier Galezowski, Paris.

Eugène Gley, Professeur à la Faculté de Médecine de Paris.

Charles Godon, Paris.

Camillo Golgi, Professeur à la Faculté de Médecine de Pavie.

Grancher, Professeur á la Faculté de Médecine de Paris.

Grasset, Professeur à la Faculté de Médecine de Montpellier.

G. B. Grassi, Professeur à l'Université de Rome.

Karl August Grossmann, Vice-Président du Liverpool Medical Institut, Liverpool.

Guyon, Professeur à la Faculté de Médecine de Paris.

Hayem, Professeur à la Faculté de Médecine de Paris.

Salomon Eberhard Henschem, Professeur á l'Institut Royal Carolin à Stockholm.

Joh. L. Otto Heubner, Professeur à la Faculté de Médecine de Berlin.

Friedrich Wilhelm Hoffmann, Conseiller intime, Berlin.

M. Holmboe, Directeur du Service de Santé de Norvège, Christiania.

Lucien Howe, Professeur à l'Université de Buffalo.

Jonathan Hutchinson, Chirurgien au London Hospital, Londres.

MM. J. Hughlings Jackson, Médecin de l'Hôpital pour epileptiques
et paralytiques à Londres.

A. Jacobi, Professeur de la Columbia University, New York.

Joffroy, Professeur à la Faculté de Médecine de Paris.

Edward C. Kirk, Professeur de l'Université de Pennsylvania
á Philadelphie.

Kirmisson, Membre de l'Académie de Médecine de París.

Robert H. Hermann Koch, Directeur de l'Institut pour les
Maladies infectieuses et Professeur de la Faculté de Médecine de Berlin.

Albert von Kölliker, Professeur à la Faculté de Médecine de
Würzburg.

Julien François Kosinsky, Professeur à la Faculté de Médecine de Varsovie.

B. Laache, Professeur à la Faculté de Médecine de Christiania.

Labat, Ex-Interne des Hôpitaux de Paris.

Edmond Landolt, Paris.

Landouzy, Professeur à la Faculté de Médecine et Membre de
l'Académie de Médecine de Paris.

Von E. Leyden, Professeur à l'Université de Berlin.

Ludwig Christian Langberg, Bergen.

Lannelongue, Professeur à la Faculté de Médecine et Membre
de l'Institut de France de Paris.

De Lapersonne, Professeur à la Faculté de Médecine de París.

Laskowski, Professeur à la Faculté de Médecine de Genève.

Le Dentu, Professeur à la Faculté de Médecine de Paris.

Lépine, Professeur à la Faculté Mixte de Médecine et de Pharmacie de Lyon.

Edmund Lesser à la Faculté de Médecine de Berlin.

Cesare Lombroso, Professeur á la Faculté de Médecine de
Turin.

A. Lorenz, Professeur à la Faculté de Médecine de Vienne.

Luigi Luciani, Professeur à ls Faculté de Médecine de Rome.

Mairet, Professeur à la Faculté de Médecine de Montpellier.

Patrick Manson, de la London Royal Free Hospital Medical
School.

P. Mantegazza, Professeur à la Faculté de Médecine de Florence.

E. Maragliano, Professeur à la Faculté de Médecine de Gènes.

Georges Marinesco, Professeur à la Faculté de Médecine de
Bucarest.

MM. Julio de Mattos, Directeur de l'Asile du Comte Ferreira
Oporto.

Gaetano Mazzoni, Professeur à la Faculté de Médecine de
Rome.

Karl Oskar Medin, Professeur à l'Institut Royal Carolin, à
Stockholm.

Metchnikoff, Chef de service à l'Institut Pasteur, Paris.

J. Mierzejewski, Professeur à l'Académie impériale de Médecine de Saint Pétersbourg.

W. D. Miller, Professeur à la Faculté de Médecine de Berlin.

Sir J. W. Moore, Dublin.

O. Morisani, Professeur à la Faculté de Médecine de Naples.

John B. Murphy, Professeur au College of Physicians and
Surgeons of Chicago.

Giuseppe Mya, Professeur à la Faculté de Médecine de Florence.

Albert Neisser, Professeur à la Faculté de Médecine de Breslau.

Nocard, Membre de l'Académie de Médecine de Paris.

Max Nonne, Hambourg.

Sir Henry F. Norbury, Londres.

Norman, Directeur en chef du Service de Santé de la Marine
Norvégienne, Chistiania.

Aldolfe Ott, Prague.

Salvatore Otteolenghi, Professeur à la Faculté de Médecine de
Sienne.

E. Pasquali, Professeur à la Faculté de Médecine de Rome.

Ivan Petrovitch Pavloff, Professeur á l'Académie Impériale
de Médecine de St. Pétersbourg.

Pinard, Professeur à la Faculté de Médecine de Paris.

Pitres, Professeur à la Faculté Mixte de Médecine et de Pharmacie de Bordeaux.

A. Politzer, Professeur à la Faculté de Médecine de Vienne.

Henry Power, St. Bartholomew's Hospital, Londres.

S. Pozzi, Membre de l'Académie de Médecine de Paris.

S. A. R. le Prince Ferdinand de Bavière.

Richet, Professeur à la Faculté de Médecine de Paris.

A. Robin, Professeur à la Faculté de Médecine de Paris.

Guglielmo Romiti, Professeur à la Faculté de Médecine de
Pise.

Juan Santos Fernández, Président de l'Académie des Sciences
de la Habana.

MM. Geo. Henry Savage, de Guy's Hospital Medical School, Londres.

Leopold von Schrötter, Directeur de la III Clinique médicale de l'Université de Vienne.

Sir Felix Semon, Médecin du National Hospital for the Paralysed and Epileptic, de Londres.

Vladimir Petrov, Serbskij, de la Faculté de Médecine de Moscou.

Alexander Russell Simpson, Professeur à la Faculté de Médecine d'Edinburgh.

F. I. Sinitsine, Directeur de la Clinique de Chirurgie opératoire de l'Université de Moscou.

Sokolovski, Varsovie.

Serge Soukhanoff, de la Clinique Psychiatrique de l'Université de Moscou.

Strassmann, Professeur à la Faculté de Médecine de Berlin.

John Francis Sutherland, Edinburgh.

Benjamin Tarnovsky, Conseiller privé, St. Pétersbourg.

Sir Henry Thompson, Professeur émérite de l'University College à Londres.

Arthur Thomson, Professeur à la Faculté de Médecine d'Oxford.

Sir W. Turner, Gibraltar.

P. G. Unna, Hambourg.

Van Deventer, Professeur à l'Université d'Amsterdam.

Heinrich Wilh. Gottfr. Waldeyer, Directeur de l'Institut anatomique de Berlin.

Anton Weichselbaum, Professeur à la Faculté de Médecine de Vienne.

B. Wicherkiewicz, Professeur à la Faculté de Médecine de Cracovie.

Wilhelm Winternitz, Professeur à la Faculté de Médecine de Vienne.

C.

ASSEMBLEES GENERALES

SÉANCE D'OUVERTURE.

CONFÉRENCES.—ADJUDICATION DES PRIX DE MOSCOU

ET DE PARIS.

DÉSIGNATION DU LIEU DE RÉUNION DU PROCHAIN CONGRÈS.

SÉANCE DE CLÔTURE.

PREMIÈRE ASSEMBLÉE GÉNÉRALE

(SÉANCE D'OUVERTURE)

Tenue le 23 Avril, à 3 heures de l'après-midi, au Théâtre Royal, sous la présidence de *Son Excellence M. Silvela*, Président du Conseil des Ministres, et en présence de la *Famille Royale*.

La Séance est ouverte et Mr. le Docteur Julián Calleja, Président du Congrès prononce le discours suivant:

SEÑOR:

SEÑORES Y SEÑORAS:

Sean mis palabras primeras homenaje respetuoso y entusiasta que en nombre del XIV Congreso internacional de Medicina dirijo al Protector Augusto de esta solemne Asamblea, á Su Majestad D. Alfonso XIII, Rey de España, quien en el corto período que lleva rigiendo los destinos de esta Nación, ha demostrado decidida y firme voluntad de alentar y proteger y enaltecer la ciencia, inspirado venturosamente en el espíritu de aquel Monarca de su mismo nombre que mereció de la posteridad el dictado de Sabio.

Y también á la Protectora Augusta, á su virtuosa madre la Reina, quien si durante la Regencia fué celosa de la autoridad, regalías y patronazgo reales, supo regir rectamente al pueblo español, cuidar con ternura y educar con solidez á su hijo, y aceptar entusiasta las conquistas modernas, compartiendo con sabiduría y amor las atenciones de madre del Rey y de Jefe del Es-

SIRE:

MESDAMES ET MESSIEURS:

Que mes premières paroles soient un hommage respectueux et enthousiaste, qu'au nom du XIVème Congrès international de Médecine, je vais adresser à l'Auguste Protecteur de cette solennelle Assemblée, à S. M. Alphonse XIII, Roi d'Espagne, qui, depuis qu'il régit les destinées de la Nation, n'a cessé de démontrer une ardente et ferme volonté de protéger et de réhausser la science; heureusement inspiré en cela par le souvenir du Monarque du même nom, qui a mérité de la posterité le titre de «Sage».

Et de même à l'Auguste protectrice, sa vertueuse mère, la Reine, qui, si pendant la Régence, s'est montrée jalouse de l'autorité, des privilèges et des patronages royaux, sût aussi diriger le peuple espagnol dans le droit chemin, élever son fils avec tendresse et lui donner une solide éducation tout en acceptant avec enthousiasme les conquêtes modernes, partageant avec sagesse et amour les devoirs de

tado, como si fueran lema de su bandera y guía de su conducta aquellas memorables frases de Cicerón: «propio es del Gobernador entender, que tiene las veces de la ciudad, y que ha de sustentar su honra y dignidad y guardar las leyes y derechos».

Recibid igualmente de las clases médicas españolas saludo de confraternidad, de respeto, de gratitud y de admiración todos vosotros, sabios extranjeros, que con vuestra adhesión abrilláis este Congreso y con vuestra presencia honráis el suelo español, donde la hospitalidad y la cortesía no son estimadas por nosotros sólo como virtudes eminentes, sino como deberes religiosos indeclinables; aquí veréis por vosotros mismos que nuestra inteligencia y nuestro corazón no están divorciados de las cultas naciones, ni lo estuvieron jamás; los esplendores de la fama de muchos de nuestros monarcas y magnates fundáronse en la ciencia; las glorias de nuestros sabios y de nuestros siglos de oro no se olvidan; y dígase lo que se quiera, aunque muchos lo desconozcan, es nuestro genio nacional, genio del más amplio espíritu y del más libre criterio, por el cual se va condensando de día en día y cada vez más, un medio vivificador de tolerancia y de armonía científicas, que hacen fácil toda reforma progresiva.

mère du Roi et de Chef de l'État, comme si les mémorables paroles de Ciceron, «Il est propre d'un gouverneur de comprendre qu'il remplace la ville, qu'il doit soutenir son honneur et sa dignité et qu'il doit observer les lois et maintenir les droits», étaient la devise de sa bannière et le guide de sa conduite.

Recevez également des classes médicales espagnoles un salut de confraternité, de respect, de gratitude et d'admiration, vous tous, savants étrangers, qui par votre adhésion faites briller ce Congrés et qui par votre présence honorez le sol espagnol, où l'hospitalité et la courtoisie sont estimées par nous, non seulement comme vertus éminentes, mais bien comme des devoirs religieux indéclinables. Vous verrez ici, par vous mêmes, que notre intelligence et notre cœur ne sont pas divorcés d'avec les nations cultes, pas plus qu'ils ne l'ont jamais été; les splendeurs de la renommée de beaucoup de nos Monarques sont fondées sur la science; les gloires de nos savants et de nos siècles d'or ne s'oublient pas, quoiqu' on en dise; quoique beaucoup l'ignorent, notre génie national est un génie doué d'un esprit ample et du plus libre discèrnement, dans lequel se condense de jour en jour et chaque fois davantage, un milieu vivificateur de tolérance et d'harmonie scientifi-

Igualmente os saludo á todos los que desde las provincias españolas habéis venido, en honor de la Medicina patria, para demostrar vuestro entusiasmo, **para** exponer el fruto de vuestro trabajo, para confirmar vuestra adhesión á los progresos modernos, para concurrir á este magnífico espectáculo de fraternidad médica universal.

Estamos reunidos con el fin de celebrar el XIV Congreso internacional de Medicina, continuando la brillante serie comenzada en el último siglo y seguida siempre con grandeza de pensamientos, sin ideas mezquinas ni propósitos estrechos. En todo tiempo los Congresistas, cual apóstoles y sacerdotes de la Medicina, investigaron la verdad hasta elevarse á las más esenciales abstracciones, probando así que el verdadero progreso no se encierra exclusivamente en reglas y aplicaciones prácticas, sino que también pertenece á la ciencia pura, la cual, como lluvia benéfica, riega y prepara la tierra en que aquéllas fructifican.

El resultado de tan gigantescos esfuerzos en este período, fundado menos en la tradición que en la observación y en la investigación, ha sido levantar la majestuosa obra intelectual que se llama *Medicina Moderna*, en cuya labor cooperaron los sabios de todos los países, lo mismo

ques qui rendent facile toute réforme progressive.

Mon salut, aussi, à vous tous qui êtes venus des provinces espagnoles en honneur de la Médicine, pour démontrer votre enthousiasme, pour exposer le fruit de vos travaux, pour confirmer votre adhésion aux progrès modernes, pour prendre part à ce magnifique spectacle de fraternité médicale universelle.

Nous voici réunis afin de célébrer le XIVéme Congrès international de Médecine, continuant la brillante série commencée au siècle dernier et toujours poursuivie avec noblesse de sentiments et sans idées mesquines ni propos restreints.

De tout temps les Congresistes, comme apôtres de la Médecine, chérchèrent la vérite jusqu'à s'élever aux plus essentielles abstractions, prouvant de cette façon que le vrai progrès, ne se renferme pas exclusivement dans les règles et les applications pratiques, mais qu'il appartient à la science pure, qui comme une pluie bienfaisante, arrose et prépare la terre dans laquelle elle fructifie.

Le résultat de si gigantesques efforts dans cette période, fondé bien moins dans la tradition que dans l'observation et la recherche, à été de réhausser la majestueuse œuvre intellectuelle que l'on appelle *Médecine Moderne*;

mo los dotados del talento investigador que descubre verdades antes consideradas como arcanos impenetrables, que los considerados á aumentar y difundir estos descubrimientos; lo mismo los pensadores de altos vuelos, cuya mirada de águila ve extensos horizontes y cuyo genio formula las leyes y principios á que parecen sometidos los hechos y fenómenos concretos, que los modestos prácticos que al ejercer la profesión con inteligencia, rectitud y pureza se convierten en veneros inagotables de datos, donde los genios encuentran el principal fundamento de sus lucubraciones.

Permitid mi silencio respecto de los nombres esclarecidos que, en primera línea, concurrieron á tan magnífica obra; muchos descansan en la mansión eterna, gozando seguramente de la justicia de Dios, que habrá premiado sus virtudes; los restantes estáis presentes ó adheridos á esta fiesta, sin que me sea posible otra cosa que dirigir á todos, desde el fondo de mi alma, la más pura expresión de gratitud y de admiración.

La opulenta herencia que el último siglo transmite en testamento abierto al siglo presente, no es rica tan sólo por los cuantiosos bienes que en sí misma encierra, sino también, y quizás más principalmente, por los horizontes legados y por los cami-

dans laquelle coopérèrent les savants de tous les pays; de même ceux dotés du talent investigateur qui découvre des verités jusq'alors considérées comme impénétrables, que ceux qui sont consacrés á augmenter et à propager ces découvertes; de même les grands penseurs dont *l'œil d'aigle* voit d'immenses horizons et dont le génie formule les lois et les principes auxquels semblent soumis les faits et les phénomènes concrets, que les modestes praticiens, qui en exerçant leur profession avec intelligence, rectitude et loyauté se convertissent en mines inépuisables de données, où les génies trouvent les principales bases de leurs travaux.

Permettez-moi de garder le silence quant aux noms illustres qui en première ligne contribuèrent à une si grande œuvre; beaucoup reposent dans le séjour éternel, joussant sûrement de la justice de Dieu, qui aura récompensé leurs vertus; cèux qui restent, sont ici présents où adhéres à cette féte, sans qu'il me soit possible de faire autre chose que d'adresser à tous et du fond de mon âme la plus pure expression de gratitude et d'admiration.

L'opulent héritage que le siècle dernier transmet en testament ouvert au siècle présent, n'est pas seulement riche par les innombrables biens qu'en lui-même il renferme, mais aussi, et

nos precisos y seguros que deja abiertos para recorrerlos y para descubrir las abundantes riquezas que todavía se ocultan; por lo cual, los herederos y legatarios traen impuesta la condición absoluta de continuar los procedimientos de investigación, tan afortunadamente aplicados, condición tan apropiada, útil y favorable al progreso, que nunca podrá ser estimada como carga, ni menos como contraria á las aspiraciones de la razón humana.

La prosperidad que representa el estado actual de nuestra amada ciencia, no la ha libertado del desasosiego, perplejidad y confusión que reina en los espíritus, antes por el contrario, la indeterminación del ánimo, la suspensión del juicio, la duda es aneja á todos los períodos cual el actual, señalados en la historia de la humanidad como épocas de transición y de grandes reformas; si por esta causa natural la Medicina no tiene ahora el sello definidor de otros tiempos, el siglo actual la restaurará con más acierto y con más verdad, porque definir bien, sólo puede hacerse después de limitar con precisión, y establecer límites acertados es tarea exclusiva de las doctrinas verdaderas.

En todos los grandes ramos de las ciencias médicas el siglo último dejó marcado el sello indeleble de su genio progresivo y

peut-être plus principalement encore, par les horizons légués et par les chemins précis et sûrs qu'il laisse ouverts pour les parcourir et découvrir les abondantes richesses qui se cachent encore; pour cela les héritiers et légataires se sont imposés la charge absolue de continuer les procédés d'investigation si heureusement appliqués, condition si bien appropriée, si utile et si favorable au progrès que jamais on ne pourra la considérer comme une charge et moins encore, comme contraire aux aspirations de la raison humaine.

La prospérité que représente l'état actuel de notre bien aimée science ne l'a pas délivrée de l'inquiétude, de la perplexité et de la confusion qui règnent dans les esprits; bien au contraire, *l'irrésolution* de l'esprit, la suspension du jugement, le doute *est annexe* à toutes les périodes qui comme l'actuelle, sont signalées dans l'histoire de l'humanité comme des époques de transition et de grandes réformes; si pour cette cause naturelle la Médecine n'a pas le cachet défini des autres temps, le siècle actuel le restaurera plus sûrement et avec plus de vérité, car on peut seulement bien définir, quand on a limité avec précision et établi des limites certaines; c'est une tâche exclusive des vraies doctrines.

Dans toutes les grandes branches de la science médicale le

de su fortuna, suficiente á la verdad para anteponerle á cualquiera otro siglo, y motivo sobrado para que las generaciones actuales le admiren, le respeten y sigan sus últimas enseñanzas.

Un recuerdo somerísimo bastará para la demostración de esta fundada afirmación.

En las ciencias anátomo-fisiológicas, la desaparición de la teoría de la evolución ó desarrollo de las partes preexistentes en el óvulo, y el triunfo definitivo de la epigenesis ó formación de los órganos por diferenciaciones sucesivas, dieron cuerpo y consistente individualidad á ramas científicas, hasta entonces más bien bosquejadas que construídas, como son la Ovología y Organogenia, la Embriología comparada y la Teratología. Del mismo modo, al vigoroso impulso de otras teorías, brotadas de las claras ó inagotables fuentes de la investigación, han conquistado su actual floreciente situación la Anatomía comparada y la Histología, y se ha fundado en sólidos cimientos el estudio de los principios inmediatos que componen los elementos anatómicos, legítimos poseedores de las propiedades vitales, y se ha llevado el análisis é investigación de todas nuestras partes íntimas con tanta seguridad y fortuna que puede predecirse la pronta determinación de un método descriptivo, claro, preciso

siècle dernier a imprimé le sceau inéffaçable de son génie progressif et de sa bonne fortune, suffisante en verité à le placer devant n'importe quel autre siècle et à donner motif, pour que les générations actuelles l'admirent, le respectent et suivent ses enseignements utiles.

Un souvenir très sommaire, sera suffisant pour démontrer le bien fondé de cette affirmation.

Dans les sciences anatomophysiologiques la disparition de la théorie de l'évolution ou développement des parties préexistantes dans *l'ovule* et le triomphe définitif de *l'épigénese* ou formation des organes par des differences successives, donnérent un corps et une individualité consistante à des branches scientifiques, jusqu'alors plutôt ébauchées, que construites, comme le sont: *l'Ovologie* et *l'Organogénie, l'Embriologie comparée* et la *Thératologie*.

De la même façon, et sous la vigoureuse poussée d'autres théories, jaillies des claires et inépuisables sources de l'investigation, l'Anatomie comparée et l'Histologie ont conquis leur florissante situation actuelle; et l'étude des principes inmédiats qui composent les éléments anatomiques, légitimes possesseurs des propriétés vitales, s'est fondée sur des bases solides; et on a fait l'analyse et l'investigation

y terminante para enseñar los nexos que enlazan todas nuestras íntimas partes, revelando de una vez para siempre los misterios del intrincamiento de nuestros tejidos, é iluminando y allanando el camino de la Fisiología, que en la actualidad se presenta todavía por demás obscuro y escabroso, cuyos grandes adelantos permitirán ensanchar y afianzar el carácter generalizador que ya está iniciado en la Anatomía, creando un nuevo período filosófico transcendental, que abriendo anchos horizontes, acaso dé lugar para hacer aplicaciones prácticas en que todavía se ha pensado poco, pero cuya hora se aproxima mucho, por ser tales aplicaciones el constante fruto de toda ciencia llegada á su madurez.

En la Patología los progresos han sido verdaderamente portentosos, sin saber qué merece mayor admiración, si su número ó su rapidez ó su trascendencia en casi todos los problemas esenciales, habiéndose esclarecido algunos que parecían indescifrables.

Entre ellos, la noción etiológica, tan discutida siempre, ha adquirido un concepto dinámico que difícilmente perderá. Hoy aparece evidente que, ni el organismo enferma de modo espontáneo, ni hay agente que por sí solo sea morboso en el rigorismo de esta palabra; siempre

de toutes nos parties intimes avec tant de sécurité et de succès, que l'on peut prédire la prompte détermination d'une méthode descriptive, claire, précise et formelle pour enseigner les nœuds qui enlacent toutes nos parties intimes, révélant une fois pour toutes, les mystères de l'enchevètrement de nos tissus, et illuminant et aplanissant le chemin de la Physiologie, qui dans l'actualité se présente encore par trop obscur et surabondament scabreux; ces grands progrès permettront d'agrandir et d'affermir le caractère généralisateur qui est déjà initié dans l'Anatomie, produisant une nouvelle période philosophique transcendentale, qui ouvrant de larges horizons donnera peutêtre lieu à l'exécution d'applications pratiques, auxquelles on a peu pensé jusqu'ici, mais dont l'heure est prochaine, car de telles applications sont le fruit constant de toute science qui arrive à sa maturité.

Dans la Pathologie les progrès ont été vraiment prodigieux, sans savoir ce que l'on doit admirer le plus, si leur nombre, la rapidité de leur obtention, ou si leur transcendance et cela dans tous les problèmes essentiels, dont quelques uns, qui paraissaient indéchiffrables, ont été rèsolus.

Entre eux, la notión étiologique qui a toujours été si discu-

la enfermedad es resultado de la acción de la causa sobre el organismo y de la receptividad de éste, y por ello aun los venenos más activos obran con desigualdad, según los individuos, y hasta los agentes traumáticos, salvo las lesiones materiales, dan lugar á reacciones muy diversas, generales y locales.

De noción tan sencilla y verdadera ha surgido el deslinde preciso y exacto de la fuerza morbosa de todas las causas de enfermedad, resultando en el minucioso balance llevado á cabo escrupulosamente, que no son los agentes naturales, ni los traumáticos, ni los venenos, quienes dominan la Patología, sino que este triste y fatal imperio pertenece plenamente á las bacterias, esas partículas vivientes impalpables que invaden y penetran en la intimidad de la trama orgánica sana, y hacen mefíticas las atmósferas en que viven y se multiplican los elementos celulares normales, y todo lo impurifican, y todo lo infectan y todo lo destruyen.

A este descubrimiento, que sin vacilación califico del más grande de la Patología, realizado en la época moderna, debe sus triunfos la Cirugía, muchos adelantos la Medicina interna, su prosperidad y preponderancia creciente la Higiene.

Con seguridad firme, los cirujanos pudieron pronto aprender

tée, a acquis un concept *dynamique* qu'elle perdra difficilement. Aujourd'hui il semble presque évident que l'organisme ne devient pas malade d'une façon spontanée, et qu'il n'y a pas d'agent qui par lui seul, soit morbide dans le sens rigoureux du mot; la maladie est toujours le résultat de l'action de la cause sur l'organisme et de la receptivité de ce dernier; et c'est pour cette raison que les poisons, même les plus actifs, agents traumatiques, exception faite des lésions materielles, donnent lieu à des réactions très diverses, générales et locales.

D'une notion aussi simple et vraie a surgi la limite précise et exacte de la force morbide de toutes les causes de maladie, il résulte du minutieux examen mené scrupuleusemdnt jusqu'à la fin, que ce ne sont pas les agents naturels, ni les traumatiques, ni les poisons qui dominent la pathologie; mais bien que ce fatal empire appartient pleinement aux bacilles, ces particules vivantes et impalpables qui envahissent et pénétrent dans l'intimité de la trame organique saine, et empoisonnent les atmosphères dans lequelles les éléments cellulaires vivent et se multiplient et qui, pourrissant tout, l'infectent et le détruisent.

Cette découverte est celle que je qualifie, sans hésiter, comme

que su pericia y conocimientos anatómicos, son armas poderosas para vencer siempre las lesiones operatorias, pero que tienen como único enemigo formidable agente microbiano, dispuesto en todo momento á infectar la herida, abierta con intención salvadora, y convertida por aquél en puerta franca para entrada de pestilente enfermedad, y acaso de la muerte; y fundándose en tan exacto concepto de la situación, se han aprestado á su defensa, levantando fuertes é inaccesibles murallas que impidan al agente invisible y mortífero tocar á la herida, consiguiéndolo plenamente con la *asepsia*, cuya invención ha sido la consecuencia lógica del descubrimiento de las bacterias, siguiéndole como la sombra sigue al cuerpo. Por esto se explican bien, y no sorprenden, los progresos extraordinarios de la Cirugía moderna, pues con inteligencia anatómica, con pericia operatoria y con asepsia pueden y deben esperarse muchos triunfos.

En la Medicina interna, las circunstancias son, por desgracia, muy diferentes; las enfermedades no están provocadas por ningún artificio, muchas dependen de la infección causada por el agente microbiano, que no se presenta á la puerta del organismo, sino que ya penetró en su intimidad, en sus entrañas, y le mina y le destruye. En tal esta-

la plus grande dans la Pathologie, réalisée à l'époque moderne, et à laquelle la Chirurgie, doit son triomphe, la Médecine interne beaucoup de ses progrès, et à laquelle l'Higiène est redevable d'une prospérité et d'une prépronderance toujours croissante.

Avec une assurance ferme les chirurgiens purent apprendre vite que leur savoir et leurs connaissances anatomiques sont des armes puisantes pour vaincre les lésions, et qu'ils ont comme unique ennemi formidable, l'agent microbien, à chaque instant disposé à infecter la blessure, ouverte avec intention salutaire et convertie par l'opérateur en porte ouverte pour l'entrée de maladies pestilentes et peut-être de la mort; se basant sur un concept aussi exact de la situation, ils ont préparé pour leur défense des murailles fortes et inaccessibles qui empêchent l'agent invisible et meurtrier de toucher à la blessure et ils y réussissent pleinement avet *l'asépsie*, dont l'invention a été la conséquence logique de la découverte des *bacilles*, qui l'a suivie comme le corps est suivi de son ombre.

Voila pourquoi les progrès extraordinaires de la Chirurgie moderne, s'expliquent bien et ne surprennent pas; car, avec de l'intelligence anatomique, avec de l'habilité opératoire et avec

do, sería ineficaz rodear al enfermo de una atmósfera aséptica: ni es posible la asepsia de todos los territorios infectados, ni la ciencia ha encontrado todavía remedios antisépticos que puedan alcanzar, combatir y vencer cuerpo á cuerpo y donde se aniden á esas bacterias, tan maravillosas por su pequeñez material, como por su poder morboso y por su fuerza generadora.

Pero quizás este batallar titánico ha traído á la Medicina interna sus mayores adelantos; quien compare el estado actual con el de los principios del pasado siglo, no podrá por menos de quedar maravillado de tanto progreso; cada día se investiga y se descubre con mayor seguridad la causa ó el porque de la enfermedad y el cómo se desarrolla; se determinan nuevos matices y clasifican mejor las diferencias; se aumentan las especies morbosas; se identifican más y pueden seguirse todas las evoluciones hasta el fin. Y no ocurre así en un sólo grupo de enfermedades, sino en todas: en las del corazón, de los pulmones, del hígado, del riñón; siendo de notar que en todos los grupos el agente microbiano figura, más ó menos, como causa patológica, habiendo influído singularmente este hecho en la desaparición de muchas hipótesis, en el perfeccionamiento de numerosos juicios diagnósticos y pronósticos,

l'asépsie on peut et on doit s'attendre à de grands et nombreux triomphes.

Dans la Médecine interne, les circonstances sont malheureusement bien différentes; les maladies ne sont provoquées par aucun artifice; beaucoup dépendent de l'infection causée par l'agent microbien, qui ne se présente pas à l'accès de l'organisme, mais qui a déjà pénétré dans ses entrailles et là il le mine et le détruit. Dans cet état, il sérait inéfficace d'entourer le malade d'une atmosphère aseptique: il n'est pas non plus possible d'asepsier tous les territoires infectés; et la science n'a pas encore trouvé les remèdes antiseptiques qui pourront atteindre, combattre et vaincre corps à corps et là où ils se nichent, ces bacilles aussi merveilleux par leur petitesse materielle, que par leur pouvoir morveux et par leur force génératrice.

Mais il est possible que ce combat titanique ait apporté à la Médecine interne ses plus grands progrés; celui qui compare son état actuel, avec celui du commencent du siècle passé, reste émerveillé de tant de progrès; chaque jour on cherche et on découvre avec plus de sûreté la cause, ou le pourquoi de la maladie et comment elle se développe; on trouve de nouvelles nuances, on classifie mieux les différences; les espèces morveu-

y en la multiplicación y mejora de los medios de exploración de la enfermería y del laboratorio.

A su vez, la Higiene ha entrado en horizontes tan grandes, que jamás se habían sospechado, convirtiéndose en el más poderoso medio con que defender la salud, amparando, protegiendo y librando al organismo de todo contacto microbiano. Y la razón de esto no puede ser más fuerte, ni el derecho de la nueva ciencia puede ser más perfecto, porque siendo las bacterias los venenos vivientes capaces de impurificar nuestros tejidos sanos, necesitando para ello entrar unidas al aire que respiramos ó al alimento que nos nutre, corresponde total y absolutamente á la Higiene la misión de purificar tal aire y tales alimentos. Por esto la he llamado *la ciencia nueva*, y añado que, cuando logre realizar plenamente esa benéfica misión, que desde luego es la principal, si no la única, quedarán evitadas las más graves enfermedades y su mayor número, resultando esta ciencia, no sólo la *Moral del cuerpo*, como se la ha llamado, sino la verdadera *égida* de éste, impenetrable como la de Júpiter y Minerva.

Convengamos en que la Medicina moderna, transmitida á este siglo por el pasado, es herencia cuantiosa y no poco saneada, siquiera ofrezca deudas sagradas, cuyo pago es exigible á los here-

ses augmentent; elles s'identifient davantage et on en peut suivre toutes les évolutions jusqu'à la fin. Et cela n'arrive pas seulement dans un seul groupe de maladies, sinon dans toutes, dans celles du cœur, dans celles des poumons, du foie, des reins; pouvant en plus noter, que dans tous les groupes l'agent microbien figure plus ou moins comme cause pathologique, fait qui a singulièrement influé sur la disparition de beaucoup d'hypothèses et sur le perfectionnement de nombreux jugements diagnostiques et pronostiques et qui a produit par suite la multiplication et l'amélioration des moyens d'exploration dans l'infirmerie et dans le laboratoire.

Á son tour l'Hygiène est entrée dans des horizons si grands que jamais on n'aurait pu supposer; elle s'est convertie dans le plus puissant moyen de défense de la santé, protégeant et délivreant l'organisme du contact microbien. La raison de cela ne peut pas être plus forte, ni le droit de la nouvelle science ne peut être plus parfait, les bacilles étant les poisons vivants capables de corrompre nos tissus sains; ils leur faut pour cela entrer unis à l'air que nous respirons ou aux aliments qui nous nourrissent, c'est donc á l'hygiène que correspond la mission de purifier cet air et ces aliments. C'est pour cela que je l'ai appelée la *science nouvelle*

deros y legatarios. Al cirujano
le dice: medita sobre tus atrevi-
mientos y rectifica tu conducta,
según los dictados de la conciencia y los resultados de la práctica; limita tu acción á lo justo;
pesa y mide el valor de la poderosa asepsia de que dispones y
de tu habilidad operatoria; y
cuando auxilies al médico, pesa
y mide con mayor atención todavía todas los circunstancias de
cada caso, porque, al cabo, si la
podredumbre interna no ha de
ser vencida por la arriesgada
operación, quizás no sea lícito
obrar sobre el desgraciado enfermo, hermano nuestro, como
in anima vili.

Al médico le dice: tus estudios
clínicos han dejado atrás á la
terapéutica, á pesar de los notables descubrimientos que la química ha realizado; procura nive-
lar todos los adelantos; busca
remedios que armonicen con la
patogenia y con el organismo,
proscribiendo las invenciones
del lucro ó de la candidez; la lógica se impone como vínculo necesario entre la enfermedad y el
remedio; ya sabes que las causas
comunes de las enfermedades
puede vencerlas un organismo
bien preparado, y que faltando
á éste receptividad suficiente,
aquéllas no se desenvolverán; ya
sabes que ni aun las causas traumáticas, ni los mismos venenos,
son enemigos tan temibles de la
salud como los agentes infeccio-

et j'ajoute que quand elle pourra réaliser pleinement cette bienfaisante missión, qui est la principale, sinon l'unique, le plus
grand nombre des plus graves
maladies sera evité et cette science sera non seulement la *Morale
du corps*, comme on l'a appelée,
mais encore elle en sera la veri-
table *Egide*, impénétrable comme celle de Jupiter et de Mi-
nerve.

Convenons donc que la Médecine moderne, transmise à ce
siècle par le passé est un héritage considérable, héritage qui
nous a créé des dettes sacrées
dont le paiement est exigible
aux héritiers et aux légataires.

Elle dit au chirurgien: «Mé-
dite sur ta hardiesse et rectifie
ta conduite selon ta conscience
et les résultats de la pratique;
limite ton action à ce qui est
juste; pèse et mesure la valeur
de la puissante asepsie dont
tu disposes et de ton habilité
d'opérateur; et quand tu aides
le médecin, pèse et mesure avec
plus d'attention encore toutes
les circonstances de chaque cas,
parce qu'enfin si la pourriture
interne ne doit pas être vaincue
par une opération risquée, peut-
être n'est-il pas licite d'opérer
sur un malheureux malade, notre frère, comme *in anima vili.*

Elle dit au médecin: ‹tes études cliniques ont laissé la thérapeutique en arrière, malgré les
notables decouvertes que la chi-

sos; busca, busca recursos para llevar la asepsia á las atmósferas que rodean las células de nuestros tejidos, y sino, antisépticos que allí mismo combatan y destruyan á esos agentes, implacables destructores de la salud y de la vida humanas.

En fin: al higienista le dice: el porvenir y la gloria son de la Higiene; descubierto y demostrado que si el Cosmos que nos rodea es puro, no hay elementos para infeccionar, resulta fácil la tarea y seguro el éxito; es una verdad bien probada que la vida nunca aparece espontáneamente, otra vida la engendra; luego si existen gérmenes mortíferos que llevan con ellos la destrucción, hace falta buscarlos antes de germinar y aniquilarlos. Después, sólo quedará á la patogenia este problema por resolver, si es ó no posible la transformación en mortíferos de gérmenes inofensivos; problema que, en última instancia, también pertenece á la Higiene, porque si por el imprescindible girar de las moléculas vivientes cada organismo ha de llevar en sí millares de esas semillas, será conservar su normalidad el camino indubitable de precaver aquella fatal transformación, no siendo necesario repetir que es la Higiene la fuerza más enérgica para sostener en el cuerpo toda normalidad.

He terminado, convencido de

mie a réalisée; tâche de niveler tous les progrès; cherche des remèdes qui s'harmonisent avec la patogénie et avec l'organisme, proscrivant les innombrables inventions du lucre ou de la candeur; la logique s'impose comme un lien entre la maladie et le remède; tu sais que les causes communes des maladies peuvent être vaincues par un organisme bien préparé et que celuici manquant de *réceptivité* suffisante, elles ne se développeront pas; tu sais que ni les causes traumatiques ni mêmes les poisons ne sont d'aussi terribles ennemis de la santé que les agents infectieux, cherche, cherche les moyens de mettre l'asepsie dans les atmosphères qui entourent les cellules de nos tissus, et s'il n'y a lieu, des antiseptiques qui là bas même combattront et détruiront ces agents implacables destructeurs de la santé et de la vie humaine.

Enfin, elle dit à l'hygiéniste: «l'avenir et la gloire sont à l'hygiène; s'il est découvert et démontré que l'atmosphére qui nous entoure est pure, s'il n'y pas d'éléments pour l'infectionner, la tâche sera facile et le succés assuré; c'est une vérité bien prouvée que la vie n'apparait jamais spontanément, une autre vie l'engendre; or s'il existe des germes meurtriers qui portent en eux la destruction, il faut les recherher avant leur germination

que mis insuficientes circunstancias, ni corresponden á la so-
lemnidad de este acto, ni mucho
menos al elevado honor que el
último Congreso me otorgó, con-
cediéndome la presidencia del
actual. Pero afirmo, en legítimo
descargo de mi conciencia, que
desde aquel día mi voluntad entera ha estado al servicio de esta
labor, como mi gratitud lo estará eternamente á la distinción
recibida, y asimismo al Gobierno de S. M., á las Autoridades,
al Comité de propaganda, y con
especialidad al inteligente y ce-
losísimo Secretario general; porque todos, ya con su protección
y consejos, ó ya con su actividad
personal, son quienes han realizado los múltiples trabajos indispensables para llegar á este
magnífico acto, y preparar los
que han de seguir.

Grandes han sido en nosotros
las dudas, las zozobras y los temores de no poder en este Congreso alcanzar el brillante nivel
de los precedentes; pero ante la
concurrencia de tantas ilustres
personalidades nacionales y ex-
tranjeras, nadie podrá ya dudar
de que el éxito científico se halla
asegurado, necesitando únicamente el espíritu de los Congresistas españoles, para su perfecta tranquilidad y satisfacción,
que al regresar á vuestros países, sabios extranjeros, llevéis
grato recuerdo de esta noble nación, tan amante de la hospitali-

et les anéantir. Après quoi il ne
restera plus à la Patogènie que
ce problème à résoudre: est'il
possible de transformer en
meurtriers des germes inoffen-
sifs? problème qui en dernière
instance appartient aussi à l'Hygiène, parceque si par l'insépara-
ble mouvement des molécules
vivantes, chaque organisme doit
porter en lui des milliers de ces
semences, on conservera norma-
lement le chemin indubitable
pour prévoir cette fatale transformation, et il n'est pas necés-
saire de répéter que l'Hygiène
est la force la plus énérgique
pour soutenir dans le corps
toute normalité.

J'ai terminé, convaincu que
l'insuffisance de mes conditions
ne correspond pas à la solemnité
de ce grand acte et beaucoup
moins encore à l'honneur insigne que le dernier Congrès m'a
fait, en me concédant la présidence de celui-ci. Mais j'affirme
pour l'acquit de ma conscience
que depuis ce jour-là, ma volonté entière a été au service de
cette tâche, comme ma gratitude
le sera éternellement à la distinction reçue. Celle-ci reste acquise d'ailleurs au même titre au
Gouvernement de S. M., aux
Autorités, au Comité de propagande et tont particulièrement à
l'intelligent et zélé Sécrétaire
général; parceque tous, soit par
leur protection et leurs conseils,
soit par leur activité personnel-

dad y cortesía como de la paz y del progreso, y que allá, en el seno de vuestros hogares, al referir los episodios de este viaje, podáis agradablemente asegurar que nuestros sentimientos de fraternidad, de consideración y de respeto hacia vosotros, por lo menos igualan al hermoso sol que ilumina espléndidamente nuestros verdes valles y nuestros abruptos montes, á la majestuosa y riquísima arquitectura que encierran Toledo, Sevilla, Granada, El Escorial, León y muchas otras poblaciones, al tesoro de joyas que poseemos de las artes pictórica y dramática.

le, ont été ceux qui ont mené à bonne fin les multiples travaux indispensables pour arriver à cet acte magnifique, ainsi qu'à la préparation de ceux qui viendront après.

Les doutes, les craintes, les inquiétudes nous ont fait grandement craindre de ne pouvoir atteindre dans ce Congrès le brillant niveau obtenu dans les précédents; mais en présence de tant d'illustres personnalités étrangères et nationales, personne ne pourra douter que le succès scientifique ne soit assuré, l'esprit des Congresistes espagnols ayant uniquement besoin pour leur parfaite tranquilité et leur satisfaction, de savoir que lorsque vous, savants étrangers, vous retournerez dans vos pays, vous emporterez un bon souvenir de cette noble nation, aussi aimante de l'hospitalité et de la courtoisie que de la paix et du progrès, et que, lorsque vous serez rendus dans le sein de vos familles et que vous parlerez des épisodes de ce voyage; vous assurerez avec plaisir que nos sentiments de fraternité, de considération et de respect à votre égard, égalaient au moins dans leur intensité le beau soleil qui illumine splendidement nos vertes vallées et nos abruptes montagnes; la majestueuse et richissime architecture que renferment Tolède, Séville, Grenade, L'Escurial, Léon et beaucoup

d'autres villes encore; et le précieux trésor de joyaux que nous
possédons dans les vergers de
l'art en peinture et sculpture,
ainsi que dans le domaine génial de la littérature.

DISCOURS DE M. LE SECRÉTAIRE GÉNÉRAL, DOCTEUR ANGEL FERNÁNDEZ-CARÓ:

Messieurs les Congressistes,

Dans une époque non encore bien lointaine de notre histoire, l'Espagne était orgueilleuse de ses vastes domaines où le soleil ne se cou-
chait jamais. Ces temps-là passèrent, mais l'Espagne n'a pu les oublier
et elle connaît les engagements que sa grandeur historique lui impose.
Elle conserve toujours le souvenir de ces jours qui sont à présent de
tristesse pour elle, et garde dans le profond de son coeur un amour
inextinguible envers ceux qui furent un jour ses fils, envers les régions
où l'on parle sa belle langue, où l'on récite ses mêmes prières, où se
confondent en une seule ses traditions et ses gloires.

Dans ce moment solennel où de tels souvenirs viennent à mon esprit, mon âme éprouve un doux soulagement: je xois ici réunis, ré-
pondant à notre appel, avec le même idéal, avec la même pensée, à la
suite de la même aspiration, les représentants de tous les pays du monde; et regardant le pavillon espagnol flottant sur vos têtes, je sens que
mon coeur s'épanche, qus mon âme s'éléve, que toutes les petitesses
terrestres s'évanouissent, que les différences de race et de nationalité
s'éffacent et qu'au-dessus de tout le conventionalisme de frontières et
d'intèrèts politiques, s'élève un intérèt suprème, une idée sublime,
exempte d'inimitiés et de mauvaises passions, dont le lemme unique
et exclusif est: Humanité et Science!

Vous qui personnifiez ces deux sentimeuts, vous qui avez la repré-
sentation scientifique du monde entier, je vous salue!

Soyez les bienvenus parmi nous, Messieurs les Congressistes, et
quand vous quitterez notre sol et retournerez dans vos pays respectifs,
souvenez-vous de cette nation qui au milieu de tant de mésaventures
conserve et conservera tonjours cette gentillesse espagnole que nos
ancètres résumaient dans ces seuls mots: «Noblesse oblige».

Et nous vous sommes vraiment obligés. Notre pays ayant été désigné par le voeu unanime du Congrès international de París comme siège de sa quatorzième réunion, nous avons commencé l'organisation de nos travaux, et suivant la pratique sanctionnée par l'expérience des Congrès précédents, et après avoir sollicité et obtenu l'appui de tous nos collégues de l'Espagne, nous avons invi+é les hommes scientifiques les plus éminents de tous les pays en les priant de nous aider dans notre oeuvre de propagande et de constituer des Comités dans leurs nations respectives. Nous avons fait le même appel à tous les Centres scientifiques, Académies, Ecoles, Universités, et nous nous sommes adressés en plus, particuliérement, à tous ceux qui se dédient aux sciences médicales, qui devaient forcement se trouver intéressés au succés de notre œuvre.

Nos efforts furent bientôt récompensés. Toutes les nations invitées sont venues, diligentes, nous prêter leur concours; nous avons reçu un grand nombre d'adhésions, les éminences médicales de tous les pays nous annoncèrent des conférences importantes; beaucoup de thèmes furent proposés et acceptés par les savants les plus renommés qai s'offrirent d'en être les rapporteurs, pendant que nous recevions sans cesse un nombre considérable de communications du plus grand intérêt, concernant les questions les plus variées et difficiles des sciences médicales.

L'exposition de chiffres est très ennuyeuse, Messieurs les Congressistes, mais il n'y a pas de parole, pour éloquente qu'elle soit, qui puisse les substituer, et je suis fier de vous faire cette relation qui est la meilleure justification de notre oeuvre et le plus grand hommage à la coopération que vous nous avez prêtée.

Nations représentées et nombre d'individus inscrits comme membres: Allemagne 776; Argentine (République) 45; Australie 7; Autriche-Hongrie, 258; Belgique 93; Bosnie 3; Brésil 25; Bulgarie 4; Colombie 2; Cuba 13; Danemark 35; Egypte 12; Etats-Unis 195; France 826; Grande Bretagne 238; Grèce 6; Haïti 1; Italie 335; Japon 4; Luxembourg 4; Mexique 25; Norvège 51; Pays-Bas 16; Perou 4; Portugal 33; Roumanie 21; Russie 297, Santo Domingo, 2; Serbie 9; Suède 21; Suisse 35; Turquie 11, Uruguay 3, Vénézuéla 18.

Nombre des Délégués des Gouvernements 313.—Nombre des Délégués des Universités, Facultés, Ecoles de Médecine, Corporations, etc., 566.

Total des Congressistes inscrits 6961, dont 3431 étrangers et 3530 espagnols.

Nombre de rapports et communications présentés, 1681.

Voilà, Messieurs, l'œuvre que le Comité d'organisation a réalisée. Il y a certainement de grandes lacunes, elle laisse sans doute beaucoup à désirer, mais vous qui connaissez toutes les difficultés qu'il y a à surmonter pour l'organisation d'une entreprise supérieure à toute pondération, vous voudrez bien nous pardonner si nous n'avons fait que ce que nous avons pu, mais non certainement, ce que nous aurions voulu faire.

Aujourd'hui, Messieurs les Congressistes, notre travail est fini et le vôtre commence. A vos noms illustres vous ajoutez les prestiges des nations que vous représentez; vous nous apportez les progrés que la science a réalisés dans vos pays, le fruit de votre intelligence personnelle, et le résultat de votre expérience et de vos observations. Le monde entier est suspendu à vos lèvres, espérant de vos discussions la solution de tant de problèmes que la science offre à notre esprit investigateur. Le siècle qui vient de finir, si grand par ses immenses conquêtes scientifiques, nous envoie encore ses derniers éclats.—Plût-il à Dieu que ce Congrès, le premier que la Médecine célèbre dans ce nouveau siécle, fût le prélude de nouveaux avancements, de nouvelles découvertes, de nouvelles gloires pour la science et le progrès universels.

A l'appel de leur nom, fait par ordre alphabétique de leurs pays, les Délégués des divers Gouvernements représentés officiellement au Congrès, prononcent successivement les discours suivants:

MONSIEUR LE PROFESSEUR E. VÓN-LEYDEN
Délègué de l'Allemagne.

Euere Königlichen Majestäten!
Euere Excellenzen!
Herr Präsident!
Hochansehnliche Versammlung!
Im Namen und im Auftrage des deutschen Reiches, zugleich in Vertretung der übrigen deutschen Delegirten, habe ich die Ehre, den XIV[ten] internationalen Kongress zu begrüssen, welcher unter dem erhabenen Patronate Seiner Majestät des Königs und Ihrer Majestät der Königin Mutter stehend, soeben durch den Herrn Präsidenten Calleja mit bedeutsamen Worten eröffnet worden ist. Ich spreche dem Organisations-Komité des Kongresses unsern aufrichtigen Dank, die Sympathie und das Interesse Deutschland's aus, mit dem Wunsche, dass dessen Arbeiten einen gedeihlichen, erfolgreichen Verlauf nehmen möchten. Wir zweifeln hieran umsoweniger als derselbe

unter den günstigsten Auspicien und unter einer ungewöhnlich reichen Betheiligung begonnen hat.

Aus allen Ländern der Welt sind Aerzte und Forscher der gefälligen Einladung des Organisations-Comite's gefolgt und auch von Deutschland sind dieselben in reicher Zahl erschienen um an dem, in der schönen Hauptstadt Spaniens versammelten Kongresses theilzunehmen.

Mit dem Gefühle bewundernder Ehrfucht haben wir die weltberühmte Hauptstadt des schönen Spaniens betreten, welches auch bei uns in so vielen Liedern besungen, in so vielen Werken der Geschichte und der Poesie uns vor Augen geführt ist.

Mit Bewunderung stehen wir vor den unerreichten Kunstwerken der Architektur und der Malerei, den unvergänglichen Monumenten, die uns vergegenwärtigen, welche grosse und wichtige Mission dem spanischen Volke in der Weltgeschichte und in der Kulturgeschichte zugefallen ist und mit welchem Ruhme und Glanze, unter der Führung ihrer Könige und Fürsten sie dieselbe erfüllt hat.

Auch unsere, die medicinische Wissenschaft, weiss dankbar die Verdienste zu würdigen, welche sie in ihrem Specialbereiche der spanischen Nation verdankt. In altvergangener Zeit hat Spanien die klassischen Werke der griechischen und römischen Medicin auf dem Wege über Aegypten (vermittelt durch die Araber) aufgenommen und vervollkommt. Hier entwickelten sich die ersten Anfänge der Chemie, welcher heute eine so wichtige und massgebende Rolle in der wissenschaftlichen und praktischen Medicin zugefallen ist.

Unter den späteren hervorragenden Forschern möchte ich an den Namen MIGUEL SERVET erinnern als Vorläufer des Engländer's Harvey, welch Letzterer die Entdeckung des Blutkreislaufes vollendete.

Auch die segenreiche Einführung der Zeichensprache zum Unterricht der unglücklichen Taubstummen, verdanken wir Spanien.

Aus der Zeit der grossen Länderentdeckungen in Amerika, wurde die Medicin der alten Welt durch spanische Seefahrer mit einer grossen Fülle heilkräftiger Pflanzen bereichert, von denen ich hier in erster Linie nur die China, die Sassaparilla, den Perubalsam als Beispiel nennen will. Ich möchte nicht unterlassen hinzuzufügen, dass meines Wissens das erste Spital für Aussätzige im Jahre 1067 in Spanien begründet wurde, und zwar durch keinen Geringern als den vielbesungenen Helden CID CAMPEADOR.

Endlich kann ich meinerseits noch nicht unterlassen besonders hervorzuheben, dass in Spanien das erste Haus für Krankenpflege gestiftet wurde, durch Paulus Diakon, von welchem die noch heute üblichen Namen der Diaconie und des Diacon herzuleiten sein dürften.

Auch die moderne Medicin, welche um die gesammte Aerztewelt ein gemeinsames Band schlingt, hat in Spanien viele hervorragende Vertreter, deren Namen zu den Besten unserer Wissenschaft gehören. Wir sind glücklich zu denselben auf diesem Kongresse in nähere Beziehung zu kommen. Unsere Wissenschaft selbst hat gegenwärtig überall dieselben Aufgaben und arbeitet im Wesentlichen nach übereinstimmenden Methoden. Die neuesten Ergebnisse derselben werden uns in den zahlreich angemeldeten Vorträgen vorgelegt werden. An die wissenschaftlichen Forschungen schliessen sich in neuerer Zeit die humanen und philantropischen Bestrebungen an, welche sich die Erforschung und Bekämpfung der schlimmsten Volkskrankheiten, der Tuberkulose und des Krebses zur Aufgabe machen und welche gleichzeitig den Schutz der Gesundheit und die Mittel zu diesem Schutze, auch für die ärmeren Klassen des Volkes zur Verfügung stellen wollen. Auch an diesem Werke der Nächstenliebe haben die spanischen Aerzte, wie ich dankbar hervorhebe, sich activ betheiligt.

Es ist ein erhebender Gedanke, dass auf den Gebieten unserer Wissenschaft und der praktischen Medicin die Aerzte aller Kulturvölker an hervorragender Stelle in gleicher Weise zusammen arbeiten und vorwärts streben. Dass auch der gegenwärtige Kongress wesentliche Fortschritte für die ärztliche Wissenschaft und Praxis zeitigen und uns einen guten Schritt vorwärts zu unserem Ziele führen möge, das ist der Wunsch und die Zuversicht mit der ich schliesse. Möge auch dieser Kongress zum Ruhme der spanischen Nation beitragen.

MONSIEUR LE DOCTEUR ROMAN PACHECO
Délègué de la République Argentine.

Señor. Señora.

Señor Ministro.

Señor Presidente.

Señores y Señoras.

Ha tocado á España el honor de albergar en los muros de su hermosa capital al XIV Congreso Internacional de Medicina.

Bien lo merecía esta nación que tanto ha brillado en la ciencia médica. Ayer el Congreso de 1900, reunido en París, otorgaba el premio de Moscow á Ramón y Cajal, y España llora aun genios tan grandes como Rubio y Robert.

La augusta presencia de Vuestra Majestad y de tantos hombres ilustres en la ciencia, entre los cuales los españoles figuran en el primer rango, realza mucho más este noble concurso y posible fuera que, de sus sabias sesiones, resultara algún alivio para las dolencias de que sufre la humanidad, único fin al cual deben tender los esfuerzos de todo médico digno de ese nombre.

El gobierno argentino que tengo aquí el honor de representar, ha puesto todo su empeño en asegurar el mejor concurso posible de su escuela de Medicina y se asocia de corazón á esta gran manifestación de la inteligencia humana.

Yo, por mi parte, me siento orgulloso como descendiente de español, en cuyas venas corre la misma sangre que la vuestra y que no he olvidado que tenemos la misma historia y hablamos el mismo idioma, de manifestar los sentimientos de honda simpatía de un pueblo que considera como algo propio un triunfo español y ninguna misión podía ser para mí más agradable.

MONSIEUR LE PROFESSEUR LEOPOLD VON SCHRÖTTER,
Délégué de l'Autriche.

Majestés.

Mesdames et Messieurs:

Il m'est un grand honneur d'être à cette place, comme délégué du Ministére de l'Instruction publique d'Autriche et de parler encore au nom de mes collégues les Professeurs Escherich, Paltauf et Politzer.

Ce ne sont pas seulement les liens de parenté de nos familles souveraines qui éveillent en moi en ce mement les sentiments les plus respetueux et cordiaux, ce ne sont non plus seulement les beautés splendides de ce pays enrayonné de soleil que nous avons parcouru, qui retentissent dans mon coeur, mais c'est encore un lien scientifique et historique bien intéressant que je veux citer.

C'est la découverte d'examiner l'état des organes par la percussion. Et bien, cette découverte a été faite par le médecin viennois Auenbrugger, dans l'Hôpital de la Nation espagnole à Vienne.

Dans cette illustre assemblée je n'ai besoin que de remettre en votre mémoire, les mots du fameux Corvisart, médecin de Napoléon I: *Nollem esse medicus sine percussione et auscultatione,* pour montrer la grande importance de cette découverte qui a répandu, non seulement une nouvelle lumiére dans la science médicale, mais encore un bienfait illimité par les résultats pratiques sur toute l'humanité.

J'ose encore dire que malgré les grands succès et le développement des différentes nouvelles branches de notre science, cette méthode positive aura toujours une place décisive dans l'art de fixer l'état actuel de l'organisme.

Tâchons de suivre ce chemin, de quitter les hypothèses, et de fonder notre science sur des faits accomplis. Je forme donc le vœu que les résultats de ce Congrés soient aussi les plus positifs, pour l'avancement de la science et le bien de toute l'humanité.

MONSIEUR LE DOCTEUR DUBOIS-HAVENITH
Délégué de la Belgique.

Sire.

Madame.

Monsieur le Président.

Messieurs.

Je dois à l'ordre alphabétique dans lequel les orateurs sont appelés à cette tribune, le privilége que j'apprécie plus que vous ne sauriez l'imaginer, de prendre la parole un des premiers en cette circonstance solennelle.

Au nom du Gouvernement de mon pays, j'ai l'honneur de remercier le Gouvernement Espagnol d'avoir bien voulu inviter la Belgique á se faire représenter à ce Congrès par une délégation officielle.

J'adresse aussi, au nom de mes compatriotes, mes plus vifs et plus sincères remerciements à nos confrères espagnols pour la façon si cordiale avec laquelle ils nous ont accueillis à notre arrivée à Madrid.

Une bonne part de ces remerciements vont, ai-je besoin de le dire?, au Comité d'organisation; mais nous lui devons plus et mieux que des remerciements, nous lui devons des félicitations pour la réalisation de l'œuvre colossale qu'il a su mener à bonne fin.

J'ai quelque expérience personnelle des Congrès internationaux; je sais la labeur qui attend ceux qui assument la lourde et ingrate charge de les préparer et de les organiser; je sais par quelles inquiétudes, pour ne pas dire quelles angoisses, ils passent au cours des longs mois qui précèdent le jour de l'inauguration.

Heureux sont les organisateurs qui rencontrent, dans les moments difficiles, des encouragements et un appui moral capables de stimuler leur zèle et de leur donner foi dans le succès de l'œuvre qu'ils ont entreprise.

Si je suis bien renseigné, ces encouragements et cet appui moral n'ont pas fait défaut au Comité de ce Congrès.

Je vais peut-être commettre une indiscrétion... Plusieurs de nos Confrères espagnols m'ont assuré que Sa Majesté la Reine-mère avait témoigné dès le début, le plus vif intérèt à la préparation du Congrés qui devait se tenir dans la capitale de l'Espagne et, désireuse de contribuer par tous les moyens en son pouvoir à son succès, s'était faite tenir au courant, presque au jour le jour, des travaux du Comité organisateur.

Quand les encouragements viennent de si haut, que n'oserait-on et que ne peut-on entreprendre?

J'entends à côté de moi Mr. le Secrétaire général dire «très bien» et applaudir aux paroles que je viens de prononcer. Il voudra sans doute nous permettre de nous joindre à lui pour adresser ici solennellement á LL. MM. le Roi et la Reine-mère l'expression émue de notre respectueuse gratitude.

Je termine. C'est un peu par discrétion que je borne ici mon discours. Je viens de voir entre les mains de Mr. le Secrétaire général la longue liste des orateurs inscrits et je craindrais d'abuser de vo tre bienveillante attention. Avant de quitter cette tribune, qu'il me soit permis d'ajouter encore que je forme les vœux les plus sincères et les plus chaleureux pour le succès du XIVe Congrès international de Médecine.

MONSIEUR LE DOCTEUR KÖBLER,
Délégué de la Bosnie-Herzégovine.

Il n'y a plus d'un quart de siècle que la Bosnie-Herzégovine sont entrées dans la civilisation européenne, mais au point de vue de la science médicale et des progrès hygièniques ces pays ont déjà une place assez remarquable.

C'est pour cela que mon Gouvernement suivra avec beaucoup d'intérèt les travaux des savants de tous les pays assemblés sur cette terre illustre, sur cette terre classique de la science et de la civilisation.

J'exprime les vœux les plus vifs pour le succés du Congrès, dont nous célébrons aujourd'hui l'inauguration.

MONSIEUR LE DOCTEUR MELLÓ REIS,
Délégué du Brésil.

Senhor,

Minhas Senhoras e Senhores:

O Goberno da Republica dos Estados Unidos do Brazil, acceitando pressuroso o convite, que, pelo Ministerio d'Estado lhe foi gentilmente dirigido, para tomar parte no Congresso internacional de Medicina, á realizarse em Madrid, quiz patentear ainda mais uma vez os seus nobres intuitos, procurando estreitar ainda mais os laços de amisade, que une o Brazil á este importante paiz, cujos destinos estão confiados as mãos do joven e sympathico Monarca o Illustre Rei D. Alfonso XIII que com tanta galhardia, que com tanta sabedoria, tem honrado as tradições gloriosas d'esta valerosa Naçao, tendo tido a fortuna de ter ao seu lado a Augusta Soberana Rainha d'Espanha, tao venerada, por toda parte, por suas decantadas virtudes, como Mulher, como Mãi e como Rainha.

O Brazil vem, pois, saudar a Hespanha, na pessoa de seu festejado Monarcha e apresentar seus respeitosos cortejos á Rainha, fazendo votos pela prosperidade de sua dynastia.

E aos illustres Congressistas, não só aos do Comité Organisador do Congresso, como aos de mais, felicito e anteveo os fecundos resultados dos seus louvaveis esforços, tendentes á rasgar novos horizontes á Medicina, em proveito da Sciencia e da Humanidade.

Termino lavantando um Viva ao Rei, a Rainha, à Hespanha e ao Congresso.

MONSIEUR LE DOCTEUR A. M. PETROFF,
Délégué de la Bulgarie.

Sire, Madame la Mère Reine, très honoré Président, chers Collègues!

Au nom du Gouvernement Princier et de mes collègues les délégués, j'ai l'honneur de présenter mes très respectueux hommages à vos Majestés, et de remercier le Gouvernement d'Espagne ainsi que le Comité d'organisation du Congrès de la haute bienveillance qu'ils ont eu envers la Bulgarie en l'invitant à prendre part à cette réunion des sommités médicales du monde entier. Permettez-moi, Monsieur le Président, d'exprimer aussi la joie qu'éprouvent les délégués bulgares de se trouver, à l'occasion de ce Congrès, au milieu d'une Nation dont la gloire brille à travers les siècles et fascine les esprits par le double éclat de ses lettres et de sa science qui donna au monde civilisé une terre novelle.

La Bulgarie, le plus jeune pays d'Europe, n'a qu'une ambition, celle de suivre partout, pas à pas, les progrés de la science et de les transporter et appliquer chez elle.

Sùr que nous emporterons d'ici de nouveaux moyens de soulager l'humanité souffrante, je m'écrie avec gratitude: Vivent Leurs Majestés le Roi Don Alphonse XIII et la Reine Mère qui ont pris le Congrès sous leur haute protection! Vive la Science Espagnole, salut au corps médical de l'Espagne!

MONSIEUR LE DOCTEUR CARLOS A. GUTIERREZ,
Délégué du Chili.

Salue au nom de son pays cette patrie du grand soldat et du grand poète Ercilla.

MONSIEUR LE DOCTEUR JUAN SANTOS FERNÁNDEZ

Sr. Presidente del Consejo de Ministros.

Señores:

La Academia de Ciencias Médicas de la Habana, fundada bajo los auspicios del Gobierno de España en 1861 y sabiamente amparada por el actual de la República de Cuba, me envía á este Congreso para reverenciar la ciencia española y expresar sus respetos al augusto monarca que dignamente las protege patrocinando este espléndido certamen.

Cualquiera que hayan sido las divergencias que culminaron en los sucesos políticos, de todos conocidos, los hijos de Cuba, herederos de la hidalguía castellana, olvidan los desacuerdos del pasado y conservan el afecto natural á sus progenitores, de cuyas glorias participan.

Por lo que hace al que tiene el honor de hablaros, no es dable olvide que los primeros años de su existencia se deslizaron en esta Corte, donde hizo sus estudios y en la que tiene sus queridos compañeros de aquella época florida, y entiende que este cielo hermoso que lo cubre y la tierra que pisa, es su propio cielo y el solar paterno, sintiéndose feliz en la patria de sus antecesores.

MONSIEUR LE DÉLÉGUÉ DU DANEMARK

¡Vuestra Majestad!

¡Ilustre Asamblea!

En cierta ocasión—hará unos veinte años—decía el Rey Don Alfonso XII: «la caridad no tiene frontera»; (*) tiene gran afinidad y parentesco con este noble y elevado pensamiento el que nos ha reunido hoy, puesto que su objeto es buscar y discutir medios pera mitigar las penas, dolores y sufrimientos de la humanidad, la cual no reconoce otras fronteras que las de nuestro planeta. La noble España ha querido patrocinar este año tan humanitaria empresa, y para cooperar con ella hemos venido nosotros, los dinamarqueses, saludando al joven é ilustre Monarca, cuya vida Dios guarde, al noble país que nos brinda su hospitalidad y á las demás naciones aquí representadas.

(*) El malogrado Soberano puso ese pensamiento en un Album publicado con motivo de los siniestros terremotos de Andalucía.

MONSIEUR LE PROFESSEUR BROUARDEL,
Délégué de la France.

Majestés,

    Monsieur le Président,

    Mesdames, Messieurs,

Les membres de la délégation française présentent à Leurs Majestés leurs respectueux hommages. Ils savent avec quelle sollicitude Elles suivent le développement de toutes les questions qui intéressent la santé du peuple, et ils sont certains qu'avec Leur puissant patronage le Congrès de Madrid de 1903 marquera une date dans l'histoire de la Médecine.

C'est parce qu'ils avaient cette intime conviction que les Professeurs des Ecoles de Médecine, civiles et militaires de France, les membres des Conseils de l'Université, des Académies, de toutes les Sociétés savantes se sont disputé l'honnour d'être délégués à cette réunion, et c'est parce qu'ils sont animés des mêmes sentiments, que leurs confrères sont venus en si grand nombre de toutes les régions de la France apporter à leurs collègues du Corps médical Espagnol l'expression de leurs préoccupations scientifiques et de leurs amitiés personnelles.

Nous saluons en ce jour le premier Congrès international de Médecine du siécle. Sans avoir l'audace de prévoir quel avenir il réservera à la Médecine, nous trouvons dans l'histoire du XIXe de puissants encouragements.

Le dernier siècle s'est ouvert au moment où Jenner découvrait la vaccine, il s'est fermé au moment où les doctrines Pastoriennes avaient reçu la consacration de l'expérience et brillaient d'un éblouissant éclat. Grâce à Jenner et à Pasteur, à leurs éléves, à leurs émules, le siècle qui vient de se terminer a plus fait pour le bien de l'humanité que tous ceux qui l'ont précédé.

Cette révolution dans les doctrines a eu de profondes répercussions sur le rôle du médecin dans la Société.

Hier il attendait pour intervenir que la maladie ait frappé une victime. Aujourd'hui il n'a certes pas abdiqué cette noble mission, mais il doit en outre interdire à la maladie d'entrer dans la maison, dans la ville, dans la patrie.

Son action ne sera efficace que s'il a le concours des autorités et celui plus puissant encore de ceux qui préparent l'opinion publique, de la Presse; son rôle est de faire comprendre l'importance des mesures que les médecins préconisent dans l'intérèt des populations.

Celles-ci d'ailleurs ne sont plus ignorantes. Dans tous les pays les ligues, les associations sortent de terre pour lutter contre les fléaux qui déciment nos populations. Un élan généreux entraine le monde entier. Le philantrope sait qu'il trouve dans le médecin un appui; ses rêves ont désormais une base scientifique, le savant, pour réaliser ses conceptions en faveur des œuvres humanitaires.

Les Congrès de la Tuberculose tenus à Berlin, il y a 4 ans, à Londres il y a deux ans, ont dessillé les yeux de ceux qui doutaient encore.

J'ai l'insigne honneur d'être chargé par Mr. le Président de la République Française de vous inviter à venir á Paris au mois d'Octobre prochain, pour débattre dans un nouveau Congrès international toutes les questions qui concernent la Tuberculose. Je serais heureux de pouvoir dire à Mr. le Président que cette invitation a reçu parmi vous un chaleureux accueil.

La science et la pratique médicale se sont trouvées modifiées par une autre circonstance. Depuis 50 ans, grâce à la facilité et à la rapidité des communications, les rapports entre les peuples se sont multipliés; en même temps que grandissaient les échanges commerciaux, les maladies parquées autrefois dans leurs pays d'origine franchissaient toutes les frontiéres. Devant elles tous les peuples sont solidaires. Comment les médecins du monde entier ne se réuniraient-ils pas, ne mettraient-ils pas leurs connaissances en commun pour lutter tous ensemble contre des maladies qui nous menacent tous?

Tels sont les espoirs que nous avons conçus en recevant votre gracieuse invitation, grâce à vous, nous en ferons des réalités.

Quelques uns entre nous le savaient depuis longtemps. Ils n'avaient pas oublié l'accueil si bienveillant que, il y a cinq ans, Leurs Majestés, la Ville de Madrid, la Faculté de Médecine et vous tous, aviez fait aux membres du Congrès d'Hygiène.

Dans quelques jours nous quitterons l'Espagne plus riches en science, plus riches en amitiés, car grâce au charme que vous donnez à vos relations, on ne quitte pas votre patrie sans y laisser des amis, on emporte des souvenirs que l'on conservera toute la vie.

Des assises come celles qui s'ouvrent aujourd'hui se tiennent sur un terrain, où il ne peut y avoir que des ambitions désintéressées, où chaque conquète scientifique marque une atténuation dans les douleurs de l'humanité.

En nous accordant leur puissant patronage, Leurs Majestés, nous convient à faire un nouvel effort dont la gloire rejaillira sur l'Espagne et le bien sur le monde entier.

MONSIEUR LE DOCTEUR PAVY,
Délégué de la Grande Bretagne.

Mr. President, Ladies, and Gentlemen,

On behalf of Great Britain and Ireland I greet the inauguration of this the 14th International Medical Congress with our best and our most cordial wishes for its success. The great object for which we have met is the advancement of medical knowledge. Knowledge may be truly spoken of as constituting power. It enables us to regulate or control conditions so as to bring about results that may be desired. By means of these meetings the opportunity is afforded for the knowledge acquired by individual workers scattered over all parts of the globe to be disclosed for utilisations by others. At the same time by conference and discussion a sifting action is exerted on views that may be brought forward leading to the detection of error and the establishment of truth. We look forward to this meeting at Madrid not falling short of the meetings that have preceded it in conferring benefit, through the medium of our medical art, on mankind. There is a social as well as an intellectual side belonging to these international assemblages and from the interest attaching to the country and to the people of Spain, much promise is given of a pleasurable time before us.

To your Majesty the King, to your Majesty the Queen Mother we tender our profound appreciation of the honour you have conferred upon us by your patronage of our Congress and by your presence at this inaugural meeting amongst us.

MONSIEUR LE DOCTEUR BARTHÉLEMY GUISY,
Délégué de la Grèce.

Au nom du Gouvernement Héllénique, que nous avons l'honneur de représenter, nous exprimons les plus vifs remerciements pour l'honneur de nous avoir invités ici, et nous souhaitons que le XIVème Congrès International dans la ville hospitalière de Madrid soit le plus productif au point de vue scientifique pour le bien de l'humanité.

La présence de la Famille Royale, est pour nous et pour la science médicale la plus grande satisfaction, et devant leurs Majestés nous nous inclinons très respectueusement. Notre pays avec enthousiasme a voulu participer à votre aimable invitation en envoyant même un délégué de l'Université, Mr. le Docteur Psaltoff, et, fidèle à ses traditions espère conquérir la place scientifique que son histoire lui impose. En présentant nos félicitations les plus chaleureuses à Monsieur le savant

Président et aux savants membres du Comité d'organisation du Congrès, nous vous prions de croire que nous sommes heureux de nous trouver parmi vous et au milieu de ce noble peuple espagnol qui toujours a montré dans l'histoire ses sentiments chevaleresques et généreux. Vive le Roi et toute la Famille Royale, vive la noble nation d'Espagne.

MONSIEUR LE PROFESSEUR EDOARDO MARAGLIANO,
Délégué de l'Italie.

Maestà, Altezze Reali.

Illustri Colleghi.

Il Governo di S. M. il Re d'Italia, gli Italiani tutti, portano a Voi per bocca mia il saluto del cuore.

É un saluto caldo di affetto fraterno, di un affetto cementato dalla comunanza delle origine, dalle vicende che nel corso dei secoli hanno volta a volta intrecciata l'una all'altra la storia dei nostri paesi, mescolato il nostro sangue, accomunate spesso le nostre fortune e le nostre aventure, fusi i nostri genï sui campi fecondi delle scienze o delle arti›

Questo saluto, doveva porgere a Voi, Guido Baccelli, il maestro insigne, sacro alla storia delle scienze, sovratutto per gli studi sulla malaria e per le iniezioni endovenose dei medicamenti eroici.

Egli non ha, con grande rammarico suo potuto farlo ed io reco a Voi gli augurii che dalla sua Roma egli invia alla Spagna, al suo Re, ai suoi illustri scienziati.

Maestà, Signori!

Oggi, quanti in Italia si interessano ai trionfi della civiltà seguono con interesse questo avvenimento che riunisce qui gli scienziati del mondo e augurano che da esso ne escano benefizi nuovi per l'umanità, fortuna alla Spagna, a questo grande paese che, come ha diritto di guardare con fierezza il suo glorioso passato, può anche guardare con fiducia in faccia al suo avvenire.

Che questo avvenire continui le glorie del passato: ecco il sentimento che dal cuore sale al labbro di tutti gli italiani col motto:

‹Evviva la Spagna!›

MONSIEUR LE DOCTEUR MUNEO KUMAGAWA,
Délégué du Japon.

Majestäten Hohheiten, Excellenzen.

Hochverehrte Versammlung!

Das ferne Inselreich im äussersten Osten Asiens hat uns hierher

gesandt, um einen hochachtungsvollen Gruss dem illustren internatio-
ralen medicinischen Congress zu überbringen und über die neuen
Errungenschaften, die hier zur Discussion gelangen detaillirten Bericht zu Hause zu erstatten. In Japan nimmt man das grösste Interesse
an allen Fortschritten der medicinischen Wissenschaft und sucht
dort so rasch als möglich die Errungenschaften der Theorie auch
praktisch zum Heile der Menschheit zu verwerthen. Ein Beispiel aus
neuester Zeit mag Ihnen die gelungene rasche Ausrottung der Pest in
Yokohama und Tokio geben.

Wir hoffen unseren Aufgaben gemäss in den wissenschaftlichen
Zeitschriften Japans und theilweise auch in der Tagespresse über die
Sitzungen dieses hohen Congresses zu berichten und die Aufmerksam-
keit der medicinischen Kreise in Japan auf die neuesten Fortschritte
zu lenken.

Zum Schlusse erlaube ich mir der Stadt Madrid dafür zu gratuli-
ren, dass sie diesen ehrenvollen Congress mit grosser Bereitwilligkeit
empfangen hat.

MONSIEUR LE DOCTEUR DOMINGO ORVAÑANOS
Délégué du Mexique.

Cuando hay grandes intereses de la comunidad, se suele usar para
garantizarlos de medidas que desde luego se ve que son más débiles,
casi insignificantes, cuando se les compara con las que se ponen en
juego para lograr el buen éxito de otras operaciones que no tienen
aquella importancia. Cuando se trata de sacar del ánfora en una lote-
ría el número que decidirá de la suerte de muchas personas, se hace
cargo de la operación un niño, que no procede sino automáticamente.
Los miembros que forman la delegación de mi país son personas eminentes y varios de ellos escritores notables; pero, sin embargo, como
ha dicho Zorrilla: *porque un viejo es como un niño,* me ha tocado dirigiros la palabra. Vengo en representación de los Estados Unidos Mé-
xicanos, de la Facultad de Medicina y de la Academia Nacional de
Medicina, de la que tengo la honra de ser Presidente, á dar un saludo
cariñoso á esta hermosa Ciudad, una de las primeras del mundo, y á
toda esta tierra, cuna de nuestros mayores.

La continuación de España por alguna de sus fronteras debía de
ser la República de México; tenemos la misma sangre, la misma religión, idénticas costumbres. Bretón de los Herreros, Zorrilla, Fernan
Caballero, Castelar, en la literatura; Carlos V, Felipe II, Hernán Cortés, en la historia; Murillo, Velázquez, Zurbarán, en las artes, son tan

populares en mi país como aquí; Mata, Fernández-Caro, Ramón y Cajal, Albarrán y tantos otros médicos distinguidos son estimados también en nuestra República.

Nos entusiasmamos con las glorias de este país y sufrimos con sus desgracias; tenemos el mismo temple de alma; amamos á España, nunca renegamos de nuestro origen, sino, por el contrario, de ello estamos orgullosos.

México, que disfruta de completa paz desde hace más de veinte años, gracias á la sabia administración de nuestro amado Presidente, el Sr. General Porfirio Diaz, ha entrado de lleno en el camino del progreso y de la prosperidad; sin embargo, le falta mucho que hacer, por eso no desperdiciamos oportunidad para enriquecer nuestros conocimientos, y ahora, de ello estoy seguro, que en esta bendita tierra en donde descansan las cenizas de nuestros mayores, en esta tierra que tiene análogas necesidades y las mismas aspiraciones que nosotros, en esta hermosa tierra cuya vitalidad se ha crecido con la desgracia y cuya simpatía y cariño á nuestro país es tan grande como el que nosotros profesamos á España, habremos de recoger provechosas enseñanzas que aumentarán nuestro bienestar y harán que amemos más, si es posible, á nuestra madre patria.

MONSIEUR LE DOCTEUR M. HOLMBOE
Délégué de la Norvège.

Majestés, Monsieur le Président,
Mesdames, Messieurs,

Au nom du Gouvernement de la Norvège j'ai l'honneur de vous remercier profondément de l'invitation qui a été faite à mon pays de prendre part au Congrès International de Médecine réuni en ce moment à Madrid.

Les conditions dans lesquelles les médecins des pays du Nord et ceux du midi ont à exercer leur art, sont très différentes; mais les données scientifiques, sur lesquelles leur tâche humanitaire est basée, sont partout les mêmes. C'est pourquoi les médecins de la Norvège suivent avec le plus vif intérêt les travaux de ce Congrés. Nous avons le ferme espoir que des discussions qui s'y engageront, des nouvelles lumières jailliront qui contribueront aux progrés incessants de la science médicale et montreront sans conteste l'importance de leurs résultats aux médecins de tous les pays.

MONSIEUR LE DOCTEUR A. SIKKEL
Délégué des Pays-Bas.

Sire,

Monsieur le Président,

Mesdames et Messieurs,

Comme délégué du Gouvernement des Pays-Bas, au nom de mes compatriotes, j'ai l'honneur de remercier le Comité d'organisation du Congrès pour son invitation, et pour l'hospitalité cordiale et empressée que nous avons trouvées en Espagne.

Ma patrie du Nord au ciel embrumé salue en ma personne votre noble et généreuse patrie au ciel du Sud.

Malgré la grande différence des cieux et des influences atmosphériques sur les idées, nous avons marché de pair pour donner aux arts, vous Velasquez et nous Rembrandt, les deux peintres, qui on rendu le caractére des formes humaines de la même manière sublime et grandiose.

Nous sommes réunis ici pour une œuvre éminemment scientifique ou chaque nation civilisée a tenu d'être représentée et de fournir son contingent.

De tous les points du globe, du Nord au Sud, du Levant au Couchant, les médecins ont répondu avec enthousiasme à l'appel qui leur a été adressé et d'apporter leurs travaux et échanger leurs idées pour l'intérèt de l'humanité.

Je suis heureux de dire, en terminant, que mes compatriotes et moi nous emporterons un éternel souvenir de la manifestation imposante de fraternité et de générosité à laquelle il nous est aujourd'hui permis de prendre une faible part et je tiens à remercier encore une fois personnellement la ville de Madrid et l'Espagne toute entière pour l'accueil chaleureux qu'elles nous ont réservé.

MONSIEUR LE DOCTEUR ZEFERINO FALCÃO
Délégué de Portugal.

Sire,

Que mes premiers mots soient de reconnaissance pour l'honneur que votre Majesté a bien voulu nous accorder, en daignant prendre sous Son haut patronage notre Congrès.

Egale reconnaissance est due à Sa Majesté la Reine, dont le haut esprit a su rendre légère une trés noble, mais lourde couronne, en enlaçant aux fleurons héraldiques les tendres fleurs des caresses maternelles, entremèlées des saintes fleurs du dévouement.

Qu'il me soit permis de déposer aux pieds de Leurs Majestés le tribut de mon profond respect.

Messieurs:

Au nom du Gouvernement du Portugal je remercie le Gouvernement de Sa Majesté Catholique de l'aimable invitation à se faire représenter dans ce Congrés; et je suis heureux de pouvoir vous assurer que mon Gouvernement voit avec plaisir la réunion du XIVe Congrés international, convaincu que du concours des savants de tous les pays, dans le but de rendre connues les connaissances acquises par chacun, dans la sphère spéciale de son activité, et encore de reserrer les relations amicales et professionelles de la grande famille médicale, doivent dériver les conséquences les plus salutaires et les plus utiles pour l'avancement de la science et pour le soulagement des malades.

Et comme preuve de considération et d'intérèt, il a envoyé des délégués qui puissent recueillir vos précieux enseignements.

Personnellement, c'est pour moi extrèmement agréable et trés flatteur que de me trouver parmi vous, dans cette brave et généreuse nation, en faisant partie d'une nombreuse et choisie assemblée, dans laquelle le savoir des maitres se marie en sympathique alliance aux aspirations de ceux qui, de loin, viennent chercher d'augmenter leur bagage scientifique avec leurs savants conseils, fruits optimes de leur longue et éclairée expérience.

A l'illustre Comité d'organisation, et spécialement à Mr. le Secrétaire général, mes remerciements pour l'honneur de l'invitation et mes félicitations pour le succès de ses efforts.

En terminant, permettez, Messieurs, que je salue les gentilles Dames qui ont bien voulu embellir notre fête de travail; et permettez encore que je leur exprime ma gratitude dans la belle et énergique langue espagnole, fière comme les àpres sommets de ses montagnes et aussi douce comme l'azur de son ciel; aussi bien propre à tonner au milieu des batailles, á vibrer dans les débats passionnés de la tribune, qu'à traduire les tendres douceurs de l'amour dans l'harmonie musicale de «sus cantares».

Señoras mías:

Lejos van los tiempos en los cuales las cuestiones se debatían en la arena, y, entonces, las nobles damas, mientras que los jueces medían el terreno y los campeones se aprestaban para la lucha, con sus sonrisas y sus miradas daban aliento y encendían amor á los combatientes.

A aquellos bárbaras pugnas sucedieron las luchas productivas, en las cuales la palabra substituyó á la espada y la ciencia al escudo; y vosotras, manteniendo las antiguas tradiciones, venís con vuestra presencia á traernos la santa alegría del alma, de que vosotras las mujeres poseeis el precioso secreto.

Con nuestros saludos, nuestro agradecimiento.

MONSIEUR LE DOCTEUR A. COSTINESCO
Délégué de la Roumanie.

Sire, Majesté.

Mesdames et Messieurs.

Comme Délégué de la Roumanie je viens d'abord remercier le Comité d'organisation de l'honneur qu'il nous a fait en nous invitant à prendre part au XIVe Congrès international de Médecine.

Mais je tiens à vous dire que même sans cette invitation nous serions tous venus, car ce qui nous a attirés ici, ce n'est pas seulement l'intérêt scientifique et humanitaire de ce Congrès, c'est quelque chose de plus, Messieurs; c'est une question de cœur. Nous sommes un petit peuple latin, là-bas bien loin aux bords du Danube et de la Mer Noire, le seul pays latin de l'Orient. Nous connaissons tous l'Italie, la France où beaucoup parmi nous ont fait leurs études—malheureusement nous ne connaissions pas l'Espagne.—L'occasion s'est présentée et nous venons saluer notre grande sœur, heureux de la réception qui nous a été faite et pour laquelle nous lui présentons nos plus chaleureux remerciements.

Vive le Roi! Vive l'Espagne!

MONSIEUR LE DOCTEUR BENJAMIN TARNOWSKY
Délégué de la Russie.

Majestés!

Mesdames et Messieurs!

J'ai l'honneur de souhaiter la bienvenue au XIVe Congrès International de Médecine, au nom du Conseil Médical de l'Empire Russe. En même temps tous les Médecins russes par ma voix vous expriment, chers confrères, leurs meilleurs souhaits et leur ferme conviction de la pleine réussite du présent Congrès, ainsi que de la continuation ultérieure des Congrès internationaux qui sont le symbole de la Paix et du Progrès, parceque toutes les questions qui y sont délibérées, le sont toujours à la gloire de la science et au profit de l'humanité.

J'adresse, avec les médecins russes ici présents, mes remerciements les plus sincères et les mieux sentis au beau pays d'Espagne qui nous accorde une si gracieuse hospitalité.

MONSIEUR LE DOCTEUR M. MILITCHEVITCH
Délégué de la Serbie.

Sire,

Mesdames et Messieurs,

Au nom du Gouvernement Royal de Serbie, j'ai l'honneur de présenter mes hommages les plus respectueux à Votre Majesté et de remercier le Gouvernement Espagnol du grand honneur fait à la Serbie en la conviant à prendre part aux travaux du XIVᵉ Congrès International.

Venu d'assez loin, moins pour présenter quelques faits ou quelques découvertes nouvelles devant ce Forum unique, je suis ici plutôt pour voir et admirer de près les maitres illustres du monde entier et de rapporter et de faire profiter de tout ce que je verrai et entendrai ici, mon pays avide du progrès et tant désireux de suivre dans cette voie les autres nations civilisées.

Cette tàche m'est un plaisir, grâce au concours empressé du Comité d'organisation et à l'accueil si hospitalier de la belle et glorieuse cité de Madrid.

Daignez m'accorder, Sire, la grâce de former les vœux les plus respectueux et les plus sincères pour la longue et heureuse vie de Votre Majesté et pour la prospérité de la noble et glorieuse Nation Espagnole.

MONSIEUR LE PROFESSEUR S. E. HENSCHEN,
Délégué de la Suède.

¡Vuestra Majestad!

¡Señor Presidente, Señoras y Señores!

En nombre del Gobierno de Suecia, tengo el honor de saludar al Congreso internacional de Medicina de Madrid.

Hemos venido aquí para tratar de los importantes problemas de la vida y de la muerte que la ciencia médica está llamada á resolver.

Pero no solamente estamos aquí para investigar la verdad, sino también para trabajar en pro de la humanidad. Para lograr este importantísimo fin, es necesaria la unión de los esfuerzos de todos los sabios. Este sentimiento unánime ha motivado los Congresos internacionales.

La ciencia es la verdad; la ciencia médica es la verdad consagrada al servicio del hombre.

Al invitarnos este año á una reunión en Madrid, ha querido manifestar España, de un modo evidente, que se asocia calurosamente á esta obra de cultura, cuyo fin y propósito son el desarrollo y el progreso de las naciones así como la redención de las preocupaciones de la ignorancia.

¡Viva España! que hoy se dedica en bien de la humanidad y del progreso á esa grande y noble empresa de la investigación de la verdad!

MONSIEUR LE DOCTEUR FRANCISCO A. RISQUEZ
Délègue du Vènèzuèla.

Señores:

En nombre de la República de Venezuela, con cuya representación me honro en este Congreso y en este Reino, me inclino respetuoso ante los Soberanos de esta nación gloriosa y deposito en sus augustas personas el homenaje de la antigua hija de España á la tierra que seguimos viendo como el hogar solariego de los americanos de Isabel y Fernando.

En nombre de mi país, de sus altas Corporaciones científicas y de su prensa médica, saludo con respeto y cordialidad á los sabios que vienen aquí de todas partes, cargados de laureles, á rendir este tributo á la ciencia redentora de la humanidad doliente.

Yo lamento con todas las veras de mi alma que sea tan pobre la ofrenda de saber y de afecto que tengo el encargo de presentar en esta Asamblea y en esta nación; pero Venezuela no ha podido resignarse á faltar á esta cita internacional, y aunque desgarradas sus vestiduras y sangrando el corazón por recientes dolores, ha querido demostrar que si no es la primera en merecimientos, no es tampoco la última en su culto á la ciencia y en su amor á España.

Sean benévolamente acogidos los votos que hago por el éxito del XIV Congreso Internacional de Medicina, para bien de la humanidad, gloria de la ciencia y honra de la patria española.

MONSIEUR LE DOCTEUR RAOUL BLÓNDEL
au nom de l'Association internationale de la Presse médicale, prononce le discours suivant.

Sire,

Mesdames,

Messieurs,

L'Association internationale de la Presse médicale présente à Votre Majesté ses respectueux hommages et adresse aux membres du Comité d'organisation du XIVe Congrès international de Médecine sex vœux lex plus sincères pour la réussite de l'œuvre á laquelle ils se sont si complètement dévoués depuis deux ans.

La Presse médicale, Messieurs, à laquelle vous avez bien voulu réserver une place d'honneur dans cette cérémonie, tient à se considérer comme la collaboratrice la plus dévouée à laquelle les Comités d'organisation des Congrès puissent avoir recours. Dans la période préparatoire, c'est par elle que les médecins du monde entier sont tenus au courant des progrès de votre œuvre, renseignés au fur et à mesure, et, je l'espère aussi, attirés.

Pendant la durée du Congrès lui-même, c'est encore la Presse médicale qui, avec la promptitude toute moderne de son organisation actuelle, fait connaitre, presque au jour le jour, aux médecins et aux savants de tous les pays, les travaux lus en si grand nombre dans vos séances et qui, sans elle, resteraient pendant des mois et des années à attendre la publication toujours si longue des volumes des comptes-rendus, pour prendre leur place dans la littérature médicale. Là est en effet le danger inévitable des grands Congrès internationaux, de ces vastes foires aux idées scientifiques, chaque fois de plus en plus suivies, grâce à la généreuse rivalité d'hospitalité qui anime successivement les diverses grandes capitales ou elles se réunissent. L'encombrement devient tel que les comptes-rendus n'en peuvent paraitre souvent qu'au bout de plusieurs années. Aujourd'hui, la science va vite et le danger bien connu de la lenteur de ces publications risquerait peut-être d'écarter des Congrés les plus intéressants et les plus neufs des travaux qu'on y trouve, par la crainte de prolonger trop longtemps cet état d'inédit et de défloré tout à la fois, qui n'est pas sans danger.

Mais grâce à la Presse Médicale, qui ne craint plus d'user, au besoin, du télégraphe, ce danger est définitivement écarté: Les découvertes scientifiques qui vont éclore ici demain seront aussitôt portées à la connaissance de tous et le Congrés accomplira son œuvre de diffusion avec une rapidité qui en doublera les effets.

Ce n'est pas sans un gros effort que la Presse Médicale parvient à réaliser ce but. La division du Congrès en sections nombreuses siégeant dans des locaux séparés, l'emploi des quatre ou cinq langues différentes, admises dans les discussions, imposent à la Presse Médicale l'emploi d'un personnel considérable, auquel des qualités toutes spéciales sont nécessaires au point de vue scientifique, professionnel et même linguistique, pour réaliser la besogne énorme qui va lui incomber pendant ces quelques jours.

La notion des services que la Presse Médicale rend ainsi aux Congrès n'a pas toujours été comprise de tous les Comités d'organisation, mais je tiens à dire qu'elle l'a été pleinement par vous, Messieurs. Vous nous avez donné l'hospitalité la plus large, vous avez mis à notre disposition tout ce qu'il vous était possible de nous donner pour faciliter l'accomplissement de notre tâche.

En un mot, vous avec bien voulu reconnaitre notre rôle d'auxiliaires dévoués, de véritables collaborateurs, et si vous avez usé de notre concours, vous nous avez en même temps montré quel cas vous saviez en faire.

De cela, Messieurs, je tiens à vous exprimer publiquement notre plus profonde gratitude.

Ce n'est pas le premier titre, d'ailleurs, que possède Madrid pour rendre inoubliable notre séjour ici. Hier encore, réunie en Assemblée générale, l'Association internationale de la Presse Médicale s'est formée définitivement. Dans la grande salle de votre Université, elle a voté ses statuts constitutifs, connus jusqu'ici sous le nom de Statuts provisoires de Monaco et qui, dan l'histoire de la Presse médicale, porteront désormais le nom de «Statuts de Madrid.»

Soyez donc assurés, Messieurs, que pour cette double raison nous n'oublierons jamais votre belle et hospitalière Cité. Le Congrès peut compter sur notre dévouement complet comme aussi Votre Majesté peut compter sur notre reconnaissance. Elle a daigné, en effet, accorder sa haute protection au Congrès de la Presse Médicale d'où notre Association vient de naître: celle-ci aura vu sur son berceau se pencher la figure respectée de Sa Majesté la Reine mère d'Espagne, comme celle d'une fée bienfaisante. Que ce soit là pour l'Association un présage benit de vitalité, de force et de prospérité.

Terminés les discours des Délégués, Son Excellence **M. SILVELA**, *Président du Conseil des Ministres, s'excuse de ne pas lire la liste des Présidents d'honneur du Congrés, pour la raison qu'elle comprend plus de cent noms, et dit, ensuite:*

Señor, con la venia de V. M.:

Señores Congresistas:

Temo mucho no poder resumir con la corrección y el método que quisiera, los discursos aquí pronunciados, porque cada uno de ellos ha despertado en mi alma un sentimiento de gratitud y de alegría que, atropellándose al salir de ella y llegar á mis labios, desordenarán las cortas frases que tengo el honrosísimo encargo de dirigiros.

Vosotros, los sabios del mundo aquí reunidos, no sois para nosotros huéspedes, sino antiguos amigos, porque vuestros trabajos, ó han sido elemento intelectual de nuestros estudiantes, ó estímulo para nuestros hombres de ciencia, ó alivio para nuestros dolores y enfermedades. Porque vuestra ciencia es tan esencialmente humana, que todas las demás os solicitan y os prestan su apoyo, ya para facilitaros la investigación, ya para confirmar una verdad sabida; porque vuestro fin nobilísimo está en retrasar la muerte, conservando á la humanidad su inteligencia, su corazón, su vida, en bien del progreso total y en aras de la común felicidad.

Todas las ciencias os solicitan, y hoy, de un modo particular, las morales y políticas, y más singularmente aún las jurídicas. ¿Quién sino vosotros puede separar al criminal del loco? Y ¿cómo hacer justicia, la más alta función del Estado, si vosotros, si vuestra ciencia no indica su camino al que ha de juzgar?

Estos Congresos son la manifestación moderna del trabajo científico, como lo fueron antes las Universidades, como lo fueron en tiempos más remotos, el claustro ó el laboratorio del alquimista, con la diferencia, á favor de los Congresos, de que en ellos desaparece el egoismo ó el exclusivismo, y la luz de la verdad brilla para todos, como para todos resplandece en los cielos abiertos á todas las miradas, el sol vivificador de todo lo creado.

Estos Congresos, principalmente, tienen la inmensa ventaja de que unos y otros, todos, nos veamos, nos conozcamos, nos abracemos, sin perder lo que es peculiar y propio de cada uno, porque en ninguna parte puede brillar como aquí la ley eterna de la universalidad en la variedad.

En nombre de S. M. el Rey D. Alfonso XIII, tengo la honra de declarar abierto el decimocuarto Congreso internacional de Medicina.

¡Viva el Rey! ¡Viva España! ¡Viva la Ciencia!

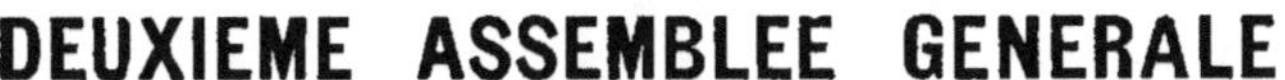

DEUXIEME ASSEMBLEE GENERALE

DEUXIÈME ASSEMBLÉE GÉNÉRALE

Tenue le 25 Avril, à 3 heures de l'après-midi, dans le Grand Amphthéâtre
de la Faculté de Médecine.

CONFÉRENCES

MONSIEUR LE PROFESSEUR S. LAACHE (CHRISTIANIA)

«La réciprocité dans la Pathologie».

I

Laissez-moi d'abord exprimer au Comité d'organisation du XIVe
Congrès international à Madrid ma gratitude respectueuse pour l'honneur qu'il m'a témoigné. Lorsque dans cette réunion de représentants
de tant de spécialités à la fois différentes et correspondantes, à une
époque où la question des territoires de frontières (Grenzgebieten) est
à l'ordre du jour, j'ai dù choisir mon sujet, je n'ai rien trouvé de
mieux que la *grande loi de la réciprocité,* dont cependant il ne me sera
possible aujourd'hui que d'esquisser quelques traits principaux.

Vous le savez, rien ne se perd dans la nature, il n'y a que des changements de forme. Il en est de même dans l'histoire, où les évènements du présent doivent être vus sous la double lumière du passé et
de l'avenir, des faits qui ont précédé et des conséquences qui s'en suivront. S'il en est ainsi des peuples, il en est de même aussi des individus pris isolément: L'action et la réaction, le coup et le contre-coup se
manifestent tour à tour en petit comme en grand. On frappe et on est
frappé, «Kampf und Gegenkampf erhalten das allgemeine Leben» écrivait le savant jésuite Athanase Kircher (1); maintenant comme alors
on voit réellement attraction et répulsion de quelque côté qu'on se
tourne, les idées se choquent et se croisent, l'art est inspiré par la
science et vice-versà, les sciences elles-mêmes se fécondent l'une l'autre et il n'est généralement pas trop difficile de toucher du doigt le
fil qui les relie entre elles.

Ce qui va nous occuper maintenant ce ne sera cependant ni cette
réciprocité vraiment universelle, ni la réciprocité scientifique en général, mais une partie seulement de cette dernière, celle qui concerne
notre science à nous, la Médecine, où la répercussion générale est au
moins aussi prononcée que dans n'importe quelle autre discipline,
puisque c'est un être vivant qui en forme le fond.

La considération du corps humain comme appareil purement phy-

---

(1) Cité d'après *Baas.* Geschichtliche Entwickelung des ärztlichen Standes, 1896 (Chez Wreden Editeur) p. 287.

sique conformément aux maximes, en apparence si claires des iatro-
mécaniciens de la Renaissance, à «l'homme machine» de *la Mettrie* est
certainement abandonnéedepuis longtemps. On ne peut cependant nier
absolument non plus qu'il n'ait une ressemblance éloignée par exemple avec un mécanisme d'horlogerie idéal; dans tous les deux, chaque
rouage doit s'engréner de la façon la plus exacte avec son voisin pour
que le fonctionnement de l'ensemble soit parfait. Mais la comparaison
ne laisse pourtant de boîter, car un désordre relativement léger suffit
pour provoquer l'arrêt de la machine morte qui n'a pas la faculté de
se réparer spontanément, tandis qu'il en est tout autrement du mécanisme vivant. Certes, la résistance de ce dernier peut fort bien se
trouver compromise par une lésion donnée, mais le plus souvent et
même vis-à-vis de désordres assez profonds, il continuera à fonctionner, fût-ce même ‹sur ses moignons». Pour expliquer ce fait fonda-
mental, il faut se rappeler que le mécanisme humain non affaibli dispose d'un fond de réserve grâce auquel il s'établit une compensation,
ou, au pis-aller, une accomodation aux circonstances. C'est là un des
chapitres les plus altrayant de la Pathologie toute entiére, chapître
qui a fait l'objet des études approfondies de grands maitres de notre
temps. (1) Nous y reviendrons plus tard.

Il convient de rapprocher de ceci l'influence mutuelle exercée par
différents processus morbides les uns sur les autres, par exemple celle
d'une nécrose sur une inflammation, celle-là préparant le terrain pour
celle-ci, comme dans les péritonites circonscrites, où la réaction in-
flammatoire oppose une barrière à la gangrène qui, sans cela, serait
fatalement progressive. Il en est de même entre des agents pathogènes qui peuvent également réagir les uns sur les autres, l'antagonisme prétendu n'étant toutefois en général que relatif, comme entre le
paludisme et la tuberculose, entre cette dernière et le cancer, etc. (2).
Bien au contraire, les agents pathogènes s'associent dans un bel
acord, se greffent les uns aux autres comme la diphtérie sur la scarlatine, ou comme dans les infections secondaires pyogènes des maladies aigues ont guéri parfois des affections chroniques, les ont «em-
portées avec elles», c'est ce qui a eu lieu par la superposition d'un

---

(1)   Citons:
Nothnagel: Die anpassung des Organismus bei pathologischen Verände-
rungen. Wien. med. Bl. 1894.
Leube: Ueber Ausgleichungsvorgang in Krankheiten. Arch. f. kl. Med.
LXVI, p. 80.
Wilch: Adaption in pathological processes. Transactions of the Congress
of the Amer. Surg. and Physicians, 1897.
(2) ROCKITANSKY: Lehrbuch der pathol. Anatomie, I. 1855 p. 303.—
Consulter aussi: CLAUDE: Cancer et la tuberculose, 1900.

érysipèle à un exsudat sous-jacent. Une infection générale a exercé parfois une influence favorable dite «métasyncritique» comme une fièvre tiphoïde survenue chez un syphilitique, ou comme le prouve la disparition de certaines névroses par des fièvres diverses. Digne de remarque est enfin l'action d'une infection accidentelle sur du sang leucémique, dont les leucocytes peuvent par là, diminuer de nombre et se réduire même au chiffre normal.

Trop souvent, par malheur, la maladie nouvelle ne représente guère qu'une alternance avec l'ancienne plutôt qu'une guérison définitive de celle-ci. C'est pourquoi, une fois l'affection nouvelle cessée, l'état amélioré retombera peu à peu dans la vieille ornière. D'un autre côté on ne peut pas dire non plus que l'effet temporaire soit toujours heureux. La tuberculose par exemple, elle tout spécialement, peut recevoir une poussée en avant plus ou moins marquée de l'adjonction d'une maladie infectieuse, par exemple d'une diphtérie (1). Nous sommes pourtant forcés de renoncer à une discussion plus détaillée sur ces matières, sur la symbiose ou l'antibiose bactériologique etc., ainsi que sur la réciprocité pathologique existant de l'homme à l'animal et de passer aux quelques relations existant au point de vue du clinicien entre les différents organes ou systèmes d'organes.

II

Les voies et moyens de ces relations consistent, comme on le sait, dans un simple voisinage entraînant des pressions mécaniques, ils s'éparcent spécialement par le *sang*, les *vaisseaux lymphatiques*, le système glandulaire ou les *nerfs*. Des jets de lumière sont projetés sur ces questions par l'étude des *sécrétions internes*, celle de la thyroïde, des capsules surrénales, de l'hyperphyse cérébrale, etc. La découverte faite par un de mes compatriotes, *Ramm* (2) de l'atrophie de la prostate à la suite de castration, a un intérêt scientifique indéniable, surtout si l'on la rapproche de la cachexie strumiprive.

En examinant à ces fins les systèmes divers, notre pensée se dirigera naturellement sur le *cœur* comme un siége par excellence de la réciprocité. C'est lui qui, en sa qualité de centre du système vasculaire, constitue en même temps un des centres les plus importants du corps entier, les actions centrifuges partant du cœur et les influences

---

(1) REVILLOD: Les rapports entre la tuberculose et la diphtérie. «La Revue de la Tuberculose, II. 1894, p. 205.
(2) RAMM: Kastration ved Prostata-Hypertrofi.
Vorh. i det medic. Selskab, Christiania 1893, p. 99.

centripètes dirigées vers lui se succèdant les uns aux autres d'une façon incessante. Pour l'explication de l'anomalie dans la répartition du sang d'origine abdominale pouvant aller jusqu'à l'hémorrhagie mortelle, dite «intravasculaire» le *Klopfversuch de Goetz* est classique. En un mot, l'influence du cœur se ressent un peu partout et son instrument de travail, le sang, cet organe «fluide», est un moyen de transport entre les différentes parties de l'organisme en même temps que les alexines ou, d'après la théorie ingénieuse de *Metchnikoff*, les leuccocytes, tournent notre protection essentielle contre les influences nocives, de nature infectieuse ou toxique.

Si maintenant nous passons à *l'abdomen*, les déplacements de ses organes auront pour résultat *la splachnoptose* de *Glénard* (1), qui se produit en quelque sorte comme un déchaussement des pierres du bâtiment, autant toutefois qu'on puisse comparer une matière rigide et morte avec une autre élastique et vivante. Ce qui a une valeur plus grande encore que le voisinage, c'est la relation existant par l'intermédiaire du sang et des nerfs, par exemple entre le péritoine et le tube digestif, entre les différentes sections de ce dernier, notamment entre l'intestin d'une part et l'estomac de l'autre. Comme règle qui comporte toutefois des exceptions, on peut dire qu'un désordre de l'estomac, organe de la digestion préparatoire, est accompagné de fonctionnement irrégulier du gros intestin, organe de la défécation et vice-versâ. Les recherches sur la *pérityphlite* toujours à l'ordre du jour et poursuivies avec tant de zèle et de pérsévérance nous ont appris à connaitre nombre d'affections à distance, dites appendiculaires, parmi lesquelles l'appendicite larvée d'*Ewald* (2) peut affecter, à s'y tromper, l'allure d'une dyspepsie banale, il peut même y avoir hématémèse (3). Des anomalies du suc gastrique sont loin d'être rares dans les affections intestinales et comme preuve que quelque chose d'analogue a lieu au point de vue de la mobilité, nous signalerons ici la *dilatation aigue paralytique* de l'estomac qui peut apparaitre comme suite insidieuse d'une laparatomie (4). En retour, en agissant sur la muqueuse

---

(1)   FRANTZ GLENARD: Los ptoses viscérales. Paris 1899.

(2)   EWALD: Die Appendicitis larvata. Berl. klin. Wochenschr. 1899 p. 433 ibid p. 532.

(3)   DIEULAFOY: Hématémèses appendiculaires (Vomito negro). Clinique Médicale de l'Hôtel Dieu à Paris, 1902.

(4)   JEWETT: rapporte un cas d'occlusion aigue de l'estomac (Ventrikel-Ileus), avec issue léthale après opération pour appendicite: la distension de l'estomac était énorme. L'auteur cite à cette occasion John Berg (Stockholm) et Malthe (Christiania) qui ont eu des cas semblables en observation. Vorhandl. i det Medic. Selskab i Christiana 1900, p. 119.

stomacale on peut mettre en branle un réflexe de l'intestin atone, ainsi qu'il est démontré par la guérison de certains cas d'Iléus, constatée à la suite de lavage de l'estomac. Et enfin comment expliquer d'une façon satisfaisante qu'une digestion impeccable puisse avoir lieu en dépit de l'anaeidité gastrique, si l'on n'admet pas que le pancréas suffit à lui seul à la besogne?

Le centre circulatoire de l'abdomen est le *foie*. En qualifiant la veine porte de «vena malorum», *Georg Ernst Stahl* (1) fut, il y a deux siècles de cela, le génial avant-coureur de la théorie moderne de l'auto-intoxication. Le foie cardiaque constitue dans l'asystolie le gros réservoir pour la colonne sanguine rétrograde. L'influence hépathique **sur** la digestion a été bien mise en lumiére par les Anglais, lorsqu'ils ont donné le nom de «liver-diseases» à des états morbides que sur le continent on est plutôt porté à mettre au compte de l'estomac (2). Les recherches de notre temps sur l'insuffisance hépatique (3) contribueront sans doute à éclairer plusieurs points encore obscurs de sa physiologie pathologique. Ce qui est certain c'est que le foie dépossédé naguère encore, de son antique grandeur, est de nouveau en train de se conquérir une partie de son prestige perdu; nous y reviendrons tout à l'heure. Avec le pancréas il forme à l'origine au point de vue tant ontogénique que phylogénique un ensemble unique: *l'hépato-pancréas;* après la séparation anatomique, le diabète pancréatique ainsi que la nécrose du pancréas avec hémorrhagie mortelle, forment des liens pathologiques qui les rattachent l'un à l'autre.

Pour ce qui est de la *Rate* on l'a considérée généralement comme se trouvant vis-à-vis du foie dans un rapport de subordination sous la dépendance de la veine porte. Mais, dans ces derniers temps, *Banti* (4) a décrit une mégalosplénie comme étant primaire à l'égard d'une cirrhose hépatique. La littérature contemporaine a contenu sur ce point des observations confirmatoires et moi même j'ai, il y a plusieurs années de cela, également eu un cas assez net de cette maladie de Banti, sans que la diagnose, il faut l'ajouter, ait été vérifiée par l'autopsie.

Toutefois, si nos connaissances sur la Rate sont malheureusement trop rudimentaires, il en est autrement pour les *Reins* qui par la diu-

---

(1) G. E. STAHL: Dissertatio de venae portae, porta malorum, hypochon-driaco-splenico-suffocativa-histerico-colico-hämorrhoida viorum, etc. (Halae 22 Febr. Goettingae MDCCXXXXVIII.)
(2) Voir aussi GLENARD, la p. 86 et suivantes.
(3) GILBERT ET CARNOT: Les fonctions hépatiques, C. Naud, éditeur, Paris 1902.
(4) BANTI: La mégalosplénie avec cirrhose du foie. La Semaine Médicale 1894, p. 318.

rèse journalière constituent en quelque sorte le manomètre du travail cardiaque. Aussi *Huchard* (1) n'hésite-il pas pour les cardiopathies artérielles à déclarer simplement que la maladie est au cœur et aux vaisseaux, le danger au rein! Leur relation avec le foie est des plus intimes en raison du rôle joué par eux comme le grand émonctoire pour les déchets de la nutrition formés dans le foie. C'est pourquoi, alors que récemment encore on considérait l'eclampsie puerpérale comme une affection plutôt rénale, on est à présent disposé à la placer au foie (2); de même on ne saurait guère douter de l'existence d'une *albuminurie hépatogène* (3). Cela ne diminue point la valeur des reins et pour ce qui est spécialement de l'albuminurie, la fréquence extra-ordinaire de celle-ci dans les affections les plus diverses est plus qu' aucune autre chose une preuve caractéristique du rôle joué par eux, en même temps que leur insuffisance entraîne dans son sillage une légion de processus pathologiques: le petit et le grand brightisme. Dans les lésions uni-latérales l'influence du rein malade sur le rein indemne, dûe peut-être au réflexe réno-rénal de *Guyon* (4) est d'une grande portée et rappelle de loin, quoique découlant d'un principe probablement différent, ce qu'on sait des ophthalmies sympathiques (5).

Reste maintenat le *système nerveux*, condition *sine quâ non* de la réciprocité tant physiologique que pathologique, tant générale que spéciale. De même que ce sont les nerfs qui en fin de compte fourn'ssent la vie aux organes, règlent leurs mouvements et leurs sécrétions; de même la plupart des affections quelconques, ayant leur point de départ ailleurs, feront à leur tour subir leur contre-coup aux nerfs, ne fût-ce que par une *douleur* plus ou moins intense. La conception si large de l'insuffisance générale, l'atonie des anciens, dans le sens le plus étendu de ce mot, se ramène pour une bonne part à une innervation défectueuse, ce sont les nerfs qui par les réflexes font communiquer entre elles des parties séparées, même les plus éloignées les unes des autres. Et quelle source inépuisable pour notre sujet ne possédons-nous

------

(1) HUCHARD: La thérapeutique ce qu'elle doit être. Jonrn. des pratic. 1902. p. 296 et p. 396.

(2) VOIR notamment les travaux de Schmerl: Pathol.-anatom. Untersuchungen über puerperale Eklampsie, Leipzig 1893.

(3) TEISSIER: Les albuminuries curables. Les Actualités médicales 1900, p. 34.

(4) CASTAGNE et RALHORY: Néphrites primitivement unilatérales et lésions consécutives de l'autre rein. La Semaine Médicale 1902 N° 39 et 53.

(5) BELLARMINOFF et SELENKOWSKI: Neue Untersuchungen über die Pathogénie der sympathischen Ophthalmie. Arch. f. Augenheilk. XLIV 1901 p. 1-41 (Théorie des toxines se propageant le long du nerf optique d'un œil à l'autre).

pas dans son propre domaine? De quelle précision dans le jeu harmo-
nique des |forces intellectuelles seulement, l'étude de *l'aphasie* dans ses
formes variées, ne nous fournit-elle pas la preuve? Et enfin quelle co-
ordination n'exige pas l'exécution des mouvements volontaires, par
exemple la marche normale?

A côté des organes internes que nous venons de passer rapidement
en revue, il en est un qui est externe, mais qui par là même mérite
une mention spéciale: c'est la peau, qui non seulement nous protège
contre les effets nocifs venant du dehors, mais qui aussi (avec des variations dans son apparence et dans l'énergie de ses fonctions suivant
les différents âges) est par la respiration insensible en rapport avec
les fonctions du corps en général et avec chaque viscère en particulier.
C'est ce qui s'applique avant tout aux reins, mais aussi aux muqueuses,
respiratoire et digestive; cette dernière qui forme au point de vue em-
bryologique l'entoderme par opposition à l'ectoderme, peut littérale-
ment se réfléchir sur la surface extérieure. Mentionnons à ce titre les
démangeaisons à causes profondes (1), les éruptions cutanées dans
l'urémie, dans le diabète, dans les troubles digestifs, circulatoires,
respiratoires et sexuels, de plus celles qui sont consécutives à des infections ou à des toxiques, même à des médicaments, y compris les
exenthémes sérothérapiques, les pigmentations etc. qui sont tous l'expression visible d'actions venant du dedans. C'est dans le sens inverse,
de dehors en dedans que se produisent les ulcéres duodénaux, à la
suite de brûlure d'une grande étendue. Rappelons encore que la peau
exerce, en raison de sa richesse en vaisseau et en sang, une influence
décisive sur la régularisation de la chaleur et par conséquent sur la
pathogénie de la fièvre et qu'elle sert tous les jours de point de départ
à une des causes de maladie les plus fréquentes, les plus triviales: le
refroidissement.

III

Si jetant nos regards en arrière nous voulons tirer des conséquences de ce que nous avons développé plus haut, les faits que nous avons
réunis et qu'il ne serait pas difficile de multiplier, suffiront à prouver
(comme on l'a fait remarquer déjà maintes fois) qu'il y a des liens
plus ou moins intimes entre les différentes parties de cette vaste science médicale, dont le domaine s'étend davantage de jour en jour, attendu que l'organisme forme une *grande unité*, en même temps que (comme les états d'une république fédérative bien consolidée) ses parties

(1) A. NEISSER: «Neurodermien» dans le «Handbuch der prakt. Medecin
von Ebstein-Schwalbe, 1901, III. p. 265.

constituantes restent en possession d'une certaine autonomie. C'est là la raison pour laquelle auprès du lit du malade nous nous trouverons si souvent devant une affection qui n'est pas strictement localiste à l'endroit principalement intéressé, souvent même dans des cas où la maladie n'est nullement «compliquée». Il ne faut cependant pas croire qu'il y ait similitude complète sur toute la ligne. Loin de là, et ici la pathologie contribue largement à élucider la physiologie; les constellations pathologiques prouvent que les affinités physiologiques sont dirigées par des principes conducteurs, d'aprés lesquels se fait le groupement de deux ou plusieurs organes. C'est notamment autour des grands centres que s'édifient des groupes de symptômes, ce que nous appelons des «syndromes» (1); en premier lieu aux alentours du cœur nous mentionnerons les syndromes cardio-pulmonaire, cardio-hépatique, cardio-articulaire, cardio-rénal, etc., (2) ce dernier fournissant en somme, par l'atrophie granulaire des reins, un des plus beaux exemples de constellation réciproque. Tandis que l'affection qu'on appelle «Pouls lent permanent», maladie qui, comme on le sait, se distingue par des attaques répétées épileptiformes, ou syncopales, constitue un syndrome cardio-bulbaire, le type respiratoire de Cheyne-Stokes est de nature bulbo-pulmonaire. Autour du foie se forment les syndromes hépato-rénal, hépato-liénal, hépato gastrique, hépato-péritoneal, etc.

Mais en dehors de ceux-ci et de beaucoup d'autres parmi lesquels il ne faut pas oublier les syndromes cérébro-abdominaux (le vertigo a *stomacho* de Trousseau p. ex.) il y a lieu d'admettre un grand nombre de combinaisons, avec lesquelles il importe de compter au point de vue tant de la diagnose que tout spécialement de la prognose, alors même que leur constatation pathologico-anatomique laisserait encore à désirer. Qu'on se rappelle quelle bagatelle au moins en apparence, un léger catarrhe, une petite névralgie, une indigestion passagére etc. peut suffire pour déranger la santé d'un individu d'ailleurs bien portant. L'organisme dans son ensemble se prête alors à la réaction, il est pour ainsi dire mis au diapason pour un retentissement plus ou moins général. A ce point de vue *G. H. Roger* (3) est aussurément dans le vrai quand

---

(1) Voici comment LITTRE définit le mot «syndrome» dans son dictionnaire de Médecine. 2e édition p. 1545: «Nom que les médecins grecs donnaient à des énumérations de symptômes sans rapport à des maladies déterminées (En allemand il faudrait traduire par, Symptomen complex).

(2) Déjà signalé par BRIGHT, puis étudié notamment par TRAUBE, dans son travail: Ueber den Zusammenhang V. Herz und Nierenkrankheiten, Berlin, 1865.

(3) G. H. ROGER; Introduction à l'étude de la Médecine. Paris, 1899, p. 526.

il soutient qu'il n'y a pas de maladie qui reste locale. Et cependant, grâce à la réciprocité, il ne s'en produit pas moins une localisatión, une délimitation conformément à ce que nous avons exposé en commençant. Il est indubitable qu'au foyer primitif viennent par trop souvent s'adjoindre de nouvelles maladies au détriment de l'organisme, mais rien en revanche ne s'oppose non plus à ce que la réciprocité s'exerce dans d'autres cas à son bénéfice. C'est qu'il s'établit un travail de collaboration: grâce à une alliance double ou multiple il se constitue un cercle non pas vicieux, dans ces cas, mais de *défense*. Citons à titre d'exemple, outre des péritonites circonscrites communes mentionnées au début, certaines exsudations de la plèvre, plus rare, il est vrai: ainsi du pneumothorax par lequel une phtisie jusqu'alors progressive est amenée à subir un arrêt ne fût-ce même que temporaire, pouvant cependant d'après mon expérience personnelle, aller jusqu'à dix, même à treize ans. L'immunité relative signalée par *Rockitansky* (1) chez certains cardiaques, vis-à-vis d'une tuberculose pulmonaire, mérite d'être notée en même temps. Et une fois un pareil cercle de sécurité établi, c'est au médecin dont le premier devoir est de *non nocere* (rappelons-nous ce que Jacoby (2) nous disait à Rome il y a neuf ans de cela) c'est au médecin consciencieux, je le répète, à respecter ce cercle et, si possible, à le consolider. Et qui plus est, la notion des maladies dites salutaires, adonné l'essort à de nouvelles méthodes thérapeutiques, à la lutte d'une maladie contre l'autre. C'est ainsi qu'après les premiers tatonnements, entre autres ceux de feu *Cantani*, la bactériologie a, de propos délibéré (3), donné naissance à la sérothérapie avec la vaccination de *Jenner* pour classique précurseur.

Bien souvent, une maladie ne se laisse pas attaquer de front, il faut la frapper obliquement, c'est à dire par voie de réciprocité. Dans la pneumonie par exemple, le traitement s'adresse généralement au cœur et ce dernier se laisse à son tour, dans les affections cardiaques, attaquer par les vaisseaux (4) la vasoconstriction formant, comme on le sait, un facteur précieux dans l'action de la digitale, ou bien encore dans des cas appropriés, nous essayons de délester le cœur par une

---

(1) ROCKITANSKY: Lehrbuch der pathol. Anatomie, I 1855, p. 304.
(2) JACOBY: «Non nocere», Reprinted from the Medical Record, May 19 1894.
(3) Dans la littérature plus récente citons. O. K. WINBERG: Inoperable roundcelled sarcoma of the upper jaw with success full y treated with the mixed toxins at erysipelas and bacillus prodigeous. Reprinted from the Medical Record May 3, 1902.
(4) «Le cœur péryphérique d'après Huchard» par opposition au cœur central, voir par exemple les consultations médicales du dit auteur 1900, p. 165.

saignée, ayant pour but d'abaisser la pression sanguine et de **dilater** les vaisseaux périphériques. En ce qui concerne la peau nous **restons** parfaitement fidèles au fil rouge de notre exposé, quand, pour **combattre** des affections internes, elle nous sert de vaste champ **d'opéra-**tion pour des interventions hydrothérapiques, dérivatoires ou **contra-**stimulatoires.

Nous pourrions continuer, mais nous nous bornerons à dire **deux** mots de l'opothérapie (organothérapie) ou traitement de **substitution** qui sous sa forme resuscitée est la création de *Brown-Séquard* et **qui** a fourni de si brillants résultats, par exemple contre le **myxœdème.** Mais il faut souligner que l'expérience acquise à ce sujet est **mieux** que tout, propre à mettre en évidence comment une indication **haute-**ment rationnelle en elle-même peut se tromper d'adresse, **frapper à** côté et faire ainsi beaucoup plus de mal que de bien. Il ne **faut pas** oublier que les extraits organiques ne sont point des **préparations** inoffensives; leur emploi ne doit donc pas être étendu légèrement à des domaines encore inconnus, il est surtout à espérer qu'il sera **tenu** un compte sérieux des avertissements qui se sont fait entendre **de tous** les côtés contre l'emploi, peut-être, un peu irréflêchi par le public **de** la *thyroïdène* contre l'obésité (1).

Mais, vous le savez, «mieux vaut prévenir que guérir» outre que la prophylaxie peut tirer profit des divers enseignements qui **décou-**lent sans trop de difficulté de ce qui précède, elle devra avoir **en vue** d'augmenter la résistance personnelle, elle devra principalement **cher** cher à favoriser la bonne harmonie, la proportionalité, la réciprocité, si vous voulez, d'une fonction corporelle à l'autre, entre les parties ex-ternes et internes, mais avant tout entre l'esprit et le corps (2) c'est là ce qui d'ailleurs a de tout temps été l'objectif élevé de l'éducation intrégale de la jeunesse. Et au moment où je vais terminer, permettez-moi, Messieurs, de citer comme pouvant parfaitement me servir de devise, l'immortelle parole d'*Aristote:*

Nihil erit in intellectu quod non antea fuerit in sensu.

---

(1) Citons: HAWORTH: Apathy following use of thureoidin. **Brit. Med.** Journ. Sept. 1, 1900, d'après Centralblatt für innere Medicin 1901 p. 95.
COPPEZ: Troubles oculaires (névrite optique) consécutives à l'usage de préparations thyroidennes. Journ. Méd. de Bruxelles. La Semaine **Médicale** 1901 p. 32.
KURSCHNER und MORGENROTH: Ueber die hämolytischen **Eigens-**chaften von Organ-Extracten (Aus dem königl. Institut f. exper. **Therapie** in Frankfurt a/M. Prof. Ehrilch). Berl. klin. Wochenschr. 1902, p. 870.
(2) Citons: WILH. SCHUPPE: Der Zusammenhang zwischen Leib **und** Secle. 1902.

MONSIEUR LE PROFESSEUR ARTHUR THOMSON (OXFORD):

« Man's cranial form, together with some remarks on the attitude of the medical profession towards Anthropology. »

When first I undertook the delivery of this address I was uncertain with which particular part of my subject I should deal. For this reason I was led to select a title which would afford me the opportunity of varying the details of the matter I might possibly discuss.

There is no lack of interest or variety in the Science which I have the honour to represent. The difficulty consists, rather, in the choice of such an aspect of this particular branch of knowledge as may appeal alike to those who are specialists and those whose interests are less technical, for I am anxious to lay stress upon the fact that even the busy practitioner may render immense service to science, if only he will accurately record the observations which often he alone has the opportunity of making.

I have no wish to delay you with a detailed reference to the history of medecine, but I may perhaps be permitted to point out that Science owes much to Medicine. It was Erasmus who described Theology as the mother of the Sciences. This may be true as regards the Philosophies, but it can hardly be considered applicable so far as the Natural Sciences are concerned. When we remember how closely blended in the past were the interests of the Healing Art with those of Anatomy, Physiology, Botany, Chemistry and Physics, we recognise how much each owes the other, and how much the cultured physician of the time was of necessity an authority on, and oftentimes an exponent of these several branches of study. With the acquisition of knowledge, however, and the vast accumulation of new facts and theories it became no longer possible for one man to attain proficiency in his calling and at the same time maintain a position as an authority on all or even one of these kindred studies. In consequence we find that this state of things early led to Specialism and so in course of time these Sciences became severed from and developed apart from Medicine.

Of the more recent of the offspring of Medicine we may cite Bacteriology and Anthropology.

It is of Anthropology that I wish more particularly to speak, somewhat of a weakling, it may be regarded as the adopted child of Medicine, a child possessing no very marked individuality, but displaying traits of character which certainly render it attractive. Its many sidedness is the source of its weakness and the explanation of its lack of independence. It is little wonder then, that it should have fallen to the lot of medicine to lend a helping hand to assist it through years of adolescence. Its growth is slow rather than feeble, and every decade marks a record of sure and steady progress.

It may not be amiss to consider for a moment why Antropology in its physical aspect should have fallen under the protection of Medicine. Its processes and developments concern themselves with all that appertains to man, and no class is better qualified to assist in the solution of its problems than the profession whose lot in life brings it perhaps most intimately in contact with man in his different conditions and environments.

A skilled observer by education and training, the doctor in the performance of his duties is brought into relation with aspects of human nature denied to most others. A pioneer, as much as the missionary, he is ever in the front rank, seeking to soften by the exercise of his Art, the harsher visitations of nature. His work and eagerness for information often lead him into regions hitherto unexplored, whilst his skill in the relief of suffering usually enables him to win the confidence of those who have profited by his assistance. Thus he has opportunities of studying man which the zoologist or the lay explorer can never rival. But although I have laid stress on that aspect of his work which leads him far afield, along untrodden paths, I would have you bear in mind that even in the more familiar walks of life there is much for him to do.

He is the constant witness of the ever varying influences of Nature. Operative from birth through adolescence to old age and death. The examination of his patients provides him with opportunities for studying their bodily characters and peculiarities in a manner unavailable to others; whilst his observations on disease, nutrition, food, soil, and climate enable him to form an especially valuable estimate of the influence of environment on the individual and on the community. In matters of heredity too his experience often ranges through three and sometimes four generations. For all these reasons the medical man is especially well qualified to play an important part in the development of physical Anthropology. He has done so in the past and there is every reason to hope that he may continue to do so in the future, what is wanted is more co-operation and greater unity of purpose.

Whilst individual observations are always valuable, some attempt should be made to combine in research. Just as now-a-days the enquires into Cancer and Tuberculosis are being conducted in a systematic manner, so, many of the problems of anthropology can only be solved by united effort. I am aware that various attempts have been made in this direction,. but the great mass of the profession has never been approached to share in the work. I cannot help thinking that if medical men in various parts of the world were requested to furnish such data as were wanted, by a duly elected and properly constituted central authority, much useful information would be acquired, whilst it would lend an added interest to the professional duties of those who helped. The appointment of an International Committee of Experts would be the first step towards the realisation of such a scheme. Were any such plan adopted it seems to me imperative that those whose cooperation is sought should be instructed regarding the relation to the enquiry of the facts they are requested to record. In this way you are more likely to obtain satisfactory results than if you merely propound questions and expect answers.

I may perhaps best illustrate my meaning by taking a somewhat detailed example. It is natural that I should select a branch of the subjet to which I have been devoting considerable attention lately, and whilst I would by no means presume to hint that it is of all others the most important, yet it will serve to enable me to point out lines of enquiry which might with profit be pursued by those who are actually brough⁺ in contact professionally with peoples of different nationalities and race.

The subject I propose with your permission to discuss is the vexed question of cranial form and the significance of the cephalic index. I know full well that the matter has engaged the atention of many more competent than I. Yet I think there are aspects of the question which have been overlooked, or at least insufficiently commented on, and that must be my excuse for venturing to address you on what at first sight seems a threadbare topic.

For purposes of convenience, it may be well to group the infuences at work in the determination of cranial form under two heads.

(a)   Those operative from within.

(b)   Those operative from without.

The former includes such factors as volume of Brain, Growth of Su⁺ures, and ossification of bones, Compensation as to balance of Head, Heredity and Breeding. The latter embraces muscular influence dependent on jaw development more of less intimately related to the size of the teeth and consequently associated with diet. In this way environment plays a part in the modification of man's cranial form in the same manner as it is productive of the variety of shapes met with in other types.

I propose to deal with the mechanical influences enumerated un-

der (b) first, because I shall have most to say on this subject and be
cause, if novelty there be in any of my observations, it is mainly concerned with this aspect of the question.

The time at my disposal is so short that I can only touch very
briefly on some of the points which requiere consideration.

In regard to the teeth it is obvious that large teeth must requiere
large jaws. Abundant proof has been furnished by Flower and others
that the Races of Mankind display remarkable variety as regard the
size of their teeth. Large teeth are characteristic of the lower races
whilst small teeth are the attribute of the more highly civilised types.
Apart however from the size of the teeth, testimony is not lacking, to
prove that a reduction in their number is also taking place. The ten-
dency for the wisdom molar to disappear is much more common in
the higher than the lower races and when we remember that examples
are not wanting of jaws in which a fourth molar has been present on
each side, there appears ample justification for the assumption that
a reduction in the number of molars has already taken place and is
still in progress. But it is not only the wisdom teeth which occasio-
nally fail to appear, the lateral incisors also in some cases abort or are
never developed.

If then the number, as well as the size of the teeth, is under-going
a reduction it cannot but be doubted that this must be accompanied
by a diminution in the size of the jaws. Other reasons have been as-
signed to explain the development of the mandible, such as its use
for prehensile purpozes its growth in association with the tongue, and
the changes induced by the altered conditions of the circulation referred to by Fauvelle, (1) but none of these need seriously affect the issue,
since none can compare in potency with the influence exercised by
the teeth. This is perhaps best illustrated in the case of the apes during
the period of the eruption of the permanent dentition, when as Hüter
(2) has pointed out a great increase must necessarily take place in the
molar segment of the body of the mandible to provide accommodation
for those teeth which are not represented in the milk dentition. The
changes which are so characteristic of the apes one would naturally
expect to see displayed in the case of man but here unfortunatelly the
evidence is somewhat conflicting. Pruner Bey held that at birth the
negro child displayed no prognathism whilst Hrdlicka asserts that the
face of colored children is generally more prognathic-than that of

---

(1   Bull de la soc d'Anth de Paris 1838, p. 463.
(2)   Virchows Archiv. Bd. XXIX, p. 21.

white. Here then is an instance of the necessity for further information.

Although we accept it as correct that large teeth necessarily require large jaws it by no means follows that the jaws are more projecting. A moment's consideration will enable you to realise, that, given an equal alveolar length, two jaws may display quite different appearances, in one the curve muy bo of the parabolic type with consequent projection, in the other it may assume an elliptical form with less forward thrust. In one the jaw will be associated with a narrow, in the other with a broad face.

But whilst we have seen that the jaws are liable to many varieties of size and shape due to alterations in the number and magnitude of the teeth, we must also consider what effects these changes will have on the development of the muscles connected with the mandible.

The extent and development of these muscles lead to many variations in the form and extent of the temporal fossae, to mention only one intance of muscular attachment: and no one who has examined a series of mammalian or avian skulls but must have been struck by the remarkable modifications in ths cranial shape induced by a greater or less development of the mucles of the jaws or beak.

As Dr. Keith, to whom I am indebted in this enquiry for much valuable assistance has pointed out the expansion of the temporal area over the side of the skull in the anthropoids is correlated with the developing jaw and the eruption of the permanent teeth. In this group of animals the changes induced are very manifest, because the results are not masked by undue expansion of the Cranial Cavity. In the anthropoids the average cubic capacity of the adult exceeds that of the young animal by from 50 to 150 ces. whilst in man the difference between the cubic capacity of infants a few days old and children of fifteen years of age amounts to 978 cc. (Topinard). As we will see hereafter this expansion reacts on the influence of the temporal muscles.

Whilst these facts have been widely recognised and their influence more or less directly referred to, so far as I am aware no attempt has been made to estimate their value as determining factors in the production of cranial form. Nor need we be surprised at this since the methods of mensuration of the lower jaw now apparently universally adopted by Craniometrists is done altogether useless to enable us to analyse the mechanism of the jaw and its muscles. The only paper to my knowledge dealing with the lever like action of the jaw is one by J. Gorham (1). In this however the author was concerned with the

---

(1) Medical Times. Gazette 1875. Vol. 1 p. 28.

arrangement and form of the teeth as set in the jaw and the forces necessary to raise them. In the present instance we are concerned not so much with the forces exercised on the jaw but with their secondary effects on the parts from which they arise.

The width between the condyles of the jaw is necessarily correlated with the width of the cranial base. The condylo-symphysial length, which is the measure of the distance between two verticals passing in front of the symphysis and behind the condyle whilst the jaw rests by its body on a horizontal plane will indicate pretty precisely the long arm of the lever. By comparing this length with the interconnylic width 100 we get what for convenience may be termed the mandibular index.

$$\frac{\text{Condylo Symphysial length} \times 100}{\text{Intercondylic width.}} = \text{Mandibular Index.}$$

I find this index ranges from 70 to 100; when the index is high it means that the jaw is long proportionately to its width whilst when the index is low the jaw is short relatively to its width. Grouping together my results appears that 13 brachycephalic skulls yield an average mandibular index of 84.8, 11 mesaticephalic skulls an average of 88.8, whilst 20 Dolichocephalic skulls yield a mandibular index of 90.6. There is thus distinct proof of a correlation between jaw length and head length.

Discarding for the time being the influence of the other muscles closing the jaw and confining our attention to the temporals only, it is obvious that a long jaw will require a more powerful muscle than a short jaw to produce the same result at the «bite» provided the force is applied at the same distance from the fulcrum. Were such the case the problem would be fairly easy, but unfortunately Nature provides compensation by varying the position of the point of application of the force. Assuming that the tip of the coronoid process represents the point of maximum intensity of the power exercised by the temporal muscle we find that the distance of that point from the axis of rotation of the temporo maxillary articulation varies considerably in individual jaws.

The length of the short arm of the lever may be somewhat roughly estimated by measuring the distance between the posterior edges of the condyle and the tip of the coronoid process. Reducing this to its proportion to the length of the mandible (condylo-symphysial length) we can obtain an index thus.

$$\frac{\text{Condylo-coronoid width} \times 100}{\text{Condylo-symphysian length}} = \text{Coronoid Index.}$$

This endbles us to determine the proportion of the short arm of the lever to the length of the long arm. I find from comparison of the specimens I have examined that this index ranges from 43 to 31. That is to say, assuming that the force is applied at right angles to the lever and alse that the coronoid process always lies in the same horizontal plane as the lever, the jaw with a high coronoid index will act, provided the same force is applied, with porportionately greater advantage than one with a low coronoid index; for in the case of the jaw with a high index, the force is applied at a point further removed from the fulcrum than in a mandible with a low index. In estimating the amount of force necessary to effect the same result in the masticatory apparatus of two skulls, we have these two factors to consider; First, the length of the lever or jaw as a whole, and, Second the disposition of the force on that lever. The subject thus becomes much more complicated than before, for an examination of a considerable number of specimens proves that these two factors do not always interact upon each other in the same way. Thus we may have a long mandible which will obviously require the exercise of greater muscular force to discharge its functions, were it not that this is compensated for by the fact that that force is applied at a point more remote from the fulcrum. On the other hand, a jaw of similar proportions, owing to the fact that the coronoid process lies closer to the condyle, will require a much greater muscular effort to produce the same result.

There seems to be a correlation between the coronoid index and the cephalic index, for I find that the higher coronoid index is more usually associated with Dolichocephaly, whilst the lower coronoid indices are met with in skulls of the Brachycephalic type. The number of observations however is too few to draw any conclusions from, and further data are required before we can arrive at any definite result. Since then it appears that we are unable to harmonize the counteracting influences of the two factors at work, it occurred to me that perhaps the best way to attempt the solution of force necessary to overcome the same amount of resistance in jaws from diferent skulls the measures of which (the skulls) were known.

As the reader will understand, my object in thus studying the mandible has been to attempt to estimate in each particular skull the amount of force exercised by the temporal muscle to produce a like result. Were we successful in doing this, we should be able to form some idea of the relative developments of the temporal muscles, and thus see whether, as I have already hinted, this development of the muscles has any correlation with the Cephalic Index, and if that be so, whether we are justified in regarding it was one of the predisposing causes in cranial formation. For this purpose I devised an apparatus, details of which are published elsewhere, which enabled me to esti- mate with fair accuracy the amount of force necessary to overcome a similar resistance applied over the incisor teeth of the jaws I experi- mented with. Thus I found that the weights necessary to act as a coun- terpoise to the jaw loaded with 100 grammes placed over the incisor teeth or ·t the «bite», ronged from 320 to 448 grammes. In other words assuming that we closed the jaws with a force equal to 100 grammes at the incisor teeth we would require to exercise a muscular effort equal to from 320 to 448 grammes. And if at the same time we neglect the influence exerted by the other elevators of the jaw, we may regard this as some index of the development of the temporal muscles. Such being admitted, it must also be obvious that a corresponding force will be exerted over the area from which the muscle arises. Granting that this be so we would naturally expect a correlation between the weights recorded and the cranial form, assuming of course that we are prepared to admit that the shape of the head can be affected by any such influences.

Happily for my argument we find this view abundantly supported, for whilst the Brachycephalic skulls average a weight of 370 grammes to counterpoise their jaws loaded to the extent of 100 grammes, we find the Dolichocephalic skulls require a weight of 390 grammes to produce a like result under similar conditions, that is to say, a dif- ference of over $5\ ^0/_0$ in the amount of force necessary to produce the same effect in the two types. Now when we consider the large amount of force a healthy man can exert by closing his jaws it will be at once recognised that the amount of effort necessary to produce this result will vary very greatly, in other words that the Dolichocephals are as a rule furnished with more powerful temporal muscles than the Bra- chycephals, and further, since we have already shown that the mandi- ble of the long headed races is more projecting than that of the round heads, we are justified in assuming that this increased muscularity is necessary to overcome the mechanical disadvantage at which so long a lever acts.

I will not dwell on this aspect of the question further than to re- mind you that the sides of the cranial vault to which the temporal muscles are attached are the parts of the cranium which are most in- tersected by sutures of a complicated arrangement. We can therefore readily understand how this, the region of the Pterion, is less able to withstand long continued pressure, or perhaps it would be better to describe it as that it is more susceptible to the influence of prolonged stress.

Passing now to the consideration of the causes operative from within, I need say nothing of the influence of sutural growth except to refer to the recent work of Papillaut (1) who has shewn that the ocurrence of the melopic suture is more common among races with large cranial capacity and is due to a superiority in the bulk and relative weight of the cerebrum.

What I should particularly like to lay stress upon are the observations of Boas (2) in regard to the cephalic index. That distinguished anthropologist has succeeded in establishing certain correlations which are most valuable. Thus he shows that the diameters of the skulls are primarily determined by its capacity, the height appears to be most closely associated with the capacity, the length least so. On the other hand the correlation between the breadth of the face and the horizontal diameters of the head shows the two transversal diameters to be very closely correlated, while the length of the head is more closely correlated, with the height of the face. Boas further states that when capacity is introduced into our consideration of the question a compensatory growth is found to exist between the breadth of the head on the one hand and height and length on the other. «The relation between capacity and head diameters is found to be of fundamental importance, and among these, the relation between the transverse diameter and the capacity is most significant. ›

Failing the time to refer to other considerations of interest in this connection I must content myself with drawing your attention to the confirmation these views receive from those classes of pathological cases in which there is either a diminution or an excess in the volume of the cranial contents. I refer to Microcephaly and Megalocephaly of a hydrocephalic type.

The apelike characters of the former have frequently been referred to, whilst the «old fashioned» or intellectual appearance of sufferers at an early stage of the latter disease has often been remarked upon. For our purpose it is important to note that these appearances are entirely dependent on cranial capacity. The Microcephal is usually a pronounced dolichocephal of a simian type, whilst the chronic hydrocephal usually displays the appearance of exaggerated brachycepaly. Perhaps

(1) Bull de la Soc d'Anth de Paris. Tome II 3 ser. Ie fas.
(2) The Cephalic Index. American Anthropogis t R. G. Vol. I. 1899 ,' 4448.

one of the most interesting points in connection with both these classes of cases is that while the cranial vault, i. e. that part of the calvaria
developed in membrane, displays great variation in form and size,
the cranial base, i. e. that part of the skull ossiffied in cartilage shows
little evidence as a rule of much alteration of its relative proportions.

It seems we have thus an explanation of how by increase in the volume of its contents the cranial capacity can not only be enlarged,
but the shape of the cranial envelope modified. One might have expected to have obtained confirmatory evidence of these views by
noting the changes which occur in the form of the head attendant on
its increase in capacy during growth. The evidence adduced however is very conflicting, whereas some observers maintain that as the
child grows, its head increases to a proportionately greater extent in
the transverse diameters, others assert that increased relative length
is the rule. Both are probably right, and the discrepancy between
them is due to the fact that their observations have been made on
different types, types in which the various factors interact differently
so as to produce different results. Here we have an admirable instance
of the kind of information much desired and surely readily obtainable
if only the want was proclaimed. It is highly probable that a negro
child's head is much rounder than it is in the adult, in this respect
resembling the anthropoids, whilst the head of a white infant is probable more elongated than it is in after life. The changes being due
entirely to differences in cranial capacity and the influence of the
masticatory apparatus, until such evidence is forthcoming, however,
it would be rash to venture upon any conclusions.

Considering the membranous nature of the cranial vault during
growth and development, as contrasted with the cartilaginous base,
it stands to reason that the vault will be reacted an more readily than
the base; and given a cavity of oval or elliptical form with elastic
walls the more its contents are increased the greater will be its ten-
dency to assume a spherical shape.

That man is descended from a pronounced dolichocephalic type
with a cranial capacity lower than that of any existing race is generally conceded, it follows that the modifications in shape consequent
on an increase in the volume of the brain will tend towards sphericity,
in other words, the cranium will be come rounder. All the evidence
seems to point this way, and although there may be some who doubt
the validity of such an argument they will I trust be convinced with
the proof, I now propose to supply.

It occurred to me that it might be possible experimentally to test the influence on the form of the skull of these mechanical agencies which we have just discussed. This, I have done, in the models which I show you. In these the vault and sides of the cranium have been cut away, leaving only the base. To this has been cemented a rubber bladder which can be inflated through a tube passing through the foramen magnum. To the sides of this bladder have been cemented a number of silken cords arranged as are the fibres of the temporal muscles. By affixing weights to these, or by putting a strain on them, we can exert an influence over the area of the bladder to which they are attached, comparable to that which the temporal muscles exercise on the cranial walls. We are thus provided with a means of testing the changes induced by increased capacity, for by altering the degree of distension of the bladder we can simulate pretty closely the natural process. We can further test the influence exerted by the temporals by putting a strain on the fibres of the imitation muscle in the model. Let me now proceed to demonstrate what takes place in these models under different conditions. I have one model here in which the temporal muscles are not represented. On this we can test the influence of increasing distention on the cranial envelope. With just such an amount of air within the bladder as is necessary to slightly distend its walls we obtain a form which is distinctly reminiscent of the anthropoid apes. The internal pressure is not yet sufficient to distend the fore part of the cavity and in consequence, the brow ridges remain prominent and outstanding, whilst the shape assumed by the vault is that of pronounced dolichocephaly. On increasing the internal pressure by the injection of more air, the frontal region becomes gradually inflated, with consequent gradual disappearance of the prominent supra-orbital arches; in fact as the internal tension is increased the envelope alters so as to display successively the contours associated with such types as that of Pithecanthropus and the skulls of the Neanderthal loid and Australoid races. As yet however the vault preserves its elongated and narrow form thus exhibiting in almost every detail the characteristics of the skulls of what may be termed the primitive races of man. On proceeding still further with the inflation of the balloon, the expansion, whilst general througout, particularly affects the height and width of the vault passing through all the stages of decreasing dolichocephaly through mesaticephaly to pronounced brachycephaly. The consequent elevation of the frontal region at length causes the entire obliteration of the projecting brows, and the appearance presented by the model displays all the features of a skull of elevated type.

Il may be argued that the foregoing experiment proves nothing, yet whilst admitting that the means employed are only a crude imitation of Natures processes, it must be conceded that the model displays in a very striking manner the appearances exhibited by skulls of different types.

The cause of the production of the supra-orbital ridges and their subsequent disappearance by the further distension of thé cranial cavity is most instructive. We see now the necessity for the massing of the bone in this region in skulls of small cranial capacity. The craniofacial axis is as essential to the face, as it is to the calvaria. A reduction in the size of the latter does not necessarily reduce the length of that base from which the skeleton of the face depends.

As a consequence, however, of the reduction of the size of the cranial cavity the bone over the orbital ridges must be thickened in order to afford a base of resistance, through the superior maxilla, against the bite of the mandible. When however, the distension of the cranial cavity leads to an expansion of that space over orbits and a consequent elevation of the frontal region, the necessity for this heaping up of the bone over the brows disappears, since the orbital and ascending plates of the frontal bone are now disposed at such an angle as to greatly enhance the strenght of this part of the skull without entailing so much bony deposit.

The experiment furter demonstrates the gradual transition from the dolichocephalic to the brachycephalic form, which accompanies increased cranial expansion. It scems absurd after this exhibition of the influence of internal pressure to discuss the independent origin of the dolichocephalic and brachycephalic types. Everywhing points to the Dolichocephalic as being the older stock, and though it may have taken many thousands of years to have evolved the rounder headed races, we have only to consider the evidence adduced in connection with Hydrocephaly, and the facts demonstrated in the above experiment to realize how readily this transformatiou may occur and how intimately it is associated with increased internal capacity.

Whilst undoubtedly the influence of capacity is of paramount importance in man we can study in the models the modifying influence of the temporal muscles by exercising a certain amount af traction on the silken fibres which represent these structures. This is best done by the application of weights and as the results show, considerable alterations are effected thereby. As will be seen the effet produced varies with the degree of distension of the capsule, and the amount of weight employed and whilst the results are not so striking as might be expected, still they are sufficient to prove that they must be taken into account in considering these varieties and subtilties of cranial form to which, of late, Sergi has directed special attention. Further as will be seen the result differs accordingly as different parts of the muscles contract (as represented by the tension exercised on the silken cords). Now an examination of skulls of different types clearly demonstrates the fact that the expansion of the area of attachment of the temporal muscles does not always take place in the same direction. Some tend to rise on the side of the cranium, whilst others spread further backwards. In this connection there seems reason to believe that the posterior fibres of the muscle are better developed in those who use their jaws in a grinding fashion, and probably this is correlated with the wear of the teeth so characteristic of certain races. No doubt the tough and gritty nature of their diet may to some extent explain the attrition of the teeth in certain races, but it would also be a direct cause of the more powerful grinding movements necessary to reduce the food to pulp, thereby increasing that part of the muscle more particulary concerned in the grinding movement. Be that as it may, the fact remains that when in the model the capsule has been distended so as to assume an ovoid form, an increased traction of these posterior fibres at once converts the shape into that of an ellipsoid.

The time at my disposal has prevented me from touching on many subsidiary details of no little importance, nor have I been able in this general survey to refer, in even a general way, to the researches of others. My endeavour has been rather to prove that the shape of man's head in his higher developments is the outcome of those physical and intellectual environments which have led, on the one hand, to the the reduction in size of his jaws, and on the other, to the increased volume of his brain. These attributes are perpetuated by the influence of Heredity and modified by Cross breeding and the laws of Natural and sexual selection, but there is no constancy about them since they are in Primarily dependent on the physical forces which we have just discussed, have I trust been able to trace the gradual ascent in the form of mans cranium from one group to the other, thus disp:sing of the necessity of explaining the existence of the Dolichocephalic and Brachycephalic types as due to independent origins.

Furthermore I have endeavoured to show how the confirmation of this solution of the problem to man's varied cranial form can be assisted by the careful and accurate records of those in practice, who have opportunities of noting the changes in jaw form and head shape, during the periods of growth from infancy to maturity.

In conclusion let me say that as regards the cephalic index I am in entire agreement with Professor Boas who considers that whilst that index «is a convenient practical expression of the form of the head, it does express any *important anatomical* relation. My own observations entirely confirm his view that the relation between capacity and head diameters is of fundamental importance, and that among these the relation between the transverse diameter and the capacity is the most significant.

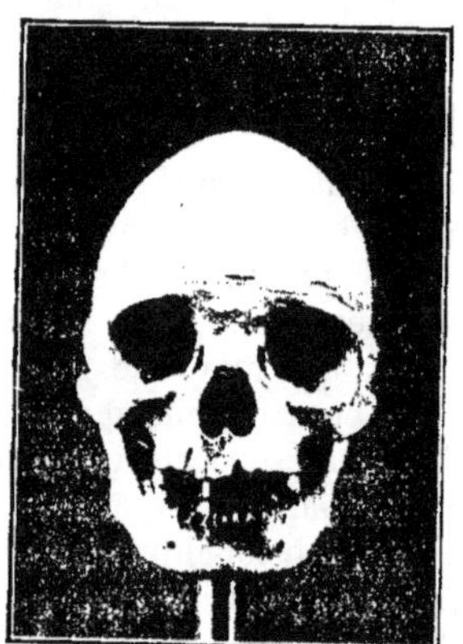

Fig. 1 A

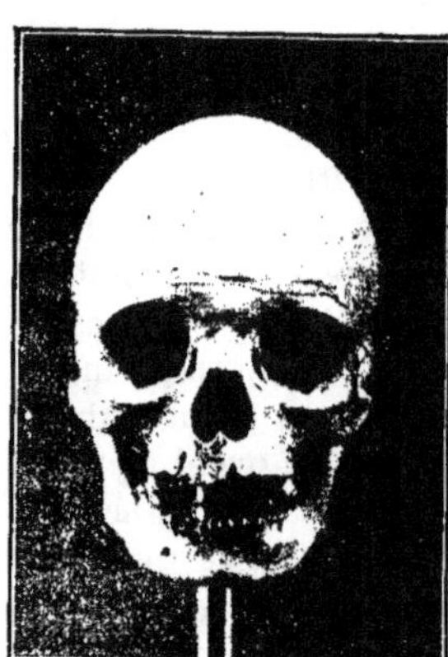

Fig. 1 B

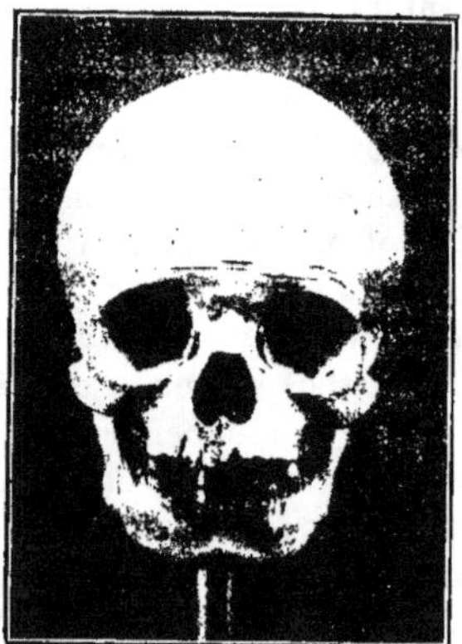

Fig. 1 C

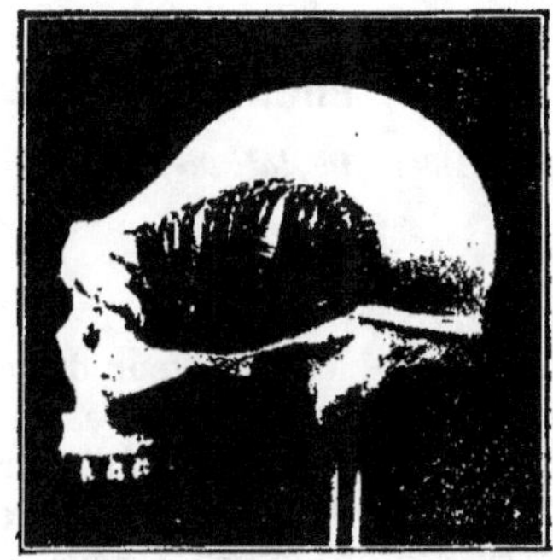

Fig. 2 A

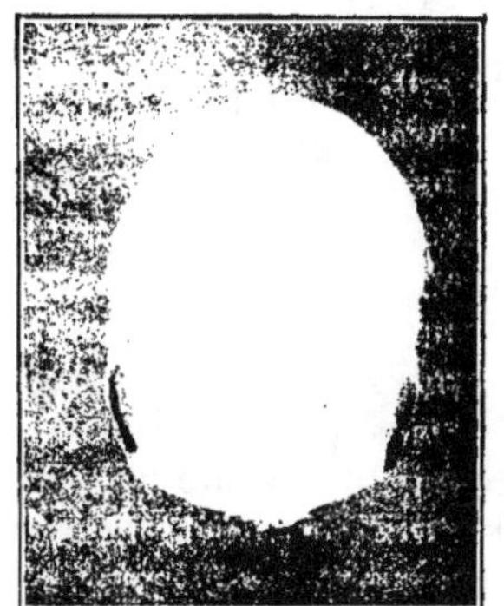

Fig. 3 A

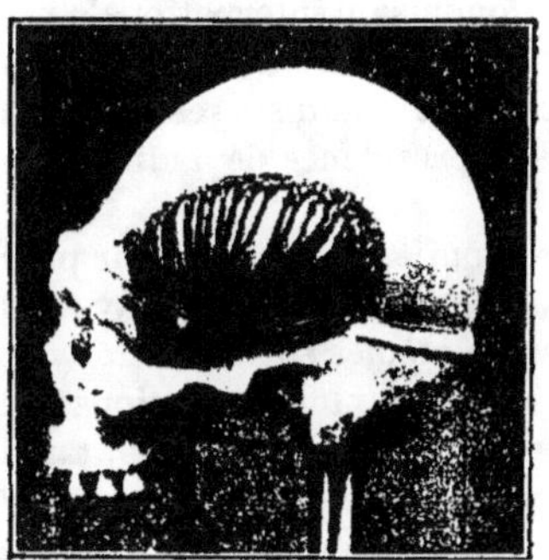

Fig. 2 B

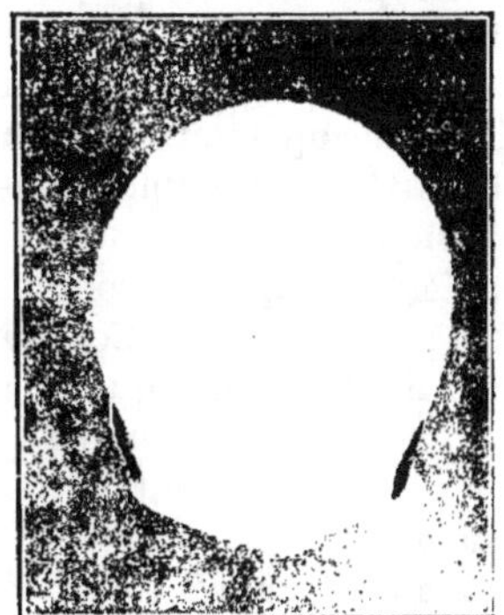

Fig. 3 B

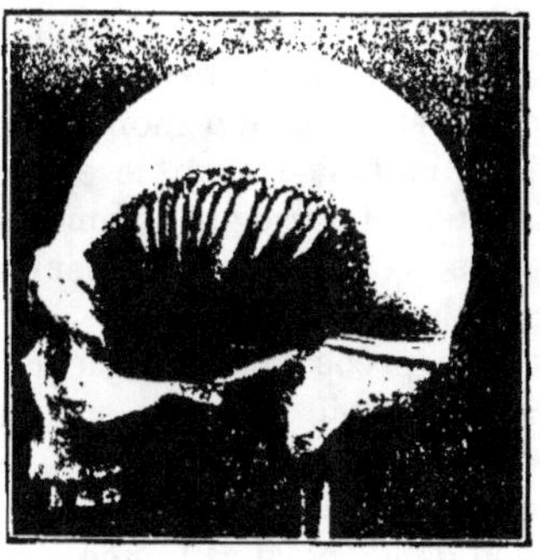

Fig. 2 C

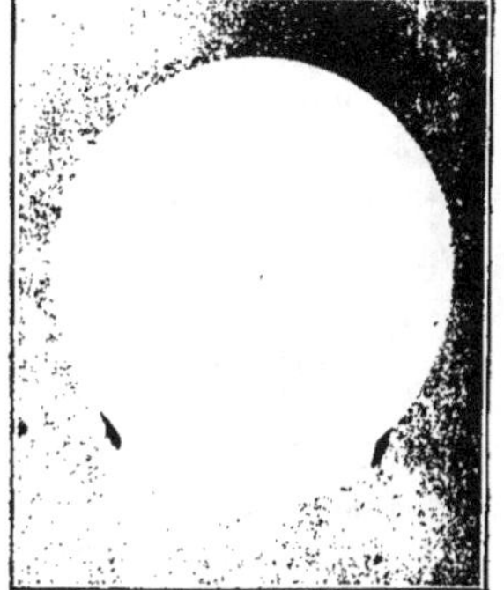

Fig. 3 C

MONSIEUR LE DOCTEUR EMILIO R. CONI (BUENOS-AIRES)

« La Lutte antituberculeuse dans l'Amérique latine ».

Monsieur le Président.

Messieurs,

Nous tenons à remercier vivement le Comité organisateur de ce Congrès, pour nous avoir nommé relateur d'une de ses assemblées générales. Il a voulu honorer dans la personne d'un modeste travailleur de la science médicale, l'Amérique Méridionale, et au nom de notre pays, la République Argentine, nous lui présentons le témoignage de notre profonde gratitude.

En janvier 1901, le premier Congrès Latino-Américain réuni à Santiago, capitale du Chili, constituait une Commision internationale permanente chargée de diriger la lutte antituberculeuse dans les nations de l'Amérique latine d'après un programme soumis à ses délibérations. Cette assemblée nous remit alors la présidence de ladite Commission.

Pour remplir de son mieux le mandat confié, elle crut devoir prendre pour modèle le Comité Central de Berlin, qui poursuit avec autant d'intelligence que de persévérance, les mêmes fins.

Les renseignements recueillis apprirent que plusieur nations sudaméricaines avaient entrepris la lufte depuis quelques années, tandis que d'autres étaient restées complètement inactives. Avant de mettre la main à l'œuvre, il fallait connaître l'importance numérique de l'ennemi commun, pour pouvoir tracer un plan méthodique de combat et uniformiser les moyens d'action, afin que la croisade antituberculeuse eût le meilleur résultat possible.

Des recherches statistiques sommaires démontrèrent à la Commission permanente, que la tuberculose existait dans une forte proportion au Brésil, au Chili, au Pérou et au Vénézuéla; beaucoup moins dans l'Argentine, l'Uruguay, le Paraguay, le Mexique, la Colombie et San Salvador, enfin, que la Bolivie et l'Equateur figuraient comme les deux pays les plus favorisés, la tuberculose étant presque inconnue dans quelques-uns de leurs centres de population.

Comme la lutte contre la tuberculose, préoccupe actuellement l'attention du monde entier, nous avons pensé qn'il y aurait quelque intérêt pour cette savante assemblée, de connaître—tracés à grands traits—la marche, les tendances et l'état actuel de la campagne antituberculeuse dans le nouveau continent. J'ai donc choisi ce thème pour en faire le sujet de ce court rapport.

La première résolution adoptée par la Commission Internationale permanente fut de fonder une revue qui, tout en étant un lien, servirait à la propagande, ferait connaître les travaux de la Commission, aiderait la fondation des Ligues dans les Etat américains, cimenterait l'esprit de solidarité et l'harmonie des moyens d'action, qui doivent existe, entre des associations créées dans le même but.

La Commission n'ayant pas de ressources, la Ligue argentine contre la tuberculose lui offrit une aide puissante en mettant le journal à sa disposition, qui porta la première année le nom de «Revue de la Tuberculose», et fut remplacé plus tard par celui de: «La lutte antituberculeuse».

Nous déclarons avec la plus grande satisfaction que le concours de ce journal a été infiniment utile à la Commission Internationale. Sa propagande infatigable a réveillé de leur apathie les gouvernements et les peuples américains, qui ont compris combien il était criminel de rester calmes et indifférents devant le terrible fléau.

Aujourd'hui les ligues antituberculeuses fonctionnent au Brésil, dans l'Argentine, au Chili, dans l'Uruguay, le Paraguay, la Bolivie, l'Equateur et à Cuba; d'autres sont projetées ou en voie de formation au Pérou, dans la Colombie, au Vénézuela, au Mexique, à San Salvador et à Costa Rica. Les gouvernements de ces derniers Etats se sont intéressés aussi à l'importante question.

Au Pérou le gouvernement a nommé par décret du 5 janvier 1900 une commission de médecins éminents et les a chargés: «de rechercher les causes de la tuberculose dans le pays, d'étudier les mesures à prescrire pour combattre, ou tout au moins, pour diminuer autant que possible les ravages de la maladie» Les travaux de cette commission ont été en partie publiés par la «Gaceta Médica» de Lima et certainement provoqueront bientôt la création de la ligue péruvienne.

Dans la Colombie, l'Académie de Médecine de Bogotá, a approuvé une série de conclusions touchant la prophylaxie tuberculeuse, et tout nous porte à croire, que la guerre civile désolant cette contrée, a retardé la création de la ligue.

La même observation peut être faite à propos du Vénézuela. La «Gaceta Médica» en publiant les premières statistiques de démographie sanitaire du pays, a révélé la mortalité tuberculeuse considérable de Caracas et par conséquence, l'urgence d'adopter des mesures spéciales.

Le Mexique par l'intermédiaire de son «Conseil Supérieur de Salubrité», présidé par le Docteur Licéaga, s'est occupé aussi sérieusement de la lutte antituberculeuse depuis quelques années. Pour la rendre plus efficace, le Conseil espère que la ligue ne tardera pas à être créée, afin de réunir les efforts louables du peuple, du gouvernement et des municipalités.

San Salvador, Guatemala, Nicaragua et Costa Rica, n'ont pas voulu rester en arrière. Il suffit, en effet, de parcourir les publications médicales de ces républiques, spécialement de la première—San Salvador —pour se rendre compte que leurs autorités sanitaires commencent à manifester un certain intérêt pour ce qui regarde la tuberculose.

Quant aux autres pays, dont les ligues sont déjà organisées, on peut avancer que le premier rang dans l'Amérique Méridionale correspond sans aucun doute à la République Argentine et à Cuba dans l'Amérique Centrale. Le problème a été abordé par ces deux nations d'une façon très pratique, créant des dispensaires antituberculeux, des sanatoriums, des colonies de vacances, des hospices marins, et visant l'éducation populaire par une active propagande et vulgarisation. En outre, leurs autorités ont sanctionné des arrèts renfermant une série de mesures prophylactiques de la plus haute portée.

Contrairement à ce qui se passe en Europe, à propos de la tuberculose, où l'iniciative particulière a pris une grande part, l'Amérique latine est obligée de compter presque exclusivement sur le concours des pouvoirs publics; la lutte a, pour ainsi dire, un caractère semi-officiel. Les classèes aisès n'ont pas été émues par l'appel qui leur a été adressé et la classe médicale en général—il est triste de le constater— fait preuve de la plus grande indifférence pour la noble et rùde tâche entreprise.

L'organisation sociale actuelle des pays de l'Amérique latine, ne permet pas de compter non plus sur l'appui des sociétés mutuellistes, qui pourraient prèter une aide puissante à la création des sanatoriums populaires, remplaçant ainsi jusqu'à un certain point, les immenses avantages des assurances allemandes sur la maladie et l'invalidité. Voilà pourquoi dans le nouveau continent l'œuvre des sanatoriums constitue un problème réellement difficile à résoudre et bien plus encore leur entretien et leur fonctionnement.

Le Brésil (1), le Chili (2), l'Uruguay (3), l'Equateur (4), le Pé-

---

(1) Le terrain choisi par la Ligue est celui de Tunel Grande (Etat de Sao Paulo); il longe le chemin de fer anglais de Minas et Rio.

(2) La ligue chilienne a résolu d'acheter la propiété de M. Perez Eatsmann, situé sur la plage de las Cruces près de Cartagena.

(3) La construction d'un sanatorium est projeté à Melilla (département de Minas).

(4) Sanatorium Rocafuerte, près de Quito, à 2.850 mètres sur le niveau de la mer, et dont la construction est très avancée.

rou (1) et Cuba (2) projettent ou bien ont déjà commencé à construire
leurs sanatoriums dans des localités, dont la situation ne laisse rien à
désirer. Nous leur souhaitons une longue ·et facile existence, espérant
qu'ils ne seront pas obligés de fermer leurs portes, comme celui de
Porta-Cœli, en Espagne.

L'Argentine possède, depuis deux ans, un sanatorium mixte dans
la province de Córdoba, auquel le parlement argentin a accordé une
subvention de 200.000 nationales (environ 420.000 francs). Cet établissement, très bien situé, construit d'après l'hygiène et le confort modernes, qu'on pourrait parfaitement comparer avec les meilleurs sanatoriums allemands, lutte aussi contre le manque de ressources.

D'autre part, la ligue argentine subsiste grâce à la corporation du
Congrès National, du Pouvoir Exécutif et de la Municipalité, et au travail persévérant d'un groupe réduit de médecins qui lui ont consacré
leur temps, au détriment de leurs propres intérêts. Ces médecins sont
convaincus qu'il faut, actuellement, faire converger l'action et les
efforts, à l'œuvre des dispensaires antituberculeux, à la création des
colonies de vacances (3), d'hospices maritimes, etc., et aussi à la propagande et à la vulgarisation actives qu'elle considère comme la base
du succès.

Pour obtenir des résultats positifs, la lutte antituberculeuse doit
commencer avant tout par instruire le peuple à son égard. Pour cela,
elle a mis en pratique divers moyens: catéchismes, tableaux muraux,
conférences publiques, instructions variées sur des feuilles volantes
ou publiées dans les journaux. Elle a complété son œuvre en faisant
sanctionner un arrêt municipal qui édicte des mesures sévères pour
la prophylaxie tuberculeuse (4).

Si l'Allemagne et la France occupent le premier rang en Europe
quant à la propagande antituberculeuse, trois nations dans l'Amérique

----

(1) La Comission Almenara en 1895, affirme que la zone la plus favorable
pour un sanatoriun est celle qui se trouve en face de la station du chemin de
fer de Tamboraque, à 3.209 mètres sur le niveau de la mer.

(2) Le domaine de «Asuncion» près de «Arroyo Naranjo» a été choisi pour
devenir le futur sanatorium.

(3) La ligue argentine a établi comme essai en novembre 1902 une colonie
d'été (sommerpflege des Allemands) de cinquante enfants faibles, la plupart
issus de parents tuberculeux. Au bout de trois semaines on a obtenu une moyenne d'augmentation de poids de 3 k. 800 grammes.

(4) La déclaration et la désinfection obligatoire des cas de tuberculose
pulmonaire ont été décrétées à Buenos-Ayres en 1892 et 1893 par arrêtés municipaux. Dans l'espace de treize ans (1889-1901) le service public de désinfection est intervenu en 7494 cas de tuberculose pulmonaire. D'autre part, le
laboratoire de l'Assistance Publique a analysé dans deux ans 1256 crachats,
dont 618 renfermant le bacille de Koch.

latine méritent aussi d'être mentionnées: l'Argentine, le Brésil et le Mexique.

Les renseignements suivants confirmeront l'exactitude de cette affirmation.

La ligue argentine, dans quinze mois d'existence, a distribué plus de 600.000 pièces servant à l'éducation antituberculeuse. Jusqu'aux régions les plus éloignées de la République, elle a fait parvenir son catéchisme, ses instructions sur la tuberculose et l'alcoolisme, ses tableaux muraux (1), etc. Enfin, elle a divulgué les connaissances prophylactiques utiles et instructions sur la maladie populaire au moyen de boîtes d'allumettes (2).

Un des membres de la ligue, conseiller municipal, a réussi à faire sanctionner en Avril 1902, un arrêt spécial concernant la prophylaxie de la tuberculose. C'est un des plus complets que nous connaissons. Il a mérité l'honneur d'être publié en français, anglais, allemand, italien et portuguais par les journaux qui s'occuupent spécialment de la tuberculose (3).

Pour maintenir en éveil l'esprit populaire, la ligue a célébré dès sa première année d'existence, une série de conférences populaires avec projections lumineuses, qui ont été trés suivies. En outre, elle a distribué gratuitement chaque mois quelques milliers d'exemplaires de son journal, qui rend compte et tient le public au courant de ce qui se fait dans le monde entier pour combattre la tuberculose.

Si nous passons au Brésil, nous verrons qu'une des premières initiatives remonte à 1893. Cette année-là, le Docteur Clemente Ferreira, de São-Paulo, traça le plan d'une association destinée à combattre la tuberculose par l'enseignement prophilactique et l'éducation hygiénique du peuple et par les sanatoriums pour indigents tuberculeux.

La Société pauliste des sanatoriums populaires fut créé sous le patronage de la Société de Médecine et de Chirurgie de cette capitale et constitue une vraie ligue contre la tuberculose. Le Docteur Ferreira a publié en portuguais, l'intéressant opuscule du Docteur Knopf, récompensé au Congrés de Berlin, intitulé «La tuberculose comme maladie du peuple et moyens de la combattre.» En union avec le Doc-

---

(1) Ces tableaux muraux ont été distribués dans les écoles et collèges, sociétés diverses, bureaux publics, etc. L'enseignement antituberculeux est obligatoire dans les établissements d'éducation de presque toutes les provinces de la république.

(2) La Compagnie Générale d'allumettes, livre au commerce mensuellement des millions de ces boîtes.

(3) Vu l'importance de ce document nous le transcrirons à la fin de ce rapport.

teur V. Godinho, ils font paraître «La défense contre la phtisie organe officiel de l'association pauliste des sanatoriums populaires.

Au Brésil, après São-Paulo, Rio de Janeiro, Bahia, Pernambuco, Juiz de Fora, Curytiba, Campos, etc. ont suivi le même exmple. Ces ligues donnent beaucoup d'importance á l'éducation populaire qu'elles fomentent au moyen de conférences publiques, instructions imprimées, etc. Le Conseil Municipal de Rio de Janeiro a sanctionné en 1901 un arrêté sur la prophylaxie tuberculeuse, qui contient des mesures du plus grand intérêt. Grâce aux efforts de la ligue brésilienne, présidée par le Docteur Azevedo Lima, auquel la lutte antituberculeuse doit tant á Rio de Janeiro, un dispensaire a été ouvert dans cette capitale au commencement de 1902.

Une ordonnance municipale a inscrit la tuberculose pulmonaire parmi les maladies de déclaration obligatoire et depuis 1899 la désinfection dans le même cas est aussi obligatoire.

Comme nous l'avons dit plus haut, le Conseil supérieur de salubrité du Mexique s'est mis á la tàche avec zèle, distribuant parmi le peuple des instructions concernant les tuberculeux et leur entourage. Un opuscule intitulé «Défense contre la tuberculose» a été répandu à profusion. L'ouvrage du Docteur Knopf a été traduit à l'espagnol par le Docteur Vergara Lopez, et finalement, un service bactériologique gratuit pour l'examen des crachats, a été organisé.

La ligue chiliénne dont le siége est à Santiago a été fondée le 26 Mai 1901. Elle compte à son actif des travaux importants. Distribution de prospectus contenant des instructions populaires, plaquettes, affiches sur les murs, etc. Actuellement elle se préoccupe de la création d'un hospice marin et d'un dispensaire; ce dernier d'aprés son président le Docteur A. del Rio commencera à fonctionner dans le courant de cette année. A l'Institut d'higiène, la ligue a réussi à établir un service bactériologique gratuit pour l'analyse de crachats.

Malheureusement les démarches faites pour fonder des ligues similaires dans les principales villes (Valparaiso, Concepcion, Serena), n'ont pas encore abouti. La déclaration de tuberculose est obligatoire à Santiago, mais la désinfection est seulement facultative.

La ligue contre la tuberculose a été fondée à Montévideo, capitale de l'Uruguay, le 16 Juillet 1902. Elle a fait des conférences publiques, distribué des instructions pour la prophylaxie de la tuberculose et contitué une société de dames qui prètent un concours actif, en recueillant des fonds. Le premier dispensaire à cette heure doit déjà fonctionner dans le même local ocupé par la ligue. L'Institut d'hygiéne prête son concours pour faire gratuitement l'analyse des crachats.

Au Venezuela, le Conseil d'administration des hôpitaux civils á distribué en feuilles volantes les préceptes sur la tuberculose, publiés par l'Institut impérial sanitaire de Berlin. Les docteurs Razetti et Herrera Vegas, s'occupen⁺ de fonder une ligue, retardée sans doute à cause de la guerre dont ce pays a été dernièrement le théâtre.

Au Pérou, les docteurs Belisario Sosa et Rómulo Eyzaguirre se proposent aussi d'en fonder une, espérant pour cela, que le rapport de la commission spéciale nommée par le gouvernement soit publié.

Dans la capitale du Paraguay, à l'Asuncion, la ligue contre la tuberculose présidée par le docteur Hector Velasquez s'est déjà constituée et a commencé ses travaux.

Le docteur Valentin Abecia, de la ville de Sucre, a organisé des comités dans les divers départements de la Bolivie; il préside la ligue bolivienne qui a obtenu du Congrès National, la déclaration obligatoire des cas de tuberculose ouverte et l'isolement des malades dans les hôpitaux.

Le Conseil Supérieur de Salubrité de San Salvador a aussi rendu obligatoire la déclaration des cas de tuberculose ouverte, le 26 Octobre 1901 et sanctionné une série de mesures prophylactiques concernant les temples, écoles, établissements publics, etc.

Nous terminerons enfin ce court aperçu en citant la ligue de Cuba qui publie depuis Juin 1902 un bulletin mensuel servant à faire connaître ses travaux. Elle a créé des délégations dans l'intérieur de l'île et fait nommer par le chef de la salubrité de la Havane, une commission pour étudier spécialement les questions de tuberculose. Le gouvernement interventeur provisoire, désireux de créer un sanatorium pour tuberculeux, a soumis le projet à la considération de la ligue. La commision nommée à cet effet, a choisi la propiété d'Asuncion qui a été acquise par le gouvernement. M. Fernandez de Castro a cédé à la ligue ʃe terrain nécessaire pour construire un hospice marin à l'embouchure de la rivière Jaruco afin qu'il soit destiné au traitement des enfants tuberculeux. La ligue cubaine a réalisé de nombreuses conférences et depuis le mois de Février 1902 a établi un dispensaire qui fonctionne à la Havane dans d'excellentes conditions.

Dispensaires Antituberculeux.—Le premier dispensaire antituberculeux de l'Amérique latine a été inauguré à Rio de Janeiro le 26 Janvier 1902 par le Président de la ligue brésilienne, docteur Azevedo Lima. Le président de la république et l'archevêque assistaient à l'inauguration.

Le second dispensaire fut établi à La Havane au mois de Février 1902 par la ligue cubaine contre la tuberculose.

Les deux autres, fonctionnant dans l'Amérique latine, se trouvent à Buenos-Ayres. Le premier a été ouvert au service public le 1er Juillet 1902 et l'autre le 1er Septembre de la même année. Ces dispensaires ont été organisés en prenant pour modèle la policlinique allemande de Fränkel et les dispensaires français et belges. Actuellement on construit uu dispensaire modèle.

La direction scientifique de ces deux dispensaires argentins, prêtant une assistance journalière à plus de cent cinquante tuberculeux indigents étant à ma charge, je crois intéressant de faire connaître les excellents résultats auxquels nous sommes arrivés, malgré le peu de temps écoulé depuis leur ouverture.

Nous avons publié dans «La lutte antituberculeuse» de Buenos-Ayres, la description et le fonctionnement de ces deux dispensaires: Docteur Tornú et Docteur Rawson, désignés ainsi pour rendre hommage le premier à un jeune médecin décédé, véritable apôtre de l œuvre antituberculeuse dans l'Argentine et le second pour honorer la mémoire du premier hygiéniste de notre pays.

Nous accordons à nos tuberculeux pauvres venant à nos dispensaires, une protection et une assistance complètes: le traitement médical et les médicaments, du linge de lit et de corps, des crachoirs de poche et d'habitation (modèle Leune de Paris) et tous les jours un ou deux litres de lait pasteurisé, un demi-kilogramme de pain et 750 grammes de viande de bœuf ou de mouton. Quand les tuberculeux arrivent pour la première fois au dispensaire ils reçoivent l'instruction antituberculeuse nécessaire.

Après avoir été observé par le médecin, on donne au malade une carte d'admission. Ses crachats sont soumis à l'examen bactériologique et le jour suivant, un inspecteur commence une enquête à son sujet, par la visite domiciliare. Il se rend compte des conditions hygiéniques de l'habitation, du degré de pauvreté de sa famille et prend les dispositions nécessaires pour y remédier. Ses observations sont annotées sur un formulaire *ad hoc,* analogue à celui qui est employé par le dispensaire Emile Roux de Lille.

Le tuberculeux est autorisé à envoyer chercher journellement les secours auxquels il a droit; il suffit pour cela de présenter la carte d'admission. Sous peine de la privation de secours pour la première fois et d'être rayé du registre la seconde, les malades sont obligés de porter constamment sur eux, hors de leur habitation, le crachoir de poche, ainsi que d'accomplir strictement les |instructions verbales ou écrites communiquées par les médecins assistants ou les inspecteurs-enquêteurs.

Le poids du malade, pris chaque quinze jours, est inscrit sur les registres, de même que son histoire clinique et les examens de ses crachats analysés périodiquement. Si le patient ne peut pas abandonner son domicile (dans les cas de fièvre, hèmoptysie, prostration, etc.), un simple avis envoyé à l'inspecteur du dispensaire, suffit pour qu'on lui prête l'assistance à domicile.

Les inspecteurs-enquêteurs sont obligés de visiter les malades à domicile une fois par semaine et de communiquer au directeur leurs observations. Tous les quinze jours ils passent un rapport écrit sur le résultat de leurs visites domiciliaires. Si le malade n'a personne qui le soigne et si son état le réclame, on le transporte à l'hôpital des tuberculeux.

Les malades inscrits sont tenus de se présenter au dispensaire au moins une fois par semaine, afin qu'on suive la marche de leur maladie. Après avoir reçu leur ration alimentaire journalière, ils peuvent consulter le médecin, se soumettre aux injections hypodermiques s'il y a lieu, et avant de se retirer, prendre les remèdes à la pharmacie du dispensaire.

Ceux dont la maladie est avancée, les femmes enceintes, ou nourrices, ont droit à une plus grande quantité de lait, ainsi que les tuberculeux dont l'état des organes digestifs l'exige.

Nous insistons rigoureusement sur les abus alcooliques des malades, les menaçant de suspendre les secours accordés s'ils continuent leurs excès.

L'expérience acquise dans la direction de ces deux dispensaires, nous permet d'affirmer que dans la majorité des cas, on observe au bout de quelque temps un mieux sensible. On constate souvent une augmentation de poids, l'appétit s'améliore, l'état général se modifie favorablement et le malade sentant ses forces renaître, peut reprendre son travail interrompu.

L'Allemagne a pu orienter la lutte antituberculeuse vers le sanatarium, grâce aux capitaux énormes des sociétés d'assurances dont elle dispose. Dans l'Amérique latine, la situation est bien différente. J'ai dit plus haut que la lutte antituberculeuse ne peut compter que très faiblement sur la bienfaisance privée et presque exclusivement sur les pouvoirs publics. Les sociétés de secours mutuels ne possédent pas non plus de ressources suffisantes pour soutenir des sanatoriums. Il faut donc s'en tenir aujourd'hui aux dispensaires qui représentent la prophylaxie, l'assistance à domicile et l'éducation hygiénique des familles.

Le dispensaire, certes, ne peut point viser à remplacer le sanatorium, regardé comme le seul instrument efficace pour la cure de la tuberculose. Il doit donc être considéré comme le seul moyen d'étendre au plus grand nombre possible de malades pauvres, les bénéfices d'une assistance médicale et matérielle pour parer aux besoins les plus pressants, représentant ainsi un moyen précieux d'éducation populaire et de propagande antituberculeuse.

Le dispensaire attire une quantité de tuberculeux surtout par les bénéfices qu'il accorde, et par conséquent sert à dépister ceux qui ont été récemment atteints par la maladie.

Le dispensaire guérit économiquement beaucoup de tuberculeux, en soulage un grand nombre, donne à la misère souffrante, la quiétude produite par l'aliment assuré, offre à tous une protection morale qui réconforte, même ceux que la mort va prendre, lenr épargne la tristesse du dernier soupir à l'hôpital en leur facilitant la vie de famille par l'aide matérielle qu'il ·apporte. Humanitaire au plus haut point, parce que son assistance pour le malade est illimitée et ne s'arrète pas, ou pour mieux dire, elle dure autant que son mal.

Il a sur le sanatorium la supériorité de surveiller aussi ceux que la maladie menace, de prodiguer des soins aux incurables que n'admettent pas les hôpitaux et les sanatoriums, leur accordant un traitement qui soulage et l'enseignement nécessaire pour qu'ils évitent, au nom du bien reçu, la contamination de leur prochain.

Le dispensaire peut servir aussi pour sélectionner les malades destinés aux sanatoriums, de contrôle pour ceux qui ont besoin de secours domiciliares, d'aide indispensable à la plus grande partie des individus qui en sortiront. Enfin, il sert à lutter contre l'alcoolisme, contre les habitations insalubres, le surpeuplement et constitue une vraie école d'hygiène.

Aussi longtemps que les pays de l'Amérique latine ne jouiront pas de lois sur l'assurance obligatoire en cas de maladie et d'invalidité, les dispensaires seront la seule arme dout ils pourront disposer, aidés par une active propagande de vulgarisation antituberculeuse.

Cette communication, Messieurs, n'a eu d'autre objet que vous démontrer combien le noveau continent tàche de mettre en pratique les leçons de la progressiste Europe en ce qui concerne cette question si transcendentale de la lutte contre la peste moderne.

Prophylaxie générale de la tuberculose de la ville de Buenos Ayres.

Arrêté municipal du 21 Abril 1902 (1)

Article 1.—En vue d'éviter la propagation de la tuberculose, toute personne, propriétaire ou locataire principal d'une maison doit dénoncer à l'Administration Sanitaire, tout cas de tuberculos epulmonaire, dans les 24 heures qui suivront la visite du médecin au malade habitant cette maison.

Cette déclaration se fera verbalement ou par écrit, dénonçant en même temps, s'il y a lieu, le décès ou la translation du malade.

Art. 2.=L'appartement habité provisoirement ou définitivement par tuberculeux pulmonaire, sera désinfecté en cas de mort ou |de traslation du malade, ainsi que pendant sa maladie, si la famille le sollicite.

Sera considérée comme résidence du tuberculeux pulmonaire|, la maison où il aura couché et demeuré même 24 heures.

Art. 3.—Tant que les dispensaires, sanatoriums et hôpitaux de tuberculeux ne seront pas créés, ces malades seront envoyés á l'hôpital d'isolement (Casa de aislamiento) et seront traités dans des salles séparées des hôpitaux nationaux ou étrangers; les autres seront soignés aux consultations annexes ou dans les dispensaires |antituberculeux installés par la suite.

Art. 4.—A partier du 1er Janvier 1904 les tuberculeux pulmonaires ne seront plus admis dans les salles communes des hôpitaux municipaux, nationaux ou étrangers. L'assistance de ces malades se fera dans des services spéciaux, isolés et organisés à l'effet, sauf dans les cliniques d'enseignement, où cependant l'on n'en gardera pas plus de quatre.

Art. 5.—Le propriétaire ou locataire principal d'une |maison où aurait habité un tuberculeux pulmonaire et où il serait décédé, sans qu'elle ait été désinfectée, souffrira une amende de 200 piastres.

Art. 6.=Dans les endroits que l'homme fréquente et habite: temples, églises, écoles, collèges publics et privés, hôpitaux, hospices, asiles divers, bureaux publics, casernes, ateliers, prisons, théâtres, banques, hôtels, maisons meublées, maisons ouvriéres, etc., dans les maisons de commerce et de réunions publiques, on est obligé d'installer des crachoirs à pied ou fixés au mur, contenant de l'eau et des solu-

---

(1) Nous transcrivons à la fin ce rapport l'arrêt municipal sur la prophilaxie tuberculeuse, qui a mérité l'honneurd'ètre traduit en plusieurs langues par les journaux s'occupant spécialement de tuberculose.

tions antiseptiques, selon la quantité indiquées par l'Administration Sanitaire.

Art. 7.—Au-dessus des crachoirs dont nous parlons dans l'article précédent, on affichera l'ordre suivant: *Crachoir hygiénique. Pour cause de salubrité publique il est défendu de cracher par terre.* L'infracteur de cette disposition souffrira une amende de deux piastres.

Art. 8.—Il est défendu de couvrir de tapis le parquet des églises, salles de spectacles, de bals publics, maisons de prostitution, etc. Après les exercices religieux ou représentations théàtrales, le lavage du sol avec une solution antiseptique est obligatoire.

Art. 9.—Dans les trois mois qui suivront la publication de cet arrèté, les compagnies de tranways, ne pourront plus délivrer de billets détachés de carnets à souches et devront installer des compteurs mécaniques ou faire usage d'appareils automatiques, déjà employés par plusieurs compagnies.

Art. 10.   Deux fois par semaine les planchers des voitures de tramways seront lavés avec une solution désinfectante; ils seront désinfectés totalment une fois par mois sous le contrôle du service de désinfection publique, qui adoptera les mesures nécesaires à l'accomplissement de cette disposition.

Art. 11.   Les compagnies de tramways placeront à l'intérieur de leurs voitures, dans un endroit visible, un avis indiquant au public la défense de cracher par terre. Dans le cas contraire elles paieront dix piastres d'amende.

Art. 12.   Les conducteurs de tramways prieront les voyageurs récalcitrants de se conformer à la disposition de l'article antérieur; dans le cas de désobéissance ils pourront les faire descendre de voiture et requérir s'il est nécessaire, la force publique.

Art. 13.   Les conducteurs qui n'observeront pas ce qui est stipulé dans l'article 7, recevront une amende de cinq piastres, notifiée à la compagnie dont ils dépendent.

Art. 14.   Les voitures de place, de remise et en général tous les véhicules destinés au transport de passagers, seront désinfectés une fois par mois dans les locaux indiqués par l'Administration Sanitaire, qui leur remettra un certificat que le cocher exhibera au passager, sur sa réquisition. L'amende appliquée à l'infraction de cette mesure, dont sera responsable le propriétaire, sera de vint piastres la premiére fois, et double dans le cas de récidive.

Art. 15.   Les laboratoires de l'Assistance Publique feront gratuitement l'analyse bactériologique des crachats envoyés par le médecin ou par les particuliers, afin de faciliter le diagnostic précoce de la tuberculose.

Art. 16. Sur les murs des rues seront fixés des placards interdisant de cracher sur les trottoirs.

Art. 17. Dans les ateliers, fabriques, usines, etc., il sera défendu aux ouvriers de boire directement au robinet; ils se serviront d'un gobelet individuel. Autant que possible, on remplacera le plumeau et le balai par des linges humides pour le nettoyage. En tous cas, pour éviter le soulèvement des poussières, on arrosera au preálable.

Art. 18. Le balayage des rues se fera toujours après l'arrosage et uttant que posible passé minuit.

Art. 19. L'introduction de lait provenant de vaches tuberculeuses de laiteries ou granges qui en posséderaient, est prohibé dans la ville de Buenos-Ayres. L'administration sanitaire pourra exiger du producteur qu'il prouve que ses vaches ont été soumises à l'épreuve de la tuberculine.

Art. 20. Les personnes attaquées de tuberculose pulmonaire ne pourront pas être employées dans les marchés, laiteries, boucheries, fruiteries, ni comme vendeurs ambulants de comestibles et en général, dans tous les commerces où l'on vend et où l'on élabore des substances alimentaires.

Art. 21. Les tuberculeux pulmonaires ne pourront être engagés comme valets de chambre, cuisiniert, domestiques, etc... dans les hôtels.

Art. 22. Les restaurateurs, pâtissiers, épiciers, marchands de vin, etc... ainsi que les vendeurs ambulants de glaces et de rafraîchissements, devront veiller à ce que les ustensiles à l'usage des consommateurs, cuillières, fourchettes, verres, tasses, etc., soient plongés et maintenus quelques minutes dans une solution de carbonate de soude.

Art. 23. Les hôtels qui installeront les chambres higiéniques, jouiront d'une diminution de 50 %, sur les impôts municipaux..

Seront considérées comme pièces hygiéniques celles dont les murs seront peint à l'huile, auront des lits de fer avec sommiers métalliques, pas de tapis, moins la descente de lit, pas de rideaux, planchers ou mosaïque et ameublement simple, facilement désinfectable selon le modéle que donnera l'Administration Sanitaire, bains et water-closets en parfait état de propreté, etc.

Art. 24. Les grilles et les marches des confessionnaux des églises seront désinfectés tous les jours avec une solution de bichlorure de mercure á 1/1.000.

Art. 25. Tous les deux jours sera renouvelée l'eau des bénitiers et au préalable ils seront frottés à la brosse avec une solution de sublimé.

Art. 26.   Dans toutes les fabriques, usines, manufactures, etc. où les poussières industrielles ne sont pas emmagasinées au moment de leur production, les patrons seront obligés d'installer des appareils de puissante aspiration, récipients fermés, etc... ou autre procédé á leur choix, afin de protéger la santé des ouvriers.

Art. 27.   Les banques, maisons de change, etc., qui reçoivent des billets de papier monnaie en grandes quantités, devront les désinfecter selon les instructions qui leur seront indiquées par l'Administration Sanitaire, avant de les remettre en circulation.

Art.   Les directeurs ou propriétaires de bibliothèques populaires devront désinfecter les livres rendus par leur abonnés, d'accord avec les instructions qui leur seront données par l'Administration Sanitaire, avant de les remettre en circulation.

Art. 29.   Les infractions des articles 1, 6, 9, 10, 24 et 25 seront passibles d'une amende de *vingt* piastres et de *cinquante* celles des articles 4, 8 et 26, qui seront toutes doublées en cas de réincidence.

Art. 30.   Publiez, communiquez, etc.

MONSIEUR LE PRÓFESSEUR GUILLEAUME WALDEYER
(BERLIN).

«*Der gegenvärtige Stand der Pyhlo-genetischen
Theorien und des Darwinismus*».

Malgré les instances reiterées du Secretariat Général, ce travail ne nous est pas parvenu en temps opportun pour son insertion dans les Comptes Rendus.

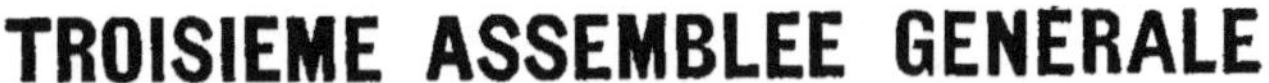

TROISIEME ASSEMBLEE GENERALE

CONFÉRENCES

MONSIEUR LE PROFESSEUR EDOARDO MARAGLIANO (GÈNES)

«La lotta e la immunizzazione dell'organismo contro la tubercolosi».

Ringrazio vivamente il Comitato Ordinatore del nostro Congresso pel grande onore fattomi di affidare a me la conferenza d'uso nelle Assemblee generali, arappresentanza scientifica della mia patria.

L'argomento da me scelto riguarda una delle tante questioni che hanno attinenza colla tubercolosi,-argomento cui da oltre trent'anni nei laboratori ed in clinica dedico la mia attività.

A Bordeaux nel 1895 ho, per la prima volta, anunciato l'esistenza di una antitossina tubercolare e la possibilità di applicarla alla cura della tubercolosi umana.

Questa verità in allora da me anunziata, è ormai, dopo tante vivaci discussioni, confermata da tutti coloro che lavorarono su questo argomento dopo di me. Molti scienziati di laboratorio, e fra questi *Behring e Arloing* hanno infatti trovato che si può ottenere veramente un'antitossina tubercolare negli animali e molti medici pratici di ogni paese hanno confermata pure la sua applicabilità alla cura della tubercolosi umana e la sua efficacia, nei casi di tubercolosi umana non troppo avanzati.

Oggi, Illustri Colleghi, mi propongo di richiamare la vostra attenzione sopra un altro punto della lotta contro la tubercolosi, più elevato della sua cura: quello che è relativo alla ricerca ed alla conozcenza dei mezzi con cui l'organismo può naturalmente difendersi da essa e di quelli che possono in lui creare l'immunitá.

È' un problema questo di cui mi occupo da più anni ed oggi dirò il risultato sintetico dei miei studi.

E qui devo premettere che questi studi non sono solo opera mia personale, ma opera di una intera scuola: sono ricerche sperimentali e cliniche fatte pubblicamente nella mia Clinica Medica e *nell'Istituto per lo studio delle malattie infettive* da me fondato, dove ho una legione di valenti collaboratori e dove si trova a mia disposizione tutto il materiale necessario per le osservazioni, per le ricerche, per gli esperimenti.

Vi ha un fatto, miei Signori, che richiede la riflessione di tutti coloro che studiano la tubercolosi ed è questo: Che malgrado la enorme diffusione negli ambienti urbani del bacillo tubercolaré un gran numero di persone o di animali resta immune innanzi ad esso.

La patogia sperimentale, è vero, ha dimostrato che una immunità assoluta non esiste perchè portando nell'organismo forti dosi di culture virulente, tutti possono esserne colpiti. Ma innanzi a queste esperienze è necessario riconoscere che mai nella infezione spontanea si verifica e si puó verificare quello che accade nella sperimentale quando si iniettano nelle vene forti quantità di bacilli tubercolari.

Perchè, è noto, a creare una infezione ha certo parte importante la quantità dei bacilli che in una unità di tempo vengono introdotti nell'organismo e la via per cui vengono introdotti. Già è noto che la via del sangue è quella che meglio si presta ad una rapida diffusione.

Quindi sebbene i fatti sperimentali provino la possibilità di infettare artificialmente ogni organismo, è indubitato che una grande quantità di persone, malgrado che siano ugualmente esposte ad introdurre bacilli della tubercolosi nelle loro vie aeree ne restano immuni, e clinicamente e praticamente noi medici dobbiamo concludere che esiste una categoria di soggetti la quale è immune dalla infezione tubercolare quale suole nell' uomo determinarsi.

Innanzi a questo fatto nasce il bisogno di sapere in quale modo questa particolare immunità si possegga dagli uni, si perda o non si possegga dagli altri.

E allo studio di questo problema biologico che si sono rivolte anzitutto le indagini mie e dei miei collaboratori.

Dirò anzitutto quale fu il punto di partenza delle nostre ricerche.

Nella patogenesi delle malattie prodotte dalla infezione tubercolare, come per la massima parte delle malattie infettive, sono da prendersi in considerazione i veleni tubercolari quali creatori delle alterazioni dei tessuti e degli umori dell'organismo: i bacilli come creatori dei veleni medesimi.

La sorgente dei veleni tubercolari è di doppia origine: una parte di essi deve ritenersi secreta dai bacilli nel momento della loro attività biologica, una parte sono contenuti nel loro corpo, nel loro protoplasma.

Quelli contenuti nel loro corpo hanno, certo, una particolare importanza, perchè i cadaveri dei bacilli sono capaci di creare nei tessuti le medesime alterazioni che vi creano i bacilli vivi ed attivi.

Ed i cadaveri dei bacilli esercitano questa azione per mezzo dei loro veleni.

Questi veleni, come ho dimostrato, con una serie di ricerche ormai note e di cui ho dato estesa relazione nel Congresso francese per le tubercolosi a Parigi il 1898, si possono estrarre completamente dal corpo dei bacilli per mezzo della ebollizione prolungata in acqua ed hanno potere flogogeno e necrotizzante sui tessuti coi quali vengono a contatto.

Di tutte queste nostre ricerche, ormai conosciute, hanno speciale importanza quelle, colle quali uno dei miei assistenti, *Badano,* ha dimostrato che questo veleno introdotto in trachea, determina nei polmoni degli animali in esperimento focolari di broncopolmonite.

Perchè l'organismo possa vittoriosamente difendersi dalla tubercolosi è necessario quindi che sia in grado di neutralizzare i veleni tubercolari, di impedire la moltiplicazione dei bacilli della tubercolosi e di distruggere i bacilli medesimi.

Metto in prima linea la neutralizzazione dei veleni tubercolari, perchè, se questo non avviene, i veleni alterano gli elementi dei tessuti e creano un terreno più favorevole all'attecchimento dei bacilli medesimi.

Lo abbiamo con una semplice esperienza dimostrato. Se si inietta ad una cavia nella coscia una piccola quantità di veleni tubercolari $^{1}/_{10}$ di centimetro cubico, e poscia vi si inietta una piccola quantità di coltura attiva e virulenta di tubercolosi nel medesimo tempo, si vede che l'infezione cammina più rapidamente di quello che nelle cavie di controllo le quali ricevono la medesima quantità della medesima coltura, senza l'aggiunta dei veleni.

Ciò posto, un'organismo in condizioni fisiologiche possiede mezzi difensivi contro questi veleni?

Per sciogliere un tale quesito abbiamo istituita una serie di esperienze rivolte a ricercare se normalmente nel siero di sangue dei vari animali si contengano materiali antitossici di fronte ai veleni tubercolari.

Tali ricerche fondamentali divenivano solo possibili dopo i miei lavori sui veleni tubercolari.

Come è noto al momento in cui io mi sono occupato di questi studi, si era messo il principio erroneo che fosse impossibile uccidere coi veleni tubercolari la cavia sana e si prendeva come controllo la cavia tubercolosa: controllo evidentemente fallace e che non poteva prestarsi a serie conclusioni.

La tubercolina glicerica che si usava poi, era un prodotto incostante di sua natura, a potere tossico oscillante e non interamente specifico. Oscillante perchè la ricchezza in materiali tossici varia da una coltura all'altra, non interamente specifico, perchè il 50 °/₀ di glicerina contenuto nella tubercolina medesima modifica il significato della sua specificità, essendo la glicerina già tossica per sè stessa.

Coi nostri studi siamo giunti ad avere un prodotto dosato sempre in modo costante, cioè avente 100 unità tossiche per centimentro cubico; tale che un centimetro cubico di esso uccide sicuramente 100 grammi di cavia iniettato sotto la cute.

Per tal modo erano rese possibili esperienze precise, perchè avendo un veleno specifico, sicuro e dosato, si trattava di vedere se il siero dell'uomo e degli animali sani possedeva nelle cavie sane potere neutralizzante contro di esso e con preciso dosaggio del suo potere antitossico.

Queste esperienze, ci hanno dimostrato che il siero dell'uomo sano e robusto contiene senza dubbio materiali difensivi, per cui le dosi mortali di veleno iniettate nelle cavie sommate al siero di questo soggetto, in misura conveniente, le può salvare.

Abbiamo anche sperimentato col siero di vari animali sani ed abbiamo trovato che vc ne sono alcuni che possiedono pure questa proprietà antitossica, altri no.

L'animale nel cui siero abbiamo trovato una maggiore quantità di materiali antitossici è l'uomo. Se ne trovano anche, ma in misura diversa nelle vacche, nel vitello, nel cane, nel ga⁺to, nelle capre, nel cavallo e sovratutte nel tacchino e nel maiale. Non se ne trovano affatto nella cavia e nel coniglio.

Per quel che riguarda, poi, i bacilli abbiamo ricercato se i medesimi sieri di soggetti sani avevano la capacità di influenzare lo sviluppo della coltura aggiunta in misura diversa alla coltura medesima ed abbiamo trovato che alcuni di questi sieri avevano una influenza apprezzabile nello impedire lo sviluppo dei bacilli tubercolari.

I sieri che si mostrarono più potenti furono quelli di uomo, di maiale, di vitello; vengono poi quelli di vacca, di cavallo, di cane, di asino, di capra e di coniglio.

Quello di cavia non ha nessuna azione coibente, anzi nel siero di cavia puro, i bacilli si coltivano magnificamente.

Di un'altra speciale proprietà è fornito il siero degli animali sani: quella di agglutinare le colture omogenee di bacillo tubercolare col metodo *Arloing-Courmont* che è il più sicuro.

Questo fatto affermato da *Arloing* ha larga conferma nelle mie ricerche. Il cavallo, l'asino, la capra, la pecora, il cane, il coniglio hanno in grado maggiore o minore potere agglutinante. Non ne possiede invece abitualmente la cavia.

L'agglutinazione, ormai non è più possibile dubitarne, è indice di processo di immunizzazioni, e dimostrazione di speciali energie difen· sive nell'organismo. Questa opinione da me sostenuta quando comparvero gli studi di *Vidal* sull'agglutinamento nella tifoide, da lui attribuito ad una reazione di infezíone, oggi è ammessa universalmente e la tubercolosi non sfugge ad essa. Anche *Koch* ha espresso a proposito della tubercolosi l'opinione che l'agglutinamento sia indice di reazione immunizzante. L'agglutinamento è infatti, connesso alla presenza nel circolo di sostanze che esercitano già un'azione particolare sul bacillo della tubercolosi.

Il potere agglutinante negli animali è quindi da ritenersi prova esso pure della esistenza in essi di materiali difensivi. Anche nell'uomo sano, nell'uomo che non presenta alcun segno tangibile ed apprezzabile di tubercolosi in atto, si ha l'esistenza di un certo grado di potere agglutinante. Lo ha affermato prima *Arloing* e fu poi confermato dalle ricerche fatte nel nostro Istituto e da quelle di *Romberg* a Marburgo.

A queste energie che l'organismo animale abitualmente possiede per difendersi dalla infezione tubercolare se ne aggiungono delle nuove che si svilluppano in presenza dei bacilli e dei loro veleni.

Questo, sono in grado oggi di affermarlo, come sintesi di una lunga serie di esperienze, che ho da più anni intrapreso sopra differenti specie di animali e sull'uomo, e che furono successivamente da me pubblicate dal 1895 in poi.

Queste energie nuove si estrinsecano colla produzione straordinaria di materiali antitossici, di materiali batterici e di materiali agglutinanti.

Se si determina col metodo mio il potere antitossico del siero di sangue di un animale inanzi ai veleni tubercolari, e poscia si iniettano metodicamente piccole quantità dei veleni medesimi, troviamo che in capo ad un certo tempo il potere antitossico aumenta considerevolmente. Questo lo abbiamo veduto nei cani, negli asini, nei cavalli, nelle pecore, nelle capre, nelle vacche e nell'uomo. L'aumento è dimostrabile già nel primo mese e si fa via via maggiore. Cavalli il cui siero non aveva che 100-200 unità antitossiche per centimetro cubico raggiungono proporzioni di 1000-2000-4000 persino 8000 unitá antitossiche per centimetro cubico.

Nell'uomo sano, in capo ad un mese di iniezioni metodiche, ho trovato che la quantità di antitossine puó essere già duplicata e triplicata.

Ormai dopo i mlei studi questa proprietà che ha l'organismo animale di produrre come reazione di difesa, innanzi ai veleni tubercolari dei materiali antitossici difensivi è un fatto universalmente accertato, sebbene troppo spesso si dimentichi che io lo ho per primo dimostrato quando la possibilità di ottenere una antittossina tubercolare non era, non solo ammessa, ma neppure sospettata.

Io lo dissi la prima volta in Agosto del 1895 a Bordeaux ed a Londra e dopo di me lo confermarono molti osservatori e fra questi *Behring*. che lo ripetè in successive comunicazioni sue e sovratutto in quelle fatte nel Congresso d'Igiene tenuto qui in Madrid nel 1898.

Sono ben pochi, pochissimi gli osservatori che non riuscirono a dimostrarlo. E si potè constatare che ciò avvenne per errore di tecnica. È quello che accadde, per esempio, a coloro che iniettavano alle loro cavie colla tubercolina dosi mortali di glicerina che rendevano nullo il significato dell'esperimento. (1)

Innanzi alla introduzione nell'organismo di materiali bacillari si sviluppano pure energie battericide.

Già se ne trovano dopo l'iniezone della mia tubercolina acquosa, che come è noto, è un estratto acquoso dei corpi bacillari, ma si sviluppano in grande quantità e colla maggiore energia, dopo l'introduzione di bacilli disseccati e di bacilli vivi. È sovratutto nell'organismo degli animali in cui si iniettano bacilli vivi, opportunamente preparati, che si producono materiali nel modo più evidente altamente battericidi pel bacillo della tuberculosi.

La dimostrazione di queste energie battericide nel corpo degli animali cosi iniettati, viene da noi fatta in più maniere.

Gli animali si salassano e se ne prepara opportunamente il siero. E poscia con questo siero in una prima serie di esperienze si ricerca se bacilli vivi e virulenti in suo contatto perdano la loro vitalità.

A tale scopo si vede se, ed in quale misura, questo siero aggiunto a tubi di coltura impedisce la proliferazione dei bacilli, si ricerca se i bacilli tenuti immersi in esso, sono poi capaci, messi nei consueti liquidi di colture di proliferare, se infine i bacilli rimasti per tempo variabili a suo contatto presentino quelle alterazioni necrochiotiche studiate nel mio Instituto e che sono indice della loro morte e della loro distruzione.

Innanzi a tutte queste prove abbiamo potuto dimostrare che il siero del sangue di animali iniettati con differenti materiali tubercolari possiede in misura maggiore o minore una azione deleteria sui bacilli delle tubercolosi.

---

(1) E quello che è accaduto a Maffuci e di Veste.

Questa prima serie di esperienze dimostra in modo preciso che l'azione sui bacilli viene esercitata da sostanze prodottesi nell'animale cui il siero fu tolto e sciolto in esso. È una distruzione che non richiede il nuovo concorso di alcuna nuova energia organica, di fagociti o di elementi dei tessuti. Non voglio escludere con questo la parte che i leucociti ed altri elementi organizzati possano avere avuto nella produzione di questa sostanza, non escludo che entro l'organismo i fagociti ed anche gli elementi dei tessuti concorrano potentemente allo annientamento dei bacilli. Ma constato il fatto indubitato che nel siero di ques⁺i animali così iniettati, si trovano sciolte sostanze, capaci di annientare la vitalità dei bacilli della tubercolosi e di distruggerli.

In una seconda serie di esperienze si ricerca se il siero ha la potenza di togliere ai bacilli la loro propietà infettante.

A tale scopo si iniettano alle cavie bacilli virulenti rimasti a contatto col siero medesimo per tempo diverso e si ricerca, sempre innanzi agli opportuni controlli, se si impedisce lo sviluppo della tubercolosi della cavia iniettatta.

Ebbene con questo procedimento siamo appunto riusciti ad impedire nella cavia lo sviluppo della tubercolosi malgrado la iniezione di bacilli virulentissimi che da soli, senza siero, davano nelle cavie di controllo la tubercolosi.

Ma una prova più evidente ancora la abbiamo avuta in un'altra esperienza. Si iniettavano nel peritoneo della cavia determinate quantità di coltura virulenta ed attiva mista al siero del cavallo preparato. Dopo 24-36 ore si apriva il peritoneo, si prendeva una porzione del liquido endoperitoneale in cui esistevano i bacilli iniettati. Una parte di questo liquido si iniettava nel peritoneo di cavie sane, ed un' altra parte serviva per insemenzare tubi di coltura.

Nelle cavie iniettate non si sviluppava la tubercolosi e la coltura rimaneva sterile.

Le esperienze di controllo colla medesina coltura iniettata *senza siero* nel peritoneo di altri conigli, davano invece, resultato positivo.

Sono i corpi dei bacilli diseccati e sovratutto quelli dei bacilli vivi che hanno la proprietá di creare in quantità maggiore nell'organismo in cui sono portati la produzione di queste sostanze specificamente battericide. Colture virulente di tuberculosi iniettate nelle vene dei conigli con questi sieri riescono completamente inattive. Colle sostanze battericide si producono anche materiali agglutinanti. Cavalli, asini, vacche, capre, cani, conigli ed anche cavie, trattate con gli indicati procedimenti, toccano un potere agglutinante altissimo che giunge alla proporzione di 1 a 400, come abbiamo veduto in una vacca iniettata con corpi secchi di bacilli. Quest'aumento del potere agglutinante ha un significato assai dimostrativo ed è certo una prova chel nel corpo degli animali iniettati metodicamente con corpi di bacilli secchi o con quelli vivi ed attivi, si sviluppano in grande quantità degli anticorpi.

Confrontando il potere agglutinante del siero di animali iniettati coi veleni e di queli inietta⁺i coi corpi dei bacilli abbiamo trovato che il potere agglutinante è assai maggiore in quello che viene dagli inoculati coi bacilli, mentre il potere antitossico è maggiore in quello iniettato coi veleni.

Il potere agglutinante poi del siero, secondo le nostre esperienze anderebbe parallelo, non con la potenza antitossica, ma con quella battericida. Prove queste tutte che nell'organismo animale sono i veleni che sviluppano le antitossine, mentre i bacilli provocano lo sviluppo di anticorpi: una somma cioè di energie altamente difensive.

Abbiamo fatto un'altra serie di ricerche per vedere quello che succede dei bacilli vivi ed acttivi, quando in piccola quantità si iniettano sotto la pelle. Con una tecnica semplicissima attingendo periodicamente piccole porzioni di succo sottocutaneo si possono seguire le modificazioni morfologiche dei bacilli iniettati, si che essi a poco a poco sono inglobati dai leucociti, entrano in necrobiosi e vengono distrutti in capo ad un tempo più o meno lungo. Di tutti gli animali sperimentati: cane, asino, coniglio, cavie e topo abbiamo veduto che la distruzione si fa più energicamente nel cane. In esso, dopo cinque giorni, i bacilli sono quasi tutti inglobati ed in vie di necrobiosi, mentre che nelle cavie si presentano ancora coi medesimi caratteri che avevano nei liquidi di coltura e non sono ancora inglobati.

Anche i bacilli portati direttamente ed in piccola quantità nel polmone di conigli sani, sono in eso distrutti.

Da tutte le nostre ricerche resta ormai positivamente dimostrato che l'organismo animale ha a sua disposizione due ordini di mezzi difensivi contro la tuberculosi.

Uno è rappresen⁺ato da energie di cui l'organismo sano si mostra normalmente dotato, le quali lo possono difendere dei bacilli tuberculari e dai loro veleni, l'altro da energie nuove che vediamo prodursi in presenza dei bacilli e dei loro veleni.

Le energie difensive che si trovano negli organismi in condizioni fisiologiche, sarebbero forse effetto di reazioni prodotte da infezioni tuberculari latenti progresse e rimaste ignorate? Oppure si tratterebbe di energie congenite? E le une e le altre sarebbero per avventura effetto di uno stesso mecanismo genetico?

Prescindiamo ora, da tali quistioni che basterebbero per sè a formare tema non solo di una, ma di più conferenze, All'obbieto nostro questo é sufficiente il sapere: Che da questo doppio ordine di energie l'organismo animale trae le armi per lottare vittoriosamente contro la tubercolosi. Quando queste energie si trovano al completo i bacilli, appena giungono per entro ai tessuti, sono annientati ed i veleni neutralizzati senza che si abbia segno alcuno tangibile di questa lotta che si svolge tutta localmente. Io ho veduto che perfino nella cavia, l'animale meno dotato di energie difensive, l'iniezione di piccole quantità di bacilli virulenti sotto la cute può essere differente e può continuare perennemente il benessere dell'animale e l'aumento del suo peso.

Se le energie difensive, le normali sovratutta, non sono al completo, si crea un focolaio locale di tubercolosi; Ma innanzi a questo focolaio, ai bacilli che si moltiplicano ed ai veleni che si producono, si svolgono le energie reattive ed i mezzi difensivi specifici. Per essi i bacilli vengono distrutti, i veleni neutralizzati ottenendosi così la guarigione senza intervento artistico speciale, la guarigione spontanea, la quale é il risultato della lotta vittoriosa dell'organismo contro l'infezione tubercolare.

Queste potenze difensive sono tutte inerenti alle condizione del terreno organico e si perdono quando il terreno organico è in qualche modo alterrato.

Io ho potuto dimostrarlo con una serie di ricerche sopra uomini indeboliti da malattie pregresse ed in soggetti a nutrizione depressa per fatiche eccessive, per insufficieute alimentazione.

In questi soggetti nel siero del sangue non si trovavano più i mezzi normali della difesa organica, ne la potenza di neutralizzare i veleni, ne l'azzione coibente sui bacilli tubercolari.

D'altra parte, nel sangue di soggetti guariti spontaneamente da tubercolosi, ho veduto progressivamente e via via che si avviavano alla guarigione, aumentare i materiali difensivi, che col metodo mio possono essere facilmente ed esattamente dosati. Diguisachè la presenza di materiali difensivi e la loro quantità sta in rapporto diretto colle oscillazioni nello andamento del morbo.

Queste ricerche sperimentali, del res+o, illustrano quanto già l'osservazione clinica aveva messo in evidenza, specialmente nelle donne gravide, puerpere e lattanti, nelle quali, come è noto, la tubercolosi attecchisce più facilmente e si svolge con maggiore violenza.

Queste condizioni di terreno organico mutano da specie a specie, da soggetto a soggetto di una medesima specie.

Noi abbiamo in cento cavie ed in cento conigli provato di iniettare piccole quantità di bacilli.

Numerando i bacilli nel loro mestruo, ne abbiamo iniettato a differenti serie di animali in quantità variabili da 10 a 500.

Ebbene, abbiamo veduto che mentre in qualcuno degli animali inoculati bastano dieci bacilli a produrre una tubercolosi generalizzata, per altri, 500 bacilli erano perfettamente innocui. Queste differenze sono possibili trattandosi sempre di piccole quantitá di batteri, perché 500 individui in questo mondo degli infinitamente piccoli, rappresentano una quantità piccolissima. Lo dico, perchè come giá accennai, non vi sono organismi che resistano alle grandi quantitá di bacilli tubercolari che si portino in essi.

E la potenza di lotta del terreno organico varia anchę da tessuto a tessuto. Nei cani ad esempio il tessuto polmonare annienta i bacilli con molta più facilità che gli altri tessuti. Lo abbiamo potuto dimostrare con una serie di interessanti ricerche.

Se si inietta un grammo di bacilli tubercolari virulenti nelle vene di un cane, i bacilli si localizzano nei polmoni; vi creano dei focolai tubercolari che guariscono spontaneamente e nei quali i bacilli in capo ad un mese non si trovano più. Se invece, si inietta la medesima quantitá di coltura nel peritoneo di un cane, in capo al medesimo tempo si trova una peritonite tubercolare svolgentesi e la presenza di bacilli nel focolaio morboso. Se ad un medesimo cane si iniettano nelle vene bacilli e contemporaneamente altri bacilli nel peritoneo, si trova che i bacilli entro al polmone sono distrutti mentre persitono e proliferano nel peritoneo.

Queste condizioni di terreno organico devono certo in buona parte ritenersi acquisite ed in rapporto alle condizioni igieniche in cui gli organismi sono allevati e si svolgono. Le condizioni di ambiente e quelle di nutrizione hanno certo una importanza capitale e [le nostre ricerche ne spiegano perfettamente la ragione.

Fra le condizioni di nutrizioni che creano ed aumentano i poteri difensivi, credo opportuno accennare all'uso dell'alcool. Si badi bene, parlo di uso dell'alcool ed escludo l'alcoolismo, come fatto morboso, cioè l'avvelenamento alcoolico colla distrofia organica che ad esso consegue. I soggetti sani che presentarono alle indagini mie una maggior riccheza di materiali difensivi nel sangue, erano soggetti che usavano in una misura, piuttosto alta, di bevande alcooliche senza averne, però, ritratti segni clinici di alcoolismo.

Da tutte le nostre ricerche sperimentali risultano, così, in modo positivo determinante le modalità con cui l'organismo animale lotta e può lottare contro la tubercolosi e quali siano le armi che la natura gli ha fornite per uscire trionfante da questa lotta.

E da queste ricerche risulta che il problema da sciogliersi per combattere la diffusione della tubercolosi e che ci è segnato dalla natura, sta nello aumentare quanto più è possibile le energie difensive dell'organismo.

A questo compito devono ormai essere rivolti i nostri sforzi, i nostri studi, la nostra azione.

Bisogna convincersene. Non è coi Sanatori che si riuscirà a diminuire il numero dei tubercolosi, che si riuscirà a difendere l'umanità da questa infezione, non è coi Sanatori che si possa sperare di estirparla.

I Sanatori popolari sono senza dubbio opera altamente pietosa pei poveri ammalati di tubercolosi e possono senza dubbio portare anche un utile concorso alla cura quando è possibile, ma i Sanatori non possono giuocare una parte importante e decisiva nella profilassi sociale del morbo. Considerati da questo punto di vista i Sanatori mi fanno l'effetto dei cordoni sanitari e delle quarantene colle quali si voleva tempo addietro impedire la diffusione delle epidemie.

La scienza e l'esperienza hanno dimostrato che l'argine migliore al dilagare delle infezioni era quello creato dalle buone condizioni igieniche dei paesi, per cui veniva tolto ai germi morbosi il terreno oppotuno alla loro proliferazione.

La tubercolosi sarà vinta il giorno in cui saremo riusciti ad agguerrire il terreno organico, a conferirgli energie specifiche le quali valgano ad immunizzarlo contro del morbo, il giorno in cui potremo addirittura vaccinarlo.

II.

Possiamo sperare che l'alba di questo giorno spunti?

Io ho a questo obbietto indirizzati in modo speciale i mei studi e la mia attenzione.

Vi dirò quello che ho già fatto in proposito e quali i risultati ottenuti.

Vogliate benevolmente ascoltarmi.

È naturale che il primo quesito a risolvere sia quello della possibilità di immunizzare un animale contro la infezione tubercolare, di determinare in esso l'autoimmunizzazione. E questa difficoltà è già in buona parte superata.

Nel 1895 nella conferenza da mè tenuta al Congresso di Medicina interna a Bordeaux sulla *sieroterapia nella tubercolosi*, e precisamente il 12 Agosto, ho nettamente annunciato di avere con metodiche e progressive vaccinazioni immunizzati contro la tubercolare gli animali daí quali attingevo il siero antitubercolare. In quella conferenza destinata specialmente a dire della sieroterapia, non mi sono fermato su questo punto, sebbene sia stato molto esplicito in proposito.

Ora è opportuno per ragioni cronologiche ritornarvi sopra.

In allora io dissi di avere immunizzati cani, asini, e cavalli ed a proposito dei cani dissi testualmente queste parole che si leggono a pag. 1080 del rendiconto ufficiale del Congresso di Bordeaux.

«Les vaccinations progressives faites avec la méthode que j'ai suivie, immunisent les chiens contre l'iniection dans les veines de la tuberculose humaine fort active.»

Questo il 12 Agosto, come dissi, del 1895. Da quel giorno, ho continuato nelle mie ricerche in tale indirizzo ed oggi posso dirvi che la immunizzazione dei miei animali si è mantenuta. Io ho nel mio Istituto vacche, cavalli, asini, capre, pecore, cani immunizzati completamente, e taluni di essi da cinque anni, e sono giunto anche ad immunizzare il coniglio.

Ho conigli cui abbiamo fatte impunemente iniezioni endovenose di culture attive e virulente di tubercolosi umana che uccideva nello spazio di venti a trenta giorni i conigli di controllo.

Questo fatto della possibilità di immunizzare animali contro la tubercolosi, da mè prima annunciato, nel 1895 venne pure annunciato sulla fine del 1902 e nel marzo del 1903 a Vienna da *Behring*. Sono lieto che un così eminente osservatore abbia confermato sul vitello l'asserzione da me fatta, otto anni innanzi, della possibilità di vaccinare ed immunizzare gli animali contro la tubercolosi, ma è naturale che io tenga molto ad accertare di essere arrivato parecchi anni prima di lui ai medesimi risultati.

Questa vaccinazione e questa immunizzazione si possono ottenere con metodi e con materiali diversi. Noi la abbiamo avuta con materiali provenienti da bacilli di colture attivissime, con bacilli morti e disseccati, con bacilli vivi e virulentissimi e con un estratto di bacilli vivi attivissimo. Questo estratto è fatto a fresco, senza l'intervento del calore e di sostanze chimiche, in modo che si può avere da esso tutta la potenza delle energie immunizzanti, senza correre il pericolo di creare una infezione tubercolare nello animale in cui si fa la iniezione.

La immunizzazione con questa procedura puó ottenersi con molta rapidità, e *non è necessario per averla di ricorrere ad iniezioni endovenose*. Ma *prescindendo per ora* dalla modalità con cui si arriva, basta già il constatare che si può *immunizzare un animale contro la tubercolosi in modo da renderlo refrattario ad essa* anche innanzi a quantità tali di bacilli quali non è a pensare mai che possano entrare nei tessuti e nel circolo sanguigno dell'uomo, nelle condizioni in cui abitualmente l'infezione ha luogo.

Innanzi a questo fatto sorge subito una domanda che include un'alta speranza.

È egli possibile con opportune procedure ottenere la immunizzazione dell'umo?

Io ho studiato questo quesito da due punti di vista e per due vie.

Dal punto di vista della immunizzazione passiva e della immunizzazione attiva.

Alla immunizzazione passiva, è noto, di un'animale contro una data infezione si può giungere portando nell'organismo dell'animale che si vuole immunizzare, i materiali difensivi che si sono prodotti nell'organismo dell'animale immunizzato contro quella infezione. A tale uopo viene usato il siero dell'animale immunizato.

Come venne fatto per la peste bovina, pel tetano, per la difterite e per altre infezioni; noi abbiamo ricercato il valore di questo procedimento per la tubercolosi. Abbiamo negli animali fatte iniezioni di siero tolto da animali immunizzati ed abbiamo veduto che per esse si determinava nel loro sangue potere agglutinante elevato fino a toccare la proporzione di 1 a 40 ed un potere antitossico pure elevato; mentre era evidente l'azione sua sulla vitalità dei bacilli. Inoltre, questi animali resistevano bene alle iniezioni endovenose di bacilli virulenti.

Studiando poi, la sorte dei bacilli vivi immessi sotto la cute di questi animali immunizzati con siero, abbiamo trovato che essi vengono con una singolare rapidità dìstrutti.

Abbiamo fatto anche iniezioni nell'uomo sano. Naturalmente non era possibile verificarne la potenza con la prova delle colture virulenti come abbiamo fatto negli animali.

Ci siamo quindi serviti di altri criteri, cioè la ricerca dell'azione antitosica e del potere agglutinante ed abbiamo veduto che dopo di esse si raggiungevano nell'uomo cifre alte di agglutinamento 1 a 30-1 a 50; cifre alte di potere antitossico mentre il siero dei soggetti iniettati influenzava le vitalità dei bacilli tuberculari. Questi dati dimostrano che la iniezione nell'uomo sano del siero di sangue di animale immunizzato determinava la comparsa in esso di materiali difensivi specifici in misura elevata.

Da questo si può già trarre un dato molto provativo per ammetere che si erano in questi soggetti svilluppati materiali difensivi ed immunizzanti.

Una prova più diretta si è avuta in individui ammalati di tubercolosi polmonare. Un malato di tubercolosi è un soggetto in buona parte paragonabile all'animale inoculato di tuberculosi. Tanto il malato come l'animale hanno dei bacilli tubercolari nel loro organismo. È la medesima infezione fatta, come nell'animale dallo sperimentatore, anche nell'uomo dalle condizioni di ambiente.

Abbiamo iniettato il siero degli animali immunizzati ad uomini sicuramente tubercolosi e si è determinata in essi la estinzione del processo tubercolare, mentre si è provocata nel loro sangue la comparsa di materiali difensivi che si possono benissimo, come é noto, dosare.

In questi soggetti che in seguito a queste iniezioni guariscono durevolmente, il siero svolgendo un'azione terapeutica ne ha evidentemente provocata anche una immunizzante.

Perchè senza di questo si sarebbe avuta una reiinfezione in un terreno organico che aveva perduti i suoi poteri difensivi o la capacità di produrne. È questo un fatto sul quale fino ad ora non si è portata sufficientemente attenzione e che pure merita di essere considerato.

Perchè innanzi alla considerevole diffusione dei bacilli tubercolari bisogna ritenere che se un soggetto guarito di tubercolosi non prende più ulteriormente l'infezione; ciò significa che si è modificato il terreno organico suo in modo da essere ad una nuova infezione refrattario. Perchè se così non fosse, sarebbe nuovamente colpito.

Ora di questi soggetti iniettati ve ne sono molti durevolmente guariti da dieci anni e parecchi sono tratto tratto controllati nella mia Clinica.

È ormai così elevato il numero dei soggetti tubercolari che ebbero siero di animali immunizzati ed è così esteso dovunque il numero dei medici che lo hanno usato e che usano questo siero che mi è impossibile formulare una statistica completa.

Ma tutti i medici che hanno inoculato questo siero di animali immunizzato ad infermi di tubercolosi, hanno tutti esempi di soggetti che sono già da più anni, per tal modo immunizzati. Si hanno dunque, già molti dati per ammettere *che le iniezioni del siero di animali immunizzati* può sviluppare nell'uomo un certo grado di immunizzazione.

A questo proposito credo molta dimostrativa la storia di una |famiglia di tubercolosi osservata nel mio servizio policlinico.

In questa famiglia la madre ha avuto un fratello e due sorelle morti di tubercolosi, essa però è sana, il padre esce da genitori sani.

Dalla loro unione nacquero dodici figli. Uno è morto di difterite a tre anni. Gli altri undici sono tutti tubercolosi. Di questi ne sono già morti quattro prìma che tale famiglia fosse da me osservata. Gli altri sette furono tutti visitati nel servizio policlinico e presentavano tutti tubercolosi polmonare a differente grado. Questi sette individui furono sottoposti alla immunizzazione passiva con iniezioni progressive di antitossina: oggi sono tutti in condizioni ecellenti, non presentano alcun fatto alle vie respiratorie.

L'immunizzazione dura da due anni, durante i quali gli infermi, operai e viventi in misere condizioni igieniche lavorano, e si espongòno ad ogni sorte di intemperie. È un fatto significativo pel numero degli individui e per le famiglie cui appartengono.

Un altro modo di inmunizzazione passiva é quello di introdurre per le vie digerenti i materiali difensivi che sono nel siero, a vece di iniettare il siero medesimo. È questo un metodo il quale fino ad ora non ha il suffragio degli sperimentatori, perchè si ritiene che nel mezzo gastro-intestinale i materiali difensivi vengano alterati e non siano assorbiti. Prescindendo dalle ragioni di ordine dottrinale che si invocano per sostenere questo modo di vedere, certo è che si hanno dati che per qualche infezione è possibile la introduzione di materiali difensivi per la via gastrica.

Sclavo, osservatore sperimentatore di alto valore, ha dismostrato questo fatto per le antitossine difteriche e ad un'altro sperimentatore: *Mercatilli* fu possibile, dimostrarlo pel vaccino pestoso. Nel mio Istituto e nella mìa Clinica si sono intraprese da cinque anni, ricerche in questo senso, come risulta da pubblicazioni preliminari fatte, e queste ricerche sopra gli animali e sull'uomo ci mettono in grado di asserire che pei materiali difensivi della tubercolosi, avviene lo stesso che *Sclavo* ha veduto per quelli della difterite. Avviene cioè che essi passano nel circolo e compiono nell'animale o nell'uomo un'azione analoga a quella delle siero antitossine iniettate.

Abbiamo nell'Istituto conigli nutriti coi coaguli residui dei salassi fatti ad animali immunizzati e questi conigli così nutriti si sono mostrati refrattori alle iniezioni endovenose di colture tuberculari virulente. Ed abbiamo osservato che dopo l'ingestione periodica per un mese di questi materiali, presentano un'alto potere antitossico ed un alto potere agglutinante del loro siero sanguigno.

Behring recentemente ha expresso a Vienna la speranza che si possano immunizzare i bambini nutrendoli col latte di vacche immunizzate contro la tubercolosi e disse che si proponeva di fare ricerche per vedere se i materiali antitubercolari passano nel latte e possono essere utilizzati dai lattanti.

Noi, che anche di questo ci siamo occupati prima di lui, possiamo già rispondere al doppio quesito suo, perchè abbiamo potuto constatare nel latte delle vacche immunizzate contro la tubercolosi i materiali difensivi, peró in piccola quantitá e perché abbiamo veduto, come dissi, che le antitossine tubercolari introdotte per le vie digerenti sono assorbite e svolgono la loro azione protettrice nell'organismo di vari animali e dell'uomo, anche dell, uomo adulto. È quindi perfettamente possibile anche col latte di introdurre nell'organismo umano materiali immunizzanti.

Oggi, quindi, noi possediamo già tutti i dati per asserire: *che è possibile praticare nell'uomo una immunizzazione passiva contro la tubercolosi,* sia iniettando antitossine, sia nutrendoli con antitossine. E qui credo opportuno rimarcare che queste, da noi geneticamente chiamate *antitosssine,* e da noi usate, contengono tanto degli anticorpi quanto dei materiali antitossici propriamente detti e che si trovano nel sangue, nel latte ed anche nelle carni degli animali immunizzati.

Ma un proposito più alto affatica la mia mente: quello di creare artificialmente nell'uomo la immunizzazione attiva, il proposito di vaccinare l'uomo contro la tubercolosi, come lo si vaccina contro il vaiuolo, e di provocare in esso la autoimmunizzazioni. Le immunizzazioni attive sono certo preferibili alle immunizzazioni passive. In esse l'organismo prende una parte piú estesa al processo di immunizzazione e la reazione sua innanzi agli elementi morbigeni crea materiali difensivi più durevoli nel mezzo organico.

Ho esaminata la questione dal punto di vista clinico e la ho studiata dal punto di vista sperimentale.

Dal punto di vista clinico vi è un fatto che merita di essere profondamente ponderato ed è questo; quando nell'uomo si forma in qualsiasi parte del corpo un focolaio di tubercolosi e questo guarisce completamente, quell'individuo resta nella maggior parte dei casi immunizzato contro la tubercolosi. È raro, ad esempio, che dopo una tubercolosi chirurgica guarita, si manifestino altrove altri focolai tubercolari. Nelle famiglie in cui domina la tubercolosi noi vediamo che si salvano e restano superstiti quei membri di esse che hanno avuta una tubercolosi articolare e ne sono guariti.

Se quanti mi ascoltano qui, fanno appello ai loro ricordi professionali, tutti ricorderanno esempi consimili.

Lo stesso succede pei soggetti che ebbero tubercolosi cutanee.

Questi fatti di tubercolosi esterne sono specialmente dimostrativi perchè si può constatare ed appurare la diagnosi, si può accertare la guarigione completa, essendo necessaria la guarigione completa perchè il fatto abbia valore.

Ma si hanno pure esempi consimili per le tubercolosi viscerali.

Sono molti i casi di tubercolosi peritoneali guarite in soggetti che successivamente non ebbero più mai alcun focolaio tubercolare in nessuna parte. Lo stesso dicasi di tubercolosi pleurali ed anche di tubercolosi polmonari.

Quando un individuo è guarito completamente e sicuramente da un focolaio di tubercolosi polmonare e si è prodotta una sclerosi dei tratti precedentemente colpiti, noi vediamo che quell'individuo resta abitualmente e durevolmente immune.

Badisi bene, io dico guarito completamente e sicuramente, perchè non bisogna confondere colle guarigioni, quei miglioramenti dello stato generale che sono dovuti alla neutralizzazione dei veleni tubercolari, mentre localmente il processo persiste e continua.

Questi fatti sono altrettanti esempi che la casuistica clinica ci fornisce di soggetti immunizzati contro la tubercolosi, dopo essere stati colpiti da una tubercolosi guaribile e guarita.

Dico immunizzati perchè, come già accennai e come amo ripetere, il terreno organico in cui la tubercolosi è una volta attecchita, se non si modifica, deve ritenersi necessariamente suscettibile di successivi attecchimenti.

Questo fatto, unito al fatto positivo, già da me otto anni innanzi dimostrato possibile e dai miei studi ulteriori ampiamente confermato, come dissi testè; quello cioè, di immunizzare sicuramente ed evidentemente animali contro la tubercolosi, ha costituito il punto di partenza dei miei studi sulla vaccinazione dell'uomo.

In queste ricerche ho preliminarmente ed assolutamente eliminato ogni metodo che fosse basato sopra la introduzione in qualsiasi maniera di bacilli vivi nell'organismo. Le iniezioni endovenose di culture, per quanto attenuate, non potranno mai essere adottate nella vaccinazione umana come fa *Behring* per i vitelli. Ed é erroneo il principio che nsssuna immunizzazione attiva sia possibile, fuori che colle iniezioni di culture viventi; con questa massima emessa da *Behring*, testè, si verrebbe ad escludere aprioristicamente la possibilità di ottenere l'autoimmunizzazione dell'uomo.

Fortunatamente ritengo possibile giungere allo scopo con mezzi innocui.

Le prime prove di immunizzazione attiva nell'uomo le ho avute colle iniezioni di veleni tubercolari.

Le esperienze relative furono da me poc'anzi ricordate. Come dissi, nell'uomo sano, queste inezioni provocano la comparsa di antitossine e di materiali agglutinanti nel sangue ed hanno riscontro con quanto

Koch recentemente notava, appunto, sulla azione immunizzante delle iniezioni di tubercolina nell'uomo.

Già nel 1891 a proposito della vecchia tubercolina io sostenni che la azione sua poteva essere connessa alla produzione di materiali difensivi nel sangue e tutti gli studi sperimentali miei e di molti altri osservatori, hanno provato la verità di questa asserzione.

In alcuni ammalati di tubercolosi dopo avere ottenuta colla iniezione di siero di animali immunizzati la guarigione, ho successivamente praticato iniezioni con tubercolina e siero, poscia con tubercolina sola ed ho ottenuto risultati molto provativi perché nulla più ebbi, in capo a sette anni, ad osservare relativamente ad essi, continuando essi a stare completamente bene.

E tutti permasero nel medesimo ambiente ed uno di essi, un medico, continua l'esercizio ed è esposto permanentemente a sorgenti di infezione.

Volli però vedere se mi era possible provocare l'immunizzazione in altro modo.

Il quesito che mi sono posto è il seguente:

Ottenere *l'immunizzaziione producendo un focolaio di flogosi tubercolare in un punto periferico del corpo.*

La difficoltà principale stava nella scelta del materiale, perchè si trattava di ottenere tutto quello che si può ottenere coi *bacilli vivi,* senza usare *bacilli vivi:* trovare insomma un materiale di innesto che eliminasse ogni più lontana possibilità di poter produrre un'infezione tubercolare.

Dopo molte prove e molte ricerche sono riuscito a preparare un materiale di innesto che è appunto capace, innestato nella cute, di provocare una flogosi tubercolare escludendo ogni possibilità di infezione. Con questi innesti si crea la produzione di mezzi immunizzati negli animali innestati.

Perchè, come è naturale, è su gli animali che abbiamo esperito, anzitutto, questo metodo di immunizzazione.

Ebbene posso dire che tali innesti determinano la produzione di materiali antitossici, antibatterici ed agglutinanti ed inmmunizzano gli animali in cui vengono fatti e gli immunizzano per modo che questi restano insensibili alle iniezioni endovenose di colture virulenti che uccidono sicuramente i controlli. Il fatto è gia dimostrativo persino pel coniglio. Convinto della innocuità della procedura, ho incominciato a praticare innesti nell'uomo col medesimo metodo. È evidente che nell'uomo non possiamo fare *l'experimentum crucis* che faciamo negli animali, ai quali inoculiamo entro le vene colture virulente di bacilli, per vedere se essi sono realmente immunizzati. Nell'uomo così innestato il sangue acquista un potere agglutinante spiccato che non aveva prima, mentre si produce una abbondante leutocitosi — È un reperto analogo a quello che abbiamo nel sangue degli animali in modo indubbio immunizzati. Gli innesti gli ho fatti negli arti ed ho scelto definitivamente il braccio. Nel punto di innesto si produce un piccolo e circoscritto focolaio flogistico con suppurazione prettamente amicrobica. Si ha una curva febbrile abitualmente di tre giorni, poi tutto finisce. Ecco quello che ho fatto in questo senso.

Vi è ancora molta strada a percorrere, ma dopo ciò che ho veduto sono giá per mio conto convinto che come si riesce ad immunizzare gli animali, si potrà immunizzare anche l'uomo contro la tuberculosi.

Spero di avere ancora tanto di vita per completare questa conquista, ma ora la via è aperta e da me, o da altri, si giungerà alla meta finale.

La visione di quel giorno, cari colleghi, è chiara nella mia mente ed in quel giorno si ricorderà che dalla Spagna ospitale e gentile, della vostra bella Madrid, ne è stato prima lanciato il fortunoso vaticinío.

MR. LE PROFESSEUR BROUARDEL (PARIS)

Accidents causés par l'addition des antiseptiques aux aliments.

Messieurs,

Depuis un demi-siècle, les empoisonnements criminels diminuent dans toutes les nations de l'Europe, mais les intoxications augmentent. Elles se font journellement par l'addition aux aliments et aux boissons de substances étrangères. Je veux démontrer qu'elles sont fréquentes, que leur diagnostic est si difficile, qu'elles passent inaperçues des malades et des médecins. Je voudrais que l'attention de ces derniers fût plus efficacement attirée sur les désordres que l'usage d'une substance peu toxique, lorsqu'elle est prise en une fois, entraîne par sa répétition journalière.

Je pense qu'il y a lieu d'ouvrir un nouveau chapitre de pathologie, et j'espère qu'en essayant de retracer devant vous les caractères de ces intoxications, je réveillerai chez quelques-uns de nos confrères des souvenirs personnels; je serais heureux s'ils voulaient bien m'aider à compléter un tableau qui sortira de cet entretien à peine esquissé.

Je ne parlerai que pour mémoire des falsifications bien connues depuis des siècles, de celles qui sont commises par les petits débitants, le petit marchand de vin, la laitière qui ajoutent de l'eau à leurs produits pour se procurer un gain illicite. Les législateurs de tous les pays ont promulgué des lois pour réprimer ces fraudes. Elles sont plus ou moins efficaces, les accidents peuvent être graves, mais ils sont limités à un petit groupe de clients.

Il n'en est pas de même pour les substances antiseptiques ajoutées aux aliments.

Dans quel but sont-elles employées? Pour conserver des aliments qui, sans ces additions, ne pourraient pas se conserver ou être vendables. Bien souvent, elles servent à cacher des produits d'ordre inférieur. Comment envahissent-elles tout à coup les marchés de toutes les nations? Un jour un industriel reconnaît que l'addition d'un antiseptique, je prends l'acide salicylique comme exemple, conserve les vins mal fabriqués, le lait, la bière, les poissons, etc.; il lance des prospectus dans tous les pays et en trois ou quatre ans la fabrication de cette substance monte chaque jour à plusieurs centaines de kilogrammes.

La diffusion de tels agents est-elle sans influence sur la santé publique? Les fabricants l'affirment; que doit répondre le médecin, l'hygiéniste?

L'adjonction d'antiseptiques aux substances alimentaires constitue-t-elle une falsification?—Certainement oui.

On a beau objecter que l'aliment vendu est bien celui qui a été annoncé et que l'antiseptique, en quantité insignifiante, n'a été employé que pour empêcher les fermentations nuisibles ou les arrêter; il est évident que la substance alimentaire n'existe plus dans son état normal, naturel, et nous sommes en droit de penser que si le vendeur a éprouvé le besoin d'antiseptiser l'aliment, c'est qu'il y avait déjà constaté un début de fermentation ou de putréfaction qui lui enlevait une partie de sa valeur marchande.

La grande défense des industriels qui ajoutent des antiseptiques aux aliments est la suivante: *La dose employée est trop petite pour être nuisible.*

Suivant la formule de Claude Bernard, la plupart des antiseptiques sont des poisons, puisque, d'après lui, doivent être qualifiées *poison* toutes les substances qui, à raison de leur constitution chimique ou physique ne peuvent entrer dans la composition du sang, et ne sauraient pénétrer dans l'organisme et y séjourner sans causer des désordres passagers ou durables.

Or, est-il possible d'affirmer que les antiseptiques traversent l'organisme sans y occasionner de troubles? Il est évident que si, par hasard, un homme ingère une minime quantité d'acide salicylique ou de saccharine, le désordre sera de peu de durée et même insaisissable, mais il n'en sera pas de même, si cette dose est ingérée d'une façon répétée, continue.

Une question importante se pose. L'action des substances toxiques est essentiellement variable suivant le mode d'ingestion. 20 centigrammes d'acide arsénieux pris en une fois causeront un empoisonnement aigu avec vomissements, diarrhée, etc.; la même quantité de toxique prise à dose médicamenteuse journalière, en trois semaines, aura un heureux effet sur la santé, mais si ce traitement est trop prolongé, nous verrons survenir des accidents d'intoxication chronique, qui ne seront en rien comparables à ceux de l'intoxication aiguë: érythème, conjonctivite, mélanose, kératose, paralysie, etc.

Le calomel est souvent employé chez les enfants, soit comme purgatif, soit comme anthelminthique, à la dose de 50 centigrammes et l'on n'observe aucun signe d'intoxication; au contraire, si cette même quantité de sel mercureux est ingérée à doses réfractées: 10 centigrammes toutes les deux heures, on n'aura pas d'effet purgatif et on constatera rapidement des symptômes d'intoxication.

Alors que j'étais l'interne de M. Potain, en 1859, nous avons fréquemment ordonné, au cours d'une épidémie de dysenterie qui faisait de nombreuses victimes, la potion de Laidlow qui contient une dose de 80 centigrammes d'acétate de plomb par vingt-quatre heures. Dans ces conditions, on obtient un effet médicamenteux, sans aucun symptôme d'intoxication saturnine. Mais si cette même quantité de sel de plomb était répartie en doses journalières de quelques milligrammes et ingérée en un mois, elle donnerait lieu bien certainement aux plus graves accidents de saturnisme.

Enfin je signalerai encore l'action de l'alcool qui cause les ravages que vous connaissez. Ce n'est pas un poison dans le sens habituel de ce mot; il nous est impossible de démontrer qu'un petit verre et même deux de cognac aient une action toxique, mais ce qui n'est pas niable, c'est que la répétition des petites doses d'alcool, l'absorption journalière et habituelle de plusieurs petits verres, altère gravement l'organisme, détermine des lésions du foie, des reins, du cœur, des vaisseaux, et entraîne plus tard des troubles psychiques et la mort.

Un point est donc nettement dégagé: *Une substance donnée à petites doses journalières pendant longtemps, peut traduire ses effets toxiques par des symptômes différents de ceux que provoquera la même substance donnée en une fois, à dose médicamenteuse.*

Autre question: *la dose ingérée est-elle si petite que le disent les falsificateurs?*—Ce qu'il faut voir, ce n'est pas la quantité ajoutée à un aliment donné, mais la dose totale quotidiennement absorbée par une personne qui se nourrit de substances alimentaires conservées à l'aide d'antiseptiques.

Les substances employées sont des antiseptiques faibles, dont l'action antifermentescible n'est que temporaire. La preuve nous en est fournie par l'un des antiseptiques les plus fréquemment emplpoyés, l'acide salicylique.

Quand la question de l'acide salicylique vint en discussion devant le Comité consultatif d'hygiène, les défenseurs de la conservation des aliments à l'aide de cette substance prétendirent que, dût-on ne boire et ne manger que des substances salicylées, on n'arriverait à la fin de la journée qu'à une absortion maximun de 50 à 60 centigrammes.

D'aprés eux, la dose maxima qui devait être ajoutée au vin, à la bière, au lait, ainsi qu'aux sirops et aux liqueurs sucrées pour en empêcher la fermentation, ne dépassait jamais 10 à 15 grammes par hectolitre, soit 10 à 15 centigrammes par litre. Pour le beurre, les confitures, les conserves de fruits, la dose ordinaire était de 15 centigrammes par kilogramme. Cependant, dans son rapport au Comité consultatif d'hygiène, *Dubrisay*, s'appuyant sur de nombreuses analyses faites par *Girard* au laboratoire municipal, put prouver, chiffres en mains, la fausseté de ces assertions. Dans les analyses on trouve:

	gr.		gr.	
Vin	1,60	à	2	par litre.
Cidre	0,25	à	0,50	—
Bière	0,25	à	1,25	—
Sirop et liqueurs sucrées	0,50	à	1,50	—
Lait	0,25	à	0,85	—
Beurre	0,50	à	1,60	par kgr.
Confitures, fruits conservés.	0,20	à	0,90	—

La présence de cette quantité considérable d'acide salicylique provient de ce que l'action de cette substance, comme celle de tous les antiseptiques faibles, n'est que temporaire, et qu'une seule addition n'étant pas suffisante pour assurer la conservation pendant le temps nécessaire, le vendeur est obligé d'ajouter plusieurs doses successives.

Dans ces conditions, un homme qui absorbe dans sa journée 2 litres de bière et 1 litre de lait, prend une dose d'acide salicylique non pas de 60 centigrammes, mais de 3 ou 4 grammes, ce qui est loin d'être insignifiant pour l'organisme. Si à cette dose d'acide salicylique on ajoute celles que peut contenir le vin, la viande, le poisson, les sucreries, etc., on est loin des petites doses que l'on voulait bien avouer.

Les intéressés avaient demandé au Gouvernement de *fixer une dose maxima légale* et de dire quelle quantité de chaque antiseptique pourrait être tolérée dans les substances alimentaires. Cela est absolument impossible: quand la loi tolère, les abus suivent et il devient bien difficile de les réprimer.

Tout d'abord, la fixation d'une dose toxique minima est bien difficile, car la toxicité ne dépend pas seulement de la subtance employée, mais aussi de la susceptibilité organique de la personne qui l'ingère et surtout de l'état d'intégrité plus ou moins complet de ses voies d'élimination. D'autre part, la répression, sauf dans les cas où l'on trouve des doses considérables de la substance dont une quantité déterminée est tolérée, deviendra très difficile; les tribunaux répugneront toujours à condamner, si l'analyse ne démontre que la présence de quelques centigrammes en trop de la substance conservatrice et le fabricant affirmera toujours qu'il s'agit d'une erreur de fabrication.

Enfin, et c'est un point important, même si l'on n'autorisait que de petites quantités d'antiseptiques, il est impossible de faire le total des petites doses journalières qui pourraient être absorbées par une même personne.

On a demandé également à ce que l'on autorisât l'emploi des antiseptiques, à la condition de *prévenir le consommateur* que l'aliment qu'il achète est conservé à l'aide d'une substance antiseptique.

Dans un rapport que je fis en 1880 avec Pasteur au sujet du reverdissage des légumes, nous nous étions ralliés à cette proposition qui, et j'en suis heureux aujourd'hui, ne fut pas acceptée par le Comité consultatif d'hygiène pour deux raisons. L'une, étrangère à l'hygiène, est que légalement il est impossible d'obliger un fabricant à dévoiler le secret de sa fabrication, c'est une propriété à laquelle nul ne saurait toucher. La seconde, d'ordre hygiénique, est la suivante: quand bien même l'aliment conservé porterait une étiquette mentionnant l'anti-septique employé, une grande partie des consommateurs n'en seraient pas avertis; par exemple, ceux qui mangent dans les restaurants. Le patron de l'établissement saurait bien qu'il existe un antiseptique daus le vin ou la bière qu'il débite, mais il aurait garde d'en avertir ses clients, et tout l'avantage pécuniaire, car les aliments conservés seraient meilleur marché que les aliments frais, irait, non au consom-mateur, mais à l'intermédiaire.

Enfin l'annonce de l'antiseptiqnc sur l'étiquette ne serait pas suffi-sante pour arrêter un grand nombre d'acheteurs qui, ne voyant que leur intérèt et ignorant les dangers que l'addition de substances chimi-ques peut entraîner pour la santé, n'attacheraient aucune importance à l'avis qui leur serait donné.

En justice, le grand argument de la défense est le suivant: *La dose contenue dans l'aliment saisi rend-t-elle le produit dangereux*, et peut-on citer un cas évident d'empoisonnement par l'emploi de tel antiseptique ajonté aux substances alimentaires?

La réponse du médecin sera nécessairement négative; il est impos-sible de dire, ce vin, cette bière, cette viande, ce beurre sont des poi-sons pouvant occasionner la mort. Mais ainsi formulée, cette réponse serait incompléte.

L'action des antiseptiques employés à petite dose dans les aliments ne se traduit pas par l'apparition soudaine de symptômes qui attirent l'attention du malade, de son entourage ou de son médecin. Le malade ressent des malaises qui augmentent lentement; un jour ne diffère pas sensiblement du précédent; qu'il s'agisse d'une altération du tissu hé-patique ou rénal, l'affection peut rester latente pendant des mois et il est impossible au médecin le plus compétent de découvrir, en présen-ce de symtômes aussi peu caractéristiques, la cause de la maladie.

Je puis citer deux exemples:

Au commencement de l'année 1888, régna à Hyéres et dans les en-virons une épidémie à marche tout à fait particuliére, au cours de la-quelle on remarqua les symptômes les plus variés. On nota des trou-bles digestifs légers, des maux de gorge avec menace de grippe, des malaises de nature indéterminée; chez d'autres malades, il y eut des troubles gastro-intestinaux plus accentués, accompagnés parfois de fièvre; chez d'autres, une toux quinteuse, coqueluchoïde, accompagnée de dyspnée, put faire penser à la coqueluche; d'autres avaient des douleurs, des crampes dans les membres, aux mains et plus souvent aux pieds, accompagnées de contracture des doigts et des orteils; sur la peau, il y avait des taches bronzées, des érythémes suivis à la longue d'exfoliation par écailles ou par furfur; enfin, on constata des paralysies atteignant surtout les membres inférieurs.

Les médecins, absolument déroutés, attribuèrent les symptômes observés, á la grippe ou à la coqueluche, d'autres pensèrent à une épidémie d'acrodynie, maladie autrefois fréquente et qui semble avoir aujourd'hui disparu.

Ce n'est que cinq mois après l'apparition des premier cas, que les médecins s'aperçurent que toutes les personnes atteintes buvaient du vin d'une même provenance et que, dans les familles atteintes, les personnes, ne buvant que de l'eau, étaient les seules indemnes.

L'enquête démontra les faits suivants: M. de Villeneuve, propriétaire de vignobles importants dans le Var, avait voulu en 1881, au moment du désastre ocasionné par le phylloxéra, expérimenter comme traitement la fumure arsenicale des vignes, Il se fit expédier quatre barils contenant chacun 150 kilogrammes d'acide arsénieux.

Après essai négatif de ce procédé, en 1882, environ 75 kilogrammes d'acide arsénieux restaient dans l'un des barils qui fut remisé dans un hangar. Le maiheur voulut qu'en 1887 on plaçât dans ce même hangar du plâtre destiné au plâtrage du vin, et par erreur l'acide arsénieux fut projeté dans une cuve de fermentation au lieu de plâtre.

Il y eut au moins 435 personnes touchées à un degré variable par l'intoxication; on pratiqua 11 exhumations. 10 des corps exhumés étaient remarquablement conservés, mais dans 3 seulement, l'analyse chimique permit de découvrir une quantité d'arsenic suffisante pour que l'on puisse affirmer l'intoxication.

Le vin empoisonné avait servi à faire différents coupages et l'analyse pratiquée par le Dr *Sambuc* permit de trouver une dose d'acide arsénieux variant de 1 à 16 centigrammes par litre.

Dans ce cas, il s'agissait d'une intoxication à l'aide d'un poison connu, frappant un nombre considérable de personnes, et cependant le diagnostic est resté plusieurs mois hésitant. Personne n'avait songé à l'arsenic parce que les malades, progressivement atteints, n'avaient présenté aucun des grands symptômes de l'intoxication brutale par l'arsenic; vomissements, diarrhée cholériforme, refroidissement, etc.

Le même fait s'est produit plus récemment en Angleterre. (Rapport de M. Bordas.)

Dans le courant de l'année 1900, l'attention du Dr Tattersall *(Medical officer of Health* de Salford, faubourg de Manchester) fut attirée par le nombre de malades atteints et succombant à una affection qui semblait être la névrite périphérique alcoolique. Ce diagnostic se trouva en apparence confirmé par une enquête superficielle qui démontra que tous les malades frappés étaient des buveurs de bière.

Au début, quélques médecins avaient songé à une intoxication possible par le plomb, mais on s'arrêta au diagnostic d'intoxication par l'alcool amylique, que l'on supposait se produire pendant la fabrication de la bière par dégénerescence de la levure.

Ce n'est qu'en Novembre 1900, plus de quatre mois après le début de l'épidémie, que le Dr Reynolds découvrit que tous les cas de névrite périphérique étaient dus à l'ingestion de bière, rendue toxique par l'arsenic. Dès lors, les observations d'intoxication affluèrent et le nombre total des cas officiellement constatés s'éleva á 4182. Le nombre des morts fut supérieur á 300.

Comment l'arsenic, que l'on a rencontré jusqu'à la dose de 20 milligrammes par litre de bière, avait-il pu se trouver dans cette boisson? C'est le résultat d'une tolérance et ce fait confirme ce que j'avançais il n'y a qu'un instant: la tolérance, dans la question qui nous occupe, entraine fatalement l'abus.

Jusque vers 1900, la fabrication de la bière se pratiqua en Angleterre d'une façon normale, mais le bill Gladstone permit de remplacer le malt par du sucre interverti. La saccharification des matières amylacées destinées à la fabrication du sucre est obtenue par traitement de ces matières par la vapeur sous pression avec 7 p. 100 en poids d'acide sulfurique. La masse est ensuite neutralisée au carbonate de chaux, décantée, clarifiée, etc. Le sucre interverti est préparé en ajoutant 5 p. 100 d'acide sulfurique dans une solution chaude neutralisée de sucre de canne.

Au début, pour toutes ces opérations, les fabricants employérent de l'acide sulfurique chimiquement pur. La bière baissa de prix et bientôt, afin de lutter contre la concurrence, les brasseurs se servirent d'acide de moins en moins pur, jusqu'à ce qu'une des plus importantes brasseries de Manchester employât l'acide sulfurique tel qu'il sort des chambres de plomb. Or, un échantillon de cet acide analysé par M. *Bordas* contenait 2^{gr},508 d'acide arsénic par litre.

Bientôt, toujours pour obtenir une baisse du prix de revient, dans cette bière sans malt, on supprima le houblon. L'amertume fut four-

nie par de l'écorce de pin, de saule, du quassia amara et même de l'acide picrique. Pour remplacer l'action antifermentescible des huiles essentielles du houblon, on ajouta de l'acide borique, de l'acide salicylique et des salicylates, des sulfites et des bisulfites qui, indépendam-
ment de l'action nocive qu'ils peuvent avoir par eux-mêmes sur l'organisme, sont souvent des produits impurs, et renfermant, ainsi que
M. *Bordas* (1) l'a démontré pour les bisulfites employés en Angleterre,
des quantités non négligeables d'arsenic.

A Manchester comme á Hyères, les médecins furent absolument
déroutés par cette maladie épidémique à marche lente, à symptômes un
peu vagues, pouvant prêter à des interprétations multiples, et si éloignés du tableau classique de l'intoxication arsenicale.

Alors qu'il nous est extrêmement difficile de diagnostiquer l'intoxication chronique par le mieux étudié des poisons, celui dont l'action
est connue depuis le moyen âge et dont la recherche est la plus facile,
il est évident qu'il sera presque impossible de diagnostiquer des accidents occasionnés par des produits toxiques dont les effets sont beaucoup moins connus et beaucoup moins bruyants.

Il nous est impossible de dire que telle bouteille de vin ou de bière
contenant un antiseptique a occasioné la mort du consommateur, mais
ce que nous pouvons affirmer, c'est que l'usage journalier de ce vin
ou de cette bière entraînera, dans un temps variable, selon l'état d'intégrité plus ou moins complet des organes éliminateurs, une déchéance
lente et progressive de l'organisme.

Les falsificateurs invoquent une autre défense: «Les substances que
nous employons, disent-ils, ne sont pas nuisibles, puisque les médecins
les emploient, et même à une dose plus élevée que celle qui est contenue dan les aliments.»

La réponse à cette objection est simple. Si une substance quelconque est employée comme médicament, c'est précisément parce qu'il a
été reconnu qu'elle n'est pas indifférente pour l'organisme, qui sous
son influence réagit dans un sens déterminé. Un médicament n'est pas
un aliment. Ainsi l'opium qui est un précieux médicament pourrait-il
être tenu pour inoffensif, sous prétexte qu'au lieu d'être ordonné par
un médecin à dose thérapeutique, il serait ajouté à petites doses par
un industriel, dans notre alimentation journalière?

D'autre part, quand un médecin prescrit un médicament il a au
préalable étudié l'organisme de son malade; il connaît en particulier

---

(1) **Bordas**, *Intoxications dues à l'ingestion de bières arsenicales en Angleterre (Ann. d'hyg,.* 1901. t. XLVI, p. 97.

l'etat du foie et des reins; l'analyse des urines, les recherches à l'aide du bleu de méthyle lui ont montré l'état de perméabilité de la voie principale d'élimination. Enfin, et c'est un point très important, le médecin sait qu'il a donné telle ou telle substance, il en surveille les effets, prêt à continuer la médication, à modifier la dose, ou à supprimer le médicamennt suivant les incidents qui surviennent.

Quelques-uns des *accidents causés par les antiseptiques* ajoutés aux aliments sont connus, démontrés. Je ne signalerai que les principaux.

Plâtre.—Le tube digestif est très souvent atteint, et on constate de la *dyspepsie* et des *troubles gastro-intestinaux*. Voici des exemples.

A un moment donné, je fus appelé à donner mes soins à un préfet de police et à sa famille. Tous étaient atteints de diarrhée rebelle, seuls deux enfants qui ne buvaient que de l'eau étaient indemnes. Mis ainsi sur la voie, je pensai à une intoxication alimentaire et j'émis des doutes sur la qualité du vin. «Impossible; notre vin est excellent, me dit le préfet, c'est l'oncle de ma femme qui est mon fournisseur.» Ne me laissant pas émouvoir par ces considérations familiales, je portai une bouteille de ce vin au Laboratoire municipal, sans en indiquer la provenance; la réponse fut: Mauvais, nuisible, 5 grammes de plâtre par litre. Quelque temps après, je fus appelé dans la famille d'un chimiste très distingué, qui s'occupe spécialement de l'analyse des denrées alimentaires. Le chimiste, son père et sa mère avaient des troubles gastriques graves et présentaient un foie volumineux. Je ne pensais pas à une intoxication alimentaire, lorsqu'un jour un des amis du chimiste qui dînait avec lui goûte le vin et lui dit: «Mais ce vin est horriblement plâtré.» C'était exact, et de même que pour le cas du préfet de police, il suffit de changer de fournisseur pour que tout rentrât rapidement dans l'ordre.

J'ai eu également à soigner deux familles dans lesquelles successivement les maris avaient succombé à des néphrites. Les deux femmes avaient aussi des lésions du rein. Dans l'un des deux cas, le vin analysé contenait une très forte proportion de plâtre.

La présence du plâtre dans le vin est donc nuisible. Cet effet irritant sur le tube digestif et les reins provient surtout de la décomposition de la crème de tartre du vin en bisulfate de potasse et en acide tartrique libre qui, ultérieurement, se précipite sous forme de tartrate de chaux. Or le bisulfate de potasse est un purgatif irritant très énergique, et M. Berthelot a montré que lorsqu'on ingère un liquide dans lequel se trouve du bisulfate, c'est à peu près comme si l'on avalait une certaine quantité d'acide sulfurique libre.

Les partisans du plâtrage des vins démontrèrent, lors des interminables discusions devant le Comité consultatif d'hygiène, que dans des vins non plâtrés, l'analyse chimique permet de découvrir de 30 à 50 centigrammes de sulfate de potasse. C'est exact, mais ils omettaient de placer en parallèle le chiffre du sulfate de potasse contenu dans les vins plâtrés; on en trouvait jusqu'à 6 et même 12 grammes par litre. La différence est sensible.

En France, après bien des discussions devant le Comité consultatif d'hygiène et l'Académie de médecine, le plâtrage est toléré jusqu'à la limite maxima de 2 grammes par litre.

Les producteurs ont accepté cette dose tolérée, mais il en est beaucoup qui se livrent comme auparavant au plâtrage immodéré de leurs vins et qui, avant de les mettre en vente, pratiquent le *déplâtrage* à l'aide de divers sels de baryte qui sont extrêmement toxiques.

On a également employé dans le même but le tartrate de strontium, mais comme d'après les recherches de M. Laborde on ne saurait affirmer l'innocuité absolue des sels de strontium ingérés à petite dose pendant longtemps, le Comité consultatif d'hygiène a condamné en bloc la pratique du déplâtrage à l'aide des sels de strontium et de baryte.

Saccharine.— L'action des antiseptiques contenus dans les aliments sur la marche de la digestion est très défavorable et est certainement cause d'un grand nombre de dyspepsies d'origine inconnue.

Lorsqu'en 1888 le ministre du Commerce demanda l'avis du Comité consultatif d'hygiène sur les inconvénients que pouvait provoquer la saccharine introduite dans l'alimentation, je fus nommé rapporteur avec MM. Gab. Pouchet et Ogier. Pour plus de sûreté, chacun de nous fit isolément les expériences destinées à montrer la nocuité ou l'innocuité de la saccharine.

Mon préparateur, P. Loye, et moi avons étudié l'influence de la saccharine sur la germination du cresson alénois. Les graines avaient été divisées en trois groupes.

Le premier groupe, arrosé avec de l'eau distillée, commença rapidement à germer: le second jour, les radicules étaient sorties et en six jours les graines étaient en pleine végétation.

Le second groupe, arrosé avec une solution de saccharine à 1 p. 1000, montrait à peine quelques points blancs au bout de deux jours; après six jours, la germination n'était pas achevée et beaucoup de graines n'avaient pas germé.

Le troixième groupe fut arrosé avec une solution de saccharine á 2 p. 1000. Au bout de deux jours, les graines étaient seulement gonflées et aprés six jours quelques unes à peine montraient leurs radicules.

La saccharine exerce également une action retardante sur la fermentation. Dans deux tubes on mit un mélange composé de:

    Levure de bière............................. 1 gramme.
    Glucose.................................... 1 —
    Eau distillée................................ 50 grammes.

Dans l'un des tubes, on ajouta 5 centigrammes de saccharine, l'autre devait servir de témoin.

La fermentation commença à peu près en même temps dans les deux tubes, mais elle ne tarda guère à s'arrêter dans le tube sacchariné qui, au bout d'une heure, ne contenait qu'un centimètre cube d'acide carbonique, alors que le tube témoin en contenait six.

La saccharine exerçant une action retardante sur les fermentations aura un effet fâcheux sur la marche de la digestion. Nous avons expérimentalement démontré qu'une solution de saccharine de 1 à 2 p. 100 rend l'action de la salive sur l'amidon trois fois moins active. L'action du suc pancréatique est également supprimée, ou tout au moins considérablement diminuée. Enfin la digestion de cubes de blanc d'œuf dans le suc gastrique est également retardée.

MM. Vaducco et Mosso ont fait absorber jusqu'à 5 grammes de saccharine à des chiens, sans occasionner des troubles de la digestion, et nos expériences personnelles sur les chiens nous ont donné des résultats identiques. Cependant il ne faut pas se hâter de tirer de ce fait négatif des conclusions favorables à la saccharine, car les chiens ont une puissance digestive considérable et leur estomac, qui accepte tout, n'est pas facilement impressionné.

M. Chassevent a repris ces expériences sur des cobayes dont le tube digestif est de constitution beaucoup plus délicate. Pour ces animaux, la dose toxique de saccharine est de 60 centigrammes par kilogramme, ce qui représente pour l'homme une dose de 42 grammes environ. Dans ces conditions, la mort des cobayes jeunes survient entre vingt et soixante heures; les vieux, plus résistants ne meurent qu'en dix ou vingt jours.

Comme lésions, on trouve une congestion intense des reins, avec tuméfaction de l'épithélium des tubes contournés, dégénérescence hyaline et nécrose. Dans le foie, ainsi que dans les capsules surrénales, on constate des foyers de nécrose.

De par ces expériences, il est absolument certain que la saccharine est nuisible, non pas seulement parce que, dans un but de fraude, elle est employée pour remplacer le sucre dont elle ne possède pas les

qualités nutritives, mais surtout parce que, chez les individus débili-
tés, l'élimination de cette substance entraîne une fatigue constante des
reins et aussi parce que son action retardante sur les fonctions digestives peut occasionner des troubles graves de la digestion.

Il est certain que l'on n'a jamais constaté d'intoxication aiguë par
la saccharine ajoutée aux aliments, mais je ne l'en considère pas moins
comme nuisible, et pour s'en tenir aux troubles qu'elle apporte à la
digestion, il me semble qu'il n'est pas indifférent pour un malade, ou
même pour un individu bien portant, que les fonctions de l'estomac
s'accomplissent en six heures au lieu de deux.

En France, la réglementation de la vente de la saccharine a été
obtenue en 1888, après de longues discussions au Comité consultatif
d'hygiène; elle ne devait être vendue que par les pharmaciens. Cependant, en dépit de l'arrêté, la saccharine continua à être frauduleusement introduite dans les aliments. En voici une preuve:

Le lundi de Pâques 1901, M. Chassevent vit décharger, devant un
des kiosques de vente d'un jardin public des plus fréquentés par les
jeunes enfants, cinq cents topettes contenant des limonades diverse-
ment colorées. Il s'en procura quelques échantillons. Chaque topette
de 250 grammes était édulcorée avec environ 50 centigrammes de saccharine. M. Chassevent eut la curiosité de savoir ce qu'étaient de-
venues ces boissons saccharinées; le lendemain, il n'en restait pas une
seule; toutes avaient été consommées dans la journée.

Depuis 1902, une loi votée par le Parlement réglemente définitivement la fabrication et la vente de la saccharine. Elle ne doit plus être
employée que pour les usages thérapeutiques et la vente ne peut en
être effectuée que par les pharmaciens qui sont comptables des quantités de saccharine qui entrent dans leur officine.

Acide salicylique.—Élimination par les reins.—On ne saurait trop
le répéter, car c'est la question la plus importante de toute l'histoire
des antiseptiques frauduleusement employés comme agents conserva-
teurs, l'organe le plus fatigué, même par les doses les plus petites, est
l'éliminateur par excellence: le rein.

Lorsqu'un médecin ordonne une médication, sa préoccupation
constante est l'organe d'élimination et il s'assure de son intégrité par
l'examen des urines et par l'épreuve du bleu de méthylène, qui lui
permet de reconnaître d'une façon précise son degré de perméabilité.

Les falsificateurs prétendent que les antiseptiques faibles, employés à petite dose, ne sont pas très toxiques et ne sauraient fatiguer le
rein. A cela, je réponds que faire éliminer par le rein, d'une façon

continue, une substance étrangére à la constitution de l'organisme, même inoffensive, c'est occasionner une fatigue constante de l'organe, qui peut à la longue entraîner les accidents les plus graves.

Ce n'est pas tout; les personnes qui fabriquent des conserves antiseptisées ne savent pas par qui elles sont consommées, et même s'il n'existe pas de lésions rénales, il y a, suivant les âges, des différences considérables dans la puissance éliminatrice du rein. Voici une expérience concluante.

Il y a vingt ans, au moment où l'emploi de l'acide salicylique était d'usage courant pour la conservation des denrées alimentaires, je fis une série d'expériences, afin d'en étudier l'élimination suivant l'âge.

Pendant le cours du repas, je fis prendre à trois personnes bien portantes un demi-litre de vin contenant un gramme d'acide salicyli que. Voici les résultats obtenus.

Chez la première, âgée de vingt-trois ans, l'acide salicylique parut dans les urines au bout d'un quart d'heure et l'élimination fut complète en vingt-quatre heures.

Chez la seconde, âgée de quarante-six ans, l'élimination ne commença que deux heures après l'absorption, et ne fut terminée qu'au bout de quarante-huit heures.

Enfin chez la troisième personne, âgée de soixante-huit ans, l'élimination ne commença que quarante-huit heures après l'ingestion et dura huit jours.

J'ajouterai que chez ces trois personnes les reins étaient sains et la santé bonne. Toutes trois sont du reste encore bien portantes et l'âge seul permet d'expliquer cette extrême variation dans le début et la durée de l'élimination.

Il est facile de comprendre que si l'âge, en dehors de toute lésion organique, peut diminuer à ce point la puissance éliminatrice du rein, l'état de congestion ou de sclérose de cet organe, occasionné par les maladies infectieuses ou autres, peut avoir une influence plus désastreuse encore.

J'ai donné mes soins avec M. Hutinel á une dame âgée de vingt et un ans qui, à la suite d'un voyage, avait été prise d'un rhumatisme articulaire avec péricardite. Les urines étaient fort peu abondantes et contenaient une assez forte proportion d'albumine. L'état de la mala de étant grave, M. Hutinel ordonna une potion contenant 3 grammes de salicylate de soude à prendre par cuillerées à entremets toutes les deux heures. A la seconde cuillerée, avant qu'un gramme même de salicylate de soude eût été ingéré, il y eut des vomissements, des sueurs, des vertiges. Pensant, vu la faible dose, que ces symptômes étaient imputables au dégoût de la malade pour la potion, M. Hutinel fit prendre dans un lavement, 1^{gr},50 de salicylate. Une demi-heure après, il y eut de nouveaux vomissements et la malade tomba dans le collapsus. La médication fut interrompue et, grâce au régime lacté absolu, l'albuminurie disparut en quatre jours. Dès lors, il fut possible, sans provoquer le moindre symptôme d'intolérance, de donner le salicylate, d'abord à la dose de 2 grammes, puis à la dose de 4 grammes.

Avec Barth, j'ai vu une jeune fille atteinte d'arthrite du genou qui, sans albumine dans les urines, eut des vomissements et de la céphalée à deux reprises, à quelques jours d'intervalle, à la suite de l'ingestion d'un gramme de salicylate de soude en vingt-quatre heures.

Avec Siredey, j'ai signalé le cas d'une jeune fille de dix-huit ans, qui avait un très léger nuage d'albumine dans les urines; à la suite de la médication salicylée, prolongée pendant quatre jours, elle eut de la céphalalgie et un délire violent.

Enfin, j'ai été témoin du fait suivant rapporté par Richardière. Une femme, nourrice depuis dix mois, a une attaque de rhumatisme articulaire subaigu; les urines ne renferment pas d'albumine; on donne une potion contenant 4 grammes de salicylate de soude. L'administration est commencée à une heure après midi; à quatre heures, la malade a de la céphalée et des bourdonnements d'oreilles; à cinq heures —elle avait alors pris les trois quarts de sa potion—elle commença à délirer. Aussitôt on suspendit l'usage de la potion.

Les urines de la malade, recueillies à une heure, et trois heures après le début de l'administration du médicament, donnaient avec le perchlorure de fer une coloration violette très accusée.

Autre fait intéressant: du lait de cette femme, recueilli au moment où cessa le délire, fut envoyé à M. Girard, au Laboratoire municipal; on y constata la présence d'une petite quantité d'acide salicylique. Les urines de l'enfant n'en continrent à aucun moment.

*Acide borique.—Collapsus.—*L'acide borique est fréquemment employé pour la conservation des vins, du beurre, de la viande, du poisson. Cet antiseptique d'un usage si courant n'est pour ainsi dire plus considéré comme un médicament et il est vendu dans les épiceries, les parfumeries, les magasins de nouveautés, etc. Cependant, il est loin d'être inoffensif et les exemples d'intoxication ne sont pas rares.

Molodenkow a signalé deux cas mortels d'intoxication.

Chez une femme, après une thoracentèse, on irrigua la cavité pleurale avec une solution d'acide borique à 5 p. 100. Presque aussitôt, elle eut des vomissements, une faiblesse extrême du pouls et elle tomba dans le collapsus. Le lendemain, il y avait un érythème siégeant sur la face, le cuir chevelu et une partie du dos. La malade mourut le deuxième jour dans un état de prostration compléte.

L'autre cas est celui d'un jeune homme de seize ans, atteint de mal de Pott compliqué d'un abcès par congestion. L'abcès fut vidé et la poche lavée à l'eau boriquée. Une demi-heure plus tard, il y avait de la faiblesse du pouls et des vomissements; le lendemain, on constata un érythème généralisé et la mort survint en trois jours.

Depuis, un certain nombre d'accidents non suivis de mort, caracterisés par de l'érythème polymorphe et des troubles gastro-intestinaux, ont été signalés par Lemoine (de Lille), Welch, Branthomme.

Catrin a rapporté un cas curieux: un infirmier militaire ayant donné, suivant la prescription du médecin-major, un lavement avec 4 grammes d'acide borique, le patient présenta des symptômes graves d'intoxication. On pensa que l'infirmier avait commis une erreur et on le gratifia de quinze jours de salle de police. Nul ne songea à incriminer l'acide borique, qui semble bien avoir été le seul coupable.

La question de l'emploi de l'acide borique pour la conservation des aliments, vint en discussion devant le Comité consultatif d'hygiène en 1879. Bouley (d'Alfort) fit des expériences sur les chiens et n'ayant pas constaté d'accidents, il conclut à l'innocuité.

En 1885, on importait en grand, de Norvège, des poissons conservés à l'aide de l'acide borique, et en même temps, on signalait en Angleterre des accidents dus à l'ingestion de bières, additionées d'acide borique. Cette substance agissait, disait-on, sur les globules du sang, transformant l'hémoglobine en méthémoglobine et entraînant la désassimilation des albuminoïdes.

M. Pouchet fut chargé par le Comitè consultatif de faire un nouveau rapport; il déclara que de sérieuses et longues expériences concernant l'action de l'acide borique étaient nécessaires, et provisoirement l'adjonction de l'acide borique et du borax fut tolérée.

En 1890, les marchands de beurre demandèrent à nouveau l'avis du Comité consultatif sur l'acide borique, les marchés de l'Amérique du Sud leur étant fermés, parce que leurs beurres contenaient une certaine proportion de cette substance. Les expériences de M. Pouchet étaient terminées et l'action nocive de l'acide borique était expérimentalement démontrée.

Le rapport présenté au Comité consultatif fut nettement défavorable et une circulaire, en date du 11 Juillet 1891, interdit l'emploi de l'acide borique dans les boissons, mais par une singulière anomalie, aucun règlement n'en interdit l'adjonction dans les denrées alimentaires solides.

Action des antiseptiques sur la femme enceinte.—En résumé, l'adjonction des antiseptiques aux aliments doit être interdite, non seulement parce qu'elle permet la vente au prix ordinaire d'une denrée suspecte, qui, ayant déjà subi un commencement de putréfaction ou de fermentation, a perdu une partie de sa valeur marchande, mais parce qu'elle compromet la santé du consommateur, frappant surtout ceux qui ont le plus besoin de ménagements: les enfants, les vieillards, les femmes en état de grossesse.

L'enfant nouveau-né pourra trouver certains antiseptiques, tels que l'acide salicylique dans le lait, même dans celui de sa nourrice, si celle-ci en absorbe dans ses aliments; il est maintenant démontré que la sécrétion lactée est un des modes de prédilection d'elimination pour quelques toxiques.

Si l'enfant est élevé au biberon, le présence d'antiseptiques, ajoutés au lait, aura une fâcheuse répercussion sur le tube digestif, quelle que soit la substance employée pour empêcher ou retarder la coagulation, l'acide borique, le borax, l'acide salicylique, ou même le simple bicarbonate de soude qui par usage continu entraine un certain degré de dénutrition.

Chez les *vieillards,* le rein est souvent altéré, soit qu'une maladie infectieuse ait eu une répercussion sur cet organe, soit, ainsi que je l'ai démontré, que les seuls progrès de l'âge aient suffi à en diminuer la puissance éliminatrice.

Enfin, c'est aussi le rein qui est touché chez la *femme enceinte.*

Au cours de la grossesse, il existe des modifications profondes dans la sécrétion rénale. Ces troubles sécrétoires se manifestent par l'augmentation de la quantité d'eau contenue dans l'urine, la diminution de tous les principes solides, phosphates, sulfates, urée, acide urique, sauf en ce qui concerne les chlorures qui restent au taux normal ou augmentent. De plus, dans un grand nombre de cas, il y a de l'albumine. La femme enceinte possède donc un rein en état défectueux pour l'élimination de déchets organiques normaux; la fatigue de cet organe est encore augmentée par l'apport, dans le sang de la mère, de produits usés provenant du fœtus. Il est évident que si ce rein déjà surmené physiologiquement est encore chaque jour contraint d'éliminer une quantité, même minime, de substances toxiques, nous verrons rapidement survenir une albuminurie, entraînant avec elle la possibilité d'accidents éclamptiques qui mettent dans le plus grand danger la santé de la mère et de l'enfant.

Vœux du Congrès de 1900.—En France, la jurisprudence concernant l'emploi des antiseptiques pour la conservation des denrées alimentaires n'est pas définitivament établie, et dans bien des cas, les juges ont hésité à considérer cette pratique comme justiciable des lois de 1851 et 1855, concernant les falsifications.

Au Congrés international de médecine légale de 1900, à la suite du rapport que j'ai présenté avec M. Gab. Pouchet, le Congrés a émis le vœu suivant:

«Le Congrés—étant donnés les accidents, signalés par les auteurs des différents pays, résultant de l'usage habituel des aliments et des boissons dont la conservation a été assurée par des agents chimiques, émet le vœu que l'emploi de ces produits, (borax, acide salicylique, formol, saccharine) soit interdit dans les matières alimentaires.»

La même question est revenue en discussion au Congrès international d'hygiène de 1900 à la suite d'un rapport de M. Bordas et le vœu suivant fut voté:

‹Il y a lieu d'interdire l'emploi de tout antiseptique pour la conservation des aliments ou des boissons.»

Ne pouvant entrer dans le détail de toutes les substances antiseptiques employées pour la conservation des aliments, je me borne à en donner l'énumération, ainsi que les principaux noms sous lesquels on les trouve dans le commerce.

PLATRE

Emploi.................	Vins.
Dose.................	2 grammes au maximum par litre. Tolérance en vertu de la circulaire du 27 Juillet 1880.

ACIDE SALICYLIQUE ET SALYCILATE DE SOUDE

(Interdiction en vertu de la circulaire du 7 Février 1881.)

Emploi.................	Vins, cidre, bière, sirops, lait, confitures, beurre, etc.

	gr.	gr.	
Vin.................	1,60	á 2	par litre.
Cidre.................	0,25	á 0,50	—
Bière.................	0,25	á 1,25	—
Sirops.................	0,50	á 1,50	—
Lait.................	0,25	á 0,45	—
Beurre.................	0,50	á 1,60	par kilogr.
Confitures.................	0,20	á 0,90	—

Doses.................

ACIDE BORIQUE ET BORAX

(Interdiction en vertu de la circulaire du 11 Juillet 1891.)

Synonymes.................	*Poudre conservatrice......* *Fleur de conserve........* *Antiferment............* *Le National............* *Préservatif............* Contiennent environ 50 p. 100 d'antiseptique.
Emploi.................	Viandes, poissons, beurre, vins.

Doses...................
(Les viandes et poissons sont trempés dans une solution ou saupoudrés.
Les vins contiennent de 10 à 30 grammes par hectolitre.

SACCHARINE

Synonymes...............
Sucre triatomique.
Œnanthine.
Sucrol.
Sucrine.
Dulcine.
Cristollose.

Emploi.................
Vins, bière, sirops, liqueurs, confiseries et pâtisseries.

Doses.................
Variables, pouvant dépasser 2 grammes par litre dans les sirops. Employé en poudre dans les gâteaux et pâtisseries.

SULFITES ET BISULFITES

Synonymes..............
Conservateur Gourdan=Bisulfite de potasse et tartre.
Orysol=Sulfite de soude cristallisé.
Malophile=Bisulfite et gélatine.
Œnostérilisateur....... { *a.* Sulfite de potasse et tartre. { *b.* Bisulfite alcalin.
Apertol=Sulfite et sulfate de potasse et tartre.
Cachets pastilles Lux=Bisulfite de potasse et gomme.
Fermenticide Gram = Bisulfite de potasse et gomme.
Coopérateur=Bisulfite de chaux.

Emploi.................
Vins, bière, rarement les viandes.

Doses.................
Bisulfites contenant 8 p. 100 d'acide sulfureux= 375 centimètres cubes par hectolitre.
Sulfites contenant 41 p. 100 d'acide sulfureux=10 à 20 grammes par hectolitre.

FLUORURES.—FLUOSILICATES.—FLUOBORATES

Synonymes..............
Chrysoléine = Fluorure de sodium.
Conservateur = Fluosilicate de soude.
Antiseptique solide = Fluosilicate de soude.
L'Allavoire = Fluoborate de soude.
Remarcol = Fluorure de sodium.

Emploi.................
Vins, vermouth, laits, beurre.

Doses.................
Pour la conservation des vins, de 20 à 25 grammes par hectolitre.

FORMOL

(Interdiction en vertu des circulaires des 30 Septembre et 18 Octobre 1897.)

Synonymes..............
Formalin........
Aldéhyde formique, 20 **gr. par** litre.
Produit saponifiable à odeur d'acétate d'amyle 1gr,80.
Acidité en acide acétique 0gr,06.

Lactine Gengaire.

Emploi.................... | Lait, vin, bière, sirops, etc.

Doses.................... { 1º Une cuillerée à soupe de formalin pour 10 litres de lait, crème, etc.
2º Un litre pour la conservation de 150 à 50 litres de vin, bière, limonade, sirops, etc. suivant la qualité.

SELS DE SOUDE ET DE POTASSE

Chlorure de sodium et azotate de potasse au sel Montégut (viandes).
Lessive de potasse = Régénérateur (vins).
Hypochlorite de soude = Liqueur de Labarraque (viandes).

MONSIEUR LE DÓCTEUR JUAN SANTOS FERNÁNDEZ
(HABANA)

Las enfermedades de los ojos en un país cálido.

Señores:

Encargado por la Comisión organizadora del XIV Congreso Internacional de Medicina de una conferencia en su seno, escogí el tema de «Enfermedades de los ojos en un país cálido», y es el que me cabe el honor de desarrollar en estos momentos.

Comenzaré por una ojeada rápida sobre la geografía de la Isla de Cuba, su etnografía, su demografía y su patología y de ésta la oftalmología exclusivamente, que será el objeto de mi disertación.

Geografía.

Considerada en su conjunto la forma de la Isla de Cuba, presenta su estructura un aspecto irregular, así en sus contornos marítimos como en sus relieves orográficos, prestándose mal á obtener generalizaciones sistemáticas con objeto de dar unidad á las descripciones.

En el mapa se dibuja como si de una inmensa hoguera, constituída por la provincia de Santiago de Cuba, partieran grandes espirales de humo, que fueran arrastradas hacia Occidente por una fuerte brisa. Sus accidentadas costas son por el Norte, en su mayor parte, rocallosas y quebradas, y por el Sur, exceptuando la parte comprendida entre la Punta de Maisí y Cabo Cruz, ó mejor hasta Santiago de Cuba, son bajas y pantanosas con ligeras intermitencias hacia Cienfuegos, y de aquí, más al Oeste, la costa pantanosa se ensancha para constituir lo que se llama la Ciénaga de Zapata, región muy difícil de penetrar y que se hizo célebre en la última guerra.

Entre los meridianos 77 y 31 de la costa Norte se halla rodeada de islas pequeñas y de formaciones de coral, de muy poca altura y cubiertas de manglares.

Enfrente de la costa Sur también yacen cientos de islitas muy bajas y llenas de manglares.

Se encuentra situada entre los meridianos 67° 52' y 87° 40, longitud occidental del meridiano de Cádiz, y 74° y 35° al Oeste de Greenwhith y entre las paralelas 19° 40' y 23° 33'.

Su longitud de Este á Oeste es de 730 millas, su anchura varía desde 100 millas al Este de la provincia de Santiago de Cuba hasta 25 próximo á la Habana.

Su área puede considerarse como de 44.000 millas cuadradas.

En relación con el Continente Americano, se halla precisamente al

Sur del Estado de la Florida de los Estados Unidos y como á cien millas de Cayo Hueso, siendo la mayor de las Antillas. Al Este de Cuba se halla situada la segunda en importancia, ó sea Santo Domingo; y al Sur de ésta, la Isla de Jamaica. Al Oeste, Cuba está separada por el Estrecho de Yucatán, que es de unas 130 millas de ancho, de la península del mismo nombre, que pertenece á México.

La importancia histórica de la Isla se la ha dado su posición geográfica que, desde el punto de vista estratégico, se puede considerar como la llave del golfo Mexicano.

La irregularidad de sus costas se prolonga hasta en sus puertos, que adoptan la forma peculiar de defensas naturales, de entradas angostas y tortuosas que más adelante se ensanchan, constituyendo puertos protegidos, naturalmente, ya para la defensa militar como para la perturbación ciclonocia.

El relieve de la Isla de Cuba es muy variado. La parte central, que comprende las provincias de Habana, Matanzas, Santa Clara y Puerto Príncipe, aunque algo elevado sobre el nivel del mar, consiste en llanuras y valles poco profundos; pero en algunos puntos se eleva el terreno á una altura considerable. En la parte occidental, ó sea en la provincia de Pinar del Río, la orografía es algo más regular, extendiéndose una cordillera central más próxima á la costa Norte y sensiblemente paralela á ella, alcanzando en algunos puntos una altura de 2.500 pies. Las vertientes hacia la costa Sur descienden en declive, en cuyas hondonadas se produce el tabaco más célebre del mundo, llamado Vuelta-Abajo.

La parte oriental ó la provincia de Santiago, es la más abrupta de la Isla y donde la irregularidad oreográfica es más pronunciada, conteniendo varias cordilleras altas, escarpadas y de difícil acceso, así como anchas mesetas y valles profundos, algunos muy angostos, constituyendo enormes y numerosos barrancos. El principal sistema en esta provincia es la Sierra Maestra, con alturas mayores de 5.000 pies, culminando en el pico Turquino, de unos 8.300 pies de elevación sobre el nivel del mar. Los ríos, aunque numerosos, de curso corto é irregular, se hacen impropios para la navegación ó vía fluvial, no siendo en las proximidades de las costas. Esta condición impide que tenga importancia alguna la industria de la pesquería fluvial.

El río Cauto, que es el principal, se extiende desde el interior de la provincia de Santiago por los declives de la Sierra Maestra corriendo hacia el Oeste hasta el Golfo de Buena Esperanza; aunque su curso es de 150 millas, sólo es navegable en barcos de poco calado hasta Cauto del Embarcadero, distante de la costa unas 50 millas. Al

Cauto sigue en importancia el de Sagua la Grande, situado en la costa
Norte, en la provincia de Santa Clara, siendo navegable en unas 20
millas de su curso. Esta estructura geográfica ha impedido hasta la
muy reciente inauguración del ferrocarril Central, que haya comunicaciones frecuentes entre el interior de la Isla, excepto por las vías
férreas construídas hacia la parte Occidental. Por otra parte la forma
de la Isla, larga y estrecha como hemos dicho, facilita más las comunicaciones marítimas.

Clima.

Es el que corresponde á los países situados en la latitud límite de
la Zona tórrida; pero debido á su extensión longitudinal de Este á
Oste, así como á su estrechez de Norte á Sur, que permite la influencia constante de los vientos reinantes que soplan del Nordeste, el calor se soporta en el estío mucho mejor que en los climas templados.

La temperatura media anual es sensiblemente igual, pero en la
costa Sur es un poco más elevada; en el interior ó la que se llama
tierra adentro, la distancia de la costa Norte está compensada por la
altura sobre el nivel del mar. Así es que se puede decir que la Isla de
Cuba es una unidad climatológica. En los meses más fríos, que son
Diciembre y Enero, la temperatura media fluctúa entre 17° y 21° grados centígrados, mientras que los de más calor, Julio y Agosto, la
media es de 28° á 29°. Excepcionalmente se registra una temperatura
mínima que puede llegar algún día del año hasta 9 grados y una
máxima que llega, aunque rara vez, á 35°; pero lo general es que la
mínima y máxima anuales fluctúen entre 12 y 32; la temperatura
anua es de 25. (1).

Como las temperaturas altas reinan durante el año mucho más
tiempo que las bajas, resulta que en los datos numéricos aparece una
temperatura media un poco mayor que la que reina en otros países
situados en la misma latitud geográfica, pero á causa de soplar con
mayor ó menor intensidad los vientos del Norte, durante todo el año,
las noches de verano son agradables á la intemperie y las del invierno
son deliciosas en general.

Es digno de hacer notar que la sensación de exceso de calor que
se experimenta en algunos días del verano, más depende del estado
atmosférico que de la temperatura y así es frecuente ver quejarse del
calor con tiempo nublado, señalando el termómetro 29 grados centí-

---

(1)   A. Humboldt (The Island of Cuba p. 154) cita el caso de que algunas
veces se ha observado hielo en el interior de la Isla durante algunas horas de
la noche; aunque la temperatura no bajase de 5 grados sobre 0.

grados á la sombra, mientras que con una temperatura de 32 grados centígrados y en día claro, que es lo normal, no manifestarse este desagrado.

La humedad de la atmósfera cuyo grado medio es de 75 en la Habana y quizás en toda la isla, es otra de las causas que contribuyen á la benignidad del clima y á su constancia. El término medio de las lluvias durante el año es de 52 pulgadas, aunque los registros indican en años distintos una variación de 40 á 71 pulgadas. En estos últimos años ha habido una relativa escasez de lluvias, así como una irregularidad en las épocas; pero en una serie de décadas se señala la época de lluvia en el mes de Marzo, la que se extiende hasta Octubre. Desde últimos de Noviembre á principios de Enero se presentan algunos días con chubascos que allí se designan con el nombre de *Nortes,* por que coinciden con la perturbación que produce el descenso de temperatura en la región de los grandes lagos del continente americano. Las lluvias torrenciales del verano, se distinguen porque en general comienzan á la misma hora (de tres á cuatro de la tarde) presentándose después el cielo muy despejado y el tiempo fresco.

Aunque no todos los años, algunas veces es invadida la isla por ciclones que azotan con furia sus costas, perdiendo su intensidad hacia el centro. Los vientos del Nordeste que predominan en el año casi nunca soplan con violencia; mas cuando se extienden hacia el Sur y persisten con relativa intensidad por varios días, durante el invierno vienen acompañados de vientos del Norte muy frecuentes que producen un descenso rápido de temperatura, ocasionando perjuicios en ciertos plantíos y en la salud pública, porque es un fenómeno muy poco frecuente y ni las viviendas ni los habitantes se hallau preparados para evitar el daño.

Todas estas circustancias concurren á constituir un clima especial muy adaptado para la vida orgánica, donde los seres pueden vivir con la menor injuria posible del mundo exterior; y así se verifica que en el reino vegetal existen plantas desarrólladas cómodamente procedentes de otras regiones y otras alturas del globo, como sucede con el *Pinus Occidentalis,* hecho que ya señaló A. Humboldt, así como otras y muchas legumbres.

Demografia.

Densidad de la población:

La población total es de 1.572.797, con una extensión de 44.000 millas cuadradas, ó sea un promedio de 35,7 habitantes por milla cuadrada; la densidad varía en las diferentes provincias, como puede verse en el cuadro siguiente:

	Millas cuadradas.	Habitantes por milla.
Habana	2.772	153
Matanzas	3.700	55
Pinar del Rio	5.000	35
Puerto Príncipe	10.500	8
Santa Clara	9.560	37
Santiago de Cuba	12.468	26

Composición de la población:

Los blancos nativos constituyen 57,9 por 100 en toda la isla; en la Habana, debido al numeroso elemento extranjero, no llega más que á 49 por 100; los blancos extranjeros alcanzan en toda la isla el 9 por 100; los de color, incluyendo el negro y los elementos mezclados, el 32,1 por 100, ó sea menos de la tercera parte; la proporción de chinos es casi insignificante: el 1 por 100.

Hay 57.613 varones más que mujeres, siendo este exceso el 36,6 por 100; la proporción de varones es como sigue:

Población total el 51,8 por 100.

Población blanca el 54,1 por 100.

Población de color el 47 por 100.

En las ciudades hay más hembras: 51 por 100, de varones, 49 por 100. En los distritos rurales pasa lo contrario: hembras 46,9 por 100; varones, 53,1 por 100.

Nacimientos.

La proporción de éstos ha ido decreciendo de una manera rápida al extremo de notarse una diferencia grande entre el año 1890, que fué 19,4 por 1.000, y el año 1899 que sólo llegó á 6,7 por 1.000; es muy pequeño el número de niños que no han llegado á la edad de cinco años, 22,70; en cambio, son muy numerosos los que llegan á diez años, el 25,31; esto debe atribuirse á las condiciones económicas y políticas de los últimos años.

Matrimonios.

El número de éstos es de 15,7 por 100 ó algo más de una sexta parte, siendo más frecuente en los distritos urbanos, 16,79, que en los rurales, 15,3; el matrimonio legal es tres veces más frecuente en el blanco que en el negro; de los blancos que viven juntos el 81 por 100 están casados legalmente; en los negros sólo llega á 28 por 100.

Mortalidad.

Esta ha disminuido considerablemente: de 68,3 por 1.000 que alcanzó en el año 1898, ha bajado, en el presente á 17,3 por 1.000, cifra muy halagadora llamada todavía á bajar mucho más tan pronto el pueblo cumpla con todos los preceptos sanitarios.

De las enfermedades, la que causaba mayor número de defunciones era la fiebre amarilla, hoy completamente desaparecida gracias á los estudios realizados en el país y á las medidas higiénicas adoptadas para evitar la propagación.

Entre las fiebres eruptivas, la viruela daba una cifra alta de mortalidad, afortunadamente en la actualidad no se registra ningún caso; las otras fiebres revisten poca gravedad.

Hoy la que constituye el azote del país, es la tuberculosis pulmonar, alcanza el 3,27 por 100 ó sea el 32,7 por 1.000. La Liga contra la tuberculosis, educando al pueblo y excitando al Gobierno á crear Sanatorios y Dispensarios, contribuirá á disminuir sus estragos en la medida que ocurre en otros países.

La malaria es la enfermedad que le sigue, y dismínuye sensiblemente gracias á la higiene inspirada en los progresos de la moderna etiología, porque son limitadas las comarcas eminentemente palúdicas que es donde se notan mayores estragos.

El tétano infantil, las afecciones gastro-intestinales, del corazón, cerebro, etc., proporcionan cifras muy variables que van decreciendo paulatinamente. Para evitar las defunciones del tétano infantil, se han tomado medidas encaminadas á facilitar al pueblo, comadronas idóneas.

Resumiendo sobre las condiciones demográficas, diremos que la población aumenta lentamente, que los nacimientos superan poco á las defunciones debido á los últimos disturbios políticos, siendo en mayor número los legítimos que los ilegítimos, que los matrimonios son frecuentes y que la mortalidad disminuye considerablemente, hasta llegar á una cifra bastante baja, debido á la completa desaparición de la viruela y fiebre amarilla, consideradas endémicas en el país.

Etnografía.

Los huesos humanos fósiles encontrados en la Isla de Cuba, así como los restos de mamíferos ya extinguidos, atestiguan que estuvo poblada en los tiempos prehistóricos, en un período en que probablemente formaba parte del continente americano.

Al descubrirla Colón, la encontró poblada por una raza salvaje de buenas formas físicas y de mediana estatura, tez cobriza y cráneos comprimidos de delante atrás. Los individuos que la formaban estaban desnudos, eran indolentes y se dedicaban principalmente á la pesca; los hombres y las mujeres cultivaban algunos vegetales para su alimentación.

El número de habitantes se hizo ascender exageradamente tal vez, pues todo el país estaba cubierto de bosques, á seiscientos mil en el momento de la conquista y se les designó con el nombre de *tainos*, sinónimo de pacíficos ó nobles, pero ha prevalecido el de *siboneyes*, como los designaba Las Casas. Los siboneyes se cree que procedían de los *Aragnas*, pueblo que habitaba la región del continente ocupada hoy por Colombia y que se extendió por las llanuras del Orinoco y las Antillas menores hasta establecerse en las cuatro principales y en las Lucayas.

No se conoce bien la religión que tuvieron los siboneyes, pero lo que se sabe de cierto es que tenían muchos dioses, á los que llamaban *semies*, así como á sus sacerdotes *behiques*, y, según el hermano Román Pani, eran los que ejercían una muy rudimentaria medicina en Haití, y, por consiguiente, en Cuba, poblada por la misma raza.

Aun cuando los conquistadores, en su mayor parte aventureros, abusaban de la debilidad y de la condición del salvaje, hay exageración en creer que la raza fuera exterminada solamente por las crueldades de éstos. Los autores modernos se inclinan á creer que el cambio de sus costumbres y la obligación al trabajo que provocan los repartimientos, así como la absorción de la raza blanca, de la que venían pocas hembras de Europa, influyó en buena parte á su extinción.

Desde el tiempo de Las Casas, que se constituyó en apóstol de los indios, y al que se le atribuye indebidamente, según algunos, la introducción de los negros en Cuba, vino otra nueva raza á disputarle el puesto á los indígenas y á contribuir con su desigual resistencia al rendimiento de la debilidad del indio cubano por todos reconocida.

Lo que puede asegurarse es que, desde mucho tiempo atrás, sólo se encuentran en la isla tipos mal definidos que recuerdan los caracteres de la primitiva raza indígena.

En la actualidad predominan tres razas: la blanca, la negra y la mongólica; siendo esta última escasa, puesto que no llegan á 30.000 los chinos, y son varones en su inmensa mayoría.

Como la Isla de Cuba fué un emporio durante el segundo tercio de la pasada centuria, porque su fertilidad producía frutos que se convertían en oro, y su riqueza se hizo tan proverbial como la de Jauja del Perú, afluyeron á su capital, muy especialmente, ejemplares de todos los pueblos ó individuos de todas las razas, pero no en número suficiente para dejar rastro de su presencia.

Patología.

Al ocuparme de la Patología oftalmológica en un clima cálido no adoptaré otro orden que el anatómico, no porque sea perfecto, sino porque cualquiera otro que adoptara sería igualmente arbitrario al tratar de determinadas materias.

Daré principio por la patología de los párpados, y á fin de empezar abreviando para no dar á mi discurso dimensiones inconmensurables, me circunscribiré á las afecciones del borde libre, que son las que pueden imprimir alguna variación á las que se observan en otros climas. En efecto, las afecciones del borde libre de los párpados, las blefaritis, que obedecen por regla general á una enfermedad de las que se llaman constitucionales, no son tan frecuentes en Cuba como en otras partes. La explicación la encuentro en que el escrofulismo típico, es raro en el pais, y no son tan frecuentes como en otros las afecciones de la piel á que obedecen aquéllas. Por otra parte, la naturaleza ha sido previsora; del mismo modo que pigmenta el iris y la coroides, allí donde el sol brilla mayor tiempo y con más intensidad, de la misma manera permite que el nacimiento de las pestañas tenga los menores obstáculos posibles, á fin de que tenga el ojo también la mayor defensa á la luz. No es un secreto que es patrimonio de las mujeres del mediodía en la misma Europa, las hermosas pestañas que tanto realzan su belleza y quien quiera de ello convencerse, no tiene más que dar un paseo por las regiones andaluzas.

En cambio, en Cuba se observa en gran número el orzuelo y chalasion que parece obedecer á la anemia que es el resultado de las altas temperaturas y la falta de tonicidad en los tejidos, á causa del escaso ejercicio, porque como es sabido, sólo el frío provoca el movimiento y hasta lo impone.

Las otras manifestaciones del borde de los párpados tales como la tiriasis (1) se observan en determinadas circunstancias, cual ocurre en otros lugares y sólo citaré como caso raro la presencia de una nigua—*chique* de los franceses *(pulex penetrans)* observada por un médico extranjero en Cuba, Carrons de Villard (2) con la particularidad de que el médico, no pudo darse cuenta de la especie de quiste que tenía un paciente en el borde del párpado y su ayuda de cámara, un negro, advitió su extrañeza y le dijo: «Señor, esa es una nigua y se

---

(1) La Tiriasis palpebral, por el Dr. Santos Fernández. Anales de la Academia de Ciencias de la Habana.—Tomo, 19, página 366.

(2) Annales d'Oculistique. Tomo CI.—14º y I et 2.2º livraisons, Janvier, Fevrier 1839.—p. 11-35. Notice sur Carrons de Villard par le Dr. Juan Santos Fernández (de la Habana).

extrae de esta manera; indicándole al efecto al médico el modo como
se acostumbraba á aislar la especie de vejiga que forma el parásito,
empleando dos alfileres comunes». (1)

Yo no he tenido oportunidad de ver caso igual, porque sólo con lo
ignominioso y bajo de la esclavitud podían estos párasitos, que se
alojaban en los pies de los negros, al grado de inutilizarles, elevarse
á la región más alta y noble del hombre, el ojo. Oviedo refiere que
abundaba tanto el *pulex penetrans* en los primeros tiempos de la conquista, á la llegada de los españoles á Cuba, que los que no se cuida-
ban de ser atacados se quedaban tullidos y mancos.

Por fortuna, pocas veces se presenta la pústula maligna en los párpados, porque el carbunclo es escaso en Cuba y cuando lo hay es im-
portado del extranjero.

Y ya que señalo enfermedades de los ojos provocadas por insectos
ó parásitos, que son pocos, me permitiré decir que la filaria de Medina se solía observar en los negros recién llegados de Africa solamente interesando la conjuntiva y la órbita, después nó.

De la filaria *oculi humani* observé un caso (2) en el cuerpo vítreo
de un individuo blanco (3) análogo al tan conocido de Quadri (1858)
y Fano (1868), y posteriormente el Dr. Enrique López y otros (4) en la
cámara anterior en una mujer blanca. Ambos no fueron seguidos de
exámen microscópico, y por consiguiente, poco contribuyeron á sacar
de la obscuridad en que se encuentra este género de parásitos.

Enfermedades de la conjuntiva.

En las enfermedades de la conjuntiva hay dos afecciones sobre
las cuales he de detenerme unos minutos porque ofrecen algo peculiar; me refiero á las oftalmías purulentas y al tracoma.

La *oftalmía purulenta* llamó mi atención en el sentido que voy á
tratarla, desde antes de que se considerase verdadera enfermedad específica provocada por el gonococo de Neiser. Hace más de veinticinco años que advertí cierta benignidad en la oftalmía purulenta de
los recién nacidos, enfermedad tan temida que suministra la mayor

---

(1)   Carrons de Villar.—Histoire des affections morbides de l'œil et de ses
annexes provoquées et entretenues par le séjour on les atteintes d'animaux
vivants. Annales d'Oculistique, T° 33, p. 241, T° 34, p. 65 y T° 35, p. 109.

(2)   Traité de Zoologie Médicale par Raphael Blanchard, Paris 189 pllo.

(3)   Crónica Médico-Quirúrgica de la Habana.-Tomo 5.° Pg. 436.-Año 1897.

(4)   Revista de Ciencias Médicas. Diciembre de 1891.

parte de los ciegos (1) de los asilos á éstos destinados en Europa; al mismo tiempo reconocí una gravedad mayor que la que se le reconoce por todos á la oftalmía blenorrágica del adulto. El tiempo transcurrido, lejos de hacerme cambiar en este juicio, me lo ha robustecido.

En estos últimos años, cuando con motivo del segundo Congreso Médico Pan-Americano visité la capital de la República Mexicana, pude enterarme de que el Dr. Chacón, distinguido Catedrático de oftalmología, (2) había hecho la misma observación en su país, respecto de la oftalmia purulenta de los recién nacidos.

Conviene hacer constar que en México como en Cuba no son superiores los cuidados higiénicos que se tienen con la parturiente ó el infante, á los que el pueblo en general emplea, y sin embargo, la benignidad es manifiesta, y atendido el niño desde el primer momento, y hasta desatendido, puede asegurarse que se cura muchas veces lo que no siempre se puede decir fuera de Cuba; la mayoría allí cura rápida y fácilmente con los tratamientos conocidos de todos.

La ciudad de México debo hacer notar que, aunque está más cerca del Ecuador que Cuba, tiene un clima templado por hallarse á más de 2.000 metros sobre el nivel del mar.

En la Sociedad de Oftalmología de París dí cuenta (3) tiempo atrás de este hecho, y un oculista de Argelia allí presente, el Dr. Billot, manifestó haber observado lo mismo en esta región, que también es cálida.

Se recomendó repetir la observación y hacer mayores exámenes bacteriológicos, y al hacerlos, he observado que son indudablemente menos benignas aquellas oftalmias de los recién nacidos, en que se encontraba el gonococo, pero que todas eran siempre más benignas que las observadas en Europa.

Posteriormente se ha dicho que la oftalmía neo-natorum es tanto más grave cuanto que el gonococo vaya asociado al neumococo y á otros gérmenes, y esto tal vez fuera la explicación de lo que he seña-

---

(1) Aun cuando respecto de estadística oficial de ciegos nada tenemos en debida forma, sin embargo el Sr. Biosca, en 1880, anotó 440 ciegos en toda la isla para una población de poco más de un millón y medio de habitantes; y si la tercera parte de los ciegos se atribuye á la oftalmía purulenta, 150 de éstos próximamente le corresponden, y en esto concordamos con el Dr. E. López á juzgar por lo que expone en los «Consejos higiénicos á las madres» publicados en «El Hogar» en Enero de 1891.

(2) Gaceta Médica de México. Tomo XXXLV, N.º 4.

(3) L'Ophthalmie purulente des nouveaux-nés dans l'Ile de Cuba, Dr. Juan Santos Fernández (de la Habana). Bulletin de la Société d'Ophthalmologie de Paris. Séance du 5 Avril 1893, pág. 49, tomo XI.

lado, pues en la mayor parte de los exámenes bacteriológicos hechos últimamente por mi digno colega el Dr. Acosta en el Laboratorio de la Crónica Médico-Quirúrgica de la Habana, á su cargo, siempre ha encontrado los gonococos sin adición del neumococo ú otros gérmenes cuya compañía le hiciese más virulenta.

Respecto de la mayor gravedad de la oftalmia blenorrágica de los adultos en Cuba, sólo puedo decir que me ha dejado recuerdos desagradables, pues más de una vez me ha derrotado usando los diversos tratamientos recomendados, y puedo asegurar que cualquiera que sea el plan que se adopte, si se prescinde de asear á menudo el ojo con un antiséptico, que puede ser el permanganato de potasa ó cal, y sobre todo, si no se mantiene el ojo constantemente bajo la acción del hielo, no puede haber muchas seguridades de salvar el ojo afectado, aun empezando á tiempo la asistencia, que es condición muy principal.

La ceguera.—Este es el nombre que asigna el vulgo á una conjuntivitis aguda que, por regla general, se produce en los campos ó en pequeños poblados.

Alguna vez puede confundirse con la oftalmía purulenta clásica leucorréica ó gonorréica, porque ésta se desarrolla en el curso de la ceguera, á consecuencia de la desaseada costumbre que tienen en todas partes, y también en Cuba, (1) la gente poco culta, de lavarse los ojos enfermos con las orinas de otras personas.

La ceguera ataca comunmente á los niños, y se advierte desde luego el enrojecimiento y tumefacción de las conjuntivas palpebrales y bulbar, dolores como de hincada intensa, fotobia que obliga á un exagerado blefarospasm», lagrimeo y abundante secreción moco-purulenta, en la que algunas veces ha hallado el Dr. Acosta, del Laboratorio Bacteriológico de la Crónica Médico Quirúrgica de la Habana, el bacilo de Week y el diplococo de Morax. No obstante, las investigaciones no se han hecho en número suficientes de casos, como fuera posible realizarlas, si las epidemias ocurriesen en la capital. Casi siempre tienen éstas lugar, como hemos dicho, en poblaciones pequeñas, y el Dr. Planas, de Sagua, observó en 1884, en Las Lajas. población de 2.000 almas, una epidemia tan generalizada que atacó—pues es en extremo contagiosa—á todos los niños y á muchos adultos.

El agente propagador del contagio es una pequeña mosca que el vulgo llama *guasasa* (voz india), un díptero, la que revolotea alrededor de la cara de los enfermos, y al tocar los ojos lleva á los sanos en las

____

(1) De cómo una oftalmía catarral se convierte en purulenta. Congreso Médico Cubano, 1890.—Crónica Médico-Quirúrgica de la Habana. Tomo XVII, pág, 276.

patas y alas el elemento del contagio: el mismo papel que hacen las moscas en Egipto para el tracoma, según lo atestigua Baudry (1).

Los individuos afectados de granulaciones, en estado de calma, están predispuestos á contraerla, y esto ha dificultado á veces el diagnóstico; también están más predispuestos á padecerla los que la han padecido antes ya. El pronóstico, si no sobrevienen complicaciones, es siempre benigno y su provocación obedece á la falta de higiene.

La conjuntivitis granulosa ó el tracoma.

Es otra de las enfermedades de la conjuntiva que merece la considere desde el punto de vista de su comportamiento en un país cálido; pero antes de pasar adelante, forzoso es que diga algo del derecho que hay para llamarla indistintamente conjuntivitis granulosa ó tracoma, como va siendo general.

Se sabe que hay autores que conceden caracteres típicos (2) al tracoma, tales como la falta de secreción y que aducen razones que parecen no dejan duda de la diferencia de una y otra afección, pero desde el momento que ni la una ni la otra enfermedad, dado caso que constituyan dos entidades nosológicas, se las diagnostica por la presencia de un gérmen que las determine, la duda estará siempre en pie y habremos de necesitar para diagnosticarla los síntomas macroscópicos de la conjuntiva y el curso de la afección.

Pero admitiendo que las verdaderas granulaciones deben considerarse como tracoma (3) trataré de decir lo que pueda de esta afección en Cuba.

El tracoma es escaso en la Isla de Cuba; la mayor parte de los casos que durante 28 años he visto y seguido en todo este tiempo, muchos son exóticos, los individuos lo llevaban cuando desembarcaron en la Isla siendo algunos de ellos muy jóvenes.

Durante la última guerra en que un número tan considerable de tropas se extendieron por todo el territorio, alojándose en los poblados pequeños, el tracoma aumentó, pero no ha llegado nunca á tener la proporción ó la frecuencia que en otras regiones del globo.

Las malas condiciones en que se hallaban los soldados y las peores en que se encontraban los habitantes de los poblados, por efecto de la miseria que trajo la guerra, favorecían la propagación, pues en Cuba,

---

(1) Note sur l'ophthalmie egyptienne et les granulationes en Egipte par S. Baudry (de Lille). Revue Générale d'Ophthalmologie. T. XXII, p 12. Janvier, 1903.

(2) Guning (de Amsterdam) en su comunicación al Congreso de Hidelberg en 1885.

(3) Nuapp B. Van Nilinge. Annales d'Oculistique T°. 114, Pag, 171.

como en donde quiera que falte el aseo, el tracoma tiene ancho campo. A la falta de aseo se debe en estos momentos que en un Asilo próximo á la Habana en que las condiciones higiénicas eran deplorables se contagiasen más de 100 niños y se viese el Gobierno de la República obligado á tomar medidas enérgicas ante tal descuido de la dirección del establecimiento, siendo la primera de ellas retirar á todos los invadidos del local infestado. Mi distinguido colega el Dr. Finlay, encargado de asistirlos, me refirió que los casos no afectaban gravedad, pero que era notable la facilidad del contagio, y no lo extraño, pues esto es fácil siempre que la secreción es abundante.

La falta de gravedad en esta afección en la Isla es característica y lo atribuyo á la facil aeración que por las condiciones del clima facilita la curación (1) y evita la propagación que es tan fácil en lugares reducidos en que viven hacinadas las personas. La temperatura obliga, de cierto modo, á vivir, pudiera decirse, fuera de la casa, casi á la intemperie y eso atenúa la marcha del tracoma.

A pesar de hallarse la isla de Cuba entre los trópicos, como una parte de Egipto, carece de la dureza del clima de la tierra de los Faraones, que se considera como la fuente ó el origen del tracoma desde los tiempos más remotos.

Del mismo modo, no existe en Cuba el viento cargado de arena que en Egipto y al que el profesor De Wocker, cuando visitó el país (2), atribuyó la predisposición y propagación de esta enfermedad; ni las costumbres del pueblo de Cuba son análogas á los hábitos de los moradores de Egipto.

Morax y Lakah (3), en reciente viaje, cree haber hallado la causa de la existencia y propagación del tracoma en aquella región en la contaminación de los niños desde la lactancia y después en las escuelas.

Como una parte de la población de la isla de Cuba pertenece á la raza negra, esto explica también la poca extensión del tracoma.

Suvan M. Burnett, de Washington, asegura que no ha visto nunca un negro con el cartílago arqueado y determinando el entropion por el tracoma, cual es común observarlo en los blancos.

Yo puedo asegurar categóricamente lo mismo respecto de este estado del cartílago que sólo el tracoma afecta de esa manera.

No obstante, Gama Pinto (4) asegura haber visto en Lisboa y Río

---

(1) Absence du trachoma chez le negro, par le Dr. J. Santos Fernández. Recucil d'Ophthalmologie. París, 1891, Pág. 385.
(2) Annales d'Oculistique, Janvier 1902. Roemer (1899). Annales d'Oculistique, 1902. pag. 153.
(3) Annales d'Oculistique, 1901, pg. 353.
(4) Annales d'Oculistique, t. XIV. pag. 171.

Janeiro negros atacados de tracoma con todos los caracteres de la enfermedad: pannus, atrofia de la conjuntiva, etc., etc., y Moura, de Brasil, hace la misma observación; pero en vista de lo que ocurre en Cuba, hay derecho á sostener que el tracoma puede padecerlo el negro excepcionalmente, pero que en términos generales es refractario á él.

Hay probabilidades de que desde 1850 (1) haya podido ser introducido en la isla el tracoma en los barcos negreros que hacían la trata, pues en ese año se refiere que llegó al puerto de Matanzas (2) uno que apenas pudo ser dirigido, pues toda la tripulación y los 300 ó más negros que contenía estaban ciegos, se dice, de oftalmía purulenta, pero es de presumir que lo estuvieran por el tracoma ó por ambas enfermedades.

A pesar de este contingente no recuerdo haber visto cuando era niño en ninguno de los ingenios ó haciendas de campo en que se aglomeraban cientos de esclavos negros ninguno atacado de tracoma, y sí recuerdo haber visto ciegos por traumatismo ú otro accidente.

Acerca del tratamiento del tracoma en la isla de Cuba no tengo nada particular que consignar; la terapéutica médica y quirúrgica conocida triunfa en unos y es ineficaz en otros; como recurso médico el jequiryti (abrus preccatorius) usado en polvo me ha dado buenos resultados (3) desde 1891, que se lo vi usar en su «Clínica de Enfermedades de los Ojos», de Barcelona, á mi compañero el Director de los Archivos de Oftalmología Hispano-Americanos el Dr. Manuel Menacho, que ha publicado, como yo, sus observaciones respecto de la materia.

Enfermedades de la córnea.

En las enfermedades de la córnea las más frecuentes son los leucomas ó albugos provocados por queratitis ó abcesos, que cuando no terminan por la atrofia del bulbo dejan opacidades más ó menos generalizadas; pero, en verdad, que si bien se observan en gran número no difieren de los observados en otras partes. Al ver que estas lesiones obedecen en menor número al traumatismo, se advierte que estamos en un país más agrícola que industrial.

Muchas de estas opacidades de la córnea son también triste re-

(1)   Annales d'Oculistique, 1888, t. XCVII, pag. 276, t. XCVII, pag. 225.

(2)   Carrons de Villard.—Considerations sur la frequence des differentes espéces d'Ophthalmies purulentes à l'Ile de Cuba. Annales d'Oculistique, T. XXXII pag. 201.

(3)   Aplicaciones del Jequiryti por el Dr. J. Santos Fernández. Crónica Médico-Qurúrgica de la Habana. Tomo XIX, año 1893, pág. 569.

cuerdo de la viruela, cuya existencia revela la escasez de cultura en un pueblo, si es que por sectarismo no se rechaza la vacuna.

En la actualidad se ha logrado la desaparición de la viruela en toda la isla.

Estaba antes muy arraigado en el vulgo el uso del subacetato de plomo que pedían en las boticas con el nombre de Agua Blanca, y si bien esta susbtancia siempre ha tenido sus indicaciones (1) la aplicaban en las úlceras de la córnea, y aún cuando las sanaban les quedaba una opacidad á expensas del precipitado metálico que exigía una operación (2). Por suerte, el cambio de los tiempos ha hecho olvidar á las gentes un preparado que en sus manos daba á menudo fatales resultados.

El Dr. E. López, que ha confirmado muchos de mis trabajos, tan sólo porque ejercí antes que él, pues de otro modo, con su carácter observador, hubiera señalado los hechos con la anticipación que yo, dice después de referir varios casos de este género: «De este asunto se ocupó en 1879 nuestro distinguido colega el Dr. Santos Fernández para censurar, como ahora lo hacemos, el abuso con que el curanderismo ha prodigado el agua de Goulard en todas las enfermedades inflamatorias del ojo» (3).

La lepra, de que no carecemos, ataca con frecuencia la córnea y es la causa más frecuente de la pérdida de los ojos en esta enfermedad, que no respeta los otros tejidos del ojo y sus accesorios.

El Dr. E. López, publicó un interesante trabajo (4), que me cupo la honra de juzgar, con datos recogidos en el Hospital de leprosos de la Habana y he publicado la observación de una operación de cataratas (5) en un individuo de dicho Hospital, cuya enfermedad estaba bastante adelantada, con un éxito completo y he averiguado que antes que yo, mi ilustre colega de la Habana el Dr. R. Montalvo, ya fallecido, había hecho análoga operación con idéntico resultado.

La queratitis intersticial me ha provocado las mismas dudas que á otros profesores fuera de Cuba, respecto de la etiología, que algunos creen específica y otros no, sino afección, á lo más, en terreno prepa-

---

(1) De la fotofobia y su tratamiento por el Dr. J. Santos Fernández. Crónica Médico-Quirúrgica de la Habana. Año I, núm. 6. Octubre 1875, pág. 153.

(2) Indicaciones del subacetato de plomo en determinadas oftalmías por el Dr. J. Santos Fernández.—Academia de Medicina de México.—Anales de Oftalmología de México-1894.

(3) Oftalmologia.—Volumen en 8.º menor.—Habana 1890, pág. 91.

(4) Crónica Médico-Quirúrgica de la Habana. Año 1890. Tomo XVI.

(5) La operación de la catarata en los leprosos. Anales de Oftalmologia de México-1895.

rado ó debilitado por la sífilis para su aparición. Sin sustentar una ú
otra idea, puedo asegurar que casos rebeldes en los primeros tiempos
los he curado con el calomel al interior y duchas calientes locales y
en esta última época, merced á las inyecciones subconjuntivales de
bicloruro de hidrargirio (1).

Llama la atención á los que llegan al país por primera vez, la que-
madura que .produce en la córnea el líquido que sale de una planta
que sirve para cercas, (Euforbia antiquarum, euforbia lactea), cuando
se la corta ó golpea, y no sólo el líquido sino el efluvio ó emanación
que exhala y que alcanza algunos metros de la planta cortada, pero
en verdad, no varía esta acción caústica de la que produce cualquiera
otra substancia, como tuve ocasión de decirlo en otro trabajo que publiqué acerca del particular. (2).

Cuando estudiaba en Madrid, en la Clínica del Dr. Delgado Jugo,
y después en las de París, vi con frecuencia la queratitis con hipopion
de gravedad suma, que provocaba la lastimadura de la córnea con la
hoja del trigo y me admiró al llegar á Cuba que igual lesión con la
hoja de la caña no produjese análoga gravedad á iguales síntomas.

La explicación he querido hallarla en algo análogo á lo que aduje
para sostener la poca gravedad del tracoma en su escasa propagación. En Cuba, en rigor, no hay proletariado, y aun el negro, con
los vicios y el lógico descuido que le dejó la esclavitud ominosa, gracias á la fertilidad del suelo y á la falta del invierno, que es el azote
del desvalido, goza de ciertos elementos que le permiten una higiene
capaz de evitar las infecciones de la córnea con las manos y con cuantos objetos poco limpios lleva á los ojos.

Las heridas superficiales de la córnea, y tan superficiales que, á la
luz oblícua artificial, apenas se descubren, y que sólo tal vez usando
la fluoresceina se podrían hacer visibles, despiertan unos dolores tan
intensos que rayan en la desesperación, y sólo recurriendo en último
término á la inyección subcutánea de morfina he logrado dominarlos.
El hecho tiene una explicación de índole puramente anatómica, pues
es conocida la red nerviosa y las terminaciones de los nervios de
esquisita delgadez que ocupa el epitelio de la córnea á manera que
en la piel, pero con mayor riqueza en aquélla.

---

(1) Queratitis intersticial curada por las inyecciones subconjuntivales de
bicloruro de hidrargirio por el Dr. J. Santos Fernández. Crónica Médico Quirúrgica de la Habana. Tomo 23, pág. 49. Año 1897.

(2) Accidentes oculares por el cardon (euforbia antiquarum) leído en la
Academia de Ciencias de la Habana por el Dr. J. Santos Fernández. Crónica
Médico-Quirúrgica de la Habana. Tomo 18, pág. 261-267. Año 1892.

Con el Dr. San Martín hice tiempo atrás preparaciones histológi-
cas en animales, á propósito de mis observaciones clínicas, y publiqué
un trabajo (1), con este motivo. En este trabajo, pasando de la anatomía á la fisiología, recordaba que la córnea era el último punto que
moría del cuerpo, y también por esta razón presenté á la Academia de
Ciencias Médicas de la Habana una Memoria (2) sobre el reflejo palpebral en la administración de cloroformo; mas como debo circuns-
cribirme á la oftalmología, aun cuando el asunto esté dentro de la
Medicina en general, dejo á un lado este particular anatómico y fisiológico para ceñirme á demostrar que ese dolor intenso experimenta-
do en las contusiones superficiales de la córnea por la uña de un niño
recién nacido, v. gr., es debido al estado de la excitación nerviosa
que es tan fácil observar en los climas cálidos, en que la nutrición imperfecta por la falta de apetito que provoca el calor, trae un desequilibrio nervioso ó una sensibilidad exagerada.

El tétano se creía sin razón más frecuente en Cuba que en otras
regiones, y hasta se suponía que los negros tenían especial predisposición para contraerlo; pero desde que desapareció la esclavitud, el
trabajador se calza y no sufre ni la invasión de las niguas con la frecuencia que antes, ni de heridas en los pies, fáciles de infectarse, se
ha observado la disminución de los casos de tétano, y me permito hablar de este particular porque he tenido oportunidad de anotar un
caso de tétano ocular, después de la enucleación de un ojo (3), lo que
consigno por no pasar de seis los accidentes oculares de este género
anotados en oftalmología.

Enfermedades de las vías lagrimales.

En un clima cálido las lágrimas se evaporan con mayor facilidad
y puede pasar inadvertida una interrupción ligera de las vías lagrimales. Uno de los primeros particulares que fijó mi atención fué
el aumento de afecciones de vías lagrimales en los blancos y su escasez en los negros. Así lo hice notar en la Sociedad Antropológica de

---

(1) Del intenso dolor de algunos traumatismos superficiales de la córnea.
«Crónica Médico-Quirúrgica de la Habana», tomo 14, pág. 323.

(2) Del reflejo palpebral en la anestesia por el cloroformo. «Anales de la
Academia de Ciencias Médicas de la Habana», tomo 20, pág. 197.

(3) El tétano en los traumatismos del ojo y sus anexos, por el Doctor
J. Santos Fernández. «Crónica Médico-Quirúrgica de la Habana», tomo 12, página 147.

la Habana (1), y sostuve que debía atribuirse á la amplitud del canal
en el negro.

En estadísticas posteriores esta diferencia aparecía aún más
marcada, pero no tuve la prueba anatómica hasta que redacté el trabajo para este Congreso. En él doy cuenta de las mediciones realiza-
das, gracias al concurso del inteligente colega el Dr. Presno, Catedrático de Anatomía de la Facultad de Medicina de la Habana, en cadáve-
res de individuos de raza blanca y de negros de Africa para hacer
resaltar más la diferencia. En efecto, queda demostrado que el canal
nasal en el negro es más amplio y más corto, y por la exageración de
su índice nasal resultaba más separado el orificio inferior del canal
al abrirse en las fosas nasales, estando por consiguiente más distantes
del suelo de éstas.

Enfermedades del iris.

El diafragma iridiano es, por lo general, pigmentado en los individuos que nacen y se desarrollan en un país cálido para defenderlos
de los rayos del sol que suelen molestar á los de iris poco pigmentado, del mismo modo que á los pobres de pestañas.

Aquí corresponde decir algo de la luz del sol que, á pesar de ser
viva como en país tropical y de caer durante algunos días del mes de
Junio perfectamente vertical, lejos de producir mal á los ojos, obra
ventajosamente. Cierto es que en determinadas habitaciones debe
dársele las espaldas en el verano, porque provocaría molestias é hipe-
restesias de la retina, pero esto es fácil de remediar, y en cambio la
utilidad de que las habitaciones estén fácilmente iluminadas por la
cómoda difusión solar es incalculable: primero, desde el punto de
vista de la higiene en general, porque nada sanea más que la luz y el
aire; segundo, en lo que se refiere á la higiene especial, porque nada
hay más saludable á los ojos que servirse de la luz solar, pues dura la
mayor parte del día y no exige el uso de la artificial, siempre nociva
por muchas razones y entre ellas la de fomentar ó aumentar las ame-
tropias.

Las enfermedades del iris que más se observan, y esto es lo conveniente, son las iritis y de éstas las sifilíticas, después de las reuma-
tismales, pues aunque el reumatismo no se observa en Cuba con la
frecuencia y la gravedad que en los países que sufren inviernos recios
y húmedos, no faltan las manifestaciones. Por el contrario, la sífilis

(1) Algunas consideraciones sobre las enfermedades de los ojos en las
diversas razas que habitan la Isla de Cuba, Sociedad Antropológica de la Habana 1878. Clínica de Enfermedades de los Ojos del Dr. Santos Fernández.
1.er Volumen. París 1879. Pág. 243.

está bastante extendida, pero á juicio de profesores que se dedican á su tratamiento, reviste una benignidad de que algunos (1) han hecho mérito recientemente en una de las Sociedades científicas de la Habana; puedo decir lo mismo en lo que atañe á las enfermedades de los ojos y muy especialmente á la iritis, que siempre ha cedido á los tratamientos usuales, y sólo he visto triunfar el mal cuando los enfermos se empiezan á asistir afectados ya por sinequias totales irreductibles con neuroretinitis é iridocoroiditis abandonadas hasta llegar casi á la amaurosis por el desprendimiento de la retina.

Mi colega el Dr. E. López las ha observado palúdicas, porque cedían á la quinina, pero hoy la etiología palúdica, sin la confirmación por el examen de la sangre, como él mismo reconoce, no tiene el valor que antes cuando era palúdico todo lo periódico. Confieso que más de una vez he administrado la quinina como tratamiento de la iritis, pero no he adquerido la convicción de que fuese de origen palúdico, estando como dejo dicho fuera de los focos maláricos.

La catarata.—No se presenta con más frecuencia que en los climas fríos y templados; por eso vemos que las estadísticas arrojan un 11 por 100 para España, 6,4 para Francia, 10,10 para Polonia, 6 para Alemania, 10,06 para Cuba, según la nuestra, y 11 según la de mi ilustrado colega de la localidad, el Dr. E López, que sostuvo en 1887 (2) ser notable la frecuencia de esta afección en Cuba; igualmente acepto como causa de la enfermedad la desecación del cristalino por la abundancia de la transpiración cutánea y la influencia del calor solar (24° c., temperatura media á la sombra); á esto se debe, dice, que ataque más la catarata á los habitantes del campo, á los marinos, que sufren, además, el reflejo de las aguas; del mismo modo á los cocineros, que soportan el calor de los fogones.

Las razones expuestas por el Dr. López seducen y las sustenta basado en una no escasa estadística de 500 enfermos; si no estoy equivocado, ha abandonado después este criterio con la sinceridad científica que le caracteriza, pero si lo sustentase aún, seguiría en el error; pues las altas temperaturas en Cuba, ya lo hemos dicho, están mitigadas como en ninguna parte por los vientos y rara vez faltan, y buena prueba es de ello que ni en los campos ni en la ciudad se observan las asfixias y otros accidentes provocados por el calor, tan frecuentes en los Estados Unidos y no escasos en algunos países de Europa.

---

(1) El Dr. Pedro Albarrán en la Sociedad de Estudios Clínicos, Sesión del 21 de Diciembre de 1902.
(2) Estadística oftalmológica. Academia de Ciencias de la Habana. Sesión del 27 de Marzo de 1887.

La operación de la catarata es menos cómoda para los enfermos en los meses cálidos, pero aun en éstos como el apósito los coloca en perfecta obscuridad, pueden abrirse las puertas de las habitaciones y evitar la incomodidad del calor; por lo demás los resultados son los mismos que en otros lugares.

Nuestra tendencia ha sido (1) suprimir el apósito, pero en pocos casos puede adoptarse en absoluto esta medida, que en la actualidad hay quien preconice (2) como indispensable y tal vez no sin fundamento, pues quizás alguna hernia del iris, después de la extracción simple, no sea agena á la lijera presión del apósito, en ojos salientes sobre todo.

Perturbaciones oculares provocadas por el alcohol y el tabaco.

Es este un asunto al que he consagrado mi atención durante largo tiempo (3) y que merece un estudio especial en Cuba, por razones de clima y de hábitos.

No puedo tratar las del alcohol separadas de las del tabaco, desde el momento que alguien cree que dichas perturbaciones van unidas ó la mayor parte de las veces lo están; ó también que las determinadas por el tabaco, pueden equipararse en frecuencia á las del alcohol.

En verdad que cuando me establecí en la Habana, si no creía que el tabaco perturbaba la vista al grado que lo hace el alcohol, creía más frecuente la influencia del primero en ella, de lo que después la prác-tica me enseñó.

En efecto, á poco de establecido, durante el período de la primera guerra, advertí el predominio de las ambliopias alcohólicas, que eran numerosas y disminuyeron después de la paz, por lo que presenté un trabajo á la Sociedad de Oftalmología de París en 1891 (4), y al vol-

---

(1) Ausencia de apósitos y vendajes en las operaciones y heridas de los ojos por el Dr. J. Santos Fernández, Academia de Ciencias; Sesión del 25 de Enero en 1885. Anales de la Academia de Ciencias, pág. 474. Año 1884.

(2) Frelich, de Berlín. Annales d'Ofphtalmologie de México. F. 15.—Pag. 159.

(3) Consideraciones sobre las enfermedades de los ojos, observadas en la Isla de Cuba de 1875. Academia de Ciencias de la Habana, Sesión del 14 de Mayo de 1876.—De la ambliopia en la Isla de Cuba, de un síntoma coadyuvante no descrito para diagnosticarlo. Habana, 1876. Memoria dirigida al Congreso Oftalmológico de Filadelfia.—Diagnóstico diferencial ante las ambliopias producidas por el alcohol y el tabaco. Academia de Medicina de México, 1891. Gaceta Médica.—La ambliogia alcohólica en la Islá de Cuba. Crónica Médico-Quirúrgica de la Habana, 1898.

(4) Note clinique sur l'amblyopie alcoolique pendant la guerre de Cuba. (1868-1878) par le Dr. J. Santos Fernández (de la Havane). Seance de 3 Novembre 1891.—Bulletin de la Société Ophthalmologique de Paris. Tomo IV.—Pag. 164-165. 1891.

ver á aumentar las ambliopías etílicas, durante la última guerra escribí otro (1), con motivo de la segunda revolución, refiriéndome á esta escuela de los países en guerra.

Igualmente desde el primer año de Clínica oftalmológica en la Habana (2) descubrí que era síntoma obligado de la intoxicación etílica el blanqueamiento de una parte de la papila y que me servía para facilitar el diagnóstico de los afectados de más de un mes ó dos, pues en los que sólo acusaban una decena ó más de días de ambliopía, la papila estaba por lo general con su aspecto normal, en algunos que tenían muchos meses de padecimiento al generalizarse la atrofia perdía su valor diagnóstico.

Un distinguido colega de la Habana, el Dr. López, establecido en esta ciudad algunos años después y que sin duda descubrió el síntoma con la misma frecuencia, lo impugnó en la Sociedad de Estudios Clínicos de la Habana (3) porque en la Memoria que acerca de él publiqué lo colocaba en la mitad interna; tan luego se inició la discusión y se puso en claro que si yo hablaba de mitad interna de mi trabajo era debido á que me refería á la imagen invertida quedó, convencido que ambos nos referíamos á un mismo sitio más de este *quid pro quo* sólo hago mérito para demostrar que el síntoma tenía algún valor diagnóstico cuando fijó la atención de mi ilustrado colega, aun cuando creyese que el blanqueamiento ó atrofia de la papila estaba en el segmento opuesto al que yo le asignaba en mi Memoria.

Posteriormente, dando prueba de una honradez científica que me complazco en reconocer, volvió á ocuparse (4) del particular con motivo de publicar un brillante trabajo sobre «Contribución á la Historia de la Oftalmología en Cuba», y dice: «nuestro compatriota se hallaba en condiciones favorables para el esclarecimiento de este punto, pues dicho síntoma es más marcado aquí que en Europa y en prueba de ello recuerdo que no se enseñaba en 1883 en las Clínicas de París que yo entonces visitaba, y al año siguiente cuando regresé á Cuba

---

(1) La ambliopía alcohólica durante las dos guerras de Cuba —Crónica Médico-Quirúrgica de la Habana. T.º 24. Pág. 113.--Año 1898.

(2) El Doctor D. Domingo Madán en un trabajo titulado «Contribución al estudio de la ambliopia alcohólica», dice: En las primeras descripciones de la ambliopia alcohólica no dieron carácter determinado al aspecto que presentaba el fondo del ojo hasta que en 1875 el Dr. Santos Fernández en una Memoria que presentó á nuestra Academia de Ciencias y en otro trabajo lo señaló. Sociedad de estudios clínicos, 1838. Crónica Médico-Quirúrgica de la Habana, 1888. Revista de Ciencias Médicas, pág. 367. Habana 1888.

(3) Sociedad de Estudios Clínicos. Sesión del 17 de Abril de 1888.

(4) Revista de Ciencias Médicas de la Habana. Tomo X, página. 231, año 1895.

me llamó la atención como consta en diversas observaciones recogidas en Cárdenas antes de que hubiese leído el trabajo de Santos Fernández» (1).

No he de abandonar el particular de la ambliopía alcohólica sin dejar consignado que, no obstante de hacer víctimas el alcoholismo en Cuba, está menos extendido que en los países fríos, en que la necesidad de hacer calor exige mayor consumo de bebidas alcohólicas. Sus efectos en el órgano de la vista suelen ser por regla general dominados, si, como ocurre por las razones expuestas, se abandonan á tiempo las libaciones discontinuas, las copas aisladas y muy frecuentemente en ayunas, que suelen ser las que más afectan al aparato ocular. El pronóstico alguna vez resulta de suma gravedad, y la atrofia de la papila llega á su máximum y provoca la amaurosis si el abuso del alcohol se asocia á la etiología sifilítica.

Ha llegado el momento de tratar los efectos del tabaco en el órgano de la vista. Estos son de dos géneros: externo é interno; los externos pueden dividirse á su vez en los provocados por la acción mecánica del polvo del tabaco en las conjuntivas de los obreros que lo elaboran en las grandes manufacturas que hay en la Habana, y los que determina el mismo polvo cuando se absorbe por las vías respiratorias y debilitando las funciones nutritivas, determina la anemia, que se traduce por el color pálido de los obreros. Esta anemia engendra la astenopia acomodativa, de que me he ocupado en diversos trabajos durante mi práctica, no corta, y mi vida académica y de periodista médico. (2)

Los obreros, cuando son de países templados, abordan la elabora-

---

(1) Llegó á tal grado su corrección que en el citado trabajo se lee lo siguiente: En 1888 rebatí en la Sociedad de estudios científicos al Dr. Santos Fernández su afirmación de apropiarse la mitad interna de las papilas en la ambliopia alcohólica, pero aclarada por él su expresión diciendo que se refería á la imagen invertida del oftalmoscopio y no á la posición anatómica de la papila, resultó que ambos trabajos se afirmaban.

(2) Higiene de la vista, por el Dr. J. Santos Fernández, obra premiada por la Academia de Ciencias de la Habana. Anales de la Academia de Ciencias de 1875. Imprenta de la Propaganda Literaria. Un volumen. Habana, 1878.—Trastornos visuales observados en los tabaqueros y modo de evitarlos. Revista de Medicina y Cirugía práctica. Tomo LXVIII, págs. 569 y 572. Año 1880. Madrid.—Diagnóstico diferencial entre las ambliopías producidas por el alcohol y el tabaco. Academia de Medicina de México. Gaceta Médica de México. Tomo XXVI, págs. 201, 204. Año 1891.—El tabaco de Cuba y las perturbaciones de la vista. Memoria leída en el Congreso Internacional contra el abuso del tabaco, celebrado en París en Agosto de 1900.—Consideraciones sobre las enfermedades de los ojos observadas en la Isla de Cuba durante el año 1875. Memoria leída en la sesión pública del 14 de Mayo de 1875 en la Academia de Ciencias Médicas de la Habana. Crónica Médico-Quirúrgica,

ción del tabaco llevando sus mejillas sonrosadas; á poco, esta rubicundez es sustituída por la palidez de la anemia, y después de meses de estar en este género de trabajo, anemiante también por hacerse sentado, empiezan á aquejar fatiga ocular, y al dedicarse á sus faenas, imposibilidad de continuarlas hasta el último día de la semana, durante uno ó dos meses; el lunes, después del descanso del domingo, sienten perfecta la vista; pero la imposibilidad de trabajar el sábado se va anticipando al viernes, al jueves, y hasta que ni el lunes soporta fijar la vista sin que sobrevenga el dolor en los ojos, propio de la astenopia (1) y la obscuridad se interpone entre sus ojos y los objetos que tiene en su mano. Entonces hay que recurrir á los cristales (2) con tanta más anticipación si el enfermo es hipermétrope, y á la larga, ni con los cristales deja de fatigarse la vista, y tiene que abandonar esa clase de trabajos, que afecta á unos más que á otros.

Las fábricas de tabaco en Cuba, que, por exigirlo el clima, son más ámplias que las de los Estados Unidos y de Europa, colocan á los obreros en condiciones menos antihigiénicas, y estarán cada día mejor porque la Sanidad de la isla las visita á menudo y la Liga contra la Tuberculosis que preside en la Habana el Dr. Jacobsen ha reclamado también la mayor higienización en las fábricas y ha averiguado que dan y pueden dar un contingente no pequeño á la tuberculosis por la miseria fisiológica que la aspiración del polvo del tabaco puede determinar.

Voy á ocuparme de los efectos rigurosamente internos del tabaco en el órgano de la vista: se producen sin que pueda apreciarse su puerta de entrada, pues tanto lo que produce el tabaco mascado como el fumado de diversos modos ó el sorbido por la nariz, por más que este último, relativamente poco usado en Cuba, puede descartarse de la etiología.

Que el tabaco contiene un veneno activo que absorbido de alguna manera intoxica y puede hacer llegar su acción al aparato ocular, es indiscutible; pero no es menos cierto, y me fundo en una observación

---

tomo II, pág. 581. Año 1876.—Las manifestaciones oculares externas de la vista provocadas por el tabaco. Anales de Oftalmología de México. Tomo IV. Núm. 9. Marzo 1902. Págs. 275 y 277.

(1) Perturbaciones oculares provocadas en la fabricación del tabaco. Anales de la Academia de Ciencias de la Habana. Tomo XIX, pág. 149.

(2) Consideraciones higiénicas acerca de la elección de lentes. Discurso leído en la sesión solemne de la Academia de Ciencias de la Habana el 19 de Mayo de 1895, publicada en un volumen en 8.° menor. Imprenta Militar. Muralla, 40, Habana, 1895.

de muchos años en Cuba, que las perturbaciones bien comprobadas de la vista por efecto del tabaco son raras (1).

Desde el segundo ó tercer año de encontrarme establecido en la Habana sostengo estas tesis (2) que después ha sido confirmada por el Dr. López según se deduce del siguiente párrafo que copio de uno de sus trabajos.

«La ambliopia que nos ocupa producida por el tabaco, es sin embargo sumamente rara en estos individuos (los tabaqueros) así como en todos los que abusan del tabaco, mientras la mayoría de los que sufren ambliopia son manifiestamente alcoholistas y otros sólo dicen tomar con moderación, pero sabido es cuan penoso se hace la confesión de este vicio repugnante. La observación minuciosa de nuestros enfermos nos ha llevado á considerar como de origen alcohólico todas las ambliopias que se manifiestan por la blancura atrófica de un segmento de la papila de forma triangular cuyo vértice está en el centro y la base en el borde externo del nervio óptico.

Otro colega de la Habana, no menos distinguido, el Dr. Finlay, combatió mi opinión en el tercer Congreso Médico Pan-Americano celebrado en la Habana, presentando en un interesante trabajo, un número de casos que pesaron en mi ánimo, y como se trataba de hechos y de observaciones personales recogidos por profesor tan competente, aunque mantuve mi criterio, el juicio contrario me inspiraba gran respeto y prometí reforzar mi observación y examiné los nuevos casos de mi clínica con mayor detenimiento si cabía.

Han transcurrido más de dos años, y á pesar de que en presencia de cada uno de los casos sospechosos de alcoholismo ó del tabaquismo recordaba perfectamente mi promesa y buscaba la etiología nicotínica, no la he encontrado en un solo caso, así como tampoco el escotoma que lo buscaba también con gran cuidado siempre en los alcoholistas y sólo en un caso lo encontré, múltiple, y había en el individuo antecedentes sifilíticos además de los etílicos.

En vista de lo expuesto sigo creyendo que las perturbaciones de la vista producidas por el tabaco en Cuba son escasas y que radica esta especie de inmunidad, más que en el hecho al parecer cierto de fumarse menos en Cuba, tierra clásica del tabaco, que fuera de ella,

---

(1) Diagnóstico diferencial entre las ambliopias producidas por el alcohol y el tabaco. Academia de Medicina de México 1891.

(2) Oftalmología por el Dr. E. López. Un vol. en 8.º menor. Habana 1890. Pág. 184.

en la clase de tabaco, pues ya expuse no há mucho en un trabajo (1)
que el tabaco habano, como se le llama, contiene una cantidad muy
inferior de nicotina de la que poseen los tabacos de los Estados Unidos, de Francia y de otros puntos.

Perturbaciones del órgano de la vista debidos al paludismo
y á la quinina.

Ya que me he ocupado de las afecciones de la vista provocadas
por tóxicos como el alcohol y el tabaco, no me aparto mucho de la
ruta seguida si abordo las que produce la quinina, cuando para combatir aquél resulta ésta tóxica.

La isla de Cuba es un país palúdico desde el momento que abundan los mosquitos, sin los cuales, dadas las ideas novísimas, no cabe
la intoxicación palúdica; pero es lo cierto, que mientras la nueva doctrina se aclare aún más, debemos temer á los mosquitos y á los pantanos, aun cuando sepamos que no puede haber infección palúdica si
antes no ha picado el mosquito á un palúdico. El progreso de la agricultura en los campos, agota cada día los pantanos y la higiene rigu-
rosa en las poblaciones tiende á matar el paludismo urbano.

Por eso no he tenido oportunidad de ver ejemplares en Cuba de
otras manifestaciones del paludismo, que las hemorragias de la
retina y las neuritis ópticas. Para ver las iritis, queratitis, etc., etc.,
de que di cuenta en un trabajo sobre manifestaciones oculares del
paludismo (2) «hay que vivir en comarcas completamente maláricas,
que las hay, pero reducidas.»

Nuestras observaciones sobre manifestaciones oculares del paludismo fueron de las primeras (3). Sólo existía una del Dr. Galezowski

---

(1) El tabaco en Cuba y las perturbaciones de la vista, leído en el Congreso internacional contra el abuso del tabaco, celebrado en París en Agosto
de 1900.

(2) System of Disease of the eye, Norris and Oliver. Vol. LV, pg. 705.
T. II b.

(3) El Dr. E. López en el trabajo histórico oftalmológico ya citado, dice
á este propósito: la Memoria del Dr. Santos es importante por el buen juicio
de observación, y figura entre los primeros trabajos publicados sobre el paludismo ocular. Como paréntesis, debo hacer presente á los que registran biblio-
grafías, á nuestros compatriotas que no cultivan la especialidad, que si estos
trabajos no los ven citados en obras clásicas, es por defecto inveterado y hasta
cierto punto justificado de los extranjeros que no consultan la literatura española que hasta hoy ha sido siempre pobre en materiales científicos.

(1), y después vino el trabajo (2) de Ponce para más tarde aparecer innumerables trabajos.

Las neuralgias del 5.º par que se calificaban generalmente de palúdicas en Cuba y para combatirlas se administraba la quinina, no lo eran en realidad; pues los exámenes bacteriológicos que se hicieron para averiguarlo, demostraron que no lo eran. Esto quedó consignado en el trabajo que publiqué con el Dr. Madam en 1889 próximamente (3).

Se quieren considerar de naturaleza palúdica los dolores que se presentan de madrugada en algunos operados de cataratas y que no son más que iritis dolorosas, pues el Dr. López en la Habana publicó observaciones de iritis indolentes (4) en operados de catarata.

Más fundamento tendría el considerarlas de naturaleza reumática, pues de madrugada y más en el verano la temperatura baja y puede sentirse húmeda; pero es lo cierto que la quinina no ejerce ninguna acción sobre ellos y sólo la morfina calma esos dolores mientras no cede el estado flogístico que los determina.

Los primeros casos de perturbaciones oculares que observamos en individuos atacados de paludismo en la forma de fiebres perniciosas y á los cuales se les había administrado la quinina, me dejaron perplejo. Yo buscaba las lesiones del paludismo que son siempre congestivas en el ojo y hallaba las opuestas; sólo existían en 1875 dos observaciones de Von Graefe, que nada dejó por observar á pesar de morir á los 40 años, sobre trastornos oculares provocados por la quinina (5); pero en esta época se usaba en Cuba la quinina á tan larga mano que tuve pronto observaciones suficientes para guiarme en el dédalo que en el primer momento encontré y pude hacer el diagnóstico diferencial (6) de las lesiones del paludismo y la quinina, estudiadas después hasta la saciedad por innumerables oftalmólogos.

---

(1)　Journal d'Ophthalmologie du Dr. Galezowski. Pag. 5. 1892. **Paris.** Guéncau de Musey. Clinique Médicale. Tomo I. Pag. 133. Paris 1673.

(2)　Annales d'Oculistique. mai et juin 1878.

(3)　Les hematozoaires de Laveran dans le neuralgie ophtalmique. **Archiv.** d'Ophtalmologie, 1892. Paris.

(4)　Revista de Ciencias Médicas. Habana, Junio 5, 1894.

(5)　Archiv. sur Ophthalmologie. Tomo 3.º 2.ª partie, pg. 317-356, **Von** Graefe Amaurosis survenue apres l'emploi de la quinine, par De Graefe. **Anna**les d'Oculistique Tº 44 Pg. 139.

(6)　Trastornos del aparato de la visión en las fiebres palúdicas y accidentes á que puede dar lugar su ineludible tratamiento por la quinina. Trabajo leído en la Academia de Ciencias de la Habana. Anales de la Academia de Ciencias de la Habana. Tomo XIV. Pg. 443.—Crónica Médico-Quirúrgica de la Habana. Crónica Oftalmológica de Cádiz.—Octubre 1877.—Clínica de Enfermedades de los ojos del Dr. J. Santos Fernández.—1er Volumen.—Pag. 1. **París 1879.**

Basta leer las observaciones que por esa época publicamos y otras que conservamos inéditas, para ver con qué facilidad ante un acceso de fiebre perniciosa se administraban dosis de quinina superiores á 2, 3 y 5 gramos de una sola vez.

Se veía el enfermo tan á las puertas de la muerte y se tenía tal seguridad de que sólo la quinina podría salvarle, que se olvidaba por completo que el medicamento no carecía de cualidades tóxicas á altas dosis. Estas se llegaron á elevar á 30 gramos en dos ó tres días, sin tener en cuenta que lo que no hagan de 1 á 3 gramos de quinina, después de pasado el acceso, porque todo el mundo sabe que, declarado éste, su acción es nula, no han de hacer bien ya mayores dosis y puede sobrevenir una intoxicación en que, si no peligra la vida, peligra la vista (1).

Bien sabemos que hay individuos que soportan dosis tóxicas sin resentirse de la vista; pero en cambio, otros se afectan con gran facilidad; y entre las observaciones que he publicado, hay tres de niños de una misma familia que murieron de la fiebre (2); pero murieron los tres ciegos, aunque dos más que estuvieron ciegos al mismo tiempo, curaron.

Respecto del alcance que tienen las lesiones oculares, por lo que he observado en Cuba, difiere del pronóstico benigno que algunos observadores le atribuyen en Europa; Nuel (de Gand., (3) y Bergmenter (de Viena) (4) y mi compañero de redacción en los Archivos de oftalmología hispano-americanos hoy establecido en Buenos Aires, el Dr. Demicheri, al observar un caso llegado de Panamá, siendo Jefe de la Clínica oftalmológica del Profesor Wecker (5), el pronóstico, dice, de esta afección es más ó menos favorable. Y añade más adelante: «No se conocen casos de ceguera definitiva. Nosotros los hemos visto, por lo menos, como consecuencia de la alteración provocada en el organismo por la intoxicación quínica».

La gravedad de las lesiones dependen de la dosis de la quinina que se haya ingerido, de la edad del paciente y, como en todas las in-

---

(1)   Diagnóstico diferencial de la amaurosis palúdica y quínica. Archivos de la Sociedad de Estudios Clínicos, tomo VIII, pág. 266, año 1897.

(2)   Pronóstico de la amaurosis isquémica ó quínica, por el Dr. J. Santos Fernández. Crónica Médico-Quirúrgica de la Habana, tomo XIV, pág. 659, año 1888.

(3)   J. P. Nuel. Amblyopie et amaurosis. Traité complet d'Ophthalmologie par de Wecker et E. Landolt. Paris, 1887.

(4)   Collège Médical de Vienne, 1883. Journal d'Oculistique et de Chirurgie, pág. 183, 1886.

(5)   L'amaurose quinique et paludéenne par Demicheri, Chef de Clinique du Dr. Wecker. Annales d'Oculistique, pág. 72, 1896.

toxicaciones, de la idiosincracia del individno. Los niños resisten más en contra de lo corriente; recuerdo el caso de uno de pocos meses que quedó amaurótico por isquemia total de la papila, que es el síntoma objetivo y patognomónico de la enfermedad, y pasado un año empezó á recobrar la vista sin cambiar apenas el estado de la papila, que aparece sin un solo vaso propio, semejando á la luna en un cielo sin nubes, pero sin el color nacarado de la atrofia, sino con un color blanco sucio que revela no estar invadidas las fibras nerviosas de degeneración. A los veintiuno ó veintidós años le volvimos á ver por última vez y ya era diverso el color de las papilas, éste era el de la atrofia; no obstante, conservaba vista que, si no recordamos mal, era de 1|5.

A un médico joven de veinticinco á veintisiete años se le administraron enormes dosis de quinina para salvarle de un acceso de fiebre perniciosa que le puso en los bordes del sepulcro: cuando recobró el conocimiento, que había perdido, estaba amaurótico; poco después recobró la vista con la concentración notable del campo visual que les queda para siempre por regla general y con la vista de 1|8 solamente; algunos años después, á la isquemia de la papila siguió la atrofia coroidiana no generalizada, y por último, la opacidad del cristalino, siendo operado de cataratas unos catorce años después de haberle empezado la enfermedad de la vista. Hace poco más de dos años que le vi andar por las calles, solo, con cierta vacilación.

Otro caso, el que tiene más tiempo de invadido, puesto que padeció el acceso de fiebre perniciosa de forma hematúrica en 1868, vivía aún hace tres años; lo vi muchos años después de haber sufrido la amaurosis, á los quince años, recobrando alguna vista á pesar de tener atrofiada la papila, y últimamente le volví á ver ya definitivamente amaurótico y con opacidad del cristalino.

Otros casos pudiera citar de terminación fatal; pero éstos son suficientes para justificar la necesidad de no elevar la quinina á dosis exageradas, porque no se necesita y se pueden provocar accidentes graves del lado de la vista.

Quiero también hacer mención de los casos que no son graves y en que la amaurosis dura apenas veinticuatro horas. Esto ocurre en niños y aun cuando las dósis no hayan sido exageradas.

Conservo el recuerdo de una niña de dos años próximamente que su padre, un estimado colega de la Habana, creía necesitase cristales porque experimentaba alguna dificultad para ver con perfección. Cuando nos convencimos de que no se trataba de una ametropia y la examinamos con el oftalmoscopio, dijimos al colega que la papila presentaba aspecto de una papila isquemiada por la quinina, pero que si no había antecedentes en este sentido, habría necesidad de averiguar qué causa determinaba aquel estado del nervio, origen de las dificultades que aquejaban en la vista. Entonces el colega me dijo: Está usted en lo cierto; esta niña fué atacada de fiebre hace dos ó tres años, y suponiendo que se trataba de un paludismo, se le administró quinina, y tuvo falta de vista, de pocas horas; pero como luego se vió que la fiebre obedecía á la difteria, esta grave enfermedad, sobre todo cuando no se disponía del suero de Behring y Roux, atrajo por completo la atención y los cuidados, y nadie se ocupó de los fenómenos oculares, que sólo ahora vuelven á mi memoria.

El caso de esta niña y otros, que para no cansaros no expongo, demuestran que antes, cuando la bacteriología no prestaba tan notable ayuda para esclarecer la etiología, numerosas infecciones de diverso género eran atribuídas al paludismo ó tratadas por la quinina, y para no aducir más que un ejemplo, recordaré los accesos febriles que se seguían á un catéterismo uretral hecho sin las precauciones antisépticas que hoy se exigen, y los cuales eran combatidos con la quinina.

Ya que me ocupo de afectos generalas de la economía que alcanzan al órgano de la vista, no puedo dejar de hablar de los que provoca la *fiebre amarilla,* y sólo en un país como en Cuba, en que esta enfermedad era endémica, pudiera hallarse oportunidad de observarlos.

La fiebre amarilla parecía una calamidad imposible de remediar; tenía convertida á Cuba en sepulcro del que osara sentar en ella su planta, ni más ni menos que ocurre hoy todavía con el litoral de México, donde acaba de hacer numerosas víctimas en los naturales del país la última epidemia, y en Panamá, Guayaquil, etc. En Cuba ha sido dominada y extinguida por el poder incontrastable de la Higiene, que le ha puesto un valladar infranqueable; como lo tenía en los Estados Unidos desde hace muchos años.

Para nosotros éste no era un secreto, lo hemos afirmado por escrito constantemente en las páginas de la «Crónica Médico-Quirúrgica de la Habana», que fundé y dirijo desde hace veintiocho años, y he de citar una vez más el discurso que leí en la Sesión intermedia del vigésimo Congreso Médico Pan americano celebrado en México en Noviembre de 1897, en que lo reafirmé categóricamente (1).

El descubrimiento realizado por mi compatriota el Dr. Finlay acerca de la propagación de la fiebre amarilla por el mosquito, á ma-

---

(1) «La fiebre amarilla es el obstáculo más grande que encuentra la civilización en la América Latina». Discurso leído en la sesión intermediaria del XX Congreso Médico Pan americano celebrado en México en 1896.—Crónica Médico-Quirúrgica de la Habana, tomo 23.

nera de lo que ocurre con el paludismo, así como los estudios del médico norte-americano Dr. Ross en Cuba respecto de la ausencia del contagio en las ropas y excreta del atacado ó fallecido de fiebre amarilla, ha contribuído notablemente á simplificar las medidas higiénicas, porque en adelante no se perderá el tiempo en huir de las miles de infecciones que puede provocar una parte de la bahía sucia ó una boca de cloaca pestilente para preservarse de la fiebre amarilla, sino que se cuidará de no ser picado por un mosquito que haya picado antes á un individuo atacado de dicha fiebre.

Por este camino habrá tanta dificultad de observar los síntomas oculares provocados por el vómito negro como lo hay en los países en que existe perfecta higiene para estudiar los provocados por la viruela. No obstante, como me he propuesto dar cuenta de las manifestaciones oculares que haya observado en un país cálido, referiré los que corresponden á la fiebre amarilla.

De dos clases son estas manifestaciones: unas que pudiéramos llamar externas porque se localizan en los párpados, la conjuntiva y la córnea, y otras, que sin alterar el ojo de modo apreciable, determinan la falta de vista.

Las primeras las señalan todos los autores que se han ocupado de la fiebre amarilla, son el resultado de estados congestivos frecuentes en todos los estados febriles, sobre todo en los comienzos de la fiebre; más tarde, cuando sobrevienen las infecciones secundarias, cuando el organismo está invadido de manifiesta adinamia, obsérvanse flegmones de los párpados, queratitis supurativas, verdaderos esfacelos de las córneas y con frecuencia la panoftalmitis (1) en sujetos que perecen y en otros que sobreviven á un estado general afine de la muerte.

Mas los tres casos de amaurosis que hemos recogido y publicado, de los que dos fueron observados por un colega, son los únicos que conserva la literatura médica oftalmológica, y repetimos, si por suerte la guerra á la fiebre amarilla se hace en todas partes como se le hace hoy en la Isla de Cuba, creemos que no habrá oportunidad de anotar nuevos ejemplares.

Lo que ocurrió en el caso á mi cargo fué lo mismo poco más ó menos que en lo observado en los de mi colega. Al tercero ó cuarto día de invadido por la fiebre amarilla con altas temperaturas y albúmina en las orinas, se declaró un violento delirio en medio de una

---

(1) Les affections de l'œil dans les fièvres graves, par M. Dianoux, professeur d'Ophthalmologie (Nantes). Annales d'Oculistique. Tomo CX. Pag. 181. Año 1893.

amaurosis total. El examen del fondo del ojo practicado á las veinticuatro horas de la amaurosis, con la mayor dificultad, dado el estado delirante, nos dejó ver el fondo del ojo de aspecto normal. A las dieciocho ó veinte horas de haberle examinado los ojos, murió totalmente anúrico por lo que calificamos la amaurosis de urémica. y seguí creyendo que no fué una amaurosis provocada por la acción de algo específico de la fiebre amarilla, sino que siendo una de tantas alteraciones del organismo en aquélla la lesión renal que determinó la anuria, ésta produjo la amaurosis por la intoxicación como en cualquier estado análogo.

Las perturbaciones oculares de la grippe que he observado en Cuba, cuando hace algunos años hizo tantos estragos en Europa y las quales dí á conocer en su oportunidad (1) no difieren de las observadas en todas partes. He de mencionar sólo el hecho de un indivividuo hipermétrope que usaba anteojos y se servía de su vista cómodamente, y que después de la grippe fué tal la deficiencia de su acomodación que se creía gravemente afectado de ella; así era la dificultad que encontraba para la lectura, pero que reforzados sus cristales con una ó dos dioptrias más que las que necesitaba antes, vió desaparecidos sus temores hasta que tonificado su organismo recobró su acomodación de siempre y volvió á sus antiguos cristales.

Las amaurosis histéricas no son frecuentes pero se observan como consecuencia de la impresionabilidad que sigue al desequilibrio nervioso de la anemia que provoca la continuidad de las altas temperaturas. Alguna vez la amaurosis ha persistido largo tiempo dejando perturbada la vista de modo indefinido, y á fin de combatirlas rápidamente, hemos usado las inyecciones subcutáneas del suero equino fisiológico que como en la hemeralopia, ha restablecido la normalidad á la primera ó segunda inyección de 10 á 20 centímetros cúbicos (2).

En la hemeralopia hemos obtenido igual resultado cuando la etiología ha sido obscura; y en un caso en que la causa manifiesta fué la exposición continuada á los rayos del sol en lo más ardiente del estío, fué notable la rapidez con que desapareció.

El *glaucoma,* esa enfermedad que el vulgo designa en Cuba con el nombre de punzada de clavo y cuya etiología y naturaleza permanecen aún veladas, después de los triunfos obtenidos en su trata-

---

(1) «Perturbaciones oculares en la grippe.» Trabajo leído en la Academia de Ciencias Médicas de la Habana. Crónica Médico-Quirúrgica de la Habana. Tomo 18. Pág. 80.

(2) Crónica Médico-Quirúrgica de la Habana. Enero de 1833. Dr. Pérez Miró.

miento, no ofrece cambio alguno en los países cálidos, se observa en la misma forma y con igual frecuencia que en todas partes, y sólo hacemos mención de ello, porque se ha creído que la influencia marítima predisponía al glaucoma, y recuerdo que antes de establecerme en la isla de Cuba, expresé esa opinión de uno de mis maestros, el Dr. Delgado Jugo, y la acogí, y en uno de mis primeros trabajos la sustenté y he creído un deber consignar lo que una larga estancia en un país cálido y marítimo me ha enseñado después, respecto de tan estudiada afección.

Los resultados de la intervención quirúrgica son idénticos á los que se observan en general, y así lo sostuve en una de las Corporaciones científicas del país cuando se negó en absoluto el éxito de la iridectomía.

Réstame referir antes de concluir lo que á propósito de la refracción del ojo he observado en un país cálido.

Empezaré por apuntar que la presbicia se adelanta en Cuba (1), pues mientras que en los climas templados y fríos se advierte aquélla de 45 años en adelante, en la Isla se siente su presencia á los 42, á los 40 y aún antes.

Bien sé que estando la hipermetropía en extremo generalizada, se me ocurre preguntar, si no obedece á la hipermetropía (2) este prematuro brote de presbiopía, si se me permite la expresión, pero no me pasó inadvertido este cargo desde el primer momento, y me lo rebatí con lo observado en mis propios ojos. Hasta los cuarenta y dos años mi vista á distancia era la máxima y me fundaba para considerarme enmétrope en que todo cristal convexo por débil que fuese me estorbaba al mirar lejos; por el contrario un cristal, de 0,50 dioptrias me iluminaba ó me hacía ver más limpio ó lustroso el papel en que estaban los caracteres á cinco metros.

Se sabe que el hipermétrope aún cuando lea perfectamente el máximum de cerca y de lejos sin cristales, unos lentes de 0,50 dioptrias ó de 1 D no le estorban para ver de lejos, especialmente, si está la ametropía velada por la acomodación y en cambio le estorba cualquier anteojo de 0,50 ó de más graduación.

Tenía, pues, derecho á considerarme enmétrope; pero después de los cuarenta y dos años en que, como digo, se me declaró la presbio-

____

(1) La presbiopía en Cuba.—Crónica Médico-Quirúrgica de la Habana, 1898. Revista de Ciencias Médicas, 1895.

(2) Esta es la opinión de mi colega de la Habana el Dr. Dehogues, expresada posteriormente en una conferencia del Hospital *Número uno* que tuve el gusto de presidir el 8 de Enero de 1903.

pía, empecé á notar que el máximum á distancia lo percibía mal, y para verlo perfectamente necesitaba servirme de un cristal positivo; me encontraba, pues, hipermétrope y esta ametropía ha progresado á medida que lo ha hecho la presbicia.

Lo que expongo ó es de observación muy trivial en otras partes y por tanto no hacen mérito de ello los autores clásicos, ó es sólo peculiar de un clima cálido ó de un país en que la mezcla de razas ú otras razones provocan en las proporciones del diámetro anteroposterior del ojo, cambios que necesitan ser estudiados.

También pudiera ocurrir que el hecho no ofreciese estrañeza, si siempre se hubiese estudiado la refracción del ojo con el interés que se ha hecho en el último tercio del siglo XIX. Antes de esta fecha es bien sabido que sólo se hacía mención de la presbicia y de la miopía, pues ni la hipermetropía ni el astigmatismo, que tan ancho campo ha abierto al estudio, eran conocidos.

Con dos palabras sobre lo observado en un país cálido como Cuba respecto de la miopía, daré fin á esta conferencia.

La miopía en la Isla de Cuba, como dije antes, es escasa, no me referiré desde luego á los nacidos en otros climas y que llegan allí con ella y para los cuales la abundante luz de las latitudes tropicales es beneficiosa.

Los naturales del país, que, como dejo dicho, son en gran número hipermétropes, rara vez afectan la miopía; las numerosas estadísticas de mi Clínica de enfermedades de los ojos en la Habana abonan mi afirmación, y si es una verdad como lo creo, que la miopía no se hereda, sino que sólo se hereda á lo más la predisposición á ella, cada día se advertirá menos esta ametropía; porque siendo la falta de luz, como se observa en otros países, lo que hace fatigar el ojo y facilita la herencia, en Cuba sucede que como son amplios los locales sin grandes cuidados, están perfectamente iluminados todo el año, y es lógico que no se aumente la miopía aunque se aumente el trabajo ocular con el mayor número de escuelas, porque se espera que al interés del Gobierno por crearlas debe ir aparejado el más perfecto conocimiento de la Higiene escolar.

Hay una razón más que apoya la escasez de la miopía en la Isla de Cuba, y ésta consiste en que poco menos de una tercera parte de nuestra población es negra, ó mestiza y en las razas inferiores predomina la hipermetropía. En el negro con mayor abundamiento (1)

(1) «¿La miopía es un producto de la civilización?» Discurso leído en la sesión solemne de la Sociedad Antropológica de la Isla de Cuba, el 7 de Octubre de 1886. Crónica Médico-Quirúrgica de la Habana. Tomo 12, pág. 532.

porque el índice orbitario es menor y siendo escasa la profundidad
de la órbita, es más á propósito para alojar un ojo de corto diámetro
como el hipermétrope que recibir el ojo miope, cuyo diámetro anteroposterior es siempre mayor que el del enmétrope.

Además; la raza negra salida ayer de la esclavitud y ajena, por
consiguiente, á toda cultura, está más lejos de predisponer el ojo á la
miopía por los esfuerzos que realicen en la lectura y escritura que
son patrimonios de los pueblos y razas adelantadas.

Sin embargo, debo dejar sentado, en honor de la verdad, que el
negro de Cuba no es el negro de los Estados Unidos; aquél está casi
por completo desprovisto de los instintos salvajes de éste, y se presta
más á aceptar el influjo del progreso en todas sus manifestaciones, y
mientras no encuentre otra explicación más plausible, creeré que' es
el resultado de la beneficiosa acción de las Leyes de Indias al través
de los tiempos, pues sin que tenga la candidez de creer que en países
coloniales aquéllos pudieran nunca cumplirse tal como rezaban, es lo
cierto que los que como yo alcanzaron la esclavitud presenciaron
abusos sin disculpa, pero nunca vieron aceptar como válido que un
amo dispusiese impunemente de la vida de un esclavo con el asenti-
miento general.

Señores: A grandes rasgos, como habéis podido apreciar, he inten-
tado exponeros lo que acerca de las enfermedades de los ojos en un
país cálido he podido observar. Mis apreciaciones, siempre que he
podido, he tratado de apoyarlas con las de observadores á quienes
precedí en el ejercicio profesional, porque á la par que cumplía así
mi deber de imparcialidad, me descargaba de la responsabilidad de
incurrir en el apasionamiento natural que cada cual tiene por lo que
le es propio.

No creo con lo expuesto haber añadido nada nuevo á lo conocido,
no sólo porque nada nuevo he aportado en esta conferencia, sino porque siendo lo presentado en ella el fruto de la labor propia que he
procurado dar á luz á medida que la he realizado, en libros, memorias
y periódicos, en ellos pudo ser apreciada antes de ahora; pero no
quiero terminar sin emitir la razón de la elección del tema, que no ha
sido otro sino el deseo de dejar consignado, después de una larga
práctica en un país cálido, lo más saliente respecto de las enfermedades de los ojos para que no se juzgue, como hasta ahora, por el dicho
de observadores, que aunque más competentes que el que usa de la
palabra en este momento, han carecido del tiempo y de la oportunidad para apreciar las cosas en su justa medida.

Tal ha sido mi modesta aspiración y solo me resta daros las gracias por vuestra benevolencia en oirme.

DOCTOR JOSÉ RODRÍGUEZ CARRACIDO

Catedrático de Química biológica en la Universidad de Madrid.

« La complejidad farmacológica en la prescripción médica.»

Señores:

Como si la humanidad hubiese estado ciega en el transcurso de los siglos ante el espectáculo de la Naturaleza, y nunca hubiese pensado intervenir en sus procesos, se conceptúan fantásticas lucubraciones merecedoras únicamente de entretener la curiosidad de los eruditos, las ideas científicas motejadas de arcaicas. No obstante este prejuicio dictado por la obsesión de la novedad, muchas prácticas ya de antiguo instituídas en la alimentación, en la higiene y en la terapéutica, reciben la sanción de la ciencia novísima, rectificando ésta á veces sus propios juicios para rehabilitar empirismos antes condenados en nombre del progreso científico, como ha sucedido con las ideas de Liebig relativas á la alimentación humana.

Creo que debe ser igualmente reivindicado aquel tipo de medicamento en que la asociación del excipiente, del coadyuvante, del correctivo y del intermedio, constituyen con la base un sistema material cuya composición está en armonía con las enseñanzas de la Química biológica. El medicamento formado por una sola especie química fué propuesto y defendido como el verdaderamente científico por un criterio estrecho, que hoy resulta erróneo ante las novísimas ideas que han dilatado el horizonte de los conocimientos químicos.

Progresando la ciencia por la aplicación del método analítico, es antecedente obligado de la composición de fórmulas medicinales el estudio del modo de obrar en los seres vivos las especies químicas aisladas, de la misma manera que el fisiólogo particulariza el estudio de actos funcionales para llegar al conocimiento integral de la función, y en último término, al del conjunto del proceso fisiológico construído mentalmente como se traza la resultante de un sistema complejo de fuerzas componentes; pero aquel estudio analítico de la acción de las especies químicas sólo debe estimarse como dato preliminar para la composición del verdadero medicamento, debiendo éste ser, respecto á aquéllas, lo que las máquinas con que real y efectivamente trabaja la industria respecto á las máquinas elementales estudiadas en la mecánica racional. El experimentador debe investigar cómo reaccionan la estricnina y cada una de las especies químicas en particular con la materia viva, pero el clínico, á semejanza del ingeniero, ha de construir después con los datos de la investigación experimental mecanismos terapéuticos adecuados á la complejidad de los procesos en cuyo curso han de intervenir.

Nuevamente autorizado por la evolución de las ideas químicas, debe renacer en el campo de la Terapéutica el medicamento complejo, pero téngase en cuenta que los renacimientos no son la reproducción idéntica de lo que fué, sino la adaptación de una idea fundamental á las condiciones del medio en que reaparece, y así lo patentiza como ejemplo esencialmente instructivo en el proceso cíclico de la evolución histórica, el período del llamado por antonomasia Renacimiento, en el cual los ideales del paganismo grecolatino reviven en la sociedad cristiana en la centuria décimosexta. Los nuevos medicamentos complejos no han de ser las viejas triacas, sino asociaciones medicamentosas razonadas con datos positivos correspondientes á las metamorfosis bioquímicas.

I

En la arquitectura molecular las construcciones más complejas y más transformables son las materias proteicas constituídas por la asociación de centenares de átomos, entre los cuales están los del nitrógeno, contribuyendo á la inestabilidad del edificio químico. Los numerosos grupos funcionales articulados en los complexos albuminoideos son como órganos capaces de responder á las variadísimas acciones del medio exterior que sobre ellos incidan, ya sean físicas como las de la temperatura, de la iluminación y del estado higrométrico, ya sean químicas como las de los líquidos que bañan las células.

Son las materias proteicas las únicas constituyentes de los mecanismos funcionales de los seres organizados, y la armonía de sus acciones mutuas es la generadora del equilibrio móvil de la materia viva, correspondiente al curso normal de su evolución. La ruptura de aquella armonía determina el tránsito del estado normal al patológico.

Todo medicamento debe ser conceptuado como un reactivo que mediata ó inmediatamente ha de actuar sobre los albuminoides de la organización, restableciendo la normalidad del proceso químico, á la manera que añadiendo líquido despolarizante á una pila polarizada, se restablece el curso normal del flujo eléctrico.

Poco se sabe acerca de la acción química de los medicamentos, pero es suficiente para poder afirmar que se ejerce sobre las materias del organismo con la limitación específica que caracteriza los fenómenos del orden químico. De una parte las semejanzas de composición de los anestésicos, y de los antipiréticos, y de otra el actuar sobre determinados elementos histológicos cada agente terapéutico, revelan que son reacciones químicas las producidas entre la substancia medicinal y la del organismo, como las de los colorantes usados en las investigaciones microscópicas qne tiñen unas células con exclusión de otras, de igual manera que al actuar el hidrógeno sulfurado sobre la mezcla de los hidratos cádmico y alumínico, ¡torna en amarillo al primero sin producir variación alguna en el color del segundo, como resultado exclusivo de sus diferencias químicas.

Según este concepto, parece lógico que los medicamentos sean especies químicas para conseguir con la mayor nitidez, y sin la perturbación motivada por la presencia de otras materias, el resultado de la transformación que han de efectuar, y en tal sentido ha caminado modernamente la Farmacología, pasando de las plantas á las tinturas y á los extractos, y de éstos á los alcaloides; lo mismo que la nueva organoterapia de las cápsulas suprarrenales á la adrenalina.

Sin embargo de la aparente evidencia de esta conclusión, conceptúo *antinatural* el medicinar con especies químicas aisladas, y para demostrarlo no apelaré, en primer término, á testimonios procedentes de la observación fisiológica, sino á los recogidos en la técnica química más usual en los laboratorios, colocándome en el peor terreno para la sustentación de la tésis planteada.

La marcha analítica, sólo encaminada á descubrir y á evaluar radicales básicos y ácidos, emplea como reactivos especies químicas aisladas, cuales son el sulfido hídrico, el nitrato argéntico, el cloruro bárico, etc., y sólo por excepción apela á reactivos complejos, como la mixtura magnesiana en el caso de la evaluación del ácido fosfórico; pero en el análisis de las substancias orgánicas, las intuiciones empíricas que se adelantan á las ideas científicas, y que éstas más tarde explican y justifican, compusieron reactivos complejos que, ante la dificultad de nombrarlos por su composición química, se los denomina con el nombre propio de su inventor, formando ese cúmulo de los nuevos reactivos, cuyos títulos y fórmulas de preparación no pueden ser retenidos en la memoria más privilegiada.

¿Cuál es la razón de que el empirismo que dicta las fórmulas de estos reactivos complejos prosiga su tarea, burlando con aparentes superfluidades las arrogancias de la ciencia envanecida con sus ecuaciones, en las cuales está prefijado el papel de cada uno de sus términos?

Por ser fácilmente alterables las substancias orgánicas, requieren gran delicadeza en el uso de los agentes que han de intervenir en su modificación; son como las llamas que oscilan al impulso de ráfagas apenas sensibles. En estas condiciones, la finura de la acción química que ha de producirse exige que la rudeza y la brusquedad del reactivo aislado, sean atenuadas y corregidas por reacciones accesorias, como el poder cortante de la cuchilla adquiere precisión y finura por el mecanismo del microtomo, contribuyendo al fin que se persigue la parafina envolvente del objeto que ha de ser cortado. Para producir los óxidos de plomo y cobre basta calentar los metales en contacto del aire; para oxidar el étano y convertirlo en alcohol etílico, es menester un ciclo de reacciones que restrinja el poder comburente del oxígeno, limitándolo á unirse al hidrocarburo sin sustraer átomos de los elementos combustibles. Por análogas exigencias se emplean los reactivos complejos en la técnica analítica de las substancias orgánicas.

Tomemos como ejemplo el tan usado líquido Fehling. De sus componentes, el óxido cúprico es el esencial, el que por su reducción y precipitación al estado cuproso revela la cantidad del cuerpo reductor. La legía de sosa es el disolvente del óxido cúprico, y además transforma los azúcares en cuerpos más poderosamente reductores que los azúcares mismos. El tartrato sódico-potásico contribuye á mantener disuelto el óxido cúprico é interviene también en el proceso de la reducción, en forma no bien explicada, probablemente dando iones que se oponen á la precipitación de la disolución coloide del óxido cúprico, como las sales empleadas en el procedimiento de Carey Lea para obtener disoluciones coloides de los metales libres.

¿No resulta evidente que este reactivo es un preparado galénico de los que en la nomenclatura castizamente farmacéutica fueron denominados *poliyámicos*? El óxido cúprico es la *base*, la legía el *excipiente* y el *coadyuvante*, y el tartrato el *intermedio*.

Las reacciones de coloración que se señalan como características de los albuminoides no se producen, en general, con especies químicas aisladas, sino con mezclas complejas (reacción Axenfeld, Reilchl, Michailow), revelando, como en el caso del líquido de Fehling, que las bases corresponcientes á cada uno de los reactivos necesitan, para llegar al punto preciso del fenómeno que se persigue, auxiliares que con su colaboración salven las insuficiencias y eviten las demasías.

II

Si el edificio químico de las materias protéicas organizadas es inestable por la compleja estructura de sus moléculas, todavía lo es en mayor grado su estado físico, porque condiciones sumamente ténues, en algunos casos imperceptibles, bastan para determinar la coagulación acelerando la metamorfosis interna de los coloides consiguientes al proceso dinámico, que, según Graham, los lleva del estado disuelto (hidrosol) al de coágulo (hidrogel).

La teoría cinética de los gases extendida á las disoluciones, conduce á suponer en las segundas las enormes cantidades de energía correspondientes á la velocidad con que se mueven las moléculas de las substancias disueltas en el seno de los disolventes. Son las disoluciones, por esta su constitución, campos energéticos en los que hay que considerar, no sólo la cantidad de energía, sino también la variedad de aspectos en que aquélla se revela; y siendo la disolución la forma, puede decirse única, de administrar medicamentos, porque en los casos en que no se administran disueltos, habrán de disolverse después en los líquidos del organismo, exige el desarrollo de la tesis planteada un examen material y energético de las disoluciones para poner de manifiesto el papel complejo que en el organismo desempeñan y su especial influjo sobre el estado coloide.

Las unidades disgregadas del cuerpo disuelto son los agentes de la presión osmótica, como las moléculas de los gases moviéndose libremente en el espacio en que están contenidas, son los de la presión á que se refiere la ley de Mariotte, pero aquellas unidades no siempre son las moléculas.

Las magnitudes moleculares del azufre medidas por el procedimiento crioscópico, varían según el medio en que aquel está disuelto, en las preporciones siguientes: en el protocloruro de azufre S^2, en el benceno S^6, y en la mezcla de benceno y sulfuro de carbono $S^?$. La del ácido acético disuelto en el éter, es dupla de la evaluada en la disolución acuosa, y la del tanino disuelto en el agua, es aproximadamente décupla de la evaluada en disolución acética.

Patentizan estos datos que disolviendo azufre en protocloruro de azufre, ácido acético en agua y tanino en ácido acético, la disgregación llega al límite de las moléculas químicas; pero que en los demás casos las unidades contenidas en los disolventes tienen valores múltiplos del que á dicho límite corresponde, aunque no indefinidos, constituyendo en cada disolvente asociaciones moleculares que se muestran con todos los caracteres de la individualidad material, A las gigantescas asociaciones moleculares de los coloides de la materia viva, las dominó *micelas* Nägeli, y Posternak extiende el calificativo á las masas sólidas y á las disueltas en que la disgregación no llega hasta el límite de la molécula química, colocando las pseudodisoluciones de las materias albuminoideas en el grado límite de la posible existencia de las disoluciones micelares.

Mas así como el estado micelar representa una insuficiencia del poder disgregante del disolvente, éste en otros casos, es ejercido con exceso yendo más allá de la molécula, á la cual disocia hasta el límite de la *ionización*, y entonces coexisten en el líquido la energía cinética de las moléculas en movimiento, productora de la presión osmótica, y la carga eléctrica de los iones disociados por la cual son químicamente activos los cuerpos disueltos. La ionización ha explicado la antigua sentencia *corpora non agunt nisi soluta*, y al mismo tiempo ha revelado la complejidad fisico-mecánica de las disoluciones. Micelas, moléculas é iones se mueven en el líquido chocando entre sí y con las paredes de los recipientes: sobre los iones cabalgan enormes cargas electro-estáticas, y entre los aniones y los cationes se producen en el disolvente, funcionando como el aislador en los condensadores, campos eléctricos capaces de modificar en alto grado las reacciones químicas que en su seno se efectúen. Los contrapuestos iones de las moléculas disociadas con la capa del disolvente que los separa, constituyen una botella de Leyden; y por lógica extensión de este concepto, las disoluciones de los electrolitos representan una batería, que no obstante ser del orden atómico la pequeñez de cada uno de sus elementos, lo inmenso de su número forma campos de elevado potencial, de cuyo fondo pletórico de energía surgen mansa y silenciosamente, pero con todo el poderío de la integración de los infinitamente pequeños, raudales de acciones transformadoras.

Las materias albuminoideas se disuelven ó se coagulan en sus disoluciones, según la concentración salina del disolvente, como lo demuestran las globulinas; y la toxicidad de los metales puede aumentar ó disminuir, no aumentando ó disminuyendo la cantidad de la sal disuelta, sino la de los iones, hasta el extremo de que Maillard en sus experimentos con el *Penicillium glaucum* cultivado en disoluciones diluídas de sulfato de cobre, ha llegado á la conclusión, que el producto de multiplicar el peso de la cosecha por la concentración del líquido en iones puede considerarse *constante*.

En las disoluciones, cuanto más diluídas, menor es el número de moléculas neutras y mayor la proporción centesimal no la absoluta, de los iones; y extremando la disolución, según experimentos de Nägeli y Cramer, confirmados por Devaux, y más recientemente por Deherain y Demoussy, aparece una nueva forma del efecto tóxico, es decir, un nuevo modo de obrar sobre la materia viva, atribuído á las supuestas propiedades denominadas *oligodinámicas*, las cuales, según la doctrina de la disociación electrolítica, lógicamente deben ser explicadas por la disociación ultra-atómica de los que podrían llamarse iones de primer grado, semejante á la de los gases elementales admitida por Berthelot á temperaturas fijadas por el cálculo en 4.000 grados. El azufre entre 480° y 1.080° se va disgregando desde $|S^6$ hasta S^2, y á temperaturas muy superiores al expresado límite se efectúa la disociación ultramolecular, de la misma manera que la asociación plurimolecular del ácido acético contenida en la disolución clorofórmica concentrada, se va disgregando hasta convertirse en la sencilla mente molecular á medida que la disolución se diluye; y si á las temperaturas elevadísimas á que antes se ha hecho referencia, se supone una disociación ultra-atómica, es lógico suponer por analogía en las disoluciones del orden casi infinitesimal una ultra-ionización productora de campos muy ricos en energía, ya por la mayor libertad de movimieutos como en los tubos de Crookes respecto á los de Geissler en los que las presiones del gas que contienen representan una millonesíma y una milésima de atmósfera respectivamente, ya también por un aumento proporcional de la carga eléctrica.

Como consecuencia obligada del desarrollo de estas ideas ha llegado hoy la Electroquímica al concepto de los *electrones,* imaginados como corpúsculos más pequeños que el átomo, portadores en relación solidaria con el éter de la cantidad elemental de electricidad, tan pequeños que, según medidas de lord Kelvin, la masa del electron negativo libre es próximamente la milésima parte de la del átomo de hidrógeno, representando su asociación una especie de astronomía atómica, en la cual sustituye á la antigua simplicidad del átomo químico una complejidad comparable á la del sistema solar.

Disoluciones diluídas muy complejas, en las cuales coexisten cristaloides y coloides, son los líquidos del organismo que constituyen el medio en que se desenvuelve la vida celular conservando las materias proteicas el equilibrio inestable correspondiente á las pseudo-disoluciones coloideas, y en forma idéntica se administra hoy gran número de medicamentos, resaltando entre éstos, por lo enérgico de su acción, los metales coloides preparados en medio complejo, según recetas semejantes á las de la antigua polifarmacia, interviniendo substancias reductoras y otras al parecer innecesarias, pero cuyo papel debe ser dar iones que, con su carga eléctrica, sostengan en el líquido el metal al estado de hidrosol, y simultáneamente desarrollen la energía con que se revelan en su modo de obrar las disoluciones coloides de los metales.

Si de la igualdad de los efectos debe inferirse la de la causa, es indudable que los cuerpos empleados en preparar metales coloides deben influir, produciendo un campo eléctrico de alto potencial, porque el arco voltáico entre puntas metálicas sumergidas en el agua destilada, origina la disolución coloide de la materia de aquéllas, dotándola de la misma poderosa actividad de las zimasas, en que pequeñísimas cantidades transforman pesos relativamente enormes de los cuerpos fermentables.

La disolución del colargol ó plata coloide es precipitada por el cloruro sódico, como la plata ionizada; pero en presencia de una pequeña cantidad de albúmina deja de serlo, pudiendo así emplearse en inyección intravenosa sin que forme coágulo en el líquido sanguíneo, y esta variedad de fenómenos es un testimonio más de la forma compleja en que deben ser administrados los agentes medicinales para que actúen sobre el organismo con la acción que les propia, y adaptándose al mismo tiempo á las condiciones naturales de la materia viva. Variedad de manifestaciones energéticas y complejidad material constituyen el fondo físico-químico, del cual emergen los fenómenos fisiológicos, y análogo á dicho fondo debe ser la substancia que á él va á incorporarse, como lo son los alimentos respecto á las substancias componentes del organismo.

Si artificios como líquido Fehling y los reactivos de los albuminoides son necesarios para producir en su justa medida determinadas transformaciones de substancias muertas, ¿cuáles habrán de necesitarse para que el equilibrio móvil de los complexos químicos y micelares de la materia viva sea modificado sin ser destruído?

El restablecimiento de las relaciones normales de los componentes del mecanismo de la organización sólo podrá conseguirse mediante artificios terapéuticos en que la base del medicamento, como la cuchilla del microtomo ó el oxígeno que ha de convertir en alcohol al etano, sea ayudada por mecanismos accesorios que le den mayor finura y precisión en sus efectos.

III

Saliendo del terreno genuínamente químico, y entrando en el fisiológico, la necesidad de lo complejo para influir sobre el organismo, según sus propias condiciones, es demostrada por todos los fenómenos de la vida. No son radiaciones luminosas puras directamente emanadas del foco de iluminación las recogidas por al ojo, sino la luz difusa resultante de la asociación de aquellas radiaciones modificadas de innumerables maneras. Según experiencias de Loeb, los peces vivos en el agua del mar, mueren en una disolución de cloruro sódi-

co en agua destilada, aun conteniendo la misma proporción de sal que
la del medio líquido en que aquellos viven naturalmente, La alimentación es impracticable con especies químicas puras, es una violencia
experimental que el organismo no puede soportar. El acto fisiológico
que en mayor grado que otro alguno se reduce á procesos exclusivamente químicos, es la digestión, y según los trabajos de Pawlow, ¡qué
distancia tan grande separa la peptonización mediante el líquido clo-
rhidro-pépsico de la natural á la que concurren los jugos gástrico, in-
testinal y pancreático actuando solidariamente y hasta modificándose
cada uno de ellos según la índole de la materia albuminoidea que ha
de ser digerida!

No sólo en la totalidad de la vida, sino en cada uno de sus particulares fenómenos, la complejidad resalta siempre como condición natural del proceso fisiológico. En torno de la reacción química efec-
tuada entre cada uno de los principios predominantes en las secrecio-
nes internas de las glándulas y las materias del organismo sobre que
ejercen especial acción, dada la complejidad de los dos factores,
¡cuántas reacciones accesorias se efectuarán, no como perturbadoras
de la principal, sino como coadyuvantes de su papel fisiológico! La
secreccion de las cápsulas suprarrenales no es disolución sencilla de
adrenalina en agua destilada, sino líquido complejo, como todos los
orgánicos, y la acción beneficiosa en más alto grado al organismo, será
la resultante de todos sus componentes que, modificando en cada caso
la composición del medio, modifican correlativamente y al compás de
las conveniencias orgánicas, la intensidad del efecto que haya de ejercer el principio activo, de la misma manera que el mercurio es menos
tóxico en la molécula del sucinimido que en la del cloruro.

Las enseñanzas de la realidad, que nunca dejan de ejercer su influjo en el espíritu humano, apartándolo de los exclusivismos doctri-
nales aun en el período en que sus corrientes son más arrolladoras,
no llegaron á conseguir que las fórmulas medicinales se redujesen en
todos los casos á la sencillez de las especies químicas. Se continuó en-
viando á los enfermos á los establecimientos de aguas medicinales y
la análisis química no cesó en la pesquisa de sus componentes por mí-
nimas que sean las proporciones en que existan; y aquella proscrip-
ción, que pudo parecer infundada, y supérflua la tarea del analista, las
nuevas ideas de la ionización de los cuerpos disueltos en disoluciones diluídas, restablecen sobre principios sólidamente científicos
el empleo de agentes terapéuticos antes desdeñados. Con igual criterio se ha dictado la fórmula de la *sal fisiológica de Poehl*, en la que
entran todos los componentes de las cenizas de la sangre para tener

un líquido que, además de ser isotónico al suero sanguíneo, contenga todos sus iones.

Sin necesidad de estos comprobantes, aportados por las nuevas doctrinas químicas, la observación clínica no cesó de reconocer en multitud de casos la superioridad de las asociaciones medicamentosas. Basta citar la del nitrito de etilo y acetato amónico, la del láudano y el cloral, la de la digital y el espíritu de nitro dulce, y los que practican vivisecciones conocen muy bien las ventajas de la asociación de la morfina y del cloral para la anestesia. Lauder Brunton, á quien nadie acusará de retrógrado y anticientífico, proclama en diferentes pasajes de sus obras la conveniencia de la medicación compleja, señalando como modelo de diuréticos el *Haustus scoparii compositus*, poción en la que se asocian el tartrato potásico, diurético salino que modifica la composición de la sangre, el cocimiento de retama, que por la esparteína que contiene, aumenta el aflujo sanguíneo hacia el riñón, y la tintura de enebro, que estimula la actividad de los *tubuli* renales.

IV

Después de haber abogado más que por la conveniencia, por la necesidad de la complejidad farmacológica, en la prescripción médica, me anticipo á rectificar conceptos erróneos que pudieran atribuírseme.

La complejidad farmacológica que defiendo no es la constituída por el inmediato empleo de órganos y productos naturales; no incurro en el absurdo de sostener que se prescriba nuez vómica en vez de estricnina, y opio en vez de morfina. Como la presencia de las toxinas determina la producción de las antitoxinas, coexisten á veces en las plantas con unos alcaloides, otros que son sus antídotos como en el jaborandi la pilocarpina y su antitético la jaborina, y de la asociación de los componentes no deben resultar *interferencias* producidas por la anulación de acciones contrapuestas, sino hablando el lenguaje de la Acústica, *acordes consonantes*, como los de las mútuas y simultáneas acciones, cuya integral es el proceso fisiológico.

Sin embargo, en ciertos casos puede ser beneficioso el empleo de órganos ó productos naturales en toda la complejidad de su composición, porque ante los resultados positivamente obtenidos, los principios calificados como inertes, los que Cl. Bernard llamó *ganga inútil* de las drogas medicinales, no deben ser desdeñados; es muy probable que actúen suministrando materia nutritiva á determinadas células exhaustas de alguno de sus componentes, ya por insuficiencia de la alimentación, ya por haberlo perdido en el curso de una evolución viciosa.

Conocida es la importancia de la *ley del mínimum* en agranomía, y Bunge la extiende á la alimentación animal, llegando hasta suponer que la anomalía de no nutrise algunos niños en el período de la lactancia tomando leche, al parecer suficientemente rica en principios alimenticios, debe ser motivada por la falta de fluor ó de otro de los elementos que en proporción mínima forman parte del organismo, y cuya falta no permite la integridad de su desarrollo; y quizá alguno de esos medicamentos de acción positivamente beneficiosa, y que no contienen principio activo (los analécticos, por ejemplo), sean vectores de cualquiera de los elementos comprendidos en la citada ley del mínimum, el cual no puede ser asimilado, sino en asociación compleja, de la misma manera que el calcio y los demás componentes de las cenizas del organismo no son asimilados si no se ingieren formando parte integrante de los alimentos orgánicos.

Los experimentos de Forster y Lunin pusieron en claro que no basta para la alimentación de los animales la mezcla de los principios inmediatos y de las especies químicas de índole mineral existentes en el organismo; es indispensable dar materias organizadas, de lo que se infiere que el verdadero alimento exige unión más íntima que la mezcla artificial de los componentes del organismo, y los lazos de intimidad que la eficacia nutritiva reclama son los de la complejísima combinación de todos los elementos biogenésicos, formando verdaderas unidades químicas conceptuadas mezclas indefinidas, no porque lo sean, sino por la imposición del estrecho criterio, que sólo considera especies químicas las que en su constitución aparecen subordinadas á las leyes preestablecidas, como la geometría conceptúa formas irregulares las de los organismos, porque la limitación de la capacidad intelectual humana impide someterlas á la disciplina del método matemático.

Reconocida la compleja constitución de la materia organizada y la exigencia de nutrirse con sus análogas, no es absurdo suponer que el conjunto de composición indefinida tradicionalmente denominado *principio extractivo* sea vehículo de algún elemento nutritivo que en forma asimilable lo lleva á los líquidos del organismo, convirtiéndolos en alimento completo de un género de células desnutridas, restableciendo asi la armonía de la nutrición celular.

Imaginando las formas superiores de la vida como asociación *simbiósica* de diversos elementos celulares bañados en sus líquidos de cultivo, se comprende el gran número de condiciones cualitativas y cuantitativas que reclama la nutrición perfecta de los metaorganismos prolijamente diferenciados. De igual modo que ciertas plantas forrajeras elaboran escasa cantidad de substancias protéicas, es decir, se nutren mezquinamente si no suministran al *microbio de Ellenbach*, que con aquéllas vive en simbiosis, pentosas, aunque abunden las exosas, todas las funciones del organismo humano se perturbarán si las neuronas, por ejemplo, no reciben en forma asimilable todos los componentes de su alimentación, y sólo reparando la insuficiencia nutritiva, la normalidad será recuperada. Es probable que la desdeñosamente llamada ganga inútil desempeñe en ocasiones la misión utilísima de llevar en el seno de su masa compleja é indefinida determinados principios alimenticios en proporción más elevada que la en que están contenidos en la alimentación normal, y actúe entonces con apariencias de medicamento, restableciendo la armonía del mecanismo funcional.

Como los sucesivos perfeccionamientos del microscopio lo complican cada vez más, dotándolo de objetivos apocromáticos que aspiran á la perfección de la lente del órgano visual, de graduadores de la iluminación que remeden la variabilidad de la pupila, y de movimientos de la más extremada delicadeza, semejantes á los de los músculos que tienen por objeto variar la distancia focal, todo con el fin de buscar dentro de la amplificación de la imagen la mayor suma posible de las condiciones en que se efectúa la visión normal, el medicamento debe asemejarse á los factores naturales del proceso bioquímico y templar la violencia y la crudeza de la especie química aislada (de la *base)* en coadyuvantes, correctivos é intermedios racionalmente asociados y con función propia en el conjunto, como los órganos de una máquina en la cual ninguno sobra y todos se coordinan en el trabajo del mecanismo.

QUATRIEME ASSEMBLEE GENERALE

DÓCTÓR SANTIAGÓ RAMÓN Y CAJAL

Catedrático de Histología normal y patológica en la Universidad de Madrid.

Plan de estructura del tálamo óptico. (1)

Señoras y señores:

En la topografía de los centros nerviosos, como en los mapas de los tiempos pasados, hay territorios perfectamente conocidos, al lado de países ignorados, á través de los cuales sólo han osado aventurarse algunos exploradores, cuyos relatos maravillosos parecen inspirados más por la imaginación que por la observación escrupulosa y fiel de la realidad. Una de estas *terra ignota* de la geografía cerebral, se halla representada por el *tálamo óptico*, cuya estructura será el tema de este discurso.

Al revisar las opiniones emitidas acerca de este interesante objeto de estudios, se reconoce una funesta tendencia de nuestro espíritu. Ante todo problema difícil ó casi insoluble por la imperfección de los métodos, el observador procura á menudo compensar la insuficiencia de los datos objetivos exactos por la abundancia de las concepciones subjetivas; podría creerse que los ojos de la inteligencia, ofuscados por la obscuridad de los objetos exteriores, se complacen en las claridades engañosas del mundo de las ideas. Un ejemplo notable de esta insuficiencia de objetivismo nos ofrece la evolución de las doctrinas anatómicas sobre el cerebro intermediario, cuyo plan de organización y papel fisiológico han sido muchas veces deducidos de esquemas teóricos. Como prueba de esta afirmación, nos bastará recordar los esquemas ya antiguos de Meynert y de Luys.

Nadie ignora que Meynert admitía en el eje cerebro-raquidiano un *trio* de focos grises escalonados de arriba á abajo y unidos por medio de ciertas vías de substancia blanca llamadas por él *sistemas de proyección de primero, segundo y tercer orden.* Según esta doctrina, el tálamo constituye una estación intermedia ó de paso en la vía de las fibras de proyección emanadas de la corteza cerebral; su papel se reduce tan sólo á recibir las excitaciones procedentes del ce-

---

(1) Esta conferencia, pronunciada en francés, ha sido traducida al castellano por D. Federico Toledo. Para mejor inteligencia del texto, se han añadido algunos grabados, copias de los cuadros murales presentados por el autor.

rebro para transmitirlas á los focos motores de tercer orden, localizados en el bulbo y en la médula espinal. Los focos talámicos descritos por Burdach no tienen más que una individualidad aparente; su independencia resulta sólo de que en ciertos territorios ;del cerebro intermedio nacen y terminan cordones separados de substancia blanca.

El esquema teórico de Luys no es menos hipotético. Basándose en consideraciones de orden psicológico y fisiológico más que en datos anatómicos exactamente observados, este sabio afirmaba la existencia de cuatro centros talámicos independientes destinados á servir de punto de paso y de elaboración á una excitación sensorial especial. Estos centros, enumerados según el orden de su situación recíproca, son: el *centro anterior* ú olfatorio, unido á la *thenia semicircularis* y al bulbo olfatorio; el *centro medio*, unido al nervio óptico; el *centro mediano* (foco descubierto por Luys), en el que terminan las vías sensitivas, y por último, el *centro posterior*, sitio de terminación de los nervios acústicos.

Inútil es decir que la actividad funcional y la especificidad sensorial atribuídas á estos focos talámicos no son más que puras hipótesis. Debemos, no obstante, reconocer que la fórmula teórica del neurólogo francés, á pesar de sus errores anatómicos, contiene el germen de una parte de la verdad. A consecuencia de una feliz inspiración, de la que la historia de la anatomía registra más de un ejemplo, Luys había formulado una idea exacta, á saber: que el tálamo debe ser considerado como el punto de reunión de las estaciones sensoriales intermedias, y que cada uno de estos centros se relaciona con un nervio sensorial específico.

Las primeras indicaciones positivas, aunque muy incompletas, sobre el plan estructural del tálamo, son debidas al empleo de métodos analíticos más exactos que los usados por Meynert y Luys. Son: el procedimiento de las atrofias secundarias de Gudden, utilizado por este sabio y por Forel y Monakow; el de la anatomía comparada aplicado por Ganser y Edinger; el de la medulización progresiva de los cordones nerviosos de los animales jóvenes, creado por Flechsig, etc. Los resultados obtenidos por estos sabios han sido confirmados y desarrollados recientemente por los neurólogos que han empleado el método de Marchi (Singer y Munzer, Cajal, Wallenberg, Probst, van Gehuchten, Dejerine, etc.). De todas estas investigaciones, recaídas especialmente en los centros ópticos y sensitivos, se deduce un hecho de importancia considerable, á saber: que el tálamo contiene las estaciones intermedias de las vías ópticas, sensitivas y quizá acústicas. A consecuencia de esta disposición, la excitación procedente de la periferia se propaga á una nueva neurona, la tálamo-cortical, cuyo axon se termina en las esferas sensoriales correspondientes del cerebro.

Los puntos todavía obscuros ó dudosos se refieren:

1.º Al modo de terminar en los ganglios talámicos las vías mencionadas y otras.

2.º A la cuestión de saber si la totalidad de las fibras centrípetas acaban en los núcleos del cerebro intermedio, ó bien si una gran parte de estos conductores continúan su trayecto sin interrupción hasta la corteza cerebral.

3.º A la manera que tienen de terminar en los focos talámicos las fibras cerebrales ó cortico-talámicas admitidas por los anatomo-patólogos.

4.º A la estructura y conexiones nerviosas de un gran número de núcleos poco explorados (ganglio semilunar, mediano, focos del rafe, núcleos subtalámicos, etc.).

No tenemos la pretensión de resolver todos estos difíciles problemas. Su esclarecimiento será el fruto de muchos años de investigación y de la labor afortunada de muchos sabios. Las observaciones efectuadas por nosotros, permiten solamente comprender mejor las conexiones de algunos ganglios talámicos y la marcha de las corrientes á través del cerebro intermediario.

Ya conocéis nuestro método científico. Consiste, no en la aplicación de un procedimiento particular de coloración, sino en el empleo combinado de los métodos de Weigert, Ehrlich, Nissl, Marchil y Golgi. Debemos á este último procedimiento de impregnación, preparaciones altamente demostrativas, sobre todo en los pequeños mamíferos recién nacidos ó de algunos días, en los que la simplicidad y cortedad relativa de las vías nerviosas permite reconocer con mayor facilidad las líneas generales del plan de organización.

Estas investigaciones nos han conducido á considerar el cerebro intermediario como un doble órgano nervioso, ó sea compuesto de dos territorios, *superior* é *inferior*, de significación diferente.

1.º La *región talámica superior*, ó tálamo propiamente dicho, contiene las estaciones sensoriales intermediarias (visuales, sensitivas, acústicas, etc.), en las que se terminan completamente, por medio de arborizaciones libres, las neuronas centrípetas de segundo orden y principian las de tercer orden ó tálamo-corticales.

2.º La *región inferior* ó *subtalámica* contiene las estaciones motrices ó centrífugas, en las que se terminan ciertas fibras procedentes de la corteza cerebral, las cuales entran en relación con células nerviosas-cuyo axon centrífugo se termina, según toda probabilidad, en los fo, cos motores.

Dichas regiones no albergan solamente focos de la misma categoría; porque en el plano talámico superior se encuentra un núcleo probablemente centrífugo, el *ganglio de la habénula*, y en el plano subtalámico yace el *cuerpo mamilar*, foco de naturaleza centrípeta ligado íntimamente con el centro dorsal.

Individualidad de los centros talámicos.—El número de los núcleos talámicos aumenta 'de día en día. A los cuatro centros clásicos de Burdach es preciso añadir el *centro mediano* de 'Luys y ,el núcleo semilunar de Flechsig. Finalmente, Monakow y Nissl han subdividido cada núcleo principal en un gran número de pléyades secundarias, basándose en el volumen relativo de las células y en la cantidad de fibras de mielina del plexo intersticial. A nuestro entender, la individualidad de los centros talámicos debe apoyarse, no en la diferencia de aspecto de los territorios grises en los cortes de Nissl ó de Weigert, sino principalmente en la consideración de la anatomía fina demostrada por las preparaciones del cromato argéntico, y sobre todo en la especificidad de las conexiones. Una masa gris puede únicamente ser considerada como un centro individual cuando, además de la peculiaridad de su estructura, posee vías aferentes y eferentes propias. Según este criterio, distinguiremos los siguientes 'centros talámicos sensoriales: el *núcleo óptico* representado por el *cuerpo geniculado externo y el pulvinar*; el *núcleo acústico* formado por el *cuerpo geniculado interno*; el *núcleo sensitivo principal*, que corresponde al 'centro lateral ó central de los autores; los *núcleos sensitivos accesorios* ó del trigémino; el *núcleo dorsal*, cuya significación funcional está todavía indecisa.

Haremos caso omiso, para no prolongar en demasía esta conferencia, de algunas otras masas grises incompletamente conocidas, tales como el *ganglio semilunar* de Flechsig, el *núcleo interno* de Burdach, el *centro mediano* de Luys, los *núcleos del rafe,* etc.

En la constitución de los núcleos talámicos sensoriales entran cuatro factores anatómicos: 1.º, fibras aferentes ó sensoriales; 2.º, fibras descendentes ó cortico-talámicas; 3.º, neuronas de axon corto; 4.º, neuronas de axon largo, cuya expansión nerviosa constituye, dirigiéndose al cerebro, la vía tálamo-cortical ó central propiamente dicha.

Vamos á describir á la ligera la disposición de estos cuatro factores en los centros sensoriales más importantes.

CENTRO VISUAL

Vías sensoriales ó aferentes.—Sabemos hoy perfectamente que el nervio óptico termina en dos ganglios importantes: el núcleo ó *estación refleja,* situada en la corteza gris del tubérculo cuadrigémino anterior;

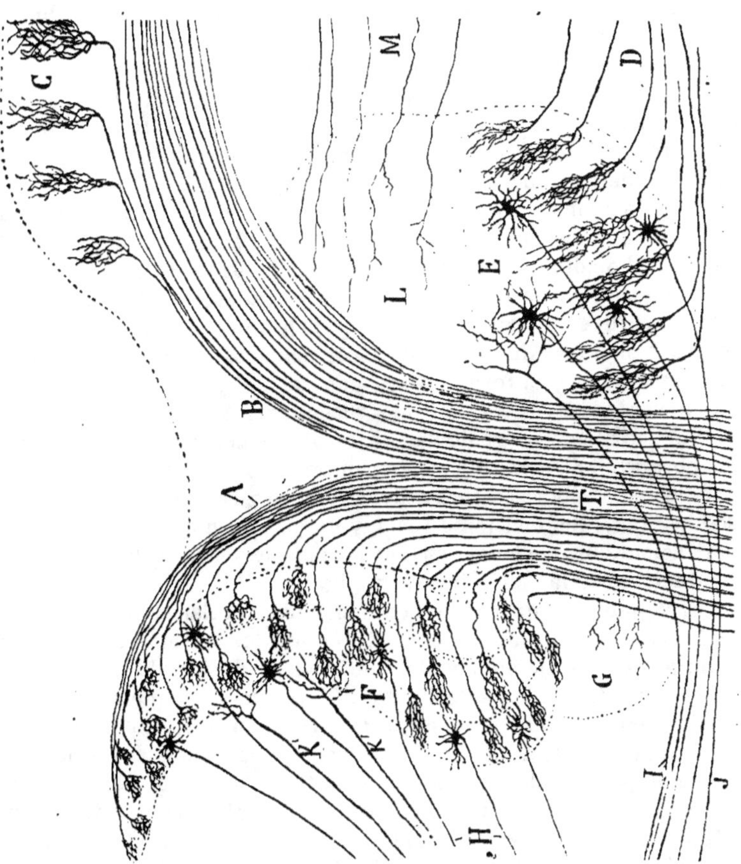

Fig. 1.—Esquema de la terminación del nervio óptico en el gato.—T, cinta óptica; A, haz para el cuerpo geniculado externo; B, cordón óptico para el tubérculo cuadrigémino anterior; C, tubérculo cuadrigémino; D, vía acústica ó lemnisco externo; E, foco inferior del cuerpo geniculado interno; L, foco superior de éste; G, foco inferior del ganglio geniculado externo; F, foco principal ó dorsal de éste; I, vía acústica tálamo-cortical; H, vía óptica tálamo-cortical. (El conjunto representa un corte sagital muy lateral).

y el núcleo ó *estación central*, representada principalmente por el cuerpo geniculado externo.

Haremos abstracción del hacecillo óptico destinado al mesocéfalo, cuya ramificación final es hoy bien conocida en todos los vertebrados, gracias á nuestras investigaciones, confirmadas por mi hermano, Kölliker y van Gehuchten, y nos limitaremos al estudio sucinto de la vía visual, destinada al cuerpo geniculado externo.

En los roedores, este último ganglio aparece dividido en dos lóbulos: superior é inferior. Los dos son el punto de terminación de las fibras ópticas ó retinianas, pero con la diferencia siguiente: en el núcleo superior rematan, en forma de arborizaciones libres, los tubos visuales terminales; mientras que en el lóbulo inferior, acaban las ramas colaterales de la cinta óptica. En el perro y el gato, el lóbulo superior, homólogo del cuerpo geniculado externo del hombre, no presenta las ramificaciones terminales irregulamente dispuestas, sino que constituyen plexos nerviosos apretados, perfectamente aislados y ordenados en tres líneas ó planos concéntricos. Esta disposición en series paralelas y la forma curva general del ganglio óptico dorsal (cuya verdadera forma ha sido recientemente bien estudiada por Tello), dan al cuerpo geniculado externo cierta semejanza con la retina, porque en él, como en esta membrana, se reconoce: una región que presenta arborizaciones muy apretadas y largas que se continúan con las fibras de la visión directa, y un paraje en que se reparten arborizaciones más extensas y laxas pertenecientes probablemente á los conductores de la visión indirecta (fig. 1, A, B.)

El volumen comparado y la independencia relativa en las dos vías ópticas aferentes, refleja y central, no son los mismos en todos los mamíferos. Por ejemplo: en los roedores, el cordón destinado al tubérculo cuadrigémino anterior es más voluminoso que el que va al cuerpo geniculado externo, cuyas arborizaciones ópticas pertenecen en su mayor parte á las fibras colaterales procedentes de la vía refleja. En el perro y el gato, ocurre lo contrario; en estos animales casi todos los tubos ópticos ramificados en el ganglio geniculado externo (lóbulo dorsal) representan conductores terminales; además, la vía central adquiere un gran desarrollo. Estos hechos interesantes, que se confirman también en las demás corrientes sensoriales, pueden expresarse en esta proposición: las vías centrales ganan en importancia y en independencia á medida que nos aproximamos al hombre.

Vía sensorial tálamo-cortical.—El lóbulo superior ó principal del cuerpo geniculado externo, contiene dos especies de neuronas: algunas pequeñas células de axon corto provistas de dendritas muy ramificadas y vellosas; y neuronas de axon largo, que tienen mayor volumen y forma estrellada y están provistas de prolongaciones protoplásmicas radiadas. El axon de estas últimas células, después de haber enviado alguna colateral ramificada al ganglio, se dirige hacia adelante y hacia adentro (fig. 1, H), y se incorpora á la radiación de Gratiolet ó vía óptica tálamo-cortical. Estas fibras ascendentes acaban en la corteza occipital del cerebro, y muy particularmente en la de la fisura calcarina. Según las investigaciones que hemos efectuado en el niño de pocos meses, termínanse por arborizacisnes libres muy extensas en el espesor de la estría de Gennary, donde se ponen en conexión con los granos y con una categoría especial de corpúsculos estrellados de gran volumen (fig. 3, *f*, *g*).

Fibras cerebrales ó córtico-visuales.—Son conductores descendentes que se desprenden de las radiaciones de Gratiolet y se arborizan libremente en la serie de islotes nerviosos del cuerpo geniculado externo (fig. 1, K).

CENTRO ACÚSTICO

Fibras acústicas ó aferentes.—Nuestras observaciones en los pequeños mamíferos nos permiten afirmar: 1.º Que el lemnisco externo ó vía acústica central, se continúa con el cuerpo trapezoide. Nadie ignora que este cuerpo, cuyas fibras nerviosas transversales cruzan el rafe, nace de las neuronas de los ganglios acústicos ventral y lateral del bulbo; 2.º Que la vía lemniscoidal se divide debajo del tubérculo cuadrigémino, como lo había reconocido ya Held, en dos corrientes: *a) Corriente posterior ó refleja* que se termina en el núcleo del tubérculo cuadrigémino posterior y en la corteza supra-acueductal; y *b) Corriente anterior ó central* que gana el *brachium conjuntivum* y se dirige al lóbulo inferior del cuerpo geniculado interno para terminar en él por arborizaciones libres muy complicadas (figura 2, A). Resulta, por consiguiente, que la vía acústica central no se prolonga, como creía Held, hasta el cerebro, sino que se termina en el interior del ganglio geniculado interno, reproduciendo con exactitud la disposición del nervio óptico, en el que no es posible encontrar tampoco una vía cortical directa (fig. 2, *a*, y fig. 1, D).

Al lado de estas dos corrientes principales, hay también otra muy robusta en el ratón y el conejo, constituída por *fibras acústicas mixtas*, es decir provistas de dos ramas terminales, una ramificada en el tubérculo cuadrigémino posterior, y otra dirigida hacia adelante y arborizada en el cuerpo geniculado interno. A juzgar por lo que ocurre en las vías visuales, parece muy probable que estos conductores mixtos sean menos numerosos á medida que nos elevamos en la escala animal (fig. 2, *b*).

Las arborizaciones de la corriente anterior ó central del *lemniscus*

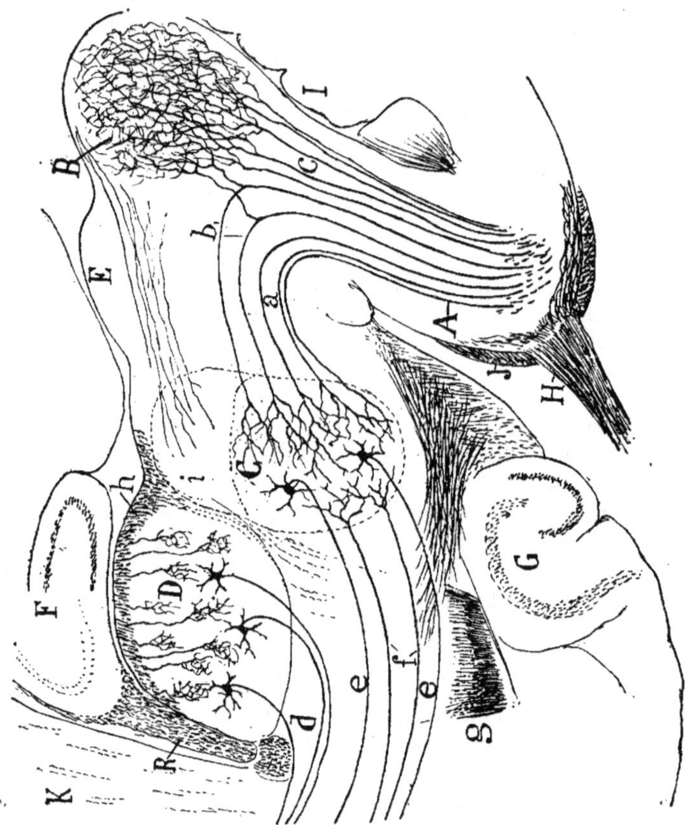

Fig. 2.—Conjunto esquemático de las vías acústicas del conejo y ratón.—A, lemnisco externo ó vía acústica central; B, núcleo del tubérculo cuadrigémino posterior; C, lóbulo inferior del cuerpo geniculado interno; D, cuerpo geniculado externo; E, tubérculo cuadrigémino anterior; F, G, asta de Ammon; H, nervio trigémino; e, vía acústica superior ó tálamo-cortical; d, vía visual superior ó tálamo-cortical; f, fibras acústicas cerebrales.

externus, han sido muy bien impregnadas por nosotros en diversos mamíferos, sobre todo en el gato, en el que se ven perfectamente las arborizaciones finales, extendidas, no por la totalidad del cuerpo geniculado interno, sino por su lóbulo inferior (como lo había sospechado Monakow), en el que forman plexos nerviosos aislados, curvilíneos y de gran elegancia. En cuanto al lóbulo superior del cuerpo geniculado interno, recibe quizá exclusivamente las fibras que proceden del tubérculo cuadrigémino posterior, según habían supuesto algunos autores (fig. 2, *i*).

Vía acústica tálamo-cortical.—Además de las neuronas de axon corto, muy parecidas á las del centro visual, el cuerpo geniculado interno contiene neuronas multipolares de àxon largo, cuya prolongación funcional se dirige hacia adelante, penetra en las radiaciones tálamo-corticales y se termina probablemente en el lóbulo cerebral esfenoidal (fig. 2, *e*).

Vía córtico-talámica.—Los neurólogos que han empleado los métodos anatomo-patológicos admiten también fibras cerebrales ó córtico-geniculadas internas. Las hemos impregnado en el ratón recién nacido, en el que tienen un gran espesor y penetran por la frontera anterior del ganglio, mezclándose completamente con las de la vía tálamo-cortical. Su terminación se efectúa en el lóbulo inferior del cuerpo geniculado interno, mediante ramificaciones libres muy amplias, que se entremezclan con las procedentes del lemnisco externo (fig. 2, *f*).

CENTRO SENSÍTIVO PRINCIPAL

Vía aferente ó cinta interna de Reil.—La mayoría de los autores afirman que la cinta de Reil ó *lemniscus internus* se pierde, al menos en parte, en el centro ventral del tálamo; pero se ignora el modo de esta terminación, y se duda de que todas sus fibras constitutivas estén interrumpidas en el ganglio mencionado. Las opiniones difieren respecto á este particular. Por ejemplo: Flechsig y Hösel suponen que la cinta de Reil se divide á su paso por el tálamo en dos hacecillos: uno corto y otro largo. El fascículo corto va á terminar en el núcleo talámico ventral, mientras que el largo, sin detenerse en los ganglios del cerebro intermediario, gana la corona radiada y la cápsula interna, y desemboca en las circunvoluciones de la esfera motriz. V. Monakow, de cuya opinión participan. Mahaim, Probst, Wallenberg, Ferrier y Turner, van Gehuchten, Long, etc., afirman, por el contrario, que la totalidad de la vía sensitiva central concluye en el tálamo. Finalmenmente, Dejerine y Long, creen que el *lemniscus internus* se une también al *centro mediano* de Luys.

Nuestras recientes observaciones hechas en el gato y, sobre todo, en el ratón, prueban que la vía sensitiva central termina por comple-

to en el llamado *núcleo ventral,* al que daremos el nombre de *núcleo
sensitivo principal,* por medio de arborizaciones abundantísimas en ra-

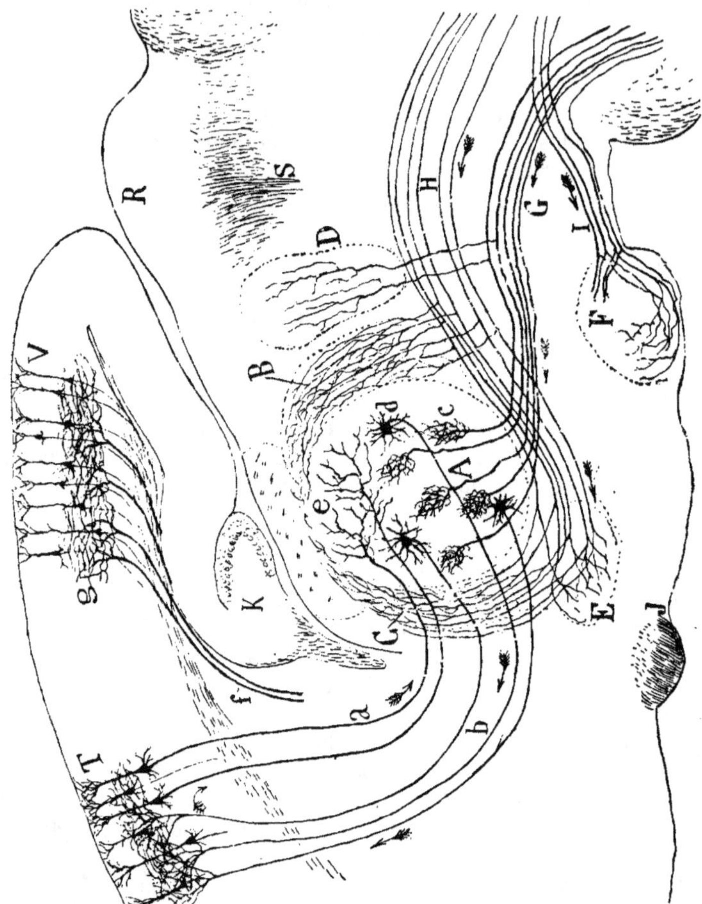

Fig. 3.—Conjunto esquemático de las vías sensitivas á través del tálamo y
del cerebro.—A, foco sensitivo principal del tálamo; B y C, núcleos sensitivos accesorios ó trigeminales; D, foco talámico posterior; F, núcleo mamilar
externo; G, lemnisco externo ó cinta de Reil; H, vías centrales del quinto
par y de otros territorios; I, pedúnculo del cuerpo mamilar; J, kiasma óptico;
K, asta de Ammon; T, corteza cerebral motriz; V, corteza cerebral visual; *a,*
fibras sensitivas cerebrales ó cortico talámicas; *b,* vía sensitiva superior ó
talamo-cortical; *f,* vía óptica superior ó talamo-cortical.

millas y completamente separadas (fig. 3, A). En las mallas de estos ramilletes terminales aparece un islote de neuronas de axon largo, entremezcladas con algunas neuronas de axon corto, pequeñas y muy vellosas. Añadiremos, además, que antes de llegar al centro talámico ventral, la *cinta de Reil media* envía algunas colaterales ascendentes ramificadas en el centro talámico posterior (núcleo postero-interno de Nissl). Por lo demás, estas ramillas accesorias han sido vistas ya en las preparaciones de Marchi por Wallenberg y van Gehuchten. Según las descripciones de estos sabios, serían tubos terminales desprendidos del tronco de la cinta de Reil al nivel del cerebro medio, y destinados probablemente al tubérculo cuadrigémino anterior; mas en los preparados de Marchi no cabe distinguir una colateral de una terminal, ni fijar el paraje de arborización de un conductor (fig. 3, D).

Neuronas y vía sensitiva tálamo-cortical.—Las neuronas de axon largo que existen en el núcleo talámico ventral presentan una forma estrellada y poseen gran número de dendritas radiantes. Estos elementos están reunidos en islotes prolongados ó cartuchos celulares, cada uno de los cuales representa la estación terminal de un grupo especial de fibras de la cinta de Reil. Cuanto á la prolongación cilinderaxil, bastante robusta, se dirige principalmente hacia fuera y adelante, atraviesa sagitalmente los focos rayados y el cuerpo estriado y termina según toda probabilidad en la corteza motriz (fig. 3, *b.)*

Fibras cortico-talámicas.—Son tubos nerviosos muy robustos que parten del cerebro, descienden con las fibras de la corona radiante, asaltan el centro talámico sensitivo por su extremo fronto-ventral y se terminan, por último, en este ganglio, descomponiéndose en forma de arborizaciones varicosas muy extensas, que se entremezclan con los plexos compactos procedentes de la cinta de Reil. Cada uno de estos gruesos conductores envía ramillas terminales á diversos cartuchos celulares, de modo que sus conexiones comprenden una extensión mayor que los tubos aferentes ó sensitivos (fig. 3, *a, e*).

NÚCLEOS SENSITIVOS ACCESORIOS Ó TRIGEMINALES

Las investigaciones que hemos efectuado en el tálamo de los pequeños mamíferos, nos han permitido individualizar dos masas grises, prolongadas de arriba á abajo y unidas íntimamente al centro sensitivo principal. Más que por su forma y situación es fácil distinguirlas de este último por este rasgo: no reciben *fibra alguna de la cinta de Reil,* sino de una corriente sagital de substancia blanca situa-

da debajo del ganglio sensitivo ventral y que se continúa, al menos
en parte, con la vía central sensitiva del quinto par.

Los focos sensitivos accesorios, que hemos llamado también *semilunares,* son dos: uno anterior, situado delante del núcleo ventral, al
que está aplicado como un casquete; otro posterior, colocado entre
este último ganglio y el núcleo posterior del tálamo (fig. 3, *C, B*).

Fibras sensoriales ó aferentes.—Provienen, como hemos dicho, de
una corriente sagital que, por su situación, puede identificarse con
cierta substancia blanca subtalámica llamada por Dejerine *región de
la cinta de Reil,* hacecillo subtalámico de Forel. Las fibras que proceden de esta corriente son en su mayor parte colaterales que abordan
los focos semilunare s por sus extremidades inferiores, descomponiéndose en ramificaciones ascendentes, finísimas y complicadas (figura 3, *H*).

Células y vias tálamo-corticales.—Los elementos nerviosos contenidos en los núcleos semilunares afectan una forma prolongada verti-
calmente, y están diseminados de un modo irregular. Su axon, muchas veces descendente en su trayecto inicial, penetra en la corona
radiante talámica y se pierde en el cuerpo estriado y en el cerebro.

Fibras cortico-talámicas.—Estas fibras, destinadas á los núcleos sensitivos accesorios, se caracterizan por su grosor inusitado y por la
extensión considerable de sus arborizaciones terminales, cuyas ramas,
muy largas y flexuosas, marchan de preferencia en dirección vertical.
Las fibras destinadas al ganglio semilunar anterior, cruzan antes de
su terminación el foco rayado dorsal; las correspondientes al núcleo
semilunar posterior necesitan, además, atravesar en sentido sagital
todo el espesor del centro sensitivo principal.

NÚCLEO TALÁMICO DORSAL Y APARATO MAMILAR

Desde las observaciones de Gudden, confirmadas por todos los
autores, sabemos que el aparato mamilar se compone de dos focos:
uno interno, redondo, voluminoso, que forma eminencia al exterior;
otro externo, muy pequeño y situado por fuera y detrás de la columna
anterior del fornix.

Via sensorial ó centripeta de los núcleos mamilares.—Está representada por el pedúnculo del cuerpo mamilar, que los autores han considerado sin razón como una vía descendente que tiene su orígen en el
núcleo mamilar externo. Nuestros recientes estudios prueban, de una
manera perentoria, que el robusto cordón nace en la región de la protuberancia; una pequeña parte de él se desprende la cinta interna de

Reil, según han supuesto Forel y Wallenberg. Una vez que llegan al borde caudal del ganglio mamilar externo, las fibras pedunculares se

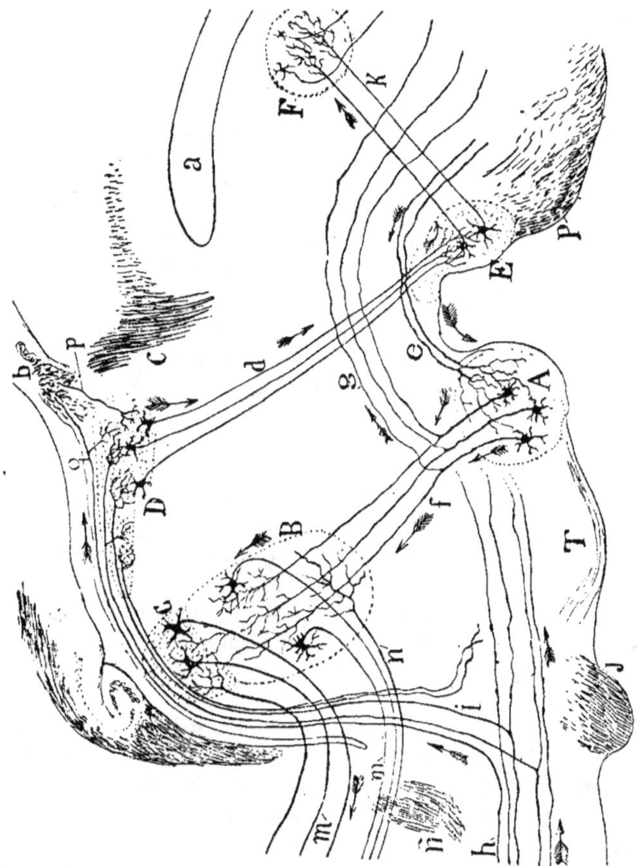

Fig. 4.—Esquema del conjunto de las vías del aparato mamilar, ganglio de la habénula y núcleo talámico-dorsal.—A, núcleo mamilar interno; B, núcleo dorsal del tálamo; C, segmento superior de este foco; D, ganglio de la habénula; E, foco interpeduncular; F, núcleo tegmental dorsal; J, kiasma; a, acueducto de Sylvio; b, comisura interhabenular; c, comisura posterior; d, fascículo retro-reflejo ó de Meynert; e, pedúnculo del cuerpo mamilar; f, haz de Vicq d'Azyr; g, fascículo de la calota de Gudden; i, stria thalami; h, vía de proyección olfativa; n, fibras cortico-talámicas; m, fibras talamo corticales; o, fibra de la stria que va á la comisura interhabenular para ramificarse en el foco contralateral; p, fibra llegada del otro lado.

bifurcan en ángulo casi recto, dando origen á una rama delgada posterior, que se ramifica en el espesor de este núcleo; y á otra más gruesa, que se arboriza en el foco mamilar principal ó interno. Algunas de las ramas internas se cruzan en el rafe para dirigirse al núcleo mamilar interno del lado opuesto (fig. 3, I).

Vía eferente ó central del cuerpo mamilar (fig. 4, *f*, *g*).—Según nuestras investigaciones, confirmadas por Kölliker, las fibras de este cordón proceden de las neuronas de los núcleos mamilares, cuyos axones, bastante delicados, se dirigen primero hacia arriba y se dividen en dos ramas: *anteriores*, constitutivas del *hacecillo de Vicq d'Azyr*, arborizadas en el *centro talámico-dorsal;* y *ramas posteriores*, de ordinario más delgadas que las precedentes, constitutivas del *hacecillo de la calota* de Gudden y que se terminan en masas grises aún indeterminadel mesocéfalo y del bulbo *(g)*. Notemos que estas dos corrientes coresponden con exactitud á la doble vía de los nervios óptico y acústicos; las ramas auteriores constituyen la vía central, mientras las ramas descendentes ó caudales forman la vía refleja. De esta comparación, perfectamente justificada, puede deducirse que el aparato mamilar ei un centro homólogo de los núcleos de Goll y de Burdach, y de los focos acústicos bulbares.

Centro talámico dorsal.—Este núcleo talámico se compone de tres masas de substancia gris, cuya organización corresponde exactamente á la de los otros centros talámicos. En efecto, posee: una verdadera vía sensorial eferente ya mencionada, ó sea el hacecillo de Vicq d'Azyr; neuronas de eje largo, cuya prolongación funcional se dirige al cerebro después de haber engendrado la ¡vía tálamo-cortical, y, por último, arborizaciones nerviosas procedentes de robustos conductores cerebrales ó cortico-talámicos (fig. 4, B.).

La mayoría de los neurólogos modernos consignan que el tubérculo mamilar recibe una importante corriente olfaltoria nacida de las columnas anteriores del fornix, vía hipotalámica sagital, procedente, como es bien sabido, del asta de Ammon. Ahora bien, nuestras investigaciones recientes nos permiten afirmar que esta conexión olfatoria es accesoria y que se establece por medio de un pequeño número de ramas colaterales y terminales destinadas al ganglio externo. Después de la emisión de estas ramillas, la gran mayoría de los conductores del fornix ganan el rafe para cruzarse y perderse finalmente entre los hacecillos descendentes de la calota. Resulta, por lo tanto, que la principal vía aferente del tubérculo mamilar es el pedúnculo, cuya significación de cordón sensitivo es indudable, aunque no podamos aún determinar la variedad especial de corriente sensitiva que circula por sus fibras.

CENTROS TALÁMICOS MOTORES INTERMEDIOS

Designamos con el nombre de *núcleos talámicos motores intermedios*, las masas grises localizadas de ordinario en la región hipotalámica, y que tienen conexiones especiales con la vía piramidal ó con los otros segmentos centrífugos de la cápsula interna. Los llamamos *intermedios*

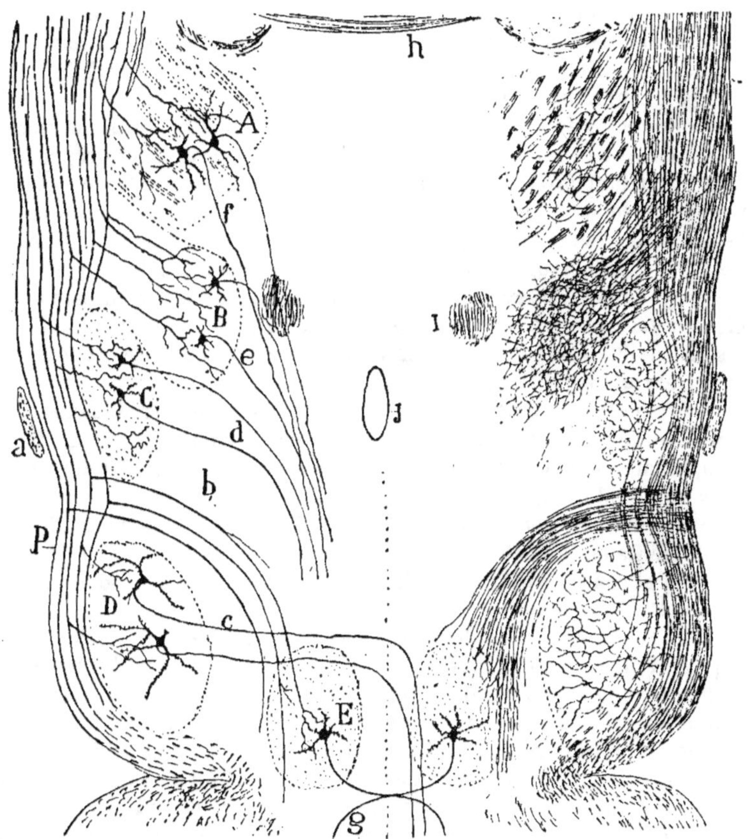

(Fig. 5).—Esquema del conjunto de los focos infratalámicos motores. Corte horizontal del tálamo del ratón.—A, foco rayado; B, núcleo infra-sensitivo; C, foco de Luys; D, *substantia nigra*; E, núcleo rojo; J, pedúnculo cerebral; *a*, cinta óptica; *b*, cordón de Forel; *c*, vía centrífuga de la *substantia nigra*; *d*, vía centrífuga del ganglio de Luys; *e* y *f*, vías centrífugas respectivamente de los focos rayado é infrasensitivo; *g*, fascículo de Monakow; comisura anterior.

porque se unen, al parecer, de una parte, con las vías cerebrales de proyección, y de otra con los focos motores periféricos. Los principales núcleos talámicos centrífugos son, de delante atrás: los *focos rayados* (Gittcrkern de Nissl), el *foco infrasensitivo*, el *cuerpo de Luys*, el *locus niger*, el *ganglio de la habénula*, el *núcleo rojo*, el *tuber cinereum*, etc..

Carecemos de tiempo para describir minuciosamente todas estas masas de substancia gris, cuya anatomía fina y conexiones esenciales no están bien determinadas. Nos limitaremos por el pronto á hacer algunas indicaciones sumarias referentes al plan estructural de estos núcleos, según nuestras observaciones recientes.

Todos estos focos se componen: 1.º, de arborizaciones nerviosas exógenas que provienen de fibras colaterales ó terminales desprendidas del pedúnculo cerebral ó de la cápsula interna; 2.º, de células nerviosas de axon largo, cuya prolongación funcional se dirige hacia la periferia y se termina quizá en los núcleos de los nervios motores, después de haberse cruzado en parte en la línea media. A pesar de investigaciones perseverantes, no hemos conseguido ver en estos núcleos la terminación de fibras nerviosas procedentes de las sensitivas ó sensoriales. Tampoco existe en ellos una vía ascendente ó talámicocerebral (fig. 5, A, B, C, D).

Las ramas colaterales que se dirigen á los focos mencionados, nacen en su mayor parte de la vía motriz; pero pueden proceder también, en algunos núcleos, del cuerpo estriado. Estas fibrillas terminales y colaterales dependientes de la vía motriz, abundan de una manera singular en cierta masa gris especial que hemos encentrado recientemente en la región hipotalámica: el *núcleo infrasensitivo* situado debajo del centro ventral deltálamo y delante del cuerpo de Luys (fig. 5, B).

Otra vía muy espesa de colaterales es la destinada al *núcleo rojo*, y quizá á otros núcleos motores de la protuberancia y del bulbo. Esta corriente motora colateral se compone de varios hacecillos paralelos que nacen entre el cuerpo de Luys y la *substancia nigra* y suben formando un ángulo recto en dirección de la calota, describiendo un arco de concavidad posterior; después de haber formado parte integrante de la cápsula del núcleo rojo, se arborizan en el espesor de éste (fig. 5, *b*). Algunas fibras no van al parecer al núcleo rojo, sino que pasan más allá para abordar á focos indeterminados.

El descubrimiento de esta vía motriz accesoria ó superior, armoniza perfectamente con nuestro concepto actual de la anatomía y del papel fisiológico del núcleo rojo. Las investigaciones de Monakow, confirmadas por muchos sabios, han demostrado que, en las células de este ganglio, se origina una importante vía descendente cruzada: el *cordón de Monakow*, cuyas fibras envían colaterales y terminales á los núcleos motores del bulbo y quizá también de la médula espinal. La existencia del citado hacecillo hipotalámico motor, en conexión con el núcleo rojo, confirma, no sólo el carácter centrífugo de este centro, sino que nos revela también el lazo de unión de sus células con la vía piramidal.

Llamamos también ganglio centrífugo al *núcleo de la habénula,* considerado generalmente como una dependencia de las vías olfatorias de proyección. Sabemos que su vía aferente está representada por la *estría talámica*, formada en su origen por tubos terminales y colaterales, procedentes de la corriente olfatoria del lóbulo frontal (fig. 4, *i*). Dicha *estría*, después de costear el lado anterior y superior del tálamo, asalta los focos habenulares, donde se termina mediante arborizaciones libres, que se extienden por el interior de los dos ganglios derecho ó izquierdo (fig. 4, D) La vía eferente está constituída por el cordón de Meynert ó retrorreflejo que se termina en el núcleo interpeduncular. En la fig. 4, D, E, F, presentamos esquemáticamente el conjunto de las vías del aparato habenular con la marcha de las corrientes.

Los hechos que acabamos de exponer á la ligera, plantean varios problemas fisiológicos interesantes, que no tenemos tiempo de tratar con la extensión debida, por lo cual nos limitaremos á mencionar uno de ellos : el de la significación de las fibras cerebrales ó cortico-talámicas.

Hemos demostrado que todos los focos talámicos sensoriales son el punto de terminación de fibras descendentes originadas, según toda probabilidad, en la corteza cerebral. Estos conductores motores sensoriales son análogos por completo á las fibras centrífugas de la retina y á las del bulbo olfatorio.

¿Qué papel fisiológico desempeñan estas singulares vías cortico-talámicas? No es posible, en el estado actual de la ciencia, sino aventurar algunas suposiciones; porque por desgracia en este asunto, como en otros muchos, la fisiología camina muy atrás de la histología.

Tres interpretaciones son posibles: la hipótesis de la atención expectante, la de la acción inhibitoria y la de la carga nerviosa.

Hipótesis de la acción expectante.—Imaginada por algunos autores para explicar el mecanismo de las fibras centrífugas rutinianas (Radziwitowicz, Roux), puede aplicarse también á los conductores cortico-talámicos. El cerebro obraría, al parecer, por medio de dichas fibras sobre ciertos territorios de los centros talámicos, facilitando la propagación de la corriente aferente ; lo que se debería ya á una aproximación más íntima de las articulaciones de las neuronas, según cree Matías Duval, ya á otro mecanismo cualquiera histofisiológico. Gracias á esta hipótesis, puede explicarse cómo se fija transitoriamente nuestra atención sobre un punto especial del campo visual, ó sobre un sonido particular, ó en fin, sobre un territorio limitado de la piel cuya sensibilidad parece exagerada y hasta dolorosa.

Hipótesis de la inhibición.—Es la misma hipótesis anterior, pero invirtiendo sus términos. En vez de suponer que las fibras cerebrales obran facilitando la transmisión de las excitaciones en una localidad determinada de los núcleos talámices, cabría imaginar que estas fibras funcionan, suspendiendo ó moderando el paso del impulso nervioso en todas las regiones ganglionares, menos en aquella objeto de la atención.

Hipótesis del refuerzo nervioso.—Es un hecho interesantísimo la existencia en todos los centros talámicos de una gran cantidad de células de axon corto, *los corpúsculos intercalares* de Monakow. Según mis investigaciones, estos elementos no están intercalados entre las fibras sensoriales aferentes y las neuronas de eje largo, sino más bien entre las arborizaciones de los tubos cerebrales ó cortico-talámicos, y estas últimas células nerviosas. Ahora bien; admitiendo, como hemos supuesto en otro trabajo, que las neuronas de axon corto representen algo parecido á los acumuladores eléctricos, es decir, á condensadores de energía nerviosa, el papel de las fibras de origen cerebral consistiría en producir, por incitación del *sensorium*, la descarga de la fuerza acumulada, para que el impulso nervioso, débil en las vías sensoriales de primer orden, adquiera en las vías superiores la tensión necesaria para remontarse á la corteza y provocar un fenómeno de percepción. Esta conjetura encuentra cierto apoyo en el hecho observado por nosotros de que las fibras centrífugas de la retina y del bulbo olfatorio no terminan directamente en las células de axon largo, sino en ciertos corpúsculos intermedios (los granos y las células amacrinas de asociación), que pueden compararse morfológicamente á los elementos nerviosos de axon corto.

Por desgracia, todas estas explicaciones son arbitrarias y no pueden admitirse más que á títuio de hipótesis de trabajo (según la frase de Weissman) ó como artificios lógicos, buenos para organizar en un conjunto armónico los hechos anatómicos inconexos y muy áridos.

Por lo demás, aun sabiendo que camina por un terreno poco estable y que debe cambiar á menudo de rumbo, el anatómico no puede desinteresarse de la faz dinámica de los objetos que estudia. El fruto legítimo de la anatomía es llegar á una buena fisiología. Y aunque aplicando el método algo aventurado de la intuición fisiológica, el morfólogo pueda alguna vez extraviarse, sus errores sirven también en definitiva al progreso de la ciencia, porque enseñan á los venideros el camino que es preciso evitar para llegar á la verdad.

Concluyo este molesto y árido discurso, que ha debido poner á prueba vuestra paciencia y vuestra benévola atención. Réstame solamente dar las gracias á los ilustres sabios que me han honrado con su presencia, y á todos los oyentes que, á pesar de la aridez del asunto, me han dado una prueba de consideración, escuchando tan pesadas y largas explicaciones.

MONSIEUR LE PROFESSEUR I. P. PAVLOV (ST. PETERSBOURG).

«La psychologie et psychopathologie expérimentales
sur les animaux».

Malgré les instances réitérées du Secrétariat Général, ce travail ne nous est pas parvenu en temps opportun pour son insertion dans les Comptes Rendus.

MONSIEUR LE DOCTEUR ALBERT ROBIN (PARIS).

«Les indications prophylactiques et thérapeutiques de la tuberculose fondées sur la connaissance de son terrain».

I

Messieurs:

En matiére d'indications prophylactiques et thérapeutiques de la tuberculose, j'ai á vous exposer des idées révolutionnaires. La sympathie avec laquelle vous voulez bien m'accueillir, m'est un précieux encouragement dans la tàche difficile que je poursuis, puisque j'ai entrepris de vous démontrer que la lutte anti-tuberculeuse est engagée dans une voie trop incertaine, pour qu'il ne soit pas devenu nécessaire d'en changer l'orientation.

Depuis la découverte du bacille tuberculeux, tout l'effort du traitement est dirigé contre lui, comme tout l'effort de la prophylaxie contre la contagion. Il semble que ce bacille soit toute la maladie et que dans la genèse de celle-ci, aucun autre élément essentiel n'intervienne, alors qu'il n'est que la graine demandant pour germer et fructifier, un terrain favorable et poussant mal, ou mourant, si ce terrain ne lui convient pas.

Et pourtant cette question de terrain qui, si elle ne prime pas le bacille, doit réclamer une étude et une attention parallèles, cette question à été singulièrement laissée de côté dans les travaux des vingt dernières années. La recherche des conditions qui rendent l'homme tuberculisable a été reléguée sur un plan accessoire, et les instructions ou réglements édictés par les Congrês et les Commissions les plus récentes n'en tiennent, pour ainsi dire, aucun compte. ¡On ¡recommande de combattre l'alcoolisme, de mieux alimenter les jennes recrues, d'éviter le surmenage scolaire et industriel, d'entourer de soins particuliers et plus prolongés les convalescents de maladies graves, et ces vagues formules générales ont semblé contenter jusqu'a présent l'ardeur de ceux qui dirigent la lutte antituberculeuse.

N'auraient-ils pas dù remarquer cependant, que même parmi les personnes placées dans les milieux les plus favorables à la contagion, le plus grand nombre échappe à la phtisie. Pour n'en citer qu'un exemple, M. le Dr. Bichelonne, étudiant récemment la statistique de l'hôpital militaire d'Amélie les Bains, remarquait que celui-ci avait reçu de 1895 à 1903, 1,448 tuberculeux, dont 44 sont morts, et que durant cette période, 595 infirmiers militaires avaient fait leur service dans cet hôpital, sans qu'aucun d'eux eut été hospitalisé ou réformé pour tuberculose. Il ajoute judicieusement qu'il n'en eut pas été ainsi, si la contagion avait le rôle absolu qu'on lui attribue aujourd'hui.

Et puis, quel est celui d'entre nous qui, habitant dans les grands centres de population, n'a pas été maintes fois exposé à respirer, sans être contaminé, de l'air chargé de poussières bacillifères? J. Straus n'a-t-il pas montré que sur 29 individus sains, ou du moins indemnes de tout soupçon de tuberculose, ayant séjourné plus ou moins longtemps dans des salles d'hôpital, 9 hébergeaient des bacilles de Koch actifs dans leurs fosses nasales! Ce même bacille n'a-t-il pas été rencontré à maintes reprises dans les cryptes amygdaliens des gens très bien portants!

Enfin puisque 60 pour 100 des Parisiens, portent, dit-on, dans leurs poumons les cicatrices d'une tuberculose guérie et dont ils ne se sont jamais aperçus, cela ne signifie-t-il pas que ce bacille n'a pas trouvé chez ces Parisiens, un milieu qui lui convint?

Il est vraiment étrange que des faits aussi remarquables n'aient pas frappé l'attention ou encore n'aient été invoqués que pour démontrer l'importance et la fréquence de la contagion.

II .

D'ailleurs quel bénéfice réel a-t-on retiré des médications uniquement dirigées contre le bacille, et n'est-il pas légitime d'affirmer que la thérapeutique de la phtisie est aujourd'hui en pleine anarchie? Considérez la passagère grandeur et l'immédiate décadence de tous les médicaments qui ont été successivement prônés depuis que l'on a affirmé que le bacille étant tout dans la maladie, c'était à lui qu'on devait principalement s'attaquer. Tous n'ont un instant paru sur la scène que pour aller s'ensevelir bientôt dans l'éternel oubli. Vous rappellerai-je les engouements dont les antibacillaires ont été l'objet? Quelles espérances n'ont pas fait naitre la créosote et ses dérivés, les nombreux gaïacols, les acides fluorhydrique et cinnamique, l'iodoforme, l'aldéhyde formique et tant d'autres agents? Combien de sérums divers ont satisfait pour un instant l'imagination de ceux qui les ont proposés? Que reste-t-il de cet énorme effort et quel est le praticien qui fonde encore sur ces remèdes ou sur leurs similaires quelque confiance que son expérience n'ait pas démentie?

Il n'y a pas d'illusion à garder et nous devons envisager la situation telle qu'elle est en réalité. La thérapeutique anti-bacillaire exclusive de la phtisie a fait décidement faillite; voilà une affirmation qui ne sera contredite par aucun observateur.

Comme l'on ne trouvait pas dans l'arsenal, pourtant toujours renouvelé de la matière médicale, d'agents curatifs qui résistassent à l'épreuve de la clinique, on les abandonna à peu près tous et l'on chercha dans une autre direction.

C'est alors que surgit la cure dite hygiéno-diététique, avec ses trois éléments fondamentaux, l'air, le repos, la suralimentation. Cette cure doit être pratiquée dans un établissement ,fermé, sous une discipline rigoureuse. Pour ses promoteurs, elle constitue le traitement idéal de la tuberculose.

L'Allemagne s'empara aussitôt de la formule. Elle créa un système de lutte antituberculeuse, dont un établissement fermé, *le sanatorium*, était l'arme principale. Et ce système exposé en 1899 au Congrès de Berlin, fut pour quelques membres de la délégation française et surtout pour Mr. le Dr. Brouardel qui la présidait, une telle révélation, qu'oubliant du coup l'œuvre d'Armaingaud, de Grancher et des Congrès français de 1888 à 1898, notre représentant officiel déclara qu'on venait d'avoir la sensation de découvrir un monde inconnu et que l'Allemagne ouvrait une «ère nouvelle».

L'enthousiasme fut tel qu'il ne s'agit de rien moins que d'étendre à tous les pays le système allemand. Chez nous on s'adressa aux pouvoirs publics et à la charité privée pour couvrir la France de sanatoriums. Le Dr. Brouardel qui s'était mis à la tête du mouvemeut, déclara que le sanatorium était le «pivot de la lutte». Ceux qui le suivirent en firent la «citadelle des moyens défensifs» ou encore «la base inébranlable sur laquelle devaient s'appuyer tous les efforts de la défense.» Il affirma que «sur 100 malades soignés au sanatorium et l'ayant quitté depuis au moins trois ans, les deux tiers (67 $^o/_o$) n'ont pas eu un seul jour de chômage et peuvent être considérés comme radicalement guéris». Les quelques esprits clairvoyants, qui tentèrent de modestes protestations furent traités, de «byzantins», «ou d'anarchistes» et la cure du sanatorium parut un instant triompher, sur les ruines de la pharmacie.

Mais ce triomphe fut de courte durée. Le Dr. Armaingaud, qui fut en France, le promoteur de la lutte anti-tuberculeuse, releva qu'en Prusse sous la seule influence des mesures d'hygiène générale, la mortalité tuberculeuse avait diminué de 20 $^o/_o$, tandis que depuis l'ère des sanatoriums cette mortalité décroit plus faiblement et subit même une augmentation relative pour les années 1900 et 1901. Mr. Katz montre que, contrairement aux affirmations de l'Office impérial de santé, la mortalité par tuberculose n'a pas diminué depuis l'ouverture des sanatoriuns, parmi les 170.000 membres des caisses d'assurances, car si de 38 sur 10.000 assurés en 1894, elle baisse à 28 en 1896 et à 27 en 1898, elle remonte à 35 en 1901. En outre, si les statistiques publiées pour 1901, par ce même [Office, accusent 44 °/₀ de guérisons, il est à remarquer que les 2/3 de ces soi-disant guéris, n'ont à aucun moment présenté de bacilles dans leurs crachats, ce qui jette au moins quelque doute sur la réalité du diagnostic de tuberculose et restreint singulièrement le nombre des guérisons. Mr. Grancher, dans son remarquable travail, ajoute que, tout compte fait, dans le sanatorium de Detweiler, après 3 à 9 ans, il n'y a que 10 °/₀ de guérisons précaires, «subordonnées à un certain mode d'existence..... et il s'agit d'un sanatorium pour riches». D'ailleurs, pour apprécier le nombre des individus qui entrent dans les sanatoriums sans être tuberculeux et qui en améliorent les statistiques, on n'a qu'à consulter les chiffres du rapport sur Angicourt, d'Octobre 1901 à Janvier 1902. On y lit que sur 33 sujets ayant séjournés de 1 à 3 mois au sanatorium, 9, soit 27 °/₀ étaient indemnes de la maladie, Et pourtant l'admission à Angicourt est surveillée par une Commission médicale!

Aussi la réaction contre l'engouement du début, fut-elle rapide. La majorité du corps médical français reconnut bien vîte l'erreur commise par Mr. Brouardel et par ceux qui le suivaient. De nombreuses protestations s'élevèrent contre la mauvaise direction donnée à la campagne et le Dr. C. Savoire fut l'interprète de tous quand il écrivit: «Nous ne voulons pas qu'un jour la bienfaisance privée vienne nous demander compte des sommes qui lui auront été arrachées et qui n'auront pas produit les résultats promis».

La cure un instant si vantée, laisse en dehors d'elle les malades les plus dangereux au point de vue de la contagion. On y soigne trop une maladie et pas assez des malades. En dehors de la fameuse formule «air, repos, suralimentation» il n'y a pour ainsi dire pas de salut. Quoique Mr. Brouardel affirme que dans huit sanatoriums populaires «l'usage des médications actuellement en honneur est surveillé avec une attention méticuleuse»; je puis affirmer par contre que dans ceux que je connais, les agents médicamenteux, resortissant encore à la médication anti-bacillaire, ne sont employés qu'accessoirement, à titre de traitement symptomatique. En général, si l'on engraisse au sanatorium, le poids spécifique, suivant l'heureuse expression de Winternitz, n'y augmente pas. On y suit comme un dogme, la dangereuse pratique de la suralimentation, qui surmène les fonctions digestives, cette suprème sauvegarde du phtisique, provoque des congestions hépatiques et rénales, des accidents d'auto-intoxication, des hémoptysies, etc... Sauf pour quelques privilégiés, le sanatorium ainsi qu'il est compris et appliqué, ne fait que retarder l'échéance finale et ne doit avoir, dans l'armement anti-tuberculeux que «la place secondaire qui lui est attribuée par son rôle d'éducateur (C. Savoire).»

Après la faillite des agents médicamenteux anti-bacillaires, voici encore l'effondrement du sanatorium.

Il faut donc chercher ailleurs et orienter le traitement de la maladie dans une autre direction.

III

Puisque pour faire un tuberculeux, il faut la connivence d'un terrain et d'un bacille, puisque d'autre part, tout ce qui a été tenté pour détruire le bacille *dans l'organisme même* a échoué, malgré vingt années de recherches et d'efforts, il faut continuer évidemment à faire appel sans relâche à toutes les ressources de l'hygiène publique et privée pour le poursuivre et empêcher la contagion, mais il faut aussi rechercher quelles conditions rendent l'individu tuberculisable et comment elles réalisent chez lui le terrain apte à l'infection.

Je n'ai pas à revenir ici sur le rôle de l'hérédité, de l'alcoolisme, des divers modes de surmenage, des troubles de la digestion et de l'assimilation, des convalescences de longues maladies, de la misère, de l'alimentation insuffisante, de l'insalubrité des habitations où manquent l'air et la lumière. Toutes ces causes détruisent l'èquilibre entre les recettes et les dépenses au détriment des premières et ont, comme conséquence, un déficit permanent de l'organisme.

Certes, l'idéal serait de supprimer ces causes génératrices du terrain, et l'effort de l'hygiène doit tendre vers ce but. Mais, en attendant, n'est-il pas nécessaire de savoir le mode suivant lequel elles agissent et de mettre en évidence, d'une façon certaine, ceux qu'elles ont impressionné; en d'autres termes, de faire le diagnostic de ce terrain?

Si l'on y parvient, on aura fait un grand pas, puisque l'on pourra, d'une part, reconnaitre ceux qui sont tuberculisables, et d'autre part, orienter la thérapeutique dans l'amendement du terrain, au lieu de viser uniquement, comme on l'a fait jusqu'ici, un bacille et une lésion anatomique. Ce diagnostic du terrain a toujours hanté les cliniciens depuis Hippocrate. Parmi les signes utilisables, Arétée de Cappadoce n'a-t-il pas signalé dejà la rougeur des pommettes, l'étroitesse de la poitrine avec saillie des omoplates, la rapidité de la croissance au moment de la puberté, et cette expression particulière du visage qu'il caractérisait de *facies amabilis!* Mais cette séméiologie, si étendue qu'elle ait été jusqu'à nos jours, n'offre rien de décisif. Elle n'est qu'une extériorisation mobile et incertaine des troubles de la nutrition générale

qui peuvent encore se développer sourdement, sans qu'aucune phénoménologie n'en traduise l'évolution latente. Ce sont ces troubles de la
nutrition générale, antérieurs même à toute expression morbide, qu'il
faudrait dépister en quelque sorte et dont il serait nécessaire de connaitre le sens et l'intensité, car ils représentent le dynamisme à l'aide
duquel la cause morbigène, quelle qu'elle soit, prépare le terrain tuberculisable. Et en attendant, ce qui sera long, qu'on ait supprimé les
causes sociales de la tuberculose, c'est ce *dynamisme vital* qu'il importe
de fixer, pour apprendre ensuite à le modifier, puis qu'il est l'intermédiaire nécessaire entre la cause morbigène et le terrain qu'elle vise.
J'emploie à dessein ce mot de *dynamisme vital* pour bien fairs saisir
dès à présent le caractère essentiellement fonctionnel de la thérapeutique hygiénique, diététique et médicamenteuse à opposer à ces troubles nutritifs.

Alors, s'il existe un mode nutritif spécial aux prédisposés à la phtisie, si ce mode nutritif, plus ou moins facilement décelable, permet de
distinguer, de faire le diagnostic précoce du terrain, ne sera-t-il pas
plus avantageux de traiter celui-ci que d'attendre, pour agir, que la maladie soit confirmée? Et quand malheureusement celle-ci est réalisée,
n'y a-t-il plus à attendre encore de l'amendement du sol où elle s'est
développée, que d'une lutte directe dont la triste expérience du passé
démontre la difficulté ou l'inanité?

Or, parmi les troubles de la nutrition générale, il en est deux que
nous avons découverts et qui figurent certainement au premier rang
d'entre eux. L'un porte sur les *échanges respiratoires* et l'autre sur la
minéralisation organique.

IV

Tout le monde admet et l'on enseigne officiellement, comme une
vérité démontrée, que le phtisique respire moins qu'un homme sain,
que ses actes respiratoires et par conséquent son hématose s'abaissent
en proportion de l'étendue de ses lésions pulmonaires, qu'il est en
quelque sorte un affamé d'oxygène, et que tous les actes chimiques de
sa vie organique sont en déchéance. Et ce miséreux de la nutrition, que
n'a-t-on pas inventé pour relever ses forces défaillantes, pour accélérer les réactions chimiques que son dynamisme vital amoindri engendrait si insuffisantes! En réalité, dans le traitement actuel de la phtisie, tout ce qui n'est pas dirigé contre le bacille a pour unique objet le
remontement de l'organisme avec les médications toniques ou stimulantes.

Or, cette conception de l'état de la nutrition chez les tuberculeux est radicalement fausse, et les faits que je vais exposer bouleversent totalement les idées médicales courantes et directrices de la thérapeutique.

Etablissons d'abord ces faits.

L'étude des échanges respiratoires comporte principalement les déterminations suivantes: capacité respiratoire, ventilation pulmonaire, acide carbonique produit, oxygène total utilisé, oxygène consommé par les tissus, totalité des échanges, quotient respiratoire et enfin pressions suspiratoires et expiratoires.

En comparant ces diverses valeurs chez l'homme sain et chez le phtisique chronique en prenant des moyennes générales, nous avons trouvé avec Maurice Binet que chez 92 $^{0}/_{0}$ des phtisiques hommes, la capacité respiratoire considérée par rapport au centimètre de taille, baisse d'environ 50 $^{0}/_{0}$, mais que la ventilation pulmonaire augmente de 80 $^{0}/_{0}$, l'acide carbonique produit par minute et par kilogramme de poids, de 64 $^{0}/_{0}$, l'oxygène total utilisé, de 70 $^{0}/_{0}$, l'oxygène consommé par les tissus, de 95 $^{0}/_{0}$, la totalité des échanges, de 69 $^{0}/_{0}$!

On nous a aussitôt objecté que cette colossale suractivité des échanges gazeux n'était qu'apparente, et tenait à ce que le phtisique étant très amaigri, on divisait par son poids moindre la somme réelle de ses échanges; mais il suffit de considérer les chiffres bruts pour réduire l'objection à néant:

	Hommes phtisiques.	Hommes sains.
Ventilation pulmonaire par minute....	10 lit. 257 cc.	7 lit. 090 cc.
Acide carbonique produit............	369 » 12 »	276 »
Oxygène total utilisé................	468 » 81 »	340 »
Oxygène absorbé par les tissus.......	99 » 69 »	64 »
Échanges totaux....................	837 » 93 »	616 »

Cette augmentation si inattendue des échanges respiratoires existe dans la phtisie aigüe comme dans la phtisie chronique, avec cette différence, que dans la première la capacité respiratoire diminuant encore, l'augmentation dépend surtout d'un accroissement de la ventilation. Elle existe à toutes les périodes de la maladie. A mesure que celle-ci progresse, la capacité respiratoire diminue, ainsi que les proportions centésimales des gaz échangés, mais la suractivité de la ventilation maintient l'excès des échanges gazeux. Et pour ainsi dire jusqu'aux dernières limites de la vie, alors que les poumons infiltrés et creusés de cavernes, semblent fonctionnellement à peu près annihilés, cette exagération des échanges respiratoires persiste encore. Bien plus, quand on suit un phtisique pendant longtemps, on voit son chimisme respiratoire suivre à peu près les oscillations de la maladie.

C'est dans la phtisie que les échanges sont augmentés le plus régulièrement, mais ils s'élèvent aussi dans quelques unes des localisations non pulmonaires de la tuberculose, comme dans le mal de Pott, la pleurésie et les adénites tuberculeuses. La méningite et la péritonite semblent faire exception à la règle. Et dans le lupus vulgaire où le bacille végète sur place sans tendre à la généralisation, les échanges sont peu élevés et souvent même au dessous de la normale.

La phtisie n'est évidement pas la seule maladie dans laquelle les échanges respiratoires soient accrus, mais la comparaison entre les divers éléments de ceux-ci peut être d'une grande valeur diagnostique. C'est ainsi, par exemple, qu'ils seront d'un grand secours quand il s'agira de distinguer la pleurésie simple de la pleurésie tuberculeuse dans laquelle ils sont généralement plus élevés. Ils serviront aussi à éclairer le diagnostic dans un grand nombre de cas particuliers, témoin le fait suivant:

Une jeune fille de 19 ans ayant perdu sa mère de tuberculose aigüe, quatre années auparavant, maigrit, perd ses forces et prend la grippe; Celle ci affecte d'abord une forme normale avec 38 à 39° de température et un état gastrique marqué. Mais voici qu'après une huitaine de jours apparait une broncho-pneumonie localisée à la base droite. La température monte à 39° et 40°, puis le sommet droit se prend et l'on perçoit aussi des foyers de râles fins dans le poumon gauche. En raison des antécédents, de la prolongation de la maladie, des grandes oscillations thermiques qui atteignaient 1 1/2 à 2, dans les 24 heures, et du mauvais état général, on pensa à la phtisie aigüe, mais l'examen des échanges respiratoires montrant ceux-ci à peu près normaux, fit écarter ce diagnostic. La malade guérit parfaitement et jouit depuis lors d'une très bonne santé.

Je me borne à citer cet unique exemple, choisi parmi beaucoup d'autres, où le taux des échanges fut d'un grand intérêt diagnostique.

V

Le fait de l'élévation du chimisme respiratoire au cours et à toutes les phases de la phtisie, même à ses débuts, étant bien établi, je vais en tirer une première conséquence.

Quelle peut être la cause de ce phénomène si inattendu? Il n'y a de possible que trois hypothèses entre lesquelles nous devons faire un choix.

La première explication qui nous vint à l'esprit, c'est qu'il constituait un *acte définitif* de l'organisme. Mais comment admettre que cette réaction défensive fût à peu près aussi intense aux derniers jours de la vie, alors que la lutte est pour ainsi dire terminée, qu'aux périodes de début de la maladie, où les forces de résistance sont incontestablement plus énergiques?

Et puis, comment expliquer avec cette hypothèse, que les échanges soient relativement moins élevés dans les formes fibreuses et chez les phtisiques qui guérissent? Car dans tous ces cas où la défense a été victorieuse, les actes qui l'expriment devraient être exagérés et non amoindris!

Alors se présentait cette deuxième hypothèse, que l'élévation des échanges traduisait, non pas une réaction défensive de l'organisme, mais bien *l'activité de l'attaque bacillaire* elle même, et qu'elle devait alors être proportionnelle à l'intensité de celle-ci. Cette hypothèse avait pour elle la moindre exagération des échanges chez les phtisiques qui guérissent, ainsi que dans les formes lentes et fibreuses. Elle s'appuyait encore sur cette expérience que, chez 10 cobayes sur 11 innoculés avec une culture pure du bacille de Koch, les échanges s'élevèrent dans de grandes proportions. Mais il restait toujours cette grosse objection d'une permanence relative dans l'accélération, à toutes les périodes de la maladie.

Si nous n'avions abordé que la question du diagnostic précoce de la phtisie, cette objection aurait été de peu d'importance, mais nous voulions tirer de nos recherches une formule thérapeutique et celle-ci demande impérieusement qu'on lui dise si l'exagération des échanges est un acte de défense ou un acte d'attaque, puisqu'elle doit le respecter et même le favoriser dans le premier cas, et le combattre dans le second.

Nous cherchions à résoudre directement la difficulté, quand un fait nouveau nous mit sur la voie d'une troisième hypothèse.

En examinant en 1896 un garçon de 18 ans 1/2, fils et frère de tuberculeux, nous avions noté que les échanges respiratoires étaient exagérés; deux ans plus tard, ce garçon dont la santé n'avait jamais inspiré d'inquiétudes sérieuses et dont les poumons souvent examinés par différents médecins, paraissaient sains, était emporté en quatre mois par une phtisie aigüe. Dans ce cas, il ne pouvait être question ni de réaction de défense, ni de manifestation d'attaque. Et nous pensâmes que ce mystérieux phénomène traduisait peut être l'état du terrain. Toutes les recherches que nous avons effectuées depuis lors ont fait passer cette troisième hypothèse à l'état de fait, ainsi que nous allons le démontrer. Il s'agit donc actuellement de prouver directement que l'exagération des échanges respiratoires est au moins l'une des conditions créatrices ou traductrices du terrain tuberculisable.

Cette preuve la voici: D'une part, sur 30 descendants de tuberculeux, 18, donc 60 %, ont des échanges respiratoires trop élevés; d'autre part, ces mêmes échanges sont diminués dans les états antagonistes de la tuberculose.

Mais l'hérédité n'est pas la seule condition qui rende un individu tuberculisable; cette aptitude peut être acquise et l'on sait que l'alcoolisme, le surmenage, l'insuffisance de la réparation, etc., sont des conditions communes de tuberculisation.

Si l'importance de chacune d'elles n'est pas la même pour tous les observateurs, personne ne les met en doute. Mais ce qu'on ne connait pas, c'est le trouble intime qui caractérise ces états protopathiques de la phtisie, et l'on ne sait pas, par conséquent, si ce trouble est identique ou variable pour tous les états en question. Or, si diverse que soit l'origine de la prédisposition, qu'il s'agisse d'hérédité, d'alcoolisme ou d'un des modes quelconque de surmenage, toujours on observe cette consommation exagérée de l'oxygène et cette production en excès de l'acide carbonique. Vous trouverez dans d'autres publications les exemples typiques que Maurice Binet et moi en avons donnés. En les résumant, on constate que si la somme des échanges respiratoires est représentée chez l'homme sain par 9c. c. 30 par minute et par kilogramme de poids, elle atteint en moyenne 13cc. 67 sous l'influence des chagrins et des dépressions morales; 14cc. 22 par le surmenage, les insomnies et les veilles; 16cc. 55 par le surmenage génital; 17cc. 04 par l'alcoolisme prolongé et 21cc. 04 quand se combinent l'alcoolisme et le surmenage musculaire.

Nous ne saurions dire encore dans combien de cas cette prédisposition se réalise, parce que nombre des sujets examinés n'ont pas été retrouvés, que d'autres n'ont pas été suivis assez longtemps, et parce qu' enfin, ayant essayé de modifier la prédisposition chez la plupart de ceux qui ont écoutés nos conseils, nous avons lieu de penser que les traitements indiqués ont portés leurs fruits. Mais toujours est-il que sur nos 18 héréditaires à chimisme respiratoire exagéré, deux sont devenus phtisiques. Le premier examiné en Avril 1896 et absolument indemne à cette époque, a été emporté en Juillet 1898 par une phtisie à marche rapide après quatre mois de maladie. Son frère agé de 20 ans, examiné aussi en 1896, avait des échanges normaux; nous l'avons revu récemment en Juin 1904 bien portant et vigoureux. Le deuxième cas est celui d'une jeune fille, qui présente en Octobre 1897 des échanges exagérés; en Décembre 1899, l'augmentation s'accentue et en Novembre

1900, on constate les premiers signes de la phtisie.—La sœur, plus jeune d'un an, examinée le même jour en Octobre 1897, a des échanges normaux; elle est aujourd'hui mariée et jouit d'une excellente santé. Par contre, voici une fille robuste dont le père est mort tuberculeux, qui est la seule survivante de cinq enfants, dont quatre sont morts de tuberculose méningée; ses échanges sont normaux.Enfin je citerai encore le cas d'un homme de 50 ans, fils de deux phtisiques, dont les deux sœurs et le frère sont morts tuberculeux et qui avec des échanges respiratoires légèrement ralentis, est un type de vigueur et de santé.

Si nous revenons maintenant sur les *états antagonistes* de la tuberculose que voyons nous?

Dans certaines scrofules, terrains où ne germent que des tuberculoses locales, dans le lupus, où le bacille de Koch ne possède aucune tendance à la généralisation, les échanges respiratoires sont diminués.

Les arthritiques présentent un syndrome d'échanges respiratoires opposé, dans son ensemble comme dans ses éléments, à celui dont nous avons reconnu l'existence et la presque constance chez les phtisiques. Il est caractérisé par une diminution des échanges totaux qui porte plus sur l'acide carbonique produit que sur l'oxygène consommé total, d'où augmentation de l'oxygène absorbé par les tissus et diminution du quotient respiratoire. Et ce syndrome spécial se manifeste chez 72 $^o/^o$ des descendants d'arthritiques. Cette transmission par hérédité des vices nutritifs respectifs et opposés qui caractérisent l'arthritisme d'une part et la phtisie d'autre part, nous autorisent donc à les considérer comme des expressions du terrain morbide dont ils révèlent le caractère et assurent le diagnostic.

Mais ce terrain spécial qui lui assure une sorte d'immunité, l'arthritique peut le perdre en tout ou en partie s'il devient diabétique, dyspeptique, hypersthénique, s'il s'alcoolise ou se surmène.

Quand l'un des parents est arthritique et l'autre tuberculeux, les échanges respiratoires sont augmentés chez un tiers des descendants, soit beaucoup moins souvent que chez les descendants de tuberculeux seuls, mais beaucoup plus que chez les individus issus d'arthritiques seuls.

Enfin les arthritiques frappés par la phtisie, se divisent en trois groupes; dans le premier, les échanges respiratoires subissent une minime augmentation, mais les éléments essentiels du chimisme de l'arthritisme ne sont pas intéressés. Chez ces individus, la tuberculose n'a pas réussi à modifier le terrain; elle retentit peu ou pas sur l'état général et possède une tendance à la guérison.

Dans le deuxième groupe, les échanges sont plus sensiblement accrus; les caractères du chimisme des tuberculeux commencent à se dessiner, mais quelques-uns des stigmates du chimisme des arthritiques persistent encore. Ces phtisiques-là, sont des résistants dont les lésions ont une marche lente et qui tendent à l'immobilisation.

Dans le troisième groupe, les échanges sont très élevés; aucun vestige du terrain arthritique ne subsiste et la phtisie évolue avec sa gravité habituelle.

Tous ces faits démontrés avec l'aide de Maurice Binet éclairent et complètent l'observation clinique qui a toujours admis l'influence de l'hérédité dans la genèse de la phtisie et constaté qu'il existait une manière d'antagonisme entre celle-ci et l'arthritisme. Et cet accord parfait de la chimie et de la clinique n'est pas une des moindres preuves que l'on puisse donner de l'exactitude de leurs constatations respectives. Ils montrent encore directement et indirectement toute l'importance de l'exagération des échanges respiratoires comme manifestations du terrain tuberculisable et le parti qu'on en peut tirer pour le diagnostic.

VI

Les recherches que je viens d'exposer justifient l'idée ancienne et actuellement obscurcie, que pour devenir tuberculeux il faut porter en soi une prédisposition originelle ou acquise. Et ce mot prédisposition qui exprime un état déjà pathologique, mais sans en expliquer ni même en éclairer la nature ou le déterminisme, qui ne fait en somme qu'imposer un nom sur un travail morbide dont un ignorait tout, ce mot, dis-je, prend une valeur inconnue jusqu'ici, puisqu'il sous-entend maintenant des troubles de la nutrition qui sont identiques chez tous les prédisposés, d'où qu'ils viennent, et que l'on peut reconnaitre et même mesurer avec exactitude.

Tous les sujets parmi lesquels se recrutent les phtisiques sont en quelque sorte des *consomptifs* avant d'être des tuberculeux. Et cette *consomption* est l'acte préparatoire intime et jusqu'ici mystérieux qui met l'organisme en état de réceptivité. Celui-ci s'incendie lentement avant de s'infecter. Cette infection à laquelle tout le monde est exposé n'aura tendance à se généraliser que si l'incendie a fait parallèlement son œuvre.

Mais quand le territoire est infecté, l'incendie s'arrête difficilement ou ne s'arrête plus, l'infection bacillaire étant comme le vent qui souffle sur un foyer embrasé, puisqu'au moment ou elle se produit, les échanges subissent une nouvelle poussée que nos expériences sur les cobayes ont mise en relief.

La suractivité des échanges respiratoires éclaire donc l'obscurité qui entourait l'expression *d'états protopathiques* et donne au terme *d'états de déchéance* une signification bien différente de celle qui lui est attribuée dans l'enseignement comme dans la pratique médicale. Elle montre surtout—et c'est là le point capital de cette étude—que la phtisie est une maladie évoluant en deux périodes: la première purement fonctionnelle ayant parmi ses caractères essentiels l'exagération des échanges respiratoires, c'est à dire l'expression d'une destruction organique augmentée, d'une vie qui se brûle et, pouvant par conséquent être dénommée *période de consomption*; la seconde, c'est la *période d'infection*, caractérisée par la survenance du bacille de Koch et par sa pullulation dans le milieu favorable que créent les troubles d'accélération nutritive dont nous avons déterminé une des principales expressions.

Cette période de consomption, qui est déjà la maladie, qui par conséquent, mérite d'être traitée, et qui peut l'être avec succès, puisqu'il ne s'agit encore que d'un trouble fonctionnel, cette période, dis-je, doit être reconnue de bonne heure. Elle présente comme signes essentiels, l'accroissement des échanges respiratoires et de la déminéralisation organique, mais ces signes sont encore trop délicats pour entrer dans la pratique courante. Aussi avons-nous entrepris avec Maurice Binet de constituer une symptomatologie plus simple et plus à la portée de tous, en fixant, avec ces échanges pour guide parmi les extériorisations morbides reconnues par l'observation traditionnelle et parmi celles qui ont été signalées par d'autres chercheurs à l'occasion de nos travaux, les symptõmes qui méritent de retenir l'attention.

Ainsi nous étudions les rapports qui peuvent exister entre l'accélération des échanges respiratoires et la déminéralisation organique d'une part, avec d'autre part, la croissance trop rapide, l'amaigrissement ou tout au moins le désaccord entre une alimentation suffisante et un retard dans l'augmentation du poids, toutes réserves faites pour l'état de l'estomac; la moindre aptitude à l'exercice physique et la fatigue précoce; l'exagération du pouvoir diathermane de la peau et du rayonnement calorifique sur lequel Ledûc (1) (de Nantes) et Tétau (2) (de Gesté) ont publié récemment des recherches fort importantes; la sensation de chaleur interne et l'élévation habituelle de la température moyenne (Dr. Tétau); l'augmentation du nombre des respirations

---

(1) Leduc (de Nantes). *Comptes rendus de l'Académie des Sciences*. 25 Mars 1901.

(2) Tétau (de Gesté). *Bulletin général de Thérapeutique*. Mai et Juin. 1901.—Prophylaxie de la tuberculose pulmonaire (diathèse consomptive. *Angers*, 1902.

et des pulsations (1) avec élévation de leur rapport au dessus du chiffre normal, enfin l'abaissement de la tension artérielle que dès 1891, Marfan (2) tendait à considérer déjà comme un élément de prédisposition à la phtisie.

Il ne nous est pas encore possible de constituer à l'aide de ces éléments une symptomatológie assez précise pour qu'elle puisse remplacer l'examen du chimisme respiratoire et la recherche de la déminéralisation organique, mais il n'empêche qu'ils peuvent fournir d'utiles indications pour le diagnostic du terrain tuberculisable, puisqu'il est déjà d'observation courante que le rapport de la respiration au pouls tend à s'abaisser dans le terrain arthritique, alors aussi que la tension artérielle tend à s'y élever et que le rayonnement calorique ainsi que la température habituelle moyenne sont plutôt en baisse sur l'état normal (Dr. Tétau).

Les considérations précédentes justifient l'absence de synonymie entre les deux termes «phtisie et tuberculose pulmonaire» que l'on a pris l'habitude d'identifier. Michel Peter l'avait bien compris quand il écrivait que «le plus grand danger qui menace un tuberculeux pulmonaire est de devenir phtisique». Mais telle qu'elle est exprimée cette formule ne répond pas tout à fait à la vérité et il serait plus exact d'en renverser les propositions et de dire que le plus grand danger qui menace un consomptif est de devenir tuberculeux.

Cette infection tuberculeuse elle même présente dans son évolution des différences qui ont frappé les cliniciens de tous les temps. Quand elle atteint des individus qui n'étaient pas antérieurement des consomptifs, il est hors de doute qu'elle est beaucoup plus bénigne et tend à guérir, ainsi qu'on l'a observé depuis longtemps chez les tuberculeux de souche arthritique.

J'admets avec tous les médecins que le degré de l'infection est fonction du nombre et de la virulence du bacille, mais son évolution dépend surtout du terrain qu'il a envahi.

Tout le monde peut être tuberculisé, c'est à dire infecté, mais la phtisie ne sera réalisée que par la connivence d'un terrain antérieur à l'infection, ce qui conduit à cette dernière formule corrélative de la première «la gravité de la tuberculose pulmonaire affecte une étroite relation avec le degré de la consomption qui a préparé le terrain à l'infection et qui continue en s'aggravant avec celle-ci.»

---

(1) Le nombre normal des respirations étant de 18 et celui des pulsations étant de 72, le rapport normal $\dfrac{P}{R} = 4$.

(2) MARFAN. Comptes rendus de la Société de Biologie, 16 Mai 1891.

VII

Ce n'est pas tout que de connaitre le rôle de la consomption ainsi que les caractères qui la révèlent et permettent de la diagnostiquer; il importe maintenant de savoir s'il est possible d'en instituer le *traitement*.

Pour répondre à cette question capitale, il fallait étudier expérimentalement l'action exercée par les échanges respiratoires, par les divers modes d'alimentation, sur les agents physiques et par les nombreux médicaments qui ont été proposés pour le traitement de la phtisie. J'ai entrepris cette étude avec Maurice Binet et elle nous à donné des résultats assez nets pour que l'on puisse considérer la question comme résolue.

J'ai rappelé plus haut les dangers de la *suralimentation*, cet élément du dogme de la cure dite hygièno-diététique: l'examen du chimisme respiratoire donne les motifs de ses dangers. Cet examen nous à montré qu'avec 100 à 150 grammes de viande crue associée à des féculents et à des corps gras, aliments d'épargne, on dérive sur l'alimentation une partie de l'oxygène qui épuise l'organisme, sans pourtant comburer ces aliments en entier, puisqu'avec ce régime, le poids du sujet augmente.

Mais si l'on force la dose de viande ou d'aliments azotés animaux quelconques, comme les œufs dont on recommande tant l'usage aux tuberculeux en des quantités exagérées, loin de diminuer les échanges, on les accroit comme si cette introduction immodérée d'aliments devant être digérés, assimilés puis brulés, demandait un surcroit d'activité organique et exaltait encore les aptitudes de l'individu à se consumer sans aider à sa réparation. Ces expériences achèvent l'effondrement de la suralimentation, cet élément si important de la cure de sanatorium. La suralimentation doit être remplacée, comme je l'ai dit plus haut, par l'alimentation raisonnée dont l'étude des échanges respiratoires permet de fixer la qualité et la quantité.

L'indication du repos est justifiée à la fois par la pratique et par la chimie. Nous savons, en effet, que le repos est un excellent sédatif des échanges qui sont exaspérés à ce point par l'exercice, qu'ils peuvent doubler et même tripler ainsi que l'ont observé M. M. Henriot et Ch. Richet.

Il en est de même de la *cure d'air*, quoique certains esprits superficiels aient conclu de nos recherches que le grand air était nuisible aux consomptifs et aux tuberculeux. Or jamais nous n'avons émis une opinion aussi absurde. D'une manière générale, l'activité des échanges respiratoires est fonction des aptitudes de l'individu et non des modifications qui peuvent survenir par le confinement dans la composition chimique de l'air inspiré.

Non seulement 1 $\%$ d'acide carbonique en plus et 2 $\%$ d'oxygène en moins ne diminuent pas cette activité, mais elle est à peine influencée quand on double la quantité d'oxygène inspiré. Ainsi en dix minutes, nous faisons respirer à deux phtisiques 20 litres d'oxygène sans que leurs échanges subissent de modifications appréciables.

Les indéniables avantages de la cure d'air tiennent à ce que celui-ci est plus pur, moins chargé de poussières, dépourvu d'odeurs et d'émanations humaines et surtout plus frais. Quand nous diminuons la température de l'air inspiré chez des sujets bien couverts et immobiles, nous diminuons les échanges respiratoires, tandis qu'ils augmentent, si l'on réfrigère toute la surface du corps. Nos expériences justifient et expliquent la pratique de la cure d'air où le malade est étendu, abrité et bien couvert.

Parmi les *agents physiques*, nos études ont porté sur la température, l'humidité, la sécheresse, les altitudes, le climat marin et les diverses formes d' hydrothérapie. Il serait trop long d'en exposer ici les résultats qui ont été publiés ailleurs. Ce qui s'en dégage d'une manière générale, c'est que la dépression barométrique commence par diminuer les échanges, mais qu'après une courte période d'accoutumance, ils reviennent à la normale, qu'ils dépassent ensuite fréquemment.

L'air inspiré froid les restreint, mais le refroidissement de la surface cutanée les accroit, ainsi que les brusques variations de température. Le climat marin et les divers éléments qui le constituent, sont aussi accélérateurs des échanges, de même que la balnéation marine, les climats chauds et humides, tandis que les climats chauds et secs exercent une action variable suivant les individus.

Toutes ces données expérimentales comportent d'immédiates applications thérapeutiques. Ainsi en examinant le chimisme respiratoire avant une cure d'altitude et, après la semaine obligée d'accoutumance, on peut juger du bien fondé de la cure et faire descendre les sujets dont les échanges se sont exagérés.

De même si l'on peut poser en principe que le climat marin ne convient pas aux consomptifs et aux tuberculeux pulmonaires, cette formule laisse cependant en dehors d'elle, un certain nombre de malades, tels que d'abord les 8 $\%$ de phtisiques qui ont des échanges normaux; puis ceux qui, tout en ayant des échanges exagérés, mangent, digèrent et assimilent mal, de sorte que l'oxygène consommé en excès s'épuise sur leur propre substance. Chez ceux-là une stimulation tem poraire des fonctions assimilatrices, dérivera sur les aliments intégrés, une partie de l'oxygène qui consume les tissus; mais la cure marine devra être de courte durée. Enfin il existe une catégorie de phtisiques à échanges modérément accrus qui bénéficieront de certains climats marins, si leur état général est bon et si leurs lésions pulmonaires, même avancées, évoluent déjà vers la cicatrisation.

Je ne passerai pas en revue les effets produits sur les échanges par les nombreux *agents médicamenteux* que nous avons expérimentés. Il suffira de citer quelques exemples.

Les divers sérums, les oxydases et les réductases de la levure, le platine, l'or, l'argent et le palladium colloïdal, nous ont donné des résultats trop divergents pour entrer actuellement en ligne de compte-

La créosote et ses innombrables dérivés ne possèdent non plus aucune action régulière qui permette de les retenir.

Le phosphate tribasique de chaux, si utile comme réminéralisateur, doit être écarté à cause de son action excitatrice sur les échanges respiratoires.

Le mercure les ralentit assez habituellement et mériterait d'être étudié à nouveau s'il n'avait pas l'inconvénient radical d'activer l'élimination de la chaux déjà exagérée chez les consomptifs et qui subit encore une poussée pendant la première période de l'infection bacillaire.

Au contraire, les médicaments de la tradition voient confirmer leur utilité. Ainsi *l'huile de foie de morue* administrée à cinq phtisiques aux doses de 125 à 250 grammes par jour, diminue les échanges totaux de 11 $\%$, l'acide carbonique produit de 8,6 $\%$, l'oxygène consommé total, de 11,5 $\%$ et l'oxygène consommé par les tissus de 19,6 $\%$. Plus les doses sont élevées, plus les échanges s'abaissent.

L'arséniate de soude, l'arsénite de potasse (liqueur de Fowler) employés chez sept phtisiques à la dose de cinq milligrammes par jour ont toujours abaissé les échanges.

Après 15 jours, la totalité des échanges baisse de 26,5$\%$. La ventilation pulmonaire, de 14,5 $\%$, l'acide carbonique produit, de 26,3 $\%$, l'oxygène consommé total, de 27,7 $\%$ et l'oxygène consommé par les tissus, de 34,2 $\%$. Il semblerait que si l'on obtient de telles modifications des échanges respiratoires avec des doses médicamenteuses aussi modestes, l'administration de doses plus élevées devrait produire des effets encore plus marqués, car c'est un des principes de cette thérapeutique organicienne et encore officielle dont j'essaie de secouer le joug, que plus la dose du médicament est élevée, plus ses effets sont grands. Or il n'est pas de pire erreur: l'action médicamenteuse ne croît pas avec la dose, et les effets de doses minimes sont souvent diamétralement opposés à ceux des doses élevées. Les arsenicaux en sont une preuve manifeste, puisque si l'on élève la dose d'arséniate de soude et qu'on la porte à un centigramme par jour, les échanges respiratoires, loin de diminuer davantage, subissent une sensible augmentation. Dans l'un de nos cas, l'acide carbonique produit a augmenté de 13 %, l'oxygéne total consommé, de 8 %, et l'oxygène consommé par les tissus de. 59 %.

Le cacodylate de soude et le méthylarsinate disodique ou arrhénal, introduits avec tant de succés par M. Armand Gautier dans la thérapeutique, jouissent des mêmes propriétés. Ainsi, le *cacodylate de soude* en injections sous-cutanées quotidiennes de 0 gr. 05 pendant dix jours, alternant avec d'égales périodes de repos, a été employé chez cinq phtisiques gravement atteints, au troisième degré et fébricitants. Malgrè ces conditions défavorables, les échanges se sont abaissés dans quatre cas, et sur l'ensemble des cinq cas, la ventilation pulmonaire a baissé de 18, 3 %, les échanges totaux de 22, 8 %, l'acide carbonique produit de 17, 1 %, l'oxygène consommé total de 26, 6 % et l'oxygène absorbé par les tissus de 46, 2 %.

L'*arrhénal* à la dose de cinq centigrammes en injections sous-cutanées pendant huit jours, avec arrêt de huit jours, reprise et ainsi de suite, donne après deux mois une diminution de 13, 2 % pour les échanges totaux, de 11, 4 % pour l'acide carbonique produit et de 14, 8 % pour l'oxygène consommé total.

Ainsi, non seulement le chimisme respiratoire indique si tel agent médicamenteux est utilisable dans le traitement des états consomptifs, mais il nous renseigne même sur la dose utile qu'il est nécessaire d'employer et qui ne doit pas être dépassée sous peine de produire des effets opposés à ceux que l'on veut obtenir.

Le *tartre stibié* aux doses de 1, 3 et 5 centigrammes, suivant les cas, a été administré graduellement, à doses fractionnées de 1 á 5 milligrammes, à quatre phtisiques et a abaissé les échanges chez trois d'entre eux. La ventilation pulmonaire a fléchi de 6, 5 %, les échanges totaux de 21, 2 %, l'acide carbonique produit de 24, 5 %, l'oxygène total consommé de 18, 6 %, mais la consommation de l'oxygène par les tissus tend plutôt à augmenter un peu.

Je ne voudrais pas multiplier ces exemples, puisqu'il s'agit uniquement de prouver qu'il y a des agents thérapeutiques capables de diminuer les échanges respiratoires, que certains les accroissent et que d'autres demeurent indifférents. Cette preuve me parait faite. Mais je voudrais appeler encore toute votre attention sur les effets que l'on peut réaliser quand l'on se sert de la *voie pulmonaire* pour l'introduction des médicaments.

Nous avons vu déjà qu'en doublant la quantité d'oxygène dans l'air inspiré on n'augmentait pas les échanges. Au contraire, après l'inhalation de 25 litres *d'acide carbonique* mêlé à l'air, les échanges totaux baissent de 36 $\%$, et après l'inhalation en dix minutes de 10 à 15 litres *d'azote*, mélangé aussi à l'air atmosphérique, de 17 $\%$. Ce dernier chiffre varie beaucoup suivant le mode de préparation de l'azote employé qui devient souvent excitateur des échanges quand il est préparé en faisant passer de l'air sur de la tournure de cuivre, chauffée au rouge, dans un tube de porcelaine.

Les antiseptiques locaux comme *l'eucalyptol, le goménol, l'essence de térébenthine le sublimé corrosif, le sulfure de carbone, le monosulfure de sodium...* etc., n'ont pas d'effets ou n'ont que des effets irréguliers et incertains sur les échanges. Ils ne peuvent donc être d'aucune utilité comme modificateurs du terrain.

L'acide carbonique et *l'azote* introduits par la *voie rectale* ont aussi une action apaisante sur les échanges, mais celle-ci est moins régulière que si les gaz sont inspirés avec l'air atmosphérique.

Il résulte des expériences précédentes, qu'il y a des agents thérapeutiques susceptibles de diminuer les échanges respiratoires exagérés et que l'on peut à la fois reconnaître ces agents et fixer leurs doses et leur mode d'emploi avec la plus grande précision.

VIII

La première partie de notre étude est accomplie. Elle nous apprend à connaître l'une des expressions principales du terrain tuberculisable ainsi que le trouble de nutrition qu'elle sous-entend; elle fournit le moyen de faire le diagnostic de ce terrain, et elle nous enseigne le mode suivant lequel les agents thérapeutiques l'influencent. Cette physiologie pathologique étant bien fixée, il nous reste à en faire l'application pratique, c'est à dire à nous assurer que chez un consomptif à échanges respiratoires exagérés, il est possible de ramener ceux-ci à la normale par une médication faisant état des agents dont l'action sédative a été démontrée par les expériences précédentes.

Et je puis affirmer, dès à présent, qu'il est impossible qu'il n'en soit pas ainsi. La méthode qui consiste à étudier, d'une part, les troubles de la nutrition dans un état pathologique déterminé, à fixer, d'autre part, les effets exercés sur la nutrition élémentaire par les agents médicamenteux, puis à opposer l'agent dont les effets sont reconnus à un trouble nutritif de sens inverse et bien précisé, cette méthode dis-je, est pour les cas où il est possible de la mettre en œuvre, d'une autre portée pratique que celles actuellement préconisées, puisqu'elle conduit à une sorte de *certitude thérapeutique*, en permettant de savoir d'avance, avant toute application au malade en cause, si telle médication sera capable d'influencer ou non tel état morbide.

J'ajouterai incidemment que cette méthode ne s'applique pas seulement aux *maladies purement fonctionnelles* c'est á dire á celles qui consistent uniquement en troubles de l'équilibre nutritif. Elle ouvrira peut être une ère nouvelle au traitement des *maladies à lésions anatomiques*, dans lesquelles on s'efforce aujourd'hui d'attaquer directement les modifications morphologiques, sans que les résultats répondent aux séculaires efforts où s'est attardée la médecine. Si l'on considère, au contraire, que la lésion n'est souvent qu'un résidu ou une étape de la maladie, que le trouble de la fonction précède ou accompagne alors la lésion de l'organe, n'y a-t-il pas mieux à attendre d'une thérapeutique ayant pour but d'agir indirectement sur la lésion, en impressionnant les fonctions de l'organe ou du tissu qui en est le siège?

Mais revenons á la question posée. Nous avons choisi six sujets chez lesquels la preuve de la consomption était faite par l'étiologie, par les symptômes cliniques et par le chimisme respiratoire. Quatre étaient des héréditaires; le cinquième était un alcoolique surmené physiquement et génitalement; le sixième, fils et petit fils d'alcoolique, alcoolique invétéré lui même. Tous présentaient des symptômes de consomptifs (paleur, affaiblissement, amaigrissement..... etc.), et des échanges respiratoires en hausse. Ils ont été traités par le repos, l'aération, l'alimentation d'épargne, l'huile de foie de morue avec les moyens de la faire tolérer, (Alcalins, pancréatine, etc.), carbonate de chaux, arsenicaux et médication apéritive. Sous l'action de ce traitement, tous ont ét5 améliorés en des temps évidemment variables, puisqu'ils se sont étendus de 15 jours à une année. Et voici la marche que les échanges respiratoires ont suivi chez ces six sujets:

	aprés 15 jours	30 jours	50 jours	68 jours	253 jours	300 jours
Ventilation pulmonaire.....	— 10,4 °/₀	— 16,3 °/₀	— 28 °/₀	— 31,6 °/₀	+ 6,4 °/₀	— 27,2 °/₀.
Acide carbonique produit..	— 4,8 °/₀	— 24,2 °/₀	— 28 °/₀	— 27,5 °/₀	— 4,1 °/₀	— 27,9 °/₀.
Oxygène total consommé ...	— 10,8 °/₀	— 16,2 °/₀	— 28 °/₀	— 28,1 °/₀	— 14,7 °/₀	— 32,2 °/₀.
Oxygène absorbé par les tissus.	— 25 °/₀	+ 4,7 °/₀	— 27,8 °/₀	— 31,4 °/₀	— 51,2 °/₀	— 93,6 °/₀.
Echanges totaux........	— 7,6 °/₀	— 19,6 °/₀	— 28 °/₀	— 27,9 °/₀	— 10,1 °/₀	— 31,4 °/₀.

Remarquons que, sauf deux élévations minimes portant sur l'oxygène absorbé par les tissus et sur la ventilation pulmonaire chez les deuxième et cinquième sujets, tous les élements du chimisme respiratoire ont subi un abaissement marqué et que, réserves faites pour le cinquième sujet, cet abaissement affecte une sorte de rapport avec la durée du traitement.

Il me semble démontré que l'on peut ramener à la normale le chimisme respiratoire d'un consomptif héréditaire, alcoolique ou surmené, par l'association d'une hygiène bien entendue et d'une médication restrictive des échanges, c'est à dire d'une médication sédative. Voilà la preuve faite de la transformation possible du terrain, mais il reste à savoir si cette transformation met les ex-consomptifs à l'abri de la tuberculose.

La réponse ne me parait pas douteuse, puisqu'aucun des consomptifs que nous avons pu traiter régulièrement et chez lesquels on a pu supprimer jusqu'à présent l'alcoolisme et le surmenage, aucun n'est devenu tubercnleux. Nous en avons suivi 13 depuis un temps, variant de 3 à 9 ans, dont les causes de consomption étant écartées et le traitement suffisamment fait, la santé est actuellement parfaite. Et Mr. le Docteur Tétau (de Gesté) qui est, lui aussi, un croyant convaincu de la consomption prétuberculeuse et qui sait la diagnostiquer, a fait baisser la mortalité tuberculeuse dans sa commune de 17,27 à 6 °/₀ des décès, par un traitement préventif qui, tout en différant de celui que j'emploie, s'appuie néammoins sur les mêmes principes, puisqu'il ne fait état que de moyens sédatifs de la nutrition élémentaire.

La signification du terrain est encore accentuée par la véritable expérience qui fut faite, il y a une quinzaine d'années dans le corps des sapeurs pompiers de Paris. L'histoire en a été contée par M. le médecin Inspecteur Kelsch, de l'Académie de Médecine et mérite d'être retenue. Pendant les années 1885 à 1887, la phtisie pulmonaire devint dans ce corps d'élite quatre, puis huit fois plus fréquente qu'auparavant. M. le Docteur Colin, Médecin Inspecteur Général, au lieu d'incriminer l'ignorance ou l'incurie de la caserne et de placer dans la contagion seule, le motif de cette recrudescense, conclut de son enquête que la multiplication de la phtisie correspondait au surcroît de travail imposé aux hommes par la transformation de l'outillage et à l'insuffisance de la réparation organique qui en etait la conséquence. Ceci étant admis, on ne traita pas les chambrées mais les hommes; on allégea le service de tout ce qui n'était pas indispensable et le Conseil Municipal de Paris autorisa une augmentation journalière de quarante centimes par homme et par jour pour renforcer l'alimentation. Enfin l'on fit une

sélection parmi les hommes et l'on réforma ceux qui n'avaient pas la
vigueur nécessaire au service. Immédiatement la phtisie redescendit à
son taux habituel. Et M. Kelsch ajoute: «Il n'est venu à l'idée de personne d'attribuer cette poussée formidable de tuberculose à une levée
exceptionnelle de germes incorporés dans la poussière des chambrées,
car le régime hygiènique de celles-ci fut exactement le même, ni plus
ni moins mauvais, pendant, qu'avant cette épisode. Ce qui fut changé
c'est le terrain humain, c'est la résistance des hommes...»

Voilá une véritable leçon de choses qui montre une fois de plus que
la contagion n'est pas tout dans la tuberculose, que le rôle du terrain
doit être mis sur la même place que l'agent infectant et que ce terrain
peut être transformé, par des moyens hygièniques et médicamenteux,
en un milieu moins apte à la pullulation du bacille de Koch.

IX

L'exagération des combustions intra-organiques qui se traduit par
cette accéléretion des échanges respiratoires que je viens d'étudier som-
mairement, n'est pas la seule condition du terrain tuberculisable que
nous connaissions. Il faut y ajouter la *déminéralisation des organes et
des tissus* que j'ai signalée en 1896 et dont j'ai poursuivi l'étude depuis
lors, sans quelle soit encore complète, tant sont nombreux les points
de détail à déterminer.

L'existence de cette déminéralisation chez les phtisiques confirmés
peut être prouvée par plusieurs arguments.

Si l'on étudie comparativement un très grand nombre de phtisiques
aux diverses périodes de la maladie et qu'on considère les résultats en
bloc et suivant chacune de ses périodes, on voit que le *coefficient de
déminéralisation* c'est à dire le rapport qui existe dans l'urine entre le
résidu inorganique et le résidu total, s'élève d'une façon pour ainsi
dire constante, à la période prétuberculeuse, pour augmenter encore aux
débuts de l'infection, et baisser ensuite progressivement aux périodes suivantes, mais sans descendre sensiblement au dessous de la normale.

Ainsi, chez les prétuberculeux, il atteint 34,7 $\%$ pour monter à
37,27 à la première période. Au deuxième degré il s'abaisse à 31,46 $\%$
et descend à 29,64 $\%$ au troisième degré. La normale étant de 30 $\%$,
on voit que l'augmentation globale est constante aux premier et deuxième degrés. Si au troisième degré il parait y avoir une modeste diminution, cela tient à ce que le phtisique a perdu alors tout ce qu'il
avait à perdre, et encore faut-il tenir compte ici de la diminution de
l'alimentation à cette période de la maladie.

Si parmi les prétuberculeux, on fait le départ de ceux qui ont réalisé la tuberculose et de ceux qui y ont échappé, on trouve le coefficient de 36,04 °/₀ pour ceux de la première catégorie et celui de 32,9 pour les prétuberculeux du second groupe.

En soustrayant du total des principes inorganiques de l'urine, le chlorure de sodium qui subit, du fait de l'alimentation, de si importantes variations, et en ne considérant que les autres élements minéraux, dont une grande partie provient de la désassimilation des protoplasmas, on remarque que le coefficient nouveau atteint son maximum pendant la période prétuberculeuse (15, 8 %), demeure élevé au premier degré (14, 45 ₀/°) et s'abaisse ensuite au deuxième degré (11, 58 %) pour subir un léger relévement aux périodes terminales de la maladie (12, 70 ₀/°).

Tous ces faits constituent déjà des indices de déminéralisation. Mais celle-ci reconnait encore d'autres preuves décisives.

On sait qu'en biologie, l'azote est en quelque sorte tributaire de la matière inorganique, ainsi que l'ont démontré les recherches de Gaube (du Gers). La mobilisation de l'azote organique nécessite une évolution paralléle de matière inorganique. Pour mobiliser 1 gramme d'azote, l'individu sain utilise 1 gr. 25 de sels minéraux; l'arthritique en use 1 gr. 10, le tuberculeux 1 gr. 60. L'antagonisme entre l'arthritisme et la tuberculose, déjà manifesté par les échanges respiratoires, se retrouve donc encore sur le terrain de la déminéralisation organique.

Les recherches que je poursuis cependant depuis 15 ans ne sont pas encore assez avancées pour qu'il me soit possible de vous dire, d'une facon définitive, quel est le détail des principes inorganiques sur lesquels porte cette déminéralisation. Toujours est-il que la plupart des descendants de tuberculeux semblent éprouver comme un retard dans l'assimilation de *la chaux* et *de la magnésie* et que l'élimination de la chaux légérement exagérée chez les prétuberculeux, croit sensiblement au premier degrè de la maladie.

Enfin, comme preuve dernière et décisive de cette déminéralisation, je vous dirai que j'ai analysé avec le concours de M. M. Bouihon et Bournigault, mes habiles et dévoués chefs de laboratoire, tous les organes de quatre phtisiques, qui ont succombé dans mon service d'hôpital. Dans tous les organes, la diminution du résidu minéral était manifeste. Les chiffres en seront publiés plus tard quand nous aurons terminé les analyses des organes d'un homme sain, car sur bien des points les analyses existantes ne nous ont pas fourni de termes suffisants de comparaison. Ce deuxième élément du terrain tuberculisable comporte, lui aussi, d'immédiates et urgentes indications thérapeutiques. Cette indication est de rendre aux tissus, sous une forme assimilable, les éléments minéraux qu'ils perdent; du moins, de modérer cette déperdition, et de favoriser l'assimilation des principes inorganiques de l'alimentation.

Mais, si le problème est facile à poser, il est difficile à résoudre, tant ses éléments sont à la fois complexes et enchevêtrés. En effet, rien ne semble plus aisé que d'administrer aux prétuberculeux la chaux et la magnésie qu'ils perdent en excès, mais les résultats de la pratique ne justifient pas le bien fondé de cette idée simpliste. Si l'on réminéralisait aussi facilement, la question serait jugée depuis longtemps. Mais le vice intime de nutrition qui accroit la déperdition minérale ou retarde la fixation des principes inorganiques de l'alimentation dans les tissus, s'exercera aussi bien sur ceux que l'on introduit artificiellement, que sur ceux qui font partie intégrante des tissus et des substances alibiles. Et ce vice, nous ne le connaissons pas! Nous en sommes réduits à imaginer des hypothèses, à faire des théories, et l'expérience du passé nous montre le peu qu'elles valent, si tant est qu'elles valent quelque chose!

Et ce n'est pas tout. Il faut tenir compte de ce fait, qu'à coté de la déminéralisation, le terrain tuberculisable reconnait encore comme l'une de ses conditions, l'exagération des échanges respiratoires. Et tel élément franchement réminéralisateur ne viendra-t-il pas accroître les échanges, de même que tel médicament nettement réducteur des échanges, ne provoquera-t-il pas par ses caractères propres ou son mode d'élimination une accélération du mouvement de déminéralisation? On voit de suite combien la solution est délicate et quelle somme de recherches il faut entreprendre pour en dénouer les fils d'apparence inextricables!

Je ne citerai que deux exemples qui sont bien faits pour montrer que je n'exagère rien. *Le phosphate tribasique de chaux* jouit dans le traitement de la tuberculose, d'une réputation traditionnelle qui nous l'a fait choisir de prime abord comme médicament réminéralisateur. Et de fait son action, quoique modeste, n'est pas á dédaigner, ainsi que nous avons pu nous en convaincre en de multiples analyses. Mais ce phosphate tribasique de chaux a un vice rédhibitoire: il accroit les échanges respiratoires d'une maniére sensible et ce que l'on obtient d'un coté, dans l'amendement du terrain tuberculeux, on le perd de l'autre. Comment alors lui garder une place dans le traitement de la période comsomptive de la tuberculose, puisque tout en remplissant à peu près l'une de ses indications, il va formellement à l'encontre de l'autre.

Retournons la difficulté et prenons les *préparations mercurielles.*

qui d'après nos expériences avec M. Maurice Binet restreignent la consommation de l'oxygène et la production de l'acide carbonique, et figurent en un bon rang, parmi les sédatifs des échanges respiratoires. Combien de fois ne les a-t-on pas vantées; que d'apparitions et de disparitions succesives n'ont elles pas faites sur la liste des médicaments anti-tuberculeux et depuis la découverte de Koch, n'ont elles pas eu un court regain de faveur? Pourquoi la pratique les a-t-elle toujours répudiées après chacun de leur retour sur la scène? Et pourquoi encore nos recherches ne leur donnent elles pas ce droit de cité, depuis si longtemps en instance? C'est que le mercure est un déminéralisateur! Des expériences faites avec M. M. Bournigault et Bouilhon et qui seront publiées ultérieurement, nous ont appris que, toutes choses égales du coté de l'alimentation, le mercure augmentait de 25 à 75 %, suivant les cas, l'élimination de la chaux urinaire. Modérateur, il est vrai, des échanges respiratoires, mais déminéralisateur calcique, il doit être impitoyablement rayé des médicaments utilisables, aussi bien dans la phtisie que dans la consomption qui la prépare.

Alors, comment sortir de cette impasse? J'ai chcrché longtemps sans succès, jusqu'au jour ou l'étude de la nutrition dans l'osteomalacie m'a fourni quelque indice directeur.

En recherchant les modifications survenues dans les échanges généraux et respiratoires au cours de cette maladie, je suis arrivé à cette conviction que la fixation des éléments minéraux par le tissu osseux paraissait reconnaître comme essentielle condition adjuvante, une évolution normale des principes ternaires de l'alimentation et de l'organisme. Des recherches poursuivies dans cette direction, m'ont montré qu' en dehors même du tissu osseux, les matières ternaires jouaient un rôle important dans l'orientation vitale des principes minéraux. Le foie en particulier, qui est le grand laboratoire organique de ces matières ternaires, fixe des sels minéraux parallèlement à sa fonction glycogénique. Les hydrates de carbone et les diastases qui les transforment seraient ainsi les grands intermédiaires qui assurent la nutrition minérale des tissus. Donc, tout en fournissant au terrain tuberculisable les matériaux organiques qu'il perd en excès ou qu'il assimile imparfaitement, il faut aussi améliorer l'évolution des hydrates de carbone, c'est à dire agir sur leur digestion, leur assimilation et leur oxydation. La réalisation de cete œuvre thérapeutique met en jeu des questions d'alimentation et des médications sur lesquelles il serait trop long d'insister ici, d'autant que les recherches qu'elle nécessite ne sont point encore terminées, mais les résultats obtenus déjà dans le traitement de l'ostéomalacie permettent d'espérer que la réminéralisation du terrain tuberculisable n'est pas au dessus des resources dont nous disposons. Il ne s'agit plus que de les réaliser d'une façon plus pratique en adaptant la loi générale précédente aux multiples indications des cas particuliers. Quoiqu'il en soit, je puis dire, dès à présent que les *carbonates de chaux et de magnesie* associés au *réductases extraites de la levure de bière* et à une minime quantité de *fluorure de calcium* qui paraît servir de metteur en train de l'assimilation minérale, jouissent d'un pouvoir réminéralisateur assez actif et dont je fournirai prochainement des exemples.

X

Cette indication du terrain tuberculisable, ou mieux de la phase consomptive qui renu l'individu apte à l'infection, trouvera son application dans le traîtement de la phase bacillaire de la maladie. Au moins devrait-elle être tentée, puisque la lutte directe contre le bacille n'a donné jusqu' ici que de si piètres résultats. Et en admettant même que l'on trouve un jour le sérum vaccinateur ou le sérum curatif, sera-t-il possible de faire abstraction en thérapeutique des conditions qui ont préparé le bouillon de culture de ce bacille et rendu possible sa fixation et sa pullulation? La superposition de la médication du terrain aux divers traitements symptomatiques que réclameront toujours les diverses formes de la phtisie confirmée, mérite donc au moins d'être tentée, puisque les antiseptiques employés jusqu'ici n'ont pas satisfait les espérances de leur promoteurs.

On sait d'ailleurs, combien sont nocifs pour les voies digestives tous les agents antiseptiques, et cette nocuité, qui se traduit toujours par une diminution de l'appétit et une viciation de la digestion, est l'un des principaux motifs qui éloignent le praticien de leur emploi. Et s'il était, parmi eux, un agent qui fût recommandable, comme peut être la *créosote*, qui a encore ses partisans convaincus, et qui a le mérite de restreindre l'expectoration, on éviterait l'inconvénient digestif, en ayant soin de l'administrer par la voie rectale ou par la voie souscutanée, à la condition bien entendu, que l'élimination de cet agent se fît en partie par le poumon.

Il y aurait aussi un procédé plus direct pour atteindre le bacille de Koch; c'est *l'inhalation directe du médicament par les voies respiratoires*. Ce procédé a donné lieu déjá à des nombreux travaux dont les conclusions ne se sont pas imposées à la pratique, pour deux raisons: La première, c'est qu'il est fort difficile de faire pénétrer de l'air ou des vapeurs chargées de principes actifs jusque dans les alvéoles pulmonaires et que les appareils utilisés dans ce but n'ont pas donné les satisfactions desirées; la seconde, c'est que les agents employés, ou bien, étaient nuisibles au parenchyme pulmonaire et aux bronches, ou bien n'avaient pas une action antiseptique directe et suffisante.

Il est possible, dans une certaine mesure, de tourner la première des difficultés, soit en entrainant les produits choisis à l'aide d'un courant de vapeur d'eau qui forme autour du malade comme une sorte d'atmosphère artificielle, soit en les faisant pénétrer sous une certaine pression dans les voies respiratoires. La seconde difficulté peut être vaincue, en choisissant parmi les antiseptiques des corps n'agissant qu'à des doses extrêmement minimes et dont l'action toujours intense pourrait étre atténuée par l'addition d'autres substances. Des recherches entreprises dans cette direction avec la collaboration de Mrs. Armand Gautier et Maurice Binet nous laissent déjà supposer que *l'iodure d'allyle* et *l'acide hydrofluosicilique* semblent remplir ces conditions, quand on les fait inhaler à la faveur d'un courant de vapeur d'eau, en modérant les propriétés irritantes du premier de ces corps avec un peu d'iodure de mèthyle et d'eucalyptol, dont le pouvoir antiseptique et modérateur des sécrétions bronchiques n'est pas à dédaigner.

Je ne puis rien dire encore des effets de ces agents sur le bacille de Koch, mais les recherches en cours d'exécution laissent bien augurer de leur influence sur les *infections secondaires* qui prennent une telle importance à la période cavilaire de la phtisie, qu'on est en droit de leur attribuer une très forte part dans l'étiologie de la fièvre hectique á grandes oscilations si habituelle á cette période de la maladie.

XI

Et maitenent, je voudrais résumer sous forme de *conclusions générales* les faits essentiels de cette exposition.

L'aptitude exagérée d'un organisme à consommer trop d'oxygène, à faire trop d'acide carbonique et à se déminéraliser, c'est à dire se consumer, constitue l'un des éléments du terrain tuberculisable, quelque soit l'origine génératrice de ce terrain: hérédité, alcoolisme, alimentation insuffisante, surmenages divers.

La découverte de ces deux termes (oxydations exagérées et déminéralisations), caractérise les états désignés jusqu'ici sous la dénomination vague d'états de déchéance. Tous ces états, si dissemblable que soit leur condition génératrice, possédent au moins deux éléments communs, faciles a constater et dont on peut mesurer l'intensité, ce qui

rend au terrain, dont le diagnostic devient possible, la valeur dont
semblait l'avoir dépossédé l'avénement du bacille de Koch.

La phtisie est une maladie évoluant en deux périodes. Dans la première *(période de consomption),* la maladie est en puissance; dans la
seconde *(période d'infection),* elle est en acte. La consomption est presque toujours curable; l'infection échappe trop souvent à nos efforts.
Il faut donc reconnaître la maladie avant qu'elle ne soit réalisée, si
l'on veut lui opposer une thérapeutique possédant un maximum de
chances de succès.

Cette découverte montre encore que les états de déchéance prétuberculeuse, en d'autres termes, la consomption relèvent d'une vitalité
exaspérée jusqu'à l'auto-consomption, et non, comme on l'enseigne officiellement à tort, d'une vitalité amoindrie.

Elle boulversa donc toutes les idées directrices actuelles de la prophylaxie individuelle et du traîtement de la phtisie, puisque d'après ces
idées classiques, il faut tonifier, c'est á dire stimuler des organismes
dont le défaut est d'être déjà en état de suractivité.

Elle démontre, au contraire, sans le secours d'aucune théorie et
par la seule patence des faits, que la prophylaxie de la tuberculose par
le terrain ne doit faire état que des médications capables de restreindre
le pouvoir originel ou acquis que l'organisme tuberculisable a de se
consumer trop rapidement et de se déminéraliser.

L'expérience et l'observation prouvent qu'il y a des médications
capables d'atteindre ce but. Et l'examen des échanges respiratoires et
généraux, permet de déterminer ces médications, comme aussi de
savoir si elles ont agi, et si tel individu reconnu tuberculisable, a perdu, au moins temporairement, sa prédisposition.

Donc, ce mode de prophylaxie individuelle de la tuberculose par le
terrain doit retenir l'attention au même titre que les mesures dirigées
contre le bacille lui-même, et la lutte contre la maladie ne saurait être
décisive si elle ne tenait pas un compte égal de ces deux éléments constitutifs de la maladie.

Il est donc nécessaire de se renseigner sur le taux des échanges
respiratoires et généraux de tous les individus soupçonnés de prédisposition, et, de même qu'on vaccine contre la variole, il faut traiter les prédisposés en modifiant les conditions vitales de leur terrain personnel.

Le traitement de la phtisie confirmée, doit reléguer les médications
antibacillaires à un plan secondaire, jusqu'au moment où sera découvert
le sérum curateur ou l'antiseptique idéal qui supprime le bacille sans
nuire au malade.

Le traitement doit poursuivre un triple but:

Il doit arrêter la consomption créatrice du terrain tuberculisable, non par des toniques et des corroborants, mais par les médications anti-déperditrices ou d'épargne, capables de restreindre la consommation de l'oxygène, et par les aliments et les médicaments qui dérivent sur eux une partie du comburant qui ronge l'organisme.

Il doit reminéraliser celui-ci en lui fournissant sous une forme assi-milable, la chaux et la magnésie que le tuberculeux puise dans ses os et dans ses tissus.

Il doit enfin combattre les infections secondaires et, dans la mesure actuelle du possible, l'infection bacillaire, non par des médications internes, mais par des agents empruntant les voies intestinales ou sous-cutanées et surtout, celle de l'inhalation pulmonaire qui semble plus directe que les autres et parait aussi être plus favorable, au moins en ce qui concerne les infections secondaires.

XII

J'ai terminé. Mais en vous remerciant d'avoir écouté tant de choses ardues avec une si courtoise bienveillance, je dois bien vous avouer que si les médications du traitement de la période consomptive de la tuberculose pulmonaire sont nettes et à peu près réalisables nous n'en sommes encore, en ce qui touche la tuberculose confirmée, qu'aux pre-miers linéaments d'une tâche difficile et d'une réalisation encore bien lointaine.

Quand on aborde la thérapeutique d'une maladie aussi rebelle, qui a suscité déjà tant de travaux, épuisé tant de doctrines de si solide ap-parence, défié le dévouement et le labeur de tant d'intelligences d'éli-te, il faut regarder son œuvre d'un œil chargé de méfiance, et à cha-que pas en avant, répéter devant l'autel secret de sa conscience, les hautes paroles de doute que Dante Alighieri met dans la bouche de Saint-Thomas dans l'un des chants de son Paradis:

«Que les erreurs du passé te servent de leçon et te soient comme une semelle de plomb aux pieds, pour que tu n'ailles que bien lente-ment comme un homme déjà lassé, vers le oui ou le non des choses que tu n'as pas entendues du premier coup. Que les hommes ne jugent pas avec trop de confiance, comme celui qui compte sur la moisson des blés avant qu'il ne soient mûrs... J'ai vu des vaisseaux qui avaient rapidement traversé la mer, périr en arrivant au port...!»

Gardons-nous donc des affirmations absolues, comme des hâtives généralisations. Contentons-nous d'avoir renoué l'ordre, un instant interrompu, de la tradition, d'amorcer quelque sentier encore ignoré parmi les ruines des traitements écroulés et d'ouvrir peut-être, à la plus noire des misères humaines, l'aurore encore imprécise d'une nouvelle et plus sûre espérance.

MÓNSIEUR LE PRÓFESSEUR A. PÓLITZER (VIENNE):

« La nécessité de l'enseignement officiel d'otologie ».

Malgré les instances reitérées du Secrétariat Général, ce travail ne nous est pas parvenu en temps opportun pour son insertion dans les Comptes Rendus.

ASSEMBLEE SPECIALE

A cette assemblée avaient été invités, en outre des chefs des délégations officielles des Gouvernements, tous les Présidents d'honneur des différentes sections, ainsi que les Présidents des Comités Nationaux, pour conférer les *Prix de Moscou et de Paris*, institués, le premier par la Municipalité de Moscou, à l'occasion du XIIe· Congrès international de Médecine tenu dans cette ville en 1897, et le second par le XIIIe· Congrès tenu à Paris en 1900.

La Présidence était occupée par Mr. le Prof. Calleja, ayant à sa droite Mr. le Prof. Brouardel et à sa gauche Mr. le Docteur Angel Fernández-Caro, Secrétaire général du Congrès.

Assistèrent en outre: MM. les Docteurs Acchiotte, Aguirre, Ahrendt, Albarran, Antonelli, Aufret, Benavides, Bertarelli, Murdoch Cameron, Ceccherelli, Chauffard, Cisneros, Coletti, Costa Alemão, Durand-Fardel, von During. Eustache, Falcao, Gatti, Giordano, Gómez-Ocaña, Guisy, Gutiérrez (Chile), Henschen, Hernández (Méxique), Holmboe, Keller, Kelly, Kobler, Lagrange, López García, Maistrian, Maragliano, Martín Gil, de Mattos, Mello Reis, Mollá, Monti, Norbury, Orvañanos, Pacheco, Pavy, Petroff, Pinard, Piñero (Horacio G.), Posner, Potarca, Pousson, Psaltoff, Queirel, Ravogli, Redd (Harvey R.), Richardière, Risquez, Robin, Santini, Santos Fernández, Scheibe, Schmidt, Schrötter (Leopold), Segale, Segura, Senn, Sforza, Sikkel, Stchepotiev, Stewart, Suárez Gamboa, Tarnovski, Treub, Wedensky, et quelques autres qui ont oublié de signer sur la liste des présents, et dont nous ne pouvons, par conséquent, mentionner ici les noms.

Monsieur Calleja met à discussion le *Prix de Moscou*, consistant en une somme de 5.000 francs. La nomination d'une Commission qui désigne le savant méritoire de cette récompense, proposée par quelqu'un des présents, est jugée superflue, et, sur la proposition de Mr. Julian Calleja, le Prix de Moscou est conféré, à l'unanimité, à Mr. le Docteur Metchnikoff, un des professeurs les plus éminents de l'Institut Pasteur, et très connu par ses nombreuses œuvres et travaux d'investigation personnelle.

Le *Prix du Congrès de Paris*, de 3.000 francs, fut l'objet d'une discussion animée, après laquelle on accorde la votation par scrutin qui s'effectue rapidement et dans un ordre parfait.

Le scrutin, vérifié par Mr. le Professeur Brouardel, donne le résultat suivant: Grassi, 42 votes; Roentgen, 33; Laveran, 5; Kelly, 3; Ehrlich, 1; Pittaluga, 1.

Mr. Grassi, n'ayant, pour manque d'un vote, obtenu la majorité absolue, Mr. le Président demande à l'assemblée si l'on doit lui conférer le prix de Paris, ce qui est accordé à l'unanimité.

Mr. Grassi, Professeur d'Anatomie comparée, à l'Université de Rome, s'est rendu méritoire de cette distinction par ses études remarquables sur l'infection paludéenne.

On met à discussion la question du *lieu de réunion du prochain Congrès*.

Quelques Présidents proposèrent Budapest, Stockholm, Áthénes, Amsterdam, Chicago et México. Mais comme ces propositions n'étaient qu'officieuses, puisque les Délégués des Gouvernements respectifs n'avaient pas l'autorisation pour accepter la désignation, on accorda que ces Délégués demanderaient à leurs Gouvernements s'ils acceptaient ou non la proposition.

Après cette décision la séance est levée.

CINQUIEME ASSEMBLEE GENERALE
(SÉANCE DE CLÔTURE)

CINQUIEME ASSEMBLEE GENERALE

(SÉANCE DE CLÔTURE)

Tenue le 30 Avril, à 11 heures et demie du matin, dans le «Paraninfo»
de l'Université Centrale.

La séance de clôture était précédée d'une réunion secrète des Présidents d'honneur et des Comités pour rendre compte des réponses données par les différents Gouvernements au sujet de la réunion du prochain Congrès.

Monsieur le Docteur Costa Alemão communique l'acceptation de la part du Gouvernement Portugais; des vifs applaudissements accueillent cette nouvelle.

Rentrés au salon de sessions, Mr. le Docteur Calleja occupe la Présidence, et prononce le discours suivant:

Señoras y Señores:

Ha llegado el momento de dar término al XIV Congreso internacional de Medicina y confiésoos que, al usar de la palabra, lo hago conmovido por encontrados sentimientos; de un lado gratitud profunda á todos los ilustres miembros del Congreso, extranjeros y nacionales, del otro, temor de no haber logrado satisfacer las legítimas aspiraciones vuestras; también de alegría viendo honrada á mi patria por la presencia de tantas ilustres personalidades y por los grandes esfuerzos hechos en los trabajos científicos, reveladores de que el siglo XX no desmerecerá del llamado siglo de las luces, y de tristeza por ver acercarse el momento de nuestra separación, convirtiendo en casi soledad y silencio lo que hasta hoy son fiesta y alborozo.

Pero permitid que en este solemne momento declare á la faz del mundo con absoluta imparcialidad y justicia, que todos habéis merecido bien de la Ciencia; en todas las secciones la actividad, la inteligencia, el espíritu moderno de análisis y de observación han brillado con esplendor; la cordialidad ha demostrado que para los hombres de la Ciencia las barreras de nacionalidad desaparecen para formar la gran nación intelectual. ¡Haga la Providencia que estos Congresos, donde brotan tan afectuosos sentimientos, sean fuentes inagotables que se infiltren en todas las clases sociales y aproximen tiempos dichosos de paz y de justicia universales, donde las contiendas encuentren siempre árbitros que las resuelvan con soluciones rectas y sinceras!

Vuestras labores científicas, hoy conocidas y admiradas por los

que han tenido la fortuna de presenciarlas, verán pronto la luz pública y entonces, aún mejor que ahora, se conocerá el esfuerzo realizado
en tan pocos días, esfuerzo que significa muchas angustias, muchas
vigilias.

Podéis estar tranquilos de la obra hecha y volver satisfechos á
vuestros hogares; de todo habéis tratado en las secciones; más abs-
trusas teorías, hasta las aplicaciones más concretas, confirmando mí
afirmación, hecha al principio de nuestras tareas, cuando decía que
no olvidan jamás estos Congresos á la Ciencia pura, aspiración sublime del pensamiento y manantial que fertiliza todas las aplicaciones
prácticas.

Sirvan de noble satisfacción á nuestro espíritu los ecos generosos
de simpatía que habéis depositado en todos los habitantes de esta
heróica capital de España, desde el Augusto Monarca y su Augusta
Familia, de cuya consideración y afecto habéis recibido irrecusables
pruebas hasta las clases más humildes.

Ya no se puede dudar ni desconocer; la sociedad entera reconoce
la elevada misión de la clase médica, lo habéis oído al Presidente del
Consejo de Ministros en su discurso en la sesión inaugural, la ciencia
del médico extiende su imperio; su fin no es sólo curar enfermedades; ya se le acoje como factor indispensable en la administración pública, en la administración de justicia, en cuantos resortes públicos se
necesitan para gobernar con acierto á un pueblo.

No encuentra mi débil inteligencia una frase, una palabra que
ponga término á este saludo que desde el fondo del alma os envío á
todos; traducid mi silencio con vuestra sagaz inteligencia y elevada
cultura; así acertaréis á comprender el torrente de afectos que me
embargan, todos expresivos de gratitud y de admiración, y recibid
estas últimas palabras como eco que se repetirá eternamente: «loor á
la ciencia médica», «loor á sus cultivadores», «loor á sus augustos
protectores». «Vivan todas las naciones que han venido á honrar el
suelo español» «Viva España».

Ce discours terminé, Monsieur le Professeur Brouardel, de Paris,
prend la parole:

«Au nom des médecins français, dit-il, qui ont pris part aux travaux du XIVe Congrès international de Médecine, je vous adresse
l'expression de notre vive reconnaissance.

Tous, mais surtout vous, Mr. le Président et Mr. le Secrétaire général, vous avez accompli une œuvre dont les imprévus défient toutes
les prévisions et vont en augmentant de Congrès en Congrès.

En 1867, lors du premier Congrès de Médecine siégeant à Paris, nous étions 300, aujourd'hui nous sommes près de 7000. Peu de villes remplissent les conditions nécessaires pour offrir l'hospitalité à un si grand nombre de personnes; peu de médecins ont la possibilité ou se sentent le courage assez sûr pour consacrer une année de leur vie à l'organisation d'un tel Congrès, si bien que notre succès même, est menaçant pour notre avenir.

Ce n'est pas le lieu de rechercher les mesures qu'il faudra prendre dans l'intérêt de tous, mais c'est le moment de proclamer que nos amis et chers collègues MM. Calleja et Fernandez-Caro, ainsi que les membres du Comité de Madrid, ont accompli cet effort avec une vaillance, qui a permis aux Congressistes d'exposer leurs travaux et de discuter leurs opinions scientifiques dans près de 20 sections.

Je ne serais pas le fidèle interprète de mes collègues si je ne chargeais pas Mr. le Président, de présenter à Leurs Majestés nos respectueux sentiments de reconnaissance pour la protection qu'Elles ont bien voulu accorder à nos travaux.

Enfin permettez-moi d'exprimer nos remerciements à la Ville de Madrid, à nos collègues espagnols, à vous tous qui nous avez accueillis avec tant de cordialité.

Il y a peut-être encore des Pyrénées figurées sur les cartes de géographie, elles ont disparu entre nous médecins. Nous sommes liés par une amitié qui ne connait pas de frontières. Je ne vous dis pas adieu, mes chers collègues, mais au revoir, heureux de penser que je retrouverai le plus grand nombre d'entre vous dans un an, à Paris, au Congrès de la Tuberculose.

Encore une fois, merci!»

Monsieur le Docteur SFORZA, de Rome:

«In questa sacra terra il grande Ligure ardito trovó mezzi e conforto per superare le colonne d'Ercole onde la civiltá europea si diffuse in un nuovo mondo con gloria imperitura della Spagna e dell' l'Italia.

Ne ció puó recar maraviglia perché è sopratutto il cuore che guida nelle sue azioni questo gentilissimo popolo, insuperabile nell'amor di patria.

In questi stessi giorni d'imperitura rimembranza, noi abbiamo assistito ad una delicattisima gara, che si è esplicata, senza distinzione di parte da S. M. il Re Alfonso XIII e di S. M. la Regina Madre a tutti i cittadini di Madrid.

Ed é perció che, dal profondo del cuore io ringrazio, a nome dei medici italiani e dell'Italia tutta, questa nobilissima e cavalleresca Nazione.

Viva España!»

Monsieur le Docteur BRETTMANN, de Saint Pétersbourg, exprime ses sentiments de cordiale sympathie à l'Espagne et aux Congressistes de Madrid, où ses Collègues ont eu de la part de tous et particulièrement de la part de Leurs Majestés, des preuves d'affection qu'ils n'oublieront jamais. Il termine en s'écriant:

Vive le Roi!
Vive l'Espagne!
Vive la Science!

Monsieur le Professeur MEDIN, de Stockholm:

«Au nom de la Suède et au nom des médecins suédois qui ont pris part au XIVe Congrès international de Médecine à Madrid, j'ai l'honneur dans ce moment de la clôture du Congrès et de notre départ de l'Espagne, de présenter nos sentiments les plus cordiaux et les plus reconnaissants. Je vous félicite, mes collègues espagnols, que votre Congrès soit si heureusement terminé et qu'il ait apporté à la science médicale des résultats si importants. Que les souvenirs de ce Congrès soient pour vous aussi agréables que votre immense travail le mérite! Nous Suédois, nous n'oublierons jamais le chaleureux accueil que nous avons reçu en Espagne, du Roi, de la Reine Mère, du Gouvernement, du Comité exécutif, de nos collègues espagnols, ainsi que du peuple espagnol tout entier. Et maintenant il faut dire adieu. Mon dernier mot, expression d'un cœur touché et ému, est: Vive le Roi d'Espagne! Vive l'Espagne grande, fière et heureuse!»

Monsieur le Professeur POSNER, de Berlin

Exprime aussi ses sentiments de reconnaissance au Roi et à la Reine, au Président et au Secrétaire général du Congrès, ainsi qu' à tous ceux qui ont contribué au succès de celui-ci. Il termine avec un vivat à l'Espagne.

Monsieur le Docteur GUTIERREZ, de Santiago de Chile, lit une superbe poësie à la science, qui est fort applaudie.

Monsieur le Doctuer KELLY, de Baltimore:

Salue en anglais le Président et le Bureau du Congrès, les Dames et Congressistes présents et termine son allocution par quelques mots en espagnol, accueillis par des applaudissements.

Monsteur le Docteur QUEVEDO Y ZUBIETA, du Méxique, prononce l'allocution suivante:

Señor Presidente, Señores:

En mi país, Méjico, todo nos habla de la dominación española. La reconocemos en monumentos, palacios, templos, castillos, en los viejos edificios civiles construidos algunos con espesos muros como fortalezas, hasta en las fincas rurales, en las casas de las haciendas mejicanas coronadas de troneras, flanqueadas de baluartes para la repulsión; por último, en los recuerdos de nuestra historia, evocadores de aquellos siglos de vida colonial en que España civilizaba subyugando.

Esa dominación material ha pasado, y á ella sucede una época de dominación inerme, espiritual, por las obras científicas, las letras, las costumbres legadas, las irresistibles simpatías de raza que rebullen en nuestra sangre.

Este hecho no es un fenómeno aislado. Lo vemos reproducirse en la historia universal con arreglo á una ley que preside á las conquistas. En Grecia, después de las guerras macedónicas, cuando habían desaparecido las huestes que unían por la fuerza el Oriente al Occidente, Atenas sigue dominando el mundo antiguo por su filosofía, su literatura, sus artes, por la supremacia del genio helénico. En Roma, cuando pasa la dominación material de los Césares, surge la moral por el Cristianismo, se refuerza por la literatura y lengua latinas, y reaparece por la infiltración general en los estilos del arte italiano. Algo análogo observamos respecto de Francia después de la dominación armada de Bonaparte.

Señores, yo me complazco en observar que este Congreso es una prueba de esa prolongación espiritual del dominio español sobre sus antiguas colonias, en virtud de compensaciones saludables deparadas por dicha ley histórica.

Este Congreso ha demostrado que en España se trabaja, como es visto por tantos trabajos originales, tantas comunicaciones genuinamente españolas. La influencia civilizadora de España se ejerce en la Medicina, favorecida por la imaginación meridional. Es la imaginación meridional previdente la que guió al investigador español Servet cuando se adelantó á Harvey en el descubrimiento de la circulación de la sangre; es ella la que ha impulsado á modernos sabios españoles en sus investigaciones servidas por procedimientos rigurosamente científicos.

Este Congreso ha demostrado algo más: que hay un verdadero mundo ibérico, un mundo español. Se puede decir que en virtud del gran número de médicos españoles é hispano-americanos venidos á este Certamen internacional, el habla castellano ha dominado en las discusiones; ha sido la lengua usual del Congreso.

Y siendo Madrid el centro natural de este mundo español, yo termino saludando á esta ciudad, destinada á ser su capital intelectual.

Monsieur le Docteur PÉREZ ARANÍBAR (du Pérou).

Cuando se contempla esta hermosa Asamblea, en la que se han congregado las más grandes eminencias de la ciencia, con el noble propósito de arrancar sus secretos á la naturaleza y ponerlos al servicio de la causa sublime de la humanidad que sufre, el corazón se ensancha, se abren grandes horizontes al espíritu y se vislumbran días muy gloriosos para la Medicina, porque la semilla sembrada en terreno tan fecundo germinará con vigor, derramando en todo el orbe sus consoladores frutos. Las conquistas adquiridas al calor del esfuerzo común, establecen corrientes de simpatía que vinculan á los pueblos hasta borrar sus linderos, porque la humanidad y la ciencia no reconocen fronteras; y por eso los peruanos, que amamos á España como á la propia patria y que estamos ligados á ella por mil títulos, hemos acudido entusiastas á su llamamiento con el deseo de estrechar más, si cabe, los lazos que nos unen á ella; gozamos con el brillante éxito de este torneo y anhelamos vivamente que la labor emprendida bajo los auspicios de tan nobles ideales, sea fecunda en beneficios para la humanidad y en glorias para la ciencia, y contribuya à estrechar aún más la amistad y simpatía que une á España con todos los pueblos de la tierra.

Al dirigir una palabra de adiós á este hospitalario suelo, séame permitido expresar los votos que hago en nombre de mi Gobierno y del pueblo peruano por la prosperidad de la noble nación española y por la ventura personal de S. M. el Rey D. Alfonso XIII y de la Augusta Reina, que tan sabiamente ha desempeñado su elevado papel de Soberana y de Madre.

Monsieur le Docteur MELLO REIS, du Brésil.

Senhor Presidente, Senhores, Senhoras:

Duas palabras apenas: o Governo da Republica dos Estados Unidos do Brazil enviando-me como seu representanto ao Congresso internacional de Medicina de Madrid quiso patentear de um modo claro o desejo intimo que tem de estreitar ainda mais os lazos de amisade que unem o Brazil a esta valerosa nação.

Voltando hoje para o meu pais levo no meu coração o sentir pro-

fundo do reconhecimento de os carinhos aqui recebidos não só, de
SS. MM., do Governo, como do Congresso.

Levanto um viva ao Rei, á Rainha, á Hespanha e ao Congresso.

Monsieur le Docteur GUISY, délégué de la Gréce, dit qu'il s'en va enchanté de l'Espagne et de ses Souverains et termine par un vivat au Roi.

Monsieur le Docteur HONDA TADAO, du Japon, s'exprime dans les
termes suivants:

Hochanschauliche Versammlung!
Meine Damen und Herren!

Zahlreiche Gelehrte und Fachmänner fast aller Nationen haben sich
hier in der altberühmten Weltstadt Madrid versammelt, um ihre
Studien und Erfahrungen auszutauschen zum Heile der gesammten
Menschheit; in dieser erlauchten Versammlung sei es mir gestattet,
dem innigen Wunsch Ausdruck zu geben, dass durch das Zusammenwirken der Männer der Wissenschaft das Wohl aller Nationen auf's
beste gefördert werden möge. Im Namen meines Vaterlandes, im
Namen der japanischen Theilnehmer spreche ich den tiefgefühlten
Dank aus für die ehrenvolle Einladung und den würdigen Empfang.

Terminés ces discours, Monsieur le Secrétaire général, Docteur
Fernández-Caro, prend la parole pour annoncer à l'Assemblée que le
Congrès a décidé de conférer le Prix de 5000 francs, institué par la
Municipalité de Moscou, à Mr. le Docteur Metchnikoff, de Paris, et le
Prix du XIIIᵉ Congrès international de Paris, de 3000 francs, à Mr. le
Professeur Grassi, de Rome.

Ensuite, il donne lecture aux conclusions générales et vœux émis
par les différentes sections.

SECTION D'ANATOMIE

En vista de las ventajas que en la práctica de la Medicina resultan del empleo de una cuadrícula topográfica del cuerpo humano, la sección invita á todos los profesores de Anatomía á estudiar este asunto para procurar la presentación al próximo Congreso internacional de Medicina de todos los trabajos que tiendan á este objeto.

En vue des avantages résultant dans la pratique de la Médecine de l'emploi d'une craticule topographique du corps humain, la Section invite tous les Professeurs d'Anatomie à l'étude, afin de procurer la présentation au prochain Congrès international de Médecine, de tous les travaux tendant à ce but.

SECTION DE PATHOLOGIE GÉNÉRALE

ANATOMIE PATHOLOGIQUE ET BACTERIOLOGIE

La sección de Patología general, Anatomía patológica y Bacteriología, propone al Congreso

1. La formación de un Comité internacional permanente para la revisión y clasificación de las bacterias conocidas y estudio de las nuevamente descubiertas;

2. Que se interese á todos los médicos por la Dirección de Sanidad la formación de estadísticas sobre el Rino-escleroma á fin de conocer su distribución geográfica y su frecuencia en España.

La section de Pathologie générale, Anatomie pathologique et Bactériologie propose au Congrès

1. La formation d'un Comité international permanent pour la révision et classification des bactéries connues et l'étude de celles récemment découvertes;

2. Qu'on intéresse, par la Direction de Santé, tous les médecins à la formation de statistiques sur le Rhino-sclérome afin de connaitre sa distribution géographique et sa fréquence en Espagne.

SECTION DE PHARMACIE

1. Es necesario unificar los procedimientos de valoración terapéutica de los sueros antitóxicos. La elección y adopción del procedimiento único que deba emplearse con este fin se hará en el próximo Congreso, teniendo en cuenta los trabajos que realiza la Comisión internacional que se ocupa en este asunto.

2. Las inyecciones hipodérmicas de uso general, deben ser obtenidas y conservadas por un mismo método en todos los países y deberán incluirse en todos los códigos de medicamentos,

1. Il est nécessaire d'unifier les procédés d'évaluation thérapeutique des sérums antitoxiques. L'élection et l'adoption du procédé unique à employer à ce but, devra se faire dans le prochain Congrès, en tenant compte des travaux qu'aura réalisés la Commision internationale qui s'occupe de cette question.

2. Les injections hypodermiques d'usage général doivent être obtenues et conservées par une même méthode dans tous les pays, et devront être incluses dans tous les codes de médicaments.

3. Es urgente unificar los métodos de obtención, preparación y valoración terapéutica de los medicamentos de actividad general reconocida y energía terapéutica notable, con el fin de que todos tengan el mismo potencial terapéutico en todas las naciones.

3. Il est urgent d'unifier les méthodes d'obtention, préparation et évaluation thérapeutique des médicaments d'activité générale reconnue et d'énergie notable, dans le but que tous aient le même potentiel thérapeutique dans toutes les nations.

SECTION DE NEUROPATHIES, MALADIES MENTALES ET ANTHROPOLOGIE CRIMINELLE

La sección de neuropatías, enfermedades mentales y antropología criminal ha acordado por unanimidad proponer al Congreso:

1. Que no se publiquen los relatos emocionantes de los crímenes por estar demostrado el contagio de los impulsos criminales por dicha publicación.

2. Que se restrinja el consumo de las bebidas alcohólicas por ser evidentes los estragos cada día mayores del alcoholismo en la salud pública de todos los pueblos no protegidos por una legislación suficientemente profiláctica de este envenenamiento y de las locuras y delitos que de él dependen.

3. Que se adopte por todos los Gobiernos la legislación vigente en Portugal respecto á los enajenados criminales y á los consejos médico-legales (ley de 3 de Abril de 1896 y ley de 17 de Agosto de 1899), disponiendo desde luego la observación constante de todos los presos por

La section de neuropathies, maladies mentales et anthropologie criminelle, a résolu par unanimité de proposer au Congrès:

1. Que l'on ne publie pas les récits émouvants des crimes, parceque la contagion du crime par cette publication est démontrée.

2. Qu'on restreigne la consommation des boissons alcooliques en vue de l'évidence des effets, chaque jour plus funestes, de l'alcoolisme sur la santé publique dans les pays non protégés par une législation suffisamment prophylactique, contre cet empoisonnement et les folies et délits qui en dépendent.

3. Que tous les Gouvernements adoptent la législation en vigueur en Portugal concernant les aliénés criminels et les conseils médico-légaux (loi du 3 Avril 1896 et loi du 17 Août 1899), en disposant dès maintenant l'observation constante de tous les prisonniers, par des médecins-

médicos psiquiatras competentes, y el informe periódico de éstos sobre su estado mental.

psychiatres compétents et l'information périodique de ceux-ci sur leur état mental.

SECTION DE PÉDIATRIE

1. La alimentación durante la primera infancia debe ser la lactancia materna. Es siempre preferible en la llamada artificial la leche viva, no existiendo por ahora ninguna sustancia eficaz que la reemplace. La industria de nodrizas debe reglamentarse, siendo urgente la promulgación de leyes protectoras, así como la creación de una Liga internacional para estudiar la mortalidad infantil y los medios de evitarla.

2. La seroterapia ha realizado grandes progresos en lo que respecta á la curación de diversas dolencias, como la difteria, escarlatina y fiebre tifoidea en los niños, y serán convenientes nuevos y más detenidos estudios respecto á este tratamiento.

3. En vista de las obscuridades que reinan en la nomenclatura, clasificación y nosología de las diplegias, se recomienda la revisión de todo el capítulo de las diplegias infantiles.

4. La sección manifiesta unánimemente el deseo de que se multipliquen en las costas los Sanitarios marítimos, en vista de los efectos profilácticos y curativos de la Talasoterapia, recomendándose asimismo la fun-

1. L'alimentation de la première enfance doit être la lactation maternelle. Dans la lactation, dite artificielle, le lait vif est toujours préférable et il n'existe pas encore de substance qui le remplace efficacement. L'industrie nourricière doit être réglementée, et il y a urgence de promulguer des lois protectrices, et de créer une Ligue internationale pour étudier la mortalité infantile et les moyens de l'éviter.

2. La sérothérapie a réalisé de grands progrès en ce qui concerne la guérison de diverses maladies, telles que la diphtérie, la scarlatine, et la fièvre typhoïde chez les enfants, et il est convenable d'approfondir les études concernant ce traitement.

3. En vue de l'obscurité qui règne dans la nomenclature, classification et nosologie des diplégies, on recommande la révision de tout le chapître des diplégies infantiles.

4. La section exprime à l'unanimité le désir de voir se multiplier sur les côtes, les Sanatoriums maritimes, en vue des effets prophylactiques et curatifs de la Thalassothérapie, en recommandant également la fondation

dación de Colonias escolares, Estaciones climatológicas, Sanatorios terrestres, Asilos de convalecencia, etc., en beneficio de la infancia.

de Colonies scolaires, Stations climatologiques, Sanatoriums terrestres, Asiles de convalescence etc., au bénéfice de l'enfance.

SECTION DE DERMATOLOGIE ET DE SYPHILIGRAPHIE

Considerando los graves daños producidos á las naciones por la endemia de la pelagra, y las grandes ventajas que de una lucha constante y homogénea sobre esta enfermedad podemos obtener;

Teniendo en cuenta los| buenos resultados obtenidos por las naciones que han combatido victoriosamente la endemia,

El Congreso confirma su fe en el tratamiento preventivo y en las organizaciones sistemáticas de lucha, y hace votos por la constitución de una Liga internacional contra la pelagra.

En considérant les graves dommages produits aux nations par l'endémie de la pellagre et les grands avantages que nous pouvons obtenir d'une lutte constante et homogène contre cette maladie;

Tenant compte des bons résultats obtenus par les nations qui ont victorieusement combattu l'endémie,

Le Congrès confirme sa foi dans le traitement préventif et dans les organisations systématiques de lutte, et exprime ses vœux pour la constitution d'une Ligue internationale contre la pellagre.

SECTION D'OPHTHALMOLOGIE

A propósito del segundo tema oficial «Necesidad de la unificación de las escalas optométriras», se acordó confirmar en su nombramiento á la Comisión designada en el último Congreso (París 1900), y que ésta informe en el próximo XV Congreso para llegar á tan deseada unifcación.

Se acordó también nombrar una Comisión, compuesta de los Sres. Menacho, Reina y Márquez

A propos du 2ᵉ thème officiel «Nécessité de l'unification des échelles optométriques», on décida de confirmer dans sa charge, la Comission qui avait été désignée au dernier Congrès (Paris 1900), et que celle ci présente son rapport au prochain Congrès (XVᵉ) pour arriver à l'unification si désirée.

On a également décidé de nommer une Commission composée de MM. Menacho, Reina et Mar-

para el estudio de las causas y distribución de la ceguera en España, para coadyuvar á los trabajos del Comité internacional.

quez, pour l'étude des causes et répartition de la cécité en Espagne, afin de contribuer aux travaux du Comité international.

SECTION D'OTOLOGIE

1. La sección de Otología ha acordado suplicar á la reunión general de este Congreso que se haga presente á los poderes públicos de todos los países la urgente necesidad de que se incluya la Otología entre las asignaturas obligatorias para obtener el título de médico; y al Gobierno español la conveniencia de hacer una estadística completa y detallada de los sordo-mudos que actualmente existen en esta nación.

2. Ha acordado también proponer á la Asamblea general, que se suplique á los poderes públicos de todos los países la conveniencia de que se auptosien todos los sordo-mudos asilados en establecimientos públicos, á fin de poder inquirir en su día las lesiones que ocasionan la sordo-mudez.

1. La section d'Otologie a décidé de supplier l'Assemblée générale de ce Congrès, qu'elle fasse remarquer aux pouvoirs publics de tous les pays l'urgente nécessité d'inclure l'Otologie parmi les études obligatoires pour obtenir le titre de Médecin; ainsi qu' au Gouvernement espagnol, la convenance de compiler une statistique complète et détaillée des sourds-muets qui existent actuellement dans ce pays.

2. Elle a décidé également de proposer à l'Assemblée générale qu'elle attire l'attention des pouvoirs publics de tous les pays sur la convenance de faire l'autopsie de tous les sourds-muets internés dans les établissements publics, afin de déterminer, en son jour, les lésions qui occasionnent la surdi-mutité.

SECTION DE MEDECINE ET HYGIENE MILITAIRES ET NAVALES

1. En aquellas poblaciones en que sa adviertan muchas bajas en las tropas por venéreo-sífilis, deben las autoridades mílitares procurar cerca de las civiles el exacto cumplimiento de los reglamentos de la prostitución.

1. Dans les villes où, parmi les troupes, on constate beaucoup de décès dùs à la vénéréosyphilis, les autorités militaires doivent insister auprès des autorités civiles sur le strict accomplissement des règlements sur la prostitution.

2. Son convenientes las cartillas, estampas, conferencias, etc. para los soldados y marineros á fin de que se den cuenta del peligro de una infección.

3. Las enfermerías de los buques de guerra deben proyectarse en el plan de construcción del mismo buque y estar situadas en sitio protejido y de fácil acceso.

4. Los buques mercantes que no lleven personal sanitario á borde deberán ser objeto de una inspección periódica desde el punto de vista de su higiene.

5. Las plazas fuertes deben tener emplazadas en su recinto cámaras frigoríficas para la conservación de víveres y aparatos ó instalaciones para extraer agua del subsuelo.

6. El estudio del vestido, calzado y peso que puede cargar el soldado, deben seguir preferentemente ocupando la atención de los Médicos militares.

7. Debe solicitarse de todos los Gobiernos el nombramiento de Comisiones permanentes de Sanidad, del ajército y de la Marina, que estudien la tuberculosis en los ejércitosde mar y de tierra.

Habrá un Comité central residente en Madrid.

2. Il sera convenable de faciliter aux soldats et aux marins des notions élémentaires sur les dangers de l' infectión en général au moyen de conférences, gravures, etc.

3. Les projets d'infirmeries dans les navires de guerre doivent entrer dans le plan général de construction, et ces infirmeries devront être situées dans un endroit protégé et d'accès facile.

4. Les bateaux marchands qui n'ont pas de personnel sanitaire à bord, devront être l'objet d'inspections périodiques au point de vue de leur hygiène.

5. Les places fortes doivent avoir dans leur enceinte des chambres frigorifiques pour la conservation des vivres, et des appareils et installations pour extraire l'eau du sous-sol.

6. L'étude de l'habillement, chaussure et poids à transporter par le soldat, doit continuer à occuper de préférence l'attention des médecins militaires.

7. On décida de demander aux Gouvernements la nomination de Comissions permanentes de Santé de l'Armée et de la Marine qui étudieraient la tuberculose dans les troupes de terre et de mer.

Il y aura un Comité central residant à Madrid.

SECTION D'HYGIÉNE, EPIDÉMIOLOGIE ET SCIENCE SANITAIRE TECHNIQUE

La tuberculosis es una enfermedad esencialmente contagiosa y extiende sus ramas por el mundo entero, por lo que los médicos y miembros de esta sección emiten los votos siguientes:

1. Que esta afección sea clasificada entre las enfermedades de declaración obligatoria.

2. Que todos los paises organicen medidas de profilaxia internacional para impedir que las diferentes naciones se contaminen mutuamente por los alimentos, las mercancías, los caminos de hierro ó buques.

3. La sección propone la conveniencia de recomendar á los médicos, que propaguen, por medio de conferencias en las escuelas, principalmente en las normales, la necesidad de aconsejarse de la ciencia médica en la realización de los matrimonios para evitar las fatales consecuencias de la degeneración y propagación de las enfermedades crónicas.

4. Sería de desear que desde el próximo ejercicio económico figurase en todos los presupuestos un capítulo de Higiene, cuya dotación se invirtiera única y exclusivamente en reformas de carácter higiénico. A fin de no gravar la cifra general del presupuesto imponiendo á éste sacrificios onero-

La tuberculose étant une maladie essentiellement contagieuse, exerçant ses ravages dans le monde entier, les médecins et membres de cette section émettent les vœux suivants:

1. Que cette affection soit rangée parmi les maladies de déclaration obligatoire:

2. Que tous les pays organisent des mesures de prophylaxie internationale pour empêcher que les différentes nations se contaminent mutuellement par les aliments, les marchandises, les chemins de fer ou les bateaux.

3. La section voit la convenance de recommander aux médecins, qu'ils propagent au moyen de conférences dans les écoles, principalement dans les normales, la nécessité de prendre conseil de la science médicale pour la réalisation des mariages, afin d'éviter les conséquences fatales de la dégénération et propagation des maladies chroniques.

4. Il serait à désirer qu' à partir du prochain exercice économique, un chapitre d'Hygiène figurât dans tous les budgets et que cette dotation fut exclusivement appliquée à des réformes de caractère hygiénique. Afin de ne pas augmenter le chifre général du budget en lui imposant des sacrifices oné-

sos, una vez confeccionado en la forma ordinaria, se restaría á cada capítulo un tanto por ciento de antemano marcado, constituyendo la dotación del capítulo de Higiene el producto de aquellas restas. De la inversión de este capítulo serían responsables los Inspectores provinciales de Sanidad con los Cuerpos facultativos de Beneficencia, y donde éstos no existieran, con los profesores de la Benificencia municipal, reservando á los municipios y á las restantes corporaciones, según el caso, la inspección administrativa únicamente.

reux, une fois le budget établi dans la forme habituelle, on soustrairait de chaque chapitre un tant pour cent fixé à l'avance, et la somme ainsi obtenue constituerait la dotation du chapitre d' Hygiène. De l'inversion de ce chapitre seraient responsables les Inspecteurs provinciaux de Santé avec les Corps facultatifs de Bienfaisance, et là,| où ceux-ci n'existent pas, avec les Professeurs de la Bienfaisance Municipale, ne réservant aux Municipalités et aux corporations restantes, selon le cas, que l'inspection administrative.

SECTION DE MEDECINE LEGALE ET DE TOXICOLOGIE

1. La sección de Medicina legal y Toxicología acordó por unanimidad proponer á los poderes públicos la necesidad de la creación en España de un Consejo superior de Medicina legal que dirima las diferencias que puedan existir entre peritos particulares y forenses ó entre estos mismos entre sí.

1. La section de Médecine légale et de Toxicologie a décidé à l'unanimité de proposer aux pouvoirs publics la nécessité de la création en Espagne d'un Conseil supérieur de Médecine légale pour la resolution des différences qui peuvent se produire entre les experts particuliers et ceux du barreau, ou entre ceux de la même corporation.

2. También acordó que del Ministerio de Gracia y Justicia se solicitara una orden general á todos los Presidentes de las Audiencias á fin de que el perito médico, cuando informe ante los Tribunales, sea tratado con los mismos respetos y consideraciones que el abogado, teniendo asiento en estrado, permitiéndole

2. Elle propose en outre que l'on sollicite du Ministère de la Justice, un ordre général à tous les Présidents des Audiences afin que l'expert médical, quand il informe devant les Tribunaux, soit traité avec les mêmes respects et considérations que l'Avocat, en lui donnant un siège sur l'estrade, et en lui permettant

el uso de toga y birrete, etc. etc.

3. La sección declara que, no siendo imputables á los alienados los actos ilícitos y criminales ejecutados por ellos á causa de su delirio, se debe destruir todos los expedientes escritos y constancias judiciales relativas á dichos actos.

l'usage de la toge et de la barrette, etc.

3. La section déclare que, les actes illicites et criminels commis par les aliénés, ne pouvant leur être imputés, à cause de l' égarement de leur raison, on doit détruire tous les dossiers écrits et les constats judiciaires concernant ces actes.

PROPOSITION

Attendu,

que le nombre de langues officielles des Congrès internationaux tend à augmenter et qu'on ne peut pas nier aux représentants des nations, qui jouent un rôle dans les sciences médicales, de se servir de leur langue s'ils ne veulent pas se servir de celle d'une autre nation;

que cet état de choses s'aggravera évidemment à mesure que le nombre des nations qui contribuent au progrès de la science va en augmentant;

que la diversité de langues a une mauvaise influence sur le développement des Congrès internationaux;

que chacun désire publier ses travaux dans sa langue natale, ce qui est justifié, tant par le sentiment de dignité personnelle et nationale, que par les difficultés techniques de s'exprimer en langue étrangère;

que le nombre des langues dans lesquelles sont publiés les travaux augmente de jour en jour;

que l'institution des rapports et traductions faits en plusieurs langues, entreprise par des personnes privées et occasionnellement, ne peut bien répondre au but de poursuivre l'étude de la science dans tous les pays;

Les représentants de la Science médicale, présents au XIVme Congrès international de Médecine à Madrid, considèrent cet état de choses comme empêchant le progrès de la science et déclarent la nécessité d'introduire un moyen commun de s'entendre et d'exprimer sa pensée.

Mr. Fernández-Caro demande à l'Assemblée si elle approuve ces conclusions et propositions. Elles sont approuvées.

Enfin, il communique à l'Assemblée que le prochain Congrès aura lieu au printemps de 1906 dans la capitale du Portugal, et que dans la réunion spéciale tenue à cet effet, ont été élus comme Président du XVe Congrès, Mr. le Docteur COSTA ALEMAO, de Coimbra, et comme Secrétaire Général, Mr. le Docteur MIGUEL BOMBARDA, de Lisbonne.

La proclamation de la ville de Lisbonne, comme siège du XVe Congrès international de Médecine, est accueillie par des vifs applaudissements auxquels se mêlent les accords de l'hymne portugais, exécuté par l'orchestre placé dans la tribune publique.

Monsieur le Docteur COSTA ALEMAO prend ensuite la parole et, en des termes brefs et très éloquents, félicite l'Espagne pour le succès du Congrès qui vient de se terminer, et dédie un affectueux souvenir à Madrid, au Roi d'Espagne et à la Reine Mère, qui ont daigné accorder leur Auguste protection au Congrès, ainsi qu'au Président et au Secrétaire Général.

Aprés les chaleureux applaudissements qui saluent les paroles du Président du futur Congrès, Mr. le Professeur CALLEJA lève la séance, en déclarant terminées les sessions du XIVe Congrès international de Médecine.

D.

ENONCE DES TRAVAUX PRESENTES AU CONGRES

ÉNONCÉ DES TRAVAUX

Les travaux du Congrès sont publiés en 14 volumes, dont voici la composition.

1. *Anatomie* (Anthropologie, Anatomie comparée, Embryologie, Anatomie descriptive, Histologie normale et Thératologie).—*Physiologie, Physique et Chimie Biologiques.*

2. *Pathologie générale, Anatomie Pathologique et Bactériologie.*

3. *Thérapeutique.—Hydrologie médicale.—Pharmacie.*

4. *Pathologie interne.*

5. *Neuropathies.—Maladies mentales et anthropologie criminelle.*

6. *Pédiatrie.*

7. *Dermatologie et syphiligraphie.*

8. *Chirurgie et opérations chirurgicales.—Urologie.*

9. *Ophtalmologie.*

10. *Otologie.—Rhino-Laryngologie.*

11. *Odontologie et Stomatologie.*

12. *Obstétrique et Gynécologie.*

13. *Médecine et Hygiène militaires et navales.*

14. *Hygiène, Épidémiologie et Science sanitaire technique.—Médecine légale et Toxicologie.*

Pour faciliter les recherches, se reporter ci-après au Répertoire général des travaux du Congrès, par volume et par section.

VÓLUME I

A) SECTION D'ANATOMIE

*(Anthropologie, anatomie comparée et descriptive, embryologie,
histologie normale et thératologie)*

SEANCE DU 24 AVRIL

Communication.

Mr. le Docteur Waldeyer (Berlin). «La structure des Spermies».

Discussion.

MM. les Drs. Debierre (Lille) et Waldeyer (Berlin).

SEANCE DU 25 AVRIL

Rapport.

«Valeur positive des mesures anatomiques pour la détermination éthnique des individus». Rapporteur: Mr. le Docteur Manuel Anton y Ferrandiz (Madrid).

Communications.

Mr. le Docteur Cesare Staurenghi (Pavia). «Ossification et variétés de l'interpariétal humain et leur interprétation.

Mr. le Docteur Eugen Albrecht (München). «Die physikalische Organisation der Zelle.

Mr. le Docteur Giulio Valenti (Bologna). «Sopra il significato delle apofisi laterali delle vertebre lombari e delle masse laterali del sacro».

SEANCE DU 27 AVRIL

(Matin)

Communications.

Mr. le Docteur J. Sánchez de Silvera (Nantes). «Caso de ectopia del corazón y de una parte de los pulmones. Prolapso del corazón y de los gruesos vasos. Expulsión del corazón y de una parte de los pulmones por la región umbilical.»

Doctor Eduardo del Río (Madrid). «Distribución y significación de las células cianófilas en las neoplasias é inflamaciones.

Doctor Isidoro de la Villa (Madrid). «Nota sobre la estructura del cuerpo estriado en los pequeños mamíferos».

Doctor Oloriz Ortega (Madrid). «Observaciones radiográficas sobre el desarrollo del esqueleto de la mano».

Docteur Francisco Tello (Madrid). «Disposición macroscópica y estructura del cuerpo geniculado externo».

Doctor Enrique de Isla (Madrid). «Anomalía del tronco braquio-cefálico».

Doctor Santiago Ramón y Cajal (Madrid). «Sobre las fibras cerebrales del tubérculo cuadrigémino anterior».

Docteur Salomon Eberhard Henschen (Stockholm). «Sur le problème du centre optique cérébral».

SEANCE DU 28 AVRIL

Rapport.

«La dégénérescence dite rétrograde ou dégénérescence Wallerienne indirecte». Rapporteur: Mr. le Docteur A. Van Gehuchten (Louvain).

Communications.

Doctor Julián Calleja y Sánchez (Madrid). «Conveniencia de formar una cuadrícula topográfica del cuerpo humano que fuera admitida por todos los paises».

Doctor Rafael Forns y Romans (Madrid). «Terminaciones nerviosas en la membrana timpánica y en la mucosa de la caja».

Doctor Santiago Ramón y Cajal (Madrid). «Considérations critiques sur la théorie de Bethe à propos de la structure de la substance grise.

Discussion.

MM. les Docteurs Donaggio, Simarro et Van Gehuchten.

Communications.

Doctor Santiago Ramón y Cajal (Madrid). «Sobre un nuevo foco subtalámico al parecer de naturaleza centrífuga».

Mr. le Docteur Cavalié (Bordeaux). «Note sur les terminaisons nerveuses motrices dans les muscles striés, à l'état normal».

Mr. le Docteur Cavalié (Bordeaux). «Etat des terminaisons nerveuses dans les muscles striés, sous l'influence du curare. Recherches microscopiques sur la localisation de l'empoisonnement par le curare.»

Mr. le Docteur Cavalié (Bordeaux). «Coloration des coupes provenant des pièces imprégnées par le cromate d'argent (expérience du neurone lavé).» Travail du Laboratoire du Prof. Viault.

MM. les Docteurs Cavalié (Bordeaux) et G. Rolland (Bordeaux). «Influence d'un anesthésique (le somnoforme) sur les centres nerveux (Son action successive sur le cervelet et sur le cerveau).

Discussion:

Mr. le Docteur Van Gehuchten.

Communication.

Mr. le Docteur Cavalié (Bordeaux). «Note sur les rapports des terminaisons nerveuses motrices avec les fibres musculaires striéees chez le lapin et chez la torpille.»

SEANCE DU 29 AVRIL

Rapport.

«Sur les variations des os du crâne.» Rapporteur: Mr. le Docteur A. F. Le Double (Tours).

Communications.

Doctor P. Ramón y Cajal (Zaragoza). «Aparato óptico central de las aves, los reptiles y batráceos.»

Doctor P. Ramón y Cajal (Zaragoza). »Aparato olfatorio de los batráceos.»

Discussion :

Doctores Santiago Ramón y Cajal et Pedro Ramón y Cajal.

Communications.

Mr. le Docteur A. F. Le Double (Tours). «Le canal émissaire caverneux du sphenoïde.»

Mr. le Docteur A. F. Le Double (Tours). «Fossette endo-frontale latérale.

Mr. le Docteur A. F. Le Double (Tours). «De la forme différente de la portion dure du conduit auditif externe dans la race blanche et dans les races américaines anciennes et modernes et principalement dans celles où la pratique de la déformation artificielle du crâne a été, ou est encore en usage.»

Mr. le Docteur A. F.| Le Double (Tours). «Comment le tendon de l'oblique supérieur de l'œil s'introduit-il, chez l'homme, dans l'anneau ostéo-fibro-cartilagineux qui lui sert de poulie de réflexion? Quelle est la direction de cet anneau?»

Mr. le Docteur Unna (Hamburg). «Démonstration des deux substances fondamentales du Protoplasme, Granoplasme, et Spongioplasme dans les cellules normales des différents organes du corps animal.»

Mr. le Docteur Unna (Hamburg). «Démonstration des cellules écumeuses *(Schaumzellen)* par des méthodes améliorées.»

Mr. le Docteur Richard J. Anderson (Galway). «The Premaxilla in Primates.»

D. Enrique Slocker y La Rosa (Valencia). «Preparación de las sinoviales articulares.

D. B. Coiduras (Madrid). «Sobre los espongioblastos de asociación de la retina de las aves.»

Doctor Romero Blanco (Santiago). «Observación práctica relativa al ligamento redondo de la articulación de la cadera.»

Docteur Romero Blanco (Santiago). «Nota acerca del estudio de las homologías de los miembros ventrales y pectorales.»

Docteur Ramón Varela de la Iglesia (Santiago). «Contribución al estudio de la médula espinal.»

B) SECTION DE PHYSIOLOGIE

Physique et Chimie biologiques.

SEANCE DU 24 AVRIL

Rapport.

«Acción fisiológica de la sacarina. ¿Debe proscribirse de los alimentos y bebidas empleándose sólo como agente terapéutico?» *Rapporteur*: Doctor Gabriel de la Puerta y Ródenas, (Madrid).

Discussion.

Mrs. les. Docteurs Piñeiro, (Buenos Aires), Chassevant (Paris), et de la Puerta.

Comumnications.

Mr. le Docteur Andrea Capparelli (Catania), «Action de l'Hydrate de chaux sur l'amidon cuit et application pour la cure du diabète sucré».

Mr. le Docteur N. E. Wedensky (St. Pétersbourg). «Des poisons du nerf».

SEANCE DU 25 AVRIL

Rapport.

«Iufluence des venins glandulaires sur la contraction musculaire». Rapporteurs: Doctor Enrique Pérez Zúñiga, (Madrid); Mr. le Docteur Christiani (Genève)', et Mademoiselle J. Joteyko, de l'Institut de Physiologie de Bruxelles.

Communications.

Mr. le Docteur N. M. Barbieri (Paris), «La fonction spéciale et la fonction générale du tissu nerveux».

MM. les Docteurs Vaschide et Vurpas (Paris). «Recherches expérimentales sur la psychophysiologie des vasomoteurs dans les troubles psychopathiques».

Doctor José Rodríguez Carracido (Madrid). «Origen y formación de los ácidos biliares en el organismo».

Doctores Horacio G. Piñeiro (Buenos Aires). «La Psicologia actual y su enseñanza experimental».

MM. les Docteurs Ed. Enriquez et L. Hallion (Paris). «Nuevas nociones sobre la digestion. Secretina; importancia fisiológica y patológica».

MM. les Docteurs. Ed. Enriquez et L. Hallion (Paris), «Nouvel appareil pour déterminer la pression artérielle en clinique».

SEANCE DU 27 AVRIL

Rapport.

«Etude biochimique des combinaisons organo-métalloïdes et métalliques». Rapporteur: Doctor Agustin Murúa y Valerdi (Barcelona).

Communications.

Doctor Agustin Murúa y Valerdi (Barcelona). «Estudio bioquímico de la medication arsenical».

Mr. le Docteur G. N. Stewart (Chicago). «The permeability of cells, with special reference to haemolysis.»

Doctor Pi y Suñer (Barcelona). «Función fijadora del hígado respecto de los productos de desintegración hemoglóbica».

Mr. le Docteur N. E. Wedensky (St. Pétersbourg). «Les excitants et les poisons du nerf».

Mr. le Docteur Muneo Kumagawa (Tokyo). «Ueber einen neuen Flüsssigkeitsextraktor».

Mr. le Professeur Ch. Livon (Marseille). «Modifications des gaz du sang sous l'influence des anesthésiques».

Mr. le Docteur Serge Tchiriew (Kiew). «Les propriétés électromotrices des muscles et des nerfs».

SEANCE DU 28 AVRIL

Rapport.

«Glycosurie pancréatique expérimentale». Rapporteur: Mr. le Professeur Juan Manuel Díaz del Villar y Martínez (Madrid).

Discussion:

Doctor José Rodríguez Carracido (Madrid).

Communications.

Mr. le Professeur N. De Dominicis (Naples). «La Physiopathologie du Pancréas par rapport au diabète et à la glycosurie».

Mr. le Docteur Leuilleux (Conlie). «Introduction dans l'organisme d'ions à action thérapeutique. Application au traitement des manifestations articulaires et périarticulaires de la Goutte et du Rhumatisme».

Mr. le Professeur N. E. Wedensky (St. Pétersbourg). «De l'action du courant électrique sur les bactéries lumineuses.»

Doctor José Gómez Ocaña (Madrid). «Survie d'un chien après la double section simultanée des deux nerfs vague-sympathique, pratiquée dans le cou».

Mr. le Professeur Ivan Pavlov (St. Pétersbourg), «Die zweiseitige Wirkung der Eiweissfermente».

Mr. le Docteur Marco Treves (Turin). «Registratore automatico dei respiri».

Doctor Pi y Suñer (Barcelona). «Gráficas de la contracción muscular de la rana».

Mr. le Docteur Richard John Anderson (Galway). «Iberian Characters in West-Ireland (inc. Connaught)».

Mr. le Docteur Richard John Anderson (Galway). «Muscle Forming or Moulding».

SEANCE DU 29 AVRIL

Communications.

Doctor Juan de Castro y Valero (Madrid). «De la consanguinidad y su influencia en la conservación y modificación de las especies».

MM. les Docteurs J. Sellier et H. Verger (Bordeaux). «Sur la technique de l'électrolyse bipolaire pour la production de lésions expérimentales limitées de l'encéphale».

Doctor José Blanc y Benet (Barcelona). «De lo vegetativo á lo animado».

Doctor José González Campo (Madrid). «Influencia del alcohol sobre la digestión gástrica».

Mr. le Docteur Marco Treves (Torino). «Apparecchio ad uso medico per conferire istantaneamente ad una sorgente líquida una qualunque delle sue temperature in modo esatto e costante».

Doctor Ruperto Merino Sánchez (Madrid). «Paralelismo dinámico entre los aparatos circulatorio y nervioso y sus relaciones con los fenómenos eléctricos.

Mr. le Docteur N. A. Barbieri (Paris). «Hétéroplastie, chimie de l'encéphale».

Mr. le Docteur N. Alberto Barbieri (Paris). «Cycle évolutif des tissus privés de leurs rapports intimes avec les nerfs».

Mr. le Docteur N. Alberto Barbieri (Paris). «Essai d'analyse immédiate du tissu nerveux».

VOLUME II

SECTION DE PATHOLOGIE GÉNÉRALE

«Anatomie pathologique et Bactériologie».

SEANCE DU 24 AVRIL

Rapport.

«Parasitisme dans les *néoplasies*». Rapporteur, Mr. le Docteur O. Israel (Charlottenburg).

Dicussion.

Mr. le Docteur Doyen (Paris).

Rapport.

«Convenance d'une révision de la classification et description des bactéries connues». Rapporteur: Doctor Antonio Mendoza (Madrid).

Discussion.

Doctores Eduardo García Solá (Granada), et Juliàn Grimau de Urssa (Cantalejo).

Communications.

MM. les Docteurs Cornil et Coudray (Paris). «Implantation d'os vivant et d'os mort au contact de l'os vivant».

Mr. le Docteur J. Illava (Prague). «Sur le leuconostoc hominis dans les maladies exanthématiques, surtout dans la scarlatine».

Discussion.

Mr. le Docteur Paltauf (Wien).

Communications.

Doctor Eduardo del Rio y Lara (Madrid). «Un caso de neoplasia sarcomatosa humana provocada por cocidias».

Mr. le Docteur E. Doyen (Paris), «Le micrococcus neoformans et les néoplasmes».

Discussion.

Mr. le Docteur Cornil.

SEANCE DU 25 AVRIL

Rapports.

«Lésions blastomycétiques». Rapporteur, Mr. le Docteur Buschke (Berlin).

«Sérum anticharbonneux. Rapporteur, Mr. le Docteur Ladislas Detre-Deutsch (Budapest).

Communications.

Mr. le Docteur V. Cornil (Paris). «Note sur les coagulations microscopiques observées dans les canaux biliaires intercellulaires du foie et dans les cellules hépatiques à la suite de la rétention biliaire».

Mr. le Docteur Gustavo Pittaluga (Roma). «Sur la pathologie de la vaccine».

Discussion.

Mr. le Docteur Paltauf.

Communications.

Doctor Eduardo García Solá (Granada). «Antisepsia linfocitaria».

Mr. le Docteur Honda Tadao (Berlin). «Zur parasitären Aetologie des Carcinoms».

Discussion.

Mr. le Docteur Calvin G. Page.

Communications.

Mr. le Docteur Eugenio Centanni (Ferrara). «Les cytoprecipitines».

Doctor Juan Macdonald (Río Tinto). «Etiologia del paludismo en la provincia de Huelva con ejemplares de mosquitos y microfotografías del parasito en los estómagos de los anofeles».

Doctor Juan Macdonald (Río Tinto). «Descubrimiento de un embryofilaria en el gorrion».

Doctor Leopoldo López García (Valladolid). «Un nuevo caso de keratoma (cuerno cutáneo).»

SÉANCE DU 27 AVRIL

Communications.

Mr. le Docteur Marius Claudius (Copenhague). «Procédé pour conserver les préparations anatomiques».

Mr. le Docteur Edmundo E. Escomel (Lima), «Anatomía patológica del Verrucoma de Carrion».

Mr. le Docteur Nino Smiraglia Scognamiglio (Napoli). «Un cas de tuberculose des glandules rétrotrachéales et péribronchiales simulant un anévrisme».

Mr. le Docteur Edmundo E. Escomel (Paris). Pénétration du bacille tuberculeux dans les amygdales digestives de l'homme».

Discussion.

MM. les Docteurs L'gnières et Escomel.

Communications.

Mr. le Docteur Nino Smiraglia-Scognamiglio (Napoli). «Des altérations du foie pendant 37 ans de Tuberculose».

Mr. le Docteur Fellinck (Wien). «Der Tod durch Electricität».

Mr. le Docteur Hermann von Schrötter (Wien). «Anatomie pathologique du Rhinosclerome».

Discussion.

MM. les Docteurs Schrötter (père) et Lopez Garcia.

Communications.

Mr. le Docteur G. Ferré (Bordeaux). «Contribution à l'étude des cellules de Purkinje du cervelet».

Mr. le Docteur J. Guiart (Paris). «Un nouvel infusoire parasite de l'intestin de l'homme, le Chilodon Dentatus (Dujardin), 1841)».

Doctor Juan de Dios Simancas y Garcia (Granada). «Nota respecto de una nueva propiedad de los rayos X».

Mr. le Docteur Szobolew (St. Pétersbourg). «Etudes expérimentales sur la pathologie du processus vermiformis».

Mr. le Docteur Rothberger (Wien). «Ueber die post-mortalen Veränderungen der Herzform».

Mr. le Docteur Kokubo (St. Pétersbourg). «Etudes sur la structure normale et pathologique de la muqueuse de l'estomac».

SEANCE DU 28 AVRIL

Communications.

Doctor Antonio Mendoza (Madrid). «Sobre un caso de tenia nigra».

Mr. le Docteur Monti (Pavia). «Contribution à l'histologie patholo-gique du rein».

Discussion.

Doctores Eduardo del Rio y Lara, Lopez Garcia y Monti.

Communications.

Mr. le Docteur Nino Smiraglia-Scognamiglio (Napoli). «Di un nuovo insetto la cui larva vive sui cadaveri umani ed ha rapporti con le malattie infettive, la tubercolosi in ispecie».

Doctor Antonio Mendoza (Madrid). «Sobre la coloración del bacilo de Koch».

Profesor Dalmacio Garcia e Izcara (Madrid). «Valor diagnós-tico de las lesiones macroscópicas y micrográficas en los perros ra-biosos».

Discussion:

Doctores Lopez García, Sevas, Tiburcio Alarcon, Llavador, Gue-rruabeitia y García Izcara.

Communications.

Mr. le Docteur Arnold Heller (Kiel). «Primäre armutuberculose im Kindesalter».

Doctor R. Turró (Barcelona). «Orígen y naturaleza de las ale-xinas».

Mr. le Docteur J. Lignières (Buenos Aires). «La piroplasmose bo-vine. Nouvelles recherches et observations sur la multiplicité des pa-rasites de la piroplasmose bovine, leur évolution, la transmission na-turelle de la maladie et sur la vaccination».

MM. les Docteurs J. Lignières et G. Spitz (Buenos Aires). «Contri-bution à l'étude, à la classification et à la nomenclature des affections connues sous le nom d'actinomycose».

Doctores F. Murillo et Llavador (Madrid). «Tratamiento de la ra-bia por el método de Högyes».

SEANCE DU 29 AVRIL

Communication.

Doctor Leopoldo López García (Valladolid). «Dos casos de endote-lioma de las meninges cerebrales».

Discussion.

Doctores Eduardo del Rio, Monti, y López García.

Communications.

Doctor Enrique Suñer y Ordoñez (Madrid). «Resultado de algunas investigaciones hechas sobre la localización cerebral de síntomas visuales».

Mr. le Docteur Froussard (Plombières-les-Bains). «Réflexion sur la pathogénie des symptômes capitaux de l'entéro-colite muco-membraneuse.

Doctor Julián Grimau de Urssa (Cantalejo). «Ligeras nociones de microbiología en su relación con la Patología general».

MM. les Docteurs Sanquirico et Scofone (Torino). «Lavatura medicata dell'organismo».

Mr. le Docteur Cavalié (Bordeaux). «Recherches microscopiques sur la localisation de l'empoisonnement par le curare».

MM. les Docteurs M. Cavalié et G. Rolland (Bordeaux). «L'anesthésie par le sœmnoforme. Action de cet anesthésique sur le cervelet et secondairement sur le cerveau».

Mr. le Docteur Chiari (Prague). «Ueber Schaumorgane».

Mr. le Docteur Chiari (Prague). «Zur Kenntniss der pathologischen Veekalkund.

Mr. le Docteur Henri Kucharzewski (Varsovie). «De l'influence des toxines diphtérique et tétanique sur l'hémoglobine, la morphologie et le poids spécifique du sang».

Mr. le Docteur Marcel Monier (Liége). «Une méthode rationnelle contre la tuberculose (zomothérapie, cure d'air, suralimentation rationnelle)».

MM. les Docteurs F. J. Poynton et Alexander Paine (London). «The Aetiology of rheumatic fever».

Mr. le Docteur Constantin Mavrakis (Athènes). «Expériences sur la dégénérescence graisseuse des organes».

Doctor Llavador (Madrid). «Procedimiento para el tratamiento antirrábico».

VOLUME III

SÉANCE DU 24 AVRIL

Communications.

Doctor Luis Cirera Salse (Barcelona). «Tratamiento eléctrico de las desviaciones de la columna vertebral».

Discussion.

Docteurs Diaz de la Quintana, Jaime Mitjavila, Decref, Thous y Martínez, Ricardo Diaz Delgado, et Cirera.

Communications.

Mr. le Docteur F. Billon (Paris). «Contribution à l'étude des processus d'absorption de la lecithine».

MM. les Docteurs Arnozan et Carles (Bordeaux). «Les abcès de fixation dans les maladies infectieuses et les intoxications».

Mr. le Docteur Ch. Pujo (Gevrey). Du traitement médical du cancer. Conséquences à déduire au point de vue de l'étiologie, de la pathogénie et de la prophylaxie».

Discussion.

Mr. le Docteur Robin.

Communications.

Mr. le Docteur Nino Smiraglia-Scognamiglio (Napoli). «Du chlorhydrate de pylocarpine employé comme analgésique dans les douleurs de la tabe spinale et d'autres douleurs semblables».

Mr. le Docteur J. Rivière (Paris). «La physicothérapie. Ses indications, ses avantages».

Mr. le Docteur Alexandre de Poehl (St. Pétersbourg). «Points de vue nouveaux concernant la thérapeutique des auto-intoxications provoquées par surmenage ou par surexcitation des nerfs (neurasthénie, hystérie etc.)».

Discussion.

MM. les Docteurs Aronson et de Poehl.

Communications.

Mr. le Docteur Georges Rosenthal (Paris). «L'huile digitalique nativelle injectable».

Doctor Julián Grimau de Urssa (Cantalejo). «Valor terapéutico de los sueros antitóxicos».

Mr. le Docteur Hallion (Paris). «Médication eupeptique par l'Eukinase et la Paucicatokinase».

Mr. le Docteur Saquet (Nantes). «Action dynamogénique ou inhibitoire du massage léger».

MM. le Docteurs A. et L. Lumière et J. Chaumier (Lyon). «Les semicarbazides et la cryogenine».

Mr. le Docteur Charles E. Nammack (New York City). «The American Italy».

Doctor Agustín Murúa y Valerdi (Barcelona). «Sobre la toxicidad del cacodilato de hierro.»

SEANCE DU 25 AVRIL

Rapports.

«De l'usage et de l'abus des médicaments dans la traitement de maladies chroniques et, en particulier, de la phtisie pulmonaire». Rapporteur: Mr. le Docteur Georges Hayem (Paris).

«Utilité et dangers des injections intra-rachidiennes de cocaïne en médecine et en chirurgie». Rapporteurs: MM. les Docteurs Augusto Pí y Suñer (Barcelona), et Tuffier (Paris).

Comunicatrons.

Mr. le Docteur Maréchal (Bruxelles). «Traitement de la tubercolose par les injections combinées de tuberculine et de phosote».

Discussion.

Mr. le Docteur Samuel Bernheim.

Communications.

Mr. le Docteur Duhourcau (Paris). «La tuberculose.—Les tuberculines et les sérums antituberculeux».

Mr. le Docteur Pégurier (Nice). «Les formes cliniques de la tuberculose pulmonaire; leurs indications thérapeutiques».

Discussion.

Doctor Díaz de la Quintana (Madrid).

Communications.

Mr. le Docteur Samuel Bernheim (Paris). «Note sur le traitement de la tuberculose par le gomenol».

Mr. le Docteur Bertrand de Gorsse (Bagnères de Luchon). «Le traitement de certaines tuberculoses locales par les injections intra-musculaires de calomel».

Mr. le Docteur Samuel Bernheim (París). «L'administration intestinale des médicaments».

Doctor Bernabé Malo (Madrid). «Ventajas del método hipodérmico en el tratamiento de las enfermedades en general y muy especialmente de la anemia y la tuberculosis».

Discussion.

MM. les Docteurs Carulla, Thous, Vegas Olmedo, Díaz de la Quintana et Malo.

Communications.

Mr. le Docteur E. Favreau (Paris). «Traitement de la tuberculose et des maladies des voies respiratoires par la respiration méthodique de poussières médicamenteuses à l'aide du Polvi-Pneumo-Respirateur».

Mr. le Docteur J. Rivière (Paris). «Traitement des fibromes et préventions des néoplasmes par la physicothérapie».

Doctor Manuel Thous y Martínez (Madrid). «Llena condiciones tónicas la lecitina?»

Doctor Juan Berrojo y Obregón (Aranda de Duero). «Importancia de la revulsión en terapéutica. Ventajas de la rápida».

MM. les Docteurs Albert Robin et Maurice Binet (París). «Le traitement rationnel de l'ostéomalacie d'après les modifications des échanges respiratoires, des échanges généraux et de la composition du sang».

Mr. le Docteur Hayashi (Tokyo). «Ueber die pharmakologische Wirkung der cyclischen Ketone, Imine, Isoxine, und Oxine der hydroaromatischen Kohlenwasserstoffe, und die Beziehungen zu den chemischen Constitutionen».

Doctor Agustin Murúa y Valerdi (Barcelona). «Sobre las teorías de la acción anestésica».

SÉANCE DU 27 AVRIL

Rapports.

«La thérapie du tétanos. Méthode de Baccelli».=Rapporteur: Monsieur le Docteur Ferdinand Blumenthal (Berlin).

«Mécanisme de l'action physiologique et thérapeutique des hypnotiques et des narcotiques».—Rapporteurs: MM. les Docteurs Vincenzo Chirone (Napoli) et Vicente Peset (Valencia).

Communication.

Mr. le Docteur Vidal (Paris). «Emploi de l'extrait de ganglions lymphatiques dans la thérapeutique des maladies infectienses.

Discussion.

Mr. le Docteur Pujo.

Communication.

Doctores Turró, Portella y Torruella, y Presas (Barcelona). «La levadura de cerveza en las estafilococias y estreptococias experimentales.

Discussion.

Doctores Codina Castellví y Turró.

Communication.

Doctor Martínez Cobos (Cáceres). «Dos nuevos antisépticos. Alcanfor amarillo y bromuro. Sus propiedades terapéuticas.»

Discussion.

Doctores Tiburcio Alarcón y Thous.

Communication.

Mr. le Docteur Valéri Meunier (Pau). «Note critique sommaire sur le traitement de la tuberculose pulmonaire».

Discussion.

Doctores Brouardel, Espina y Capo, Thous y Martínez y Diaz de la Quintana.

Communications.

Mr. le Docteur Belugon (La Malou). «Résultats du traitement mercuriel dans 1860 observations de tabès.»

Mr. le Docteur Maurice Faure (Paris). «Résultats de la rééducation dans le traitement des troubles du mouvement».

Doctor Joaquin Decref (Madrid). «Contribution à l'étude du traitement des ataxies par la méthode rééducative.»

Mr. le Docteur Maurice Hepp (Paris). «Le suc gastrique de porc et son emploi thérapeutique».

Discussion.

MM. les Docteurs Duhourcau et Hepp.

Communications.

Mr. le Docteur Dresch (D'Ax-les-Thermes). «Traitement pathogénique de la chorée».

Mr. le Docteur Settimio Bonandi (Roncofreddo). «Proposta di un nuovo indirizzo da darsi agli studi di Medicina, in riguardo specialmente alla cura delle malattie».

Mr. le Docteur Suárez de Mendoza (Paris). «Indications nouvelles sur l'emploi de l'adrénaline. Services que ce précieux alcaloïde peut rendre aux praticiens non spécialistes».

Doctor Alberto Díaz de la Quintana (Madrid). «Tratamiento frankliniano de la diabetes».

Mr. le Docteur Collongues (Vichy). «La pathologie générale et la thérapeutique reconstituées sur de nouvelles bases mathématiques par le Bioscope, la Bioscopie et la Biothérapie».

SEANCE DU 28 AVRIL

Rapport.

«Relations entre la composition chimique des médicaments et leur action physiologique». Rapporteurs: Doctores Pérez Noguera (Madrid), Bardet et Robin (Paris), et Breitmann (St. Pétersbourg).

Discussion.

Doctores Thous y Martínez y Carulla.

Communications.

Doctor Ricardo Royo Villanova (Zaragoza). «Las limas de mar en el tratamiento de la diabetes».

Mr. le Docteur Eugène Kourdjoumoff (Moscou). «Bains de lumière».

Discussion.

Doctor Díaz de la Quintana.

Communications.

Doctor Luis Parody (Madrid). «Medicación reconstituyente por los compuestos de Fluor».

Mr. le Docteur Adolfo Luria (Chicago). «Report on some clinical observations regarding adrenalin, the active principle of the suprarenal gland, with especial reference to its true value and position in modern therapeutics».

Doctor Manuel Martínez y Bori (Llagostera). «Tratamiento de la disentería por el sulfato sódico».

Mr. le Docteur Raoul Blondel (Paris). «Propriétés physiologiques et thérapeutiques d'un sérum retiré du lait.

Discussion.

Mr. le Docteur Albert Robin.

Communications.

Mr. le Docteur A. Alélékoff (Moscou). «L'épithélioma cutané et les rayons Roentgen».

Doctores Francisco Moliner, José J. Dómine y José Chabás (Valencia). «Nota sobre la inyección hipodérmica de oxígeno».

Discussion.

Doctor Malo (Madrid).

Communications.

Doctor Felipe Farinós Marqués (Madrid). «Contribución al estudio de la Fototerapia».

Mr. le Docteur Suarez de Mendoza (Paris). «Sur l'emploi de l'électricité statique en Oto-Rhino-Laryngologie».

SEANCE DU 29 AVRIL

Communications.

Mr. le Docteur Antonio Maggiorani (Roma). «Sul diamagnetismo degli umori organici in rapporto alla cura della tuberculosi polmonale. Nota preventiva».

Mr. le Docteur Paul Ropiteau (Paris). «Etude pharmacologique et application thérapeutique d'une nouvelle préparation galénique, l'Exolysé».

Doctor Miguel del Real y Bifet (Barcelona). «Valor de la transfixión

del pulmón por efluvios de altisima frecuencia y tensión en el trata
miento de la tuberculosis pulmonar».

Discussion.

Doctores Díaz de la Quintana y Miguel del Real.

Communications.

Doctor Höhr (Cádiz). «Acción local de la morfina en el cerebro del
conejo».

Mr. le Docteur Dresch (Ax-les-Thermes). «Médications thermales
dans la syphilis. Cures thermales post-hydrargyriques. Cures hydrar-
gyriques post-thermales».

Doctor Medina (Murcia). Medicación racional de las enfermedades
que proceden del artritismo y en particular de las neurosis de caracter
depresivo».

Doctor Díaz de la Quintana (Madrid). «Tratamiento físicoterápico
de la tuberculosis.»

Doctor Aleixandre y Aparici (Madrid). «Valor terapéutico del vino
de Jerez.»

Discussion.

Doctores Manuel Alaman, Manuel Thous, Nicasio Mariscal y Aleixandre.

Communications.

MM. les Docteurs Duhourcau (Paris). «La nature des albuminuries
diagnostiquée par l'appareil d'Ostwald et leur diététique d'après les
Drs. Lesage et Dongier.»

Mr. le Docteur Otto Liermberger (Levico). «Terapéutica ferro-
arsenical. Acción recíproca del hierro y del arsénico en su administración combinada.»

Mr. le Docteur Matton (Salios-de-Béarn). «Pathogénie et traitement
de la fibromatose utérine.»

Mr. le Docteur Cros (Lamalou). «Traitement hydrothermal des phases aigues et des phases prodromiques de l'ataxie.»

Doctor Francisco Carbonell y Solés (Barcelona). «El método lipo-
termokléptico.»

Doctor Emilio Pérez Noguera (Madrid). «Tratamiento de la erisipela por el ácido salicílico.»

MM. les Docteurs Paillard et Ducatte (Paris). «L'asepsie en Hypo-
dermie.»

Mr. le Docteur E. Albert-Weil (París). »Les procédés d'application des courants de haute fréquence et leur valeur.»

Mr. le Docteur Arantes Pereira (Porto). «L'emploi des courants de haute fréquence (éffluves) dans le traitement de la scrofule ganglionnaire non suppurée.»

Doctor J. Guerricabeitia (Bilbao). «La fièvre aphteuse.»

Mr. le Docteur C. G. Cambell (New York), «The rational study of climate.»

SEANCE DU 30 AVRIL

Communications.

Doctor José Bellver (Madrid). «La septifugia en Cirugía.»

Mr. le Docteur Hallion (Paris). «Emploi thérapeutique de l'Eukinoses.»

Mr. le Doctenr Joseph Nabonne (Auch). «Le purificateur pour la vue.»

Doctor Lope Miranda Esteban (Aranda de Duero). «Tratamiento de la erisipela por el suero antiestreptocócico.»

Discussion.

Doctores Berrojo y Obregón, Carulla y Miranda.

B) SECTION D'HYDROLOGIE MÉDICALE

SEANCE DU 24 AVRIL

Rapport.

«La tuberculose et son traitement hydro-minéral». Rapporteurs: MM. les Docteurs Marcellin Cazaux (Eaux-Bonnes) et Agustin Lacort (Madrid).

Discussion.

MM les Docteurs Cazaux, Percepied, Vigneau, Depierris, Avilés, Hernández Silva, Buylla, Duhourcau, Lacort, Durand-Fardel.

SEANCE DU 25 AVRIL

(Matin)

Rapport.

«Etude physico-chimique des nouveaux éléments gazeux, argon et helium dans les eaux minérales».

Rapporteurs: MM. les Docteurs Ramón Llord y Gamboa (Madrid), A. Poskin (Spa), et Raimond Durand-Fardel (Paris).

Discussion.

MM. les Docteurs Depierris, Duhourcau, Cazaux, et Dedet.

Communication.

Doctor Gabriel de la Puerta y Ródenas (Madrid). «Las aguas de Panticosa, y breves consideraciones sobre las aguas minerales azoadas».

Discussion.

MM. les Docteurs Duhourcau, Cazaux et Avilés.

SEANCE DU 25 AVRIL

(Après-Midi)

Communication.

Mr. le Docteur Larauza (Dax). «Principales indicaciones terapeuticas de las aguas minerales y de los barros hipertermales de Dax».

Discussion.

MM. les Docteurs Machebeuf, Hernández Silva, Enríquez, Vigneau, Manzaneque, et Larauza.

Communication.

Mr. le Docteur A. Lorand (Carlsbad). «Le traitement hydrologique du diabète».

Discussion.

Mr. le Docteur Dedet.

Communication.

Mr. le Docteur E. Guilleaume (Spa). «Sur l'action du bain de Spa dans la chlorose».

Discussion.

MM. les Docteurs Keller et Cazaux.

SEANCE DU 27 AVRIL

Communication.

Mr. le Docteur Charnaux (Vichy). «Les affections du cœur sont-elles une contre-indication à la cure de Vichy?»

Discussion.

MM. les Docteurs Hernández Silva, Taboada et Charnaux.

Communications.

Doctor Gabriel de la Puerta y Ródenas (Madrid). «Estudio de la sulfuraria en las aguas de Paracuellos de Giloca».

Mr. le Docteur Chabrol (Vichy). «Les indications du traitement thermal à Vichy après les opérations pratiquées sur les voies biliaires dans la.lithiase biliaire».

Discussion.

Mr. le Docteur Raimond Durand-Fardel.

Communications.

Mr. le Docteur Montoro-de-Francesco (Roma). «La Claudia in Terapia».

Mr. le Docteur A. Larauza (Dax). «Des bons effets des boues végéto-minérales naturelles de Dax dans le traitement de la rétraction de l'Aponévrose palmaire, des sinovites chroniques et de l'induration plastique des corps caverneux chez les arthritiques».

Doctor Arturo Buylla y Alegre (Oviedo). «Aplicación de los agentes medicinales y medios higiénicos más convenientes en la terapéutica hidrológica».

Mr. le Docteur Vigneau (Salies-de-Béarn). «Salies-de-Béarn».

Discussion.

Doctor Llord y Gamboa.

SEANCE DU 28 AVRIL

Rapport.

«La Syphilis et son traitement hydrominéral». Rapporteurs: Messieurs les Docteurs G. Soffiantini (Milano), Hermann Keller (Rheinfelden) et Marcial Taboada (Madrid).

Discussion.

MM. les Docteurs Rosendo Castells, Depierris, Manzaneque, Spreafico, Cazaux, Duhourcau, Avilés et Taboada.

Communications.

Doctor Lope Valcárcel y Vargas (Orense). «Tratamiento hidro-mineral del asma esencial».

Discussion.

MM. les Docteurs Hernández Silva et Cazaux.

Communication.

Doctor Aurelio Enríquez (Madrid). «La Lithiase biliaire et son traitement par les eaux minérales».

Discussion.

MM. les Docteurs Dedet et Chabrol.

Communication.

Doctor José Spreafico García (Madrid). Consideraciones terapéuticas sobre las aguas de Archena en el tratamiento de diversas enfermedades».

Discussion.

Doctor Palomares.

Communication.

Mr. le Docteur Audubert (Bordeaux). «Traitement de la Syphilis par les injections mercurielles et les eaux sulfureuses à Luchon».

SÉANCE DU 29 AVRIL

Communications.

Mr. le Docteur Raffegeau (Le Vésinet). «L'appareil hydrothermo-régulateur du Dr. Trèves pour l'usage médical».

Discussion.

MM. les Docteurs Chabrol et Cazaux.

Communication.

Mr. le Docteur Félix Bernard (Plombières). «Traitement de l'enterocolite muco-membraneuse à Plombières-les-Bains.

Discussion.

MM. les Decteurs Fredet, Hernández Silva et Bernard.

Communication.

Mr. le Docteur Duhourcau (Paris). «Les eaux minérales et leur composition au point de vue de la physique pure».

Discussion.

MMr. les Docteurs Cazaux et Fredet.

Communications.

Mr. le Docteur E. Guilleaume (Spa). «Importance pronostique de la rapidité des oxydations dans la chlorose.

Mr. le Docteur E. Percepied (Bois-Guillaume). «Hygiène des Villes d'eaux. Les récents progrès d'hygiène au Mont-Dore».

Discussion.

MM. les Docteurs Guilleaume, Fredet, Avilés, Cazaux, Palomares, Llord y Gamboa et Durand-Fardel.

Communications.

Doctor José Spreafico García (Madrid). «Consideraciones terapéuticas sobre las aguas de Archena en el tratamiento de diversas enfermedades». (Suite).

Mr. le Docteur F. Déléage (Vichy). «Sur la constitution et la [Bactériologie des sources minérales de Vichy».

Mr, le Docteur Vécsey (Brixen) «Zur wissenschaftlichen Begründung des Heilverfahrens nach Kneipp».

Mr. le Docteur Depierris (Cauterets). «Le traitement local des Rhino-pharyngites dans les stations thermales».

Discussion.

Mr. Cazaux (Paris).

Communications.

Docteur Duhourcau (Paris). «Les eaux sulfureuses des Pyrénées et leur gaz azote».

Doctor Joaquín Aleixandre y Aparici (Madrid). «Las aguas madres en hidrología médica».

C) SECTION DE PHARMACIE

SEANCE DU 24 AVRIL

Rapport.

«Evaluation thérapeutique des sérums antitoxiques». *Rapporteur:* Doctor Francisco de Castro y Pascual (Madrid).

Discussion.

MM. les Docteurs Molina, Úbeda et Bourquelot.

Communications.

Doctor Julián Grimau de Urssa (Cantalejo). «Valor de los sueros antitóxicos».

Doctor Daciano Manzanedo Sanjuanbenito (Real Sitio de El Pardo). «La microfotografía en el estudio de la farmacología».

SEANCE DU 25 AVRIL

Rapport.

«Les injections hypodermiques: Leur signification pharmaceutique et convenance de rédiger une Pharmacopée qui unifie les procédés d'obtention et de conservation de ces préparations». Rapporteurs. Messieurs les Docteurs Emilio Alcobilla (Madrid) et Giovanni Bufalini (Firenze).

Discussion.

Doctores Molina y Alcobilla.

Communication.

Doctor Dionisio Presa (Logroño). «Nota acerca de las soluciones antisépticas coloradas».

Discussion.

Doctores Caldeiro y Orive.

Communication.

Doctor Nieto (San Ildefonso). «La Palestra farmacéutica de Palacios y la farmacia patrimonial de San Ildefonso».

SEANCE DU 27 AVRIL

Rapport.

«Nécessité et utilité des médicaments de potentiel thérapeutique défini, en adoptant dans chaque cas un procédé général pour les obtenir, pour les préparer et pour estimer leur valeur». *Rapporteur:* Doctor Manuel Alvarez Ude (Madrid).

Discussion.

Doctores Clavillar, Molina, Gómez Pamo, Torrecilla y Ude.

Communication.

Doctor M. Antonio Santos y García (Toledo). «Casos químico-legales».

SEANCE DU 28 AVRIL

Communications.

Doctor Joaquín Olmedilla y Puig (Madrid). «Historia del reactívo químico. Breves consideraciones referentes á la misma, con relación á las ciencias médicas».

Doctor Agustín Murúa y Valerdi (Barcelona). «Derivados metílicos del arsénico deducidos de la atomicidad de este radical y especial estudio químico-farmacéutico del ácido cacodílico y de los cacodilatos metálicos».

SEANCE DU 29 AVRIL

Communications.

Doctor Narciso Durán (Barcelona). «La Concordia Pharmacopolarum Barcinonensium. Notas médico-históricas».

Mr. le Docteur Otto Maresch (Trelleborg). «A new method to take away the bad taste of medicaments».

Mr. le Docteur Alfred Bolognesi (Paris). «L'Hypnopyrine. Nouveau médicament analgésique antithermique et hypnotique».

Mr. le Docteur Alfred Bolognesi (Paris). «Sur une nouvelle Acidalbumine, l'Eupeptobromine».

Doctor Ladislao Nieto Camino (San Ildefonso). «Medios convencionales para distinguir los medicamentos».

Doctor Francisco de Castro y Pascual (Madrid). «Acción de la glicerina sobre el virus rábico».

Mr. le Docteur Henri Kucharzewski (Varsovie). «Recherches expérimentales sur les modifications du sang après les injections souscutanées de sérums antidiphtérique, antitétanique, antistreptococcique et de sérum normal de cheval».

VOLUME IV

SEANCE DU 24 AVRIL

Rapport.

«Etiologie et prophylaxie du Paludisme». Rapporteurs: MM. les Docteurs Francisco Huertas Barrero (Madrid), Gustavo Pittaluga (Roma) et Vittorio Ascoli (Roma).

Discussion.

MM. les Docteurs Montoro-de-Francesco, Vegas Olmedo, Maragliano, Gil Casares, Huertas Barrero y Ascoli.

Communication.

Doctor Manuel Iglesias y Díaz (Madrid). «Trascendencia cerebral, cardiaca y renal de las infecciones».

Discussion.

Doctores Muñoz R. Pasanis, é Iglesias.

SEANCE DU 25 AVRIL

(Matin)

Rapport.

«Pathogénie de l'arrhythmie cardiaque». Rapporteurs: MM. les Docteurs Castellino (Napoli), Antonio Espina y Capo (Madrid) et Em. Maixner (Prague).

Discussion.

Doctores Codina Castellvi, Isidro López y Guerra Cortés.

Communication.

Mr. le Docteur Von Schrötter (Wien), «Inhalation de liquides par le procédé Bulling».

Discussion.

Doctor Antonio Simonena.

Communication.

Mr. le Docteur Spiridon Kanellis (Athénes). «Contribution à l'étiologie de la fièvre hémoglobinurique bilieuse».

Discussion.

Doctores Simonena y Vegas Olmedo.

Communications.

Mr. le Docteur Friedel Pick (Prague). «Ueber Parotitis epidemica.»
Mr. le Docteur Hassan Mahmoud Pacha (Le Caire). «Le jus de ci-
tron acide et son emploi en médecine».

Discussion.

Doctor Dupuy Unzueta (Madrid).

Communications.

Mr. le Docteur Robert Bell (Glasgow). «Pathogénie du Cancer et
son traitement sans opération».
Mr. le Docteur A. Lorand (Carlsbad). «Sur les rapports du diabète
avec l'acromégalie et la maladie de Basedow».

Discussion.

Doctor Codina Castellví.

Communications.

Mr. le Docteur Hermann von Schrötter (Wien), «Thérapeutique du
Pneumothorax aigu».
Mr. le Docteur Léon Meunier (Paris). «Du diagnostic chimique de
l'hyperchlorhydrie par le dosage des matières amylacées solubles».
MM. les Docteurs Albert Robin et Maurice Binet (Paris). «Les
échanges respiratoires dans les états antagonistes de la tuberculose.—
L'arthritisme».
Mr. le Docteur G. Montoro de Francesco (Monteleone). «La febbre
ittero-emoglobinurica in Calabria».

SEANCE DU 25 AVRIL .

(Après-Midi).

Communication.

Doctor Ricardo Ballota Taylor (Santander). »Nosografía y patogenia
de la tuberculosis».

Discussion.

Doctores Pulido, Codina Castellví, Isidro López y Ballota Taylor.

Communication.

Doctor José Codina y Castellví (Madrid). «Acción analgésica del oxígeno puro. Su descubrimiento y sus aplicaciones».

Discussion.

Doctor Vegas Olmedo.

Communications.

Doctor Abdón Sánchez Herrero (Madrid). «El tratamiento curativo de la tuberculosis pulmonar».

Mr. le Docteur A. Lorand (Carlsbad). «On the frequency of alimentary glycosuria in the children of diabetic persons».

Mr. le Docteur A. Lorand (Carlsbad). «Sur les relations du diabète avec le cancer et la tuberculose».

Mr. le Docteur Nino Smiraglia Scognamiglio (Napoli). «D'une nouvelle méthode physique d'examen dans le diagnostic de maladies du cœur et de la poitrine».

Mr. le Docteur J. Trautwein (Bad Kreuznach). «Sur le rapport des ondes secondaires du pouls avec les deux tons et le choc du cœur».

Doctor José Calvo y Martín (Madrid). «Las dos pulmonías del siglo XIX».

Doctor José Calvo y Martín (Madrid). «Limitación justa de las especialidades, materia y espíritu, doctrina médica necesaria en la actualidad».

Mr. le Docteur Hennecart (Sédan). «De l'importance de la radioscopie et de la radiographie pour le diagnostic de la tuberculose pulmonaire au début. Valeur des signes de Williams».

Mr. le Docteur Verhaeren. «Sanatorium d'Alger».

Mr. le Docteur Hugo Starck (Heidelberg). «L'œsophagoscopie et sa valeur diagnostique».

SEANCE DU 26 AVRIL

Communication.

Doctor José Monmeneu y López Reynoso (Madrid). «La alimentación en las enfermedades infecciosas agudas».

Discussion.

MM. les Docteurs Codina Castellvi, Monmeneu, Múñoz Pasanis, Vegas Olmedo, et Maragliano.

Communication.

Doctor Simón Hergueta (Madrid). «Tratamiento de las endocarditis agudas reumáticas».

Discussion.

MM. les Docteurs Maragliano et Antonio Múñoz.

Communication.

Doctor José Monmeneu y López Reynoso (Madrid). «La fototerapia en el sarampión».

Discussion.

Doctores Codina Castellvi y Monmeneu.

Communication.

Doctor Vicente Roig é Ibáñez (Valencia). «Breves consideraciones sobre la naturaleza del reumatismo».

Mr. le Docteur Joseph Pawinski (Varsovie). «L'angine de poitrine infectieuse».

Doctor Félix Cerrada Martín (Zaragoza). «Algunas consideraciones acerca de los estados nerviosos en la fiebre tifoidea».

Mr. le Docteur Richard Bloch (Zborowitz). «Une nouvelle méthode thérapeutique et à la fois diagnostique du traitement des affections rheumatiques».

SEANCE DU 27 AVRIL

Communication.

Mr. le Docteur Cesare Ceresoli (Bognolo Mella). «La lotta contro la pellagra».

Discussion.

Doctores González Serrano y Huertas Barrero.

Communications.

Mr. le Docteur Carlo Ceni (Reggio Emilia). «Etiologia della pellagra».

Doctor José González Campo (Madrid). «La alimentación de las clases pobres de Madrid como factor etiológico de enfermedades gástricas é intestinales».

Doctor José González Campo (Madrid). «Influencia del alcohol sobre la digestión gástrica».

Doctor José González Campo (Madrid). «Los calmantes en el tratamiento de la hiperclorhidria».

Doctor Moreno Zancudo (Madrid). «Modalidades clínicas de las hiperclorhidrias».

Discussion

MM. les Docteurs Simonena, González Campo, Maragliano y Zancudo.

Communications.

Doctores Teodoro Gaztelu y R. Luis y Yague (Madrid). «Valor diagnóstico de la radiografia en la litiasis biliar vesicular».

Doctor Manuel Alonso Sañudo (Madrid). «Diagnostic de la myocardite».

Discussion.

Doctores Simón Hergueta, Simonena y Alonso Sañudo.

Communication.

Doctor Simón Hergueta (Madrid). «Del uterismo torácico».

Discussion.

Doctor Simonena.

Communications.

Doctor José Grinda y Forner (Madrid). «Síntomas psíquicos en las enfermedades agudas».

Mr. le Docteur Carl Morelli (Budapest). «Ueber Gastroscopie an Thieren, mit Leiter-Mikulicz Gastroscop (Démonstrations)».

Doctor Regino de Miguel y Guerra (Badajoz). «Notas acerca del paludismo en la provincia de Badajoz».

SEANCE DU 28 AVRIL

Communication.

Doctor Juan E. Iranzo (Zaragoza). «De Pleuresias».

Discussion.

Doctor Huertas y Barrero.

Communications.

Mr. le Docteur Gnezda (Berlin). «Salocreol».

Mr. le Docteur Singer (Berlin). «La influencia de baños de sol y de aire sobre el cuerpo sano y el enfermo».

Doctor Manuel Iglesias y Díaz (Madrid). «Datos para la Piretología de Madrid».

Discussion.

Doctores Iranzo, Elizagaray, Simonena, Vallejo é Iglesias.

Communications.

Doctor Manuel Iglesias y Díaz (Madrid). «Valor de las constitucio nes médicas en la Medicina práctica».

Doctór Juan Manuel Mariani (Madrid). «Traitement de la cloro némie par les œnèmes du sang».

Doctor Juan Manuel Mariani (Madrid). «Formes curables de la tuberculose pulmonaíre».

Discussion.

Doctores Guerra y Cortés, Codina Castellví, Simonena, y Mariani.

Communications.

Mr. le Docteur Gustave Singer (Wien). «Sur le pseudo-rhumatisme syphilitique».

Mr. le Docteur Dyce Duckworth (London). «Un cas d'endocardite infectieuse guéri par l'injection rectale d'un sérum antistreptococ-cique».

MM. le Docteurs F. J. Poynton et Alexander Paine (London). «The Etiology of rheumatic fever».

Discussion.

MM. les Docteurs Lorand, Singer, et Blumenthal.

Communication.

Doctor Luis Ortega-Morejón (Madrid). «Tratamiento de las hemop-tisis por los medicamentos vasco-dilatadores».

Discussion.

Doctores Rodríguez Pinilla y Ortega Morejón.

Communications.

Mr. le Docteur Felix Bernard (Plombières). «Rapports de la Colite muco-membraneuse et l'Appendicite».

Mr. le Docteur Francisque Déléage (Vichy). «Action de la cure al-caline de Vichy sur le chimisme stomacal».

Mr. le Docteur Aronson (Ems). «Sur l'influence d'une flèvre artifi cielle sur le diabète».

Mr. le Docteur John E. Greiwe (Cincinati). «Etiology of braidy-cardia».

Mr. le Docteur Smith (Berlin). «Le traitement des maladies du cœur par des courants faradiques et alternatifs».

Doctor Francisco Megner Lavin (Bollullos del Condado-Huelva). «Solución práctica definitiva del problema médico basada en la teoría unitaria ó individualista del Dr. Letamendi».

Mr. le Docteur Joseph Pelnár (Prague). «Troubles physiques au cours des maladies du cœur».

Mr. le Docteur Magon (Marseille). «De l'étiologie la plus fréquente de la chlorose».

Mr. le Docteur W. Freudenthal (New York). «On the Aetiology of pulmonary tuberculosis in its relation to diseases of the nose and throat».

SÉANCE DU 29 AVRIL

Communications.

Doctor Isidoro López (Madrid). «De la Grippe; distinción del tifus y de la fiebre tifoidea».

Mr. le Docteur Galland-Gleize (Vittel). «Symptômes gastro-intestinaux graves, revêtant les caractères de l'Urémie au cours de la lithiase urinaire».

Doctor Joaquín Bañeres Melcior (Lérida). «Crítica de las principales medicaciones empleadas en el tratamiento del cólera morbo asiático, y beneficios alcanzados por las inyecciones de las sales de quinina en la epidemia de 1885».

Doctor Pablo Salinas (Madrid). «Tuberculosis de evolución».

Doctor Francisco Alemany (Teruel). «Tratamiento de la pelagra por el suero artificial».

Doctor Antonio Simonena (Valladolid). «Contribución al conocimiento del valor diagnóstico de la reacción aldehídica de Erlich en las orinas».

Discussion.

Doctores Luis del Rio y Lara, y Simonena.

Communication.

Doctor Carlos Soler (Madrid). «Tres tuberculosos tratados por las inyecciones de suero Maragliano.

Discussion.

Mr. le Docteur Edoardo Maragliano.

Communications.

Doctor Eusebio Vallejo (Madrid). «Modo de evitar la erisipela de la cara ó curarla rápidamente».

Doctor F. A. Risquez (Madrid). «La fiebre del Mediterráneo».

Mr. le Docteur Faure. «Pronostic du tabès.»

Mr. le Docteur Léon Chauvain (París). «Bronchites aigües et tuberculose pulmonaire».

Mr. le Docteur Felix Bernard (Plombières). «Goître exophthalmique et entéro-colite muco-membraneuse.—Contribution à l'étude de la pathogénie de l'entérocolite muco-membraneuse».

Mr. le Docteur Fellinck (Wien). «Ueber zwei klinische Seltenheiten».

Mr. le Docteur A. B. Leite de Faria (Guimarães). «Diagnostic de la tuberculose pulmonaire».

Doctor Vegas Olmedo (Madrid). «¿Es curable la tuberculosis?».

Doctor Royo Villanova (Zaragoza). «La taquitrophie dans les braditrophies».

Doctor Royo Villanova (Zaragoza). «Traitement des cirrhoses du foie par la hipodermoclise du liquide ascitique».

Doctor Royo Villanova (Zaragoza). «Interprétation de la cythologie dans les épanchements pleuritiques».

Mr. le Docteur John Lindsay Steven (Glasgow). »On a case of Acute Lymphatic Leukaemia with numerous subcutaneous lymphatic nodules-Chloroma».

Mr. le Docteur Y. Minassiantz (Trèbisonde). «La non efficacité d'Arhenal dans le traitement de la fièvre paludéenne».

Mr. le Docteur José Sureda Massanet (Artá). «El cloroformo en la fiebre tifoidea».

Doctor Manuel Ribas y Perdigó (Barcelona). «Importancia clínica del ruido de olla cascada en el diagnóstico de las cavernas tuberculosas y manera de reconocerlo en ciertos casos en que no se pone de manifiesto por la percusión ordinaria».

Doctor Ramón Sáez García (Madrid). «Enfermedad de Addison. Nota clínica».

Doctor Juan Manuel Mariani (Madrid). «Histérisme et lésions de l'aorte».

Mr. le Docteur J. Sánchez de Silvera (Nantes). «La quinina después de la enucleación de los tumores recidivantes».

MM. les Docteurs François Votruba et Milan Mixa (Prague). «Le chimisme gastrique dans divers cas morbides».

Mr. le Docteur Rousseau «Cure d'altitude en France».

Mr. le Docteur Leone Levi (Génova). «Le applicazioni del microendoscopio nel campo della clinica medica generale».

Mr. le Docteur Leone Levi (Génova). «Le iniezioni endovenose di sublimato corrosivo (Metodo Baccelli) nella cura delle localizzazioni sierose ed articolari dell'infezione blenorragica».

Mr. le Docteur Dauriac (Bordeaux). «Deux cas de guérison de cirrhose atrophique du foie avec ascite».

Mr. le Docteur Leredde (Paris). «La curabilité du tabès et de la paralysie générale par le traitement mercuriel».

Mr. le Docteur Constantin Simionesco (Paris). «Traitement et curabilité de la tuberculose».

Mr. le Docteur Constantin Simionesco (Paris). «Ectasie et aortite syphilitique.—Guérison par le traitement biioduré».

Mr. le Docteur Constantin Simionesco (Paris). «Adipose douloureuse.—(Maladie de Dercum)».

Mr. le Docteur A. Testi (Faenza). «Sur un cas d'anguillula intestinalis».

Mr. le Docteur Maréchal (Bruxelles). «Traitement de la tuberculose par les injections combinées de tuberculine et de phosote».

Mr. le Docteur A. Heller (Kiel). «Ueber primäre Tuberculose-infection durch den Verdauungskanal».

Mr. le Docteur F. Barbary (Nice). «Le tube digestif chez les tuberculeux. Les dangers de la suralimentation».

Mr. le Docteur Froussard (Paris). «Réflexions sur la pathogénie des symptômes capitaux de l'entéro-colite muco-membraneuse».

Mr. le Docteur A. Schücking (Pyrmont). «Une méthode pour éloigner l'acide carbonique de l'organisme directement».

Mr. le Docteur Agustín M. Fernández de Ibarra (New York). «La falacia sanitaria del mosquito en la fiebre amarilla».

Mr. le Docteur A. Wassermann (Berlin). Die neueren Serumforschungen und ihre Anwendung für die Praxis».

Mr. le Docteur Stefano Bolognese (Napoli). «Sur un traitement médical des veines variqueuses».

Mr. le Docteur Albert Woldert (Tyler, Texas). «A case of Black-Water Fever (Black-Vomit or Malarial Hemoglobinuria).

VOLUME V

SECTION DE NEUROPHATHIES

Maladies mentales et Anthropologie criminelle.

SEANCE DU 24 AVRIL

Rapport.

«Folies toxiques et infectieuses». *Rapporteur:* Doctor Jerónimo Galiana (Madrid).

Communications.

Doctor Manuel Iglesias y Díaz (Madrid). Locuras tóxicas é infecciosas».

Doctor Vicente Ots y Esquerdo (Madrid). «Diagnóstico de las psicopatías infecciosas».

Doctor Vicente Ots y Esquerdo (Madrid). «Mentalidad del demente precóz».

Doctor José Rodrigo González (Ciempozuelos). «Tratamiento especial del alcoholismo».

Doctor Gustavo López y García (Habana). «Algunas consideraciones acerca de las psicopatias observadas en la Isla de Cuba.

Discussion.

Mr. le Docteur Miguel Bombarda (Lisboa).

Communication.

Mr. le Docteur J. F. Sutherland (Edinburgh). «The geographical distribution of Lunacy in England, Scotland and Ireland (urbs et rus). The effect of migration and emigration of the population, and the mortality under 5 years of age (avec cartes graphiques).

Discussion.

MM. les Docteurs Miguel Bombarda, A. E. Macdonald et Sutherland.

Communication.

Doctor Antonio Rodríguez Morini (Barcelona). «Contribución al estudio de las psicopatías llamadas de la pubertad, y especialmente de la demencia precoz«.

Mr. le Docteur Rosolino Colella (Palermo). «Ulteriore contributo allo studio della psicosi polineuritica».

Mr. le Docteur W. Weigandt (Würzburg). «Ueber Psychiatrie und Psychologie in Deutschland».

Discussion.

Mr. le Docteur Pierre Pregowski.

Communication.

Doctor Benito Serrate Falceto (Barbastro). «Demencias ó enfermedades mentales consideradas bajo un sistema nuevo».

SEANCE DU 25 AVRIL

Rapport.

«Etiologie et thérapeutique psychiques».—*Rapporteur*: Doctor Sánchez Herrero. (Madrid).

Discussion.

MM. les Docteurs Henry Meige, Adolf Seeligmuller, Pierre Pregowski, Ricardo Díaz-Delgado, Emilio Loza, Miguel Bombarda, Brissaud, Marín Perujo, Ots, Pacheco et Sanchez Herrero.

Comunications.

Doctor Vicente Ots y Esquerdo (Madrid). «Abulia post-hipnótica.

Discussion.

MM. les Docteurs Emilio Loza y Miguel Bombarda.

Communication.

M. le Docteur Román Pacheco (Buenos Aires). «Contagion ducrime par la Presse à Buenos Aires.

Proposition.

Doctor Rodríguez Morini.

Communication.

MM. les Docteurs Brissaud et Henry Meige (Paris). «La discipline psychomotrice».

Mr. le Docteur Rouby (Alger). «Le Dieu Asclépios d'Athènes et Notre Dame de Lourdes».

Discussion.

M. le Docteur Miguel Bombarda.

Communications.

Mr. le Docteur Maurice Faure (París), «Résultats de la rééducation dans le traitement des troubles du mouvement».

Mr. le Docteur Frenkel (Heiden). «Le problème de la contraction musculaire volontaire».

Mr. le Docteur Frenkel (Heiden). «Efficacité de la rééducation dans les cas les plus avancés de l'ataxie tabétique».

Discussion.

Mr. le Docteur Schüller.

Communications.

Mr. le Docteur Adolphe Bloch (Paris): «Nature et traitement de la maladie improprement dénommée agoraphobie».

Mr. le Docteur August Frank (Smichow). «Kunstfehler in der Uebungstherapie der Tabes und ihre Folgen».

Discussion.

MM. les Docteurs Seeligmuller et Frenkel.

Communication.

Mr. le Docteur Magalhães Lemos (Porto). «Evolution des idées délirantes dans quelques cas de mélancolie chronique à forme anxieuse».

Discussion.

Mr. le Docteur Thivet.

SEANCE DU 27 AVRIL

Rapport.

«Centre de projection et d'association dans le cerveau selon les déterminations de l'anatomie pathologique actuelle (Doctrine de Flechsig).

Rapporteur, Mr. le Docteur L. Bianchi (Napoli).

Communication.

M. le Docteur Román Pacheco (Buenos Aires). «Diplégie cérébrale avec syndrome de Little».

Discussion.

MM. les Docteurs Schüller et Seeligmüller.

Mr. le Docteur A. Lorand (Carlsbad). «Contribution à la pathologie et au traitement de l'Acromégalie».

Discussion.

MM. les Docteurs Maas, Déléage et Lorand.

Communications.

Mr. le Docteur J. Chaumier (Lyon). «Causes et nature de la paralysie générale».

Discussion.

MM. les Docteurs Koetschet, Miguel Bombarda, Pierre Pregowski, Magaláes Lemos, Tripels-Dentzkof, Brissaud, Frenkel et FriedelPick.

Communications.

Doctor Vicente Ots y Esquerdo (Madrid). «Higroscopicidad atmosférica y parálisis general.

MM. les Docteurs N. Vaschide et Cl. Vurpas (Paris). «Les rêves des paralytiques généraux.

Mr. le Docteur Marie (Paris). «Rapports des névroses et de la paralysie générale.»

Mr. le Docteur V. Vítek (Prague). «Les atrophies musculaires chez les hémiplégiques.»

Mr. le Docteur Peppo Acchioté (Constantinople). «Bradycardie dans la maladie de Basedow.»

Mr. le Docteur Peppo Acchioté (Constantinople), «Quelques réflexions sur la contagiosité de la lèpre.»

Discussion.

Mr. le Docteur Miguel Bombarda.

Communications.

Mr. le Docteur Peppo Acchioté (Constantinople). «Clonisme du pied et névrose.»

Mr. le Docteur Peppo Acchioté (Constantinople). «Le signe de Babynsky comme signe précurseur des lésions du système pyramidal.»

Mr. le Docteur L. Poussepp (St. Pétersbourg). «Rigidité de l'épine dorsale.

Mr. le Docteur Henry Meige (París). «La médecine au Musée du Prado.»

SEANCE DU 28 AVRIL

Rapports.

«La dégénérescense dite rétrograde ou dégénérescense Wallérienne indirecte.»—Rapporteur: Mr. le Docteur Van Gehuchten (Louvain).

«Psychiatrie comme sciencie clinique.» Rapporteur: Mr. le Docteur Pierre Pregowsky (Cracovie.)

«La maladie considérée tantôt comme neurasthénie périodique, tantôt comme psychose circulaire d'un petit grade etc.»—Rapporteur: Mr. le Docteur Pierre Pregowski (Cracovie).

Communication.

Mr. le Docteur L. Von Frankl Hochwart (Wien). «Zur Kenntniss der Pseudosclerose Westphahl-Strümpell».

Discussion.

Mr. le Docteur Nonne (Hamburg).

Communications.

MM. les Docteurs E. Brissaud et A. Bauer (Paris). «Recherches expérimentales sur les localisations motrices spinales».

Mr. le Docteur Arthur Schüller (Wien). «Sur la valeur diagnostique de la démarche hémiplégique».

Mr. le Docteur Maurice Mendelssohn (Paris). «Sur quelques propriétés physico-chimiques du sang chez les tabétiques. Contribution à la pathogénie du tabès».

Mr. le Docteur Rosolino Colella (Palermo). «Studio sulla polinevrite tuberculare (con dimostrazione di preparati microscopici)».

Doctor Manuel Alonso Sañudo (Madrid). «A propos d'un malade atteint de polyneurite».

Doctor Juan Barcia Caballero (Santiago). «Las neuropatias blenorrágicas».

Mr. le Docteur Presler (Kiaschnitz). «Der Schlaf und die Prophlaxie der Geistes und Nervenkrankheiten».

Mr. le Docteur A. Pitres (Bordeaux). «Tabès et Mariage. Etude sur la fécondité des tabétiques et l'avenir de leur descendance».

SEANCE DU 29 AVRIL

Rapport.

«Délimitation de la nature pathologique du délit». *Rapporteur*: Doctor Rafael Salillas (Madrid).

Communications.

Doctor Manuel Iglesias y Diaz (Madrid). «Los locos pseudo-criminales en España».

Doctor Antonio Fadón (Lérida). «Antropologia criminal».

Mr. le Docteur Hermann H. Hoppe (Cincinnati). «A clinical and pathological contribution to the study of the cerebral localization of sensory tract».

Mr. le Docteur Fletcher Beach (London). «Soins donnés aux épileptiques et leur traitement en Angleterre».

Discussion.

Mr. le Docteur Bower.

Communications.

Mr. le Docteur Dubois (Saujon). «Traitement de l'œsophagisme».

Mr. le Docteur Hughes (St. Louis). New Views of the virile reflex».

MM. les Docteurs N. Vaschide et Cl. Vurpas (Paris). Contribution à la physiologie du mouvement. Disparition des mouvements dans la chorée chronique.

Doctor Andrés de la Oliva (Madrid). «Contribución al estudio del vértigo».

Mr. le Docteur Henry Meige (Paris). «L'aptitude catatonique et l'aptitude echopraxique des tiqueurs. Les exercices thérapeutiques de détente.

Mr. le Docteur Rutten (Liège). «Hémiatrophie faciale gauche».

Doctor José Salas y Vaca. (Madrid). «Trofoneurosis facial».

Mr. le Docteur Julio de Mattos (Porto). «L'assistance des aliénés criminels au point de vue législatif».

Mr. le Docteur Laiguel-Lavastine (Paris) «Etude anatomique sur la topographie des neurones du système solaire».

Mr. le Docteur Laiguel Lavastine (Paris). «Etudes physiologiques sur la topographie des neurones du système solaire.

Mr. le Docteur Thivet (Paris). Considérations spéciales sur le suicide chez les aliénés pendant leur internement».

Mr. le Docteur Koetschet (Saravejo). «Sur la simulation de la folie en Bosnie-Herzégovine.

Mr. le Docteur Miguel Bombarda (Lisbonne). «L'avenir de la psychiatrie».

Doctor Alberto Díaz de la Quintana. «Tratamiento electroestático del tic doloroso de la cara».

Mr. le Docteur Donato Constanza Eula (Asti). «Proposte e nuovi studi in antropologia criminale».

Mr. le Docteur M. Breitmann (St. Pétersbourg). «Pathogénèse de la chorée et de l'athétose et leur parenté».

Mr. le Docteur José de Magalhães (Lisboa). «Quelques remarques sur les états morbides étiquettés «neurasthénie».

Doctor Joaquín Decref. (Madrid). «Contribution à l'étude du traitement des ataxies par la méthode rééducative».

Mr. le Docteur Marie (Villejuif). «De l'isolement des tuberculeux dans les asiles d'aliénés».

Mr. le Docteur Marco Treves (Torino). «Appareil hydrothermique».

VÓLUME VI

SEANCE DU 24 AVRIL

Présidence de Mr. le Dr. CRIADO Y AGUILAR

Rapports.

«Alimentation de la première enfance». Rapporteurs: MM. les Docteurs Rousseau St. Philippe (Bordeaux), Monti (Vienne), Calatraveño (Madrid).

Discussion.

MM. les Docteurs Lorthioir (Bruxelles), Calatraveño (Madrid), Martínez Vargas (Barcelona), Sarabia Pardo (Madrid), Revilla (Bilbao), Tolosa Latour (Madrid), Otto Katz (Berlin).

Communications.

Mr. le Dr. Concetti (Rome). «Sur les conditions dont on doit tenir compte pour l'allaitement artificiel».

Mr. le Dr. Hecht (Vienne). «Ueber Retalytische und fermentative Eigenschaften der Milch».

Mr. le Dr. Spolverini (Rome). «Le ferment oxydant dans le lait».

Mr. le Dr. Spolverini (Rome). «Sur les causes les plus fréquentes du retour du lait de femme à l'état calostral».

Mr. le Docteur Orban (Budapest). «Etablissement d'instituts de nourrices».

Doctor González Revilla (Bilbao). «Necesidad imprescindible de hacer verdadera obra de puericultura práctica».

Mr. le Docteur Giacomo di Lorenzo (Naples). «La utilitá dei dispensarii di Pediatria completi con medele e latte per diminuire la mortalitá dei bambini».

Doctor Enrique García de Ancos (Bilbao). «Algunas consideraciones sobre la mortalidad infantil».

Doctor Fatás y Montes (Madrid). «La mortalidad de niños en Madrid».

Mr. le Docteur Bauzon (Chalons sur Saône). «Signes diagnogstiques de la vie et de la mort chez les nouveaux nés».

Doctor Martínez Vargas (Barcelona). «Osteogenesis imperfecta».

Doctor González Alvarez (Madrid). «Deformaciones óseas múltiples en un recien nacido».

Mr. le Docteur Doyen (París). «Traitement de l'ophthalmie purulente des nouveaux nés».

Doctor Wieden Portillo (Valencia). «Tratamiento de la oftalmia purulenta de los recien nacidos».

Doctor Criado y Aguilar (Madrid). »Tratamiento de las úlceras de la córnea y de la conjuntivitis vesicular en los niños».

Mr. le Docteur H. Rehn (Francfort). »Infantiler-Scorbut».

Rapport.

«Die Nothwendigkeit Gratismilchhaustalten, um Verminderung der Sauglinsmortalität, zu stiften». Rapporteur: Mr. le Docteur Deutsch (Budapest).

Communications.

Mr. le Docteur Peyroux (Elbeuf): «La «Goutte de lait» en France-Ses fonctions, ses résultats».

Mr. le Dorteur Eustache (Lille): «Organisation de l'assistance maternelle dans les petites villes».

Mr. le Docteur Houssay (Pont-Levoy). «La protection des enfants du premier âge en France. De l'utilité de la généralisation des pouponnières».

Mr. le Docteur Raimondi (Paris). «De l'usage d'un lait vivant fait asceptiquement à la pouponnière de Porchefontaine».

Mr. le Docteur Jobiani (Napoli). «El peligro de la lactancia mercenaria para el contagio sifilítico».

Doctor Martínez Vargas (Barcelona). «Síntomas nerviosos del raquitismo».

Mr. le Docteur Mery (Paris). «Alimentation des nourrissons.

SEANCE DU 25 AVRIL

Présidence de Mr. le Docteur RIBERA

Communication.

Mr. le Docteur Escherich (Vienne). «Les résultats de la sérothérapie de la scarlatine à la clinique des enfants malades de Vienne.»

Discussion.

MM. les Docteurs Tolosa Latour (Madrid), Marfan (Paris), Martínez Vargas (Barcelona), Escherich (Vienne).

Communications.

MM. les Docteur H. Mery et J. Halle (Paris). «Angines ulcéreuses et perforantes dans la scarlatine».

Mr. le Docteur Escherich (Vienne). Traitement de l' hernie infantile par une pelote de paraffine».

Discussion.

Doctor Martínez Vargas (Barcelona).

Rapport.

«Traitement des tuberculoses articulaires de l'enfance». Rapporteurs: MM. les Docteurs J. Ribera y Sans (Madrid), Hoffa (Berlin) et Lannelongue (Bordeaux).

Discussion.

MM. le Docteurs Sayre (New York), Vidal Puchals (Valencia), Kirmisson (Paris).

Communications.

Mr. le Docteur Noble Smith (Edinburgh). «Congenital displacement of the hip».

Doctor Angel de Linos y Labarga (Ferrol). «Luxaciones y subluxaciones infantiles de la extremidad superior del radio por tracción y torsión».

Mr. le Docteur Kirmisson (Paris). «Des résultats fournis par la méthode non-sanglante dans le traitement des luxations congénitales de la hanche».

Mr. le Docteur Piéchaud (Bordeaux). «Statistique personnelle au sujet du traitement de la luxation congénitale de la hanche».

Mr. le Docteur Ducroquet (Paris). «Sur la cure non-sanglante de la luxation congénitale».

Mr. le Docteur Louis Mencière (Reims). «Levier spécial pour faciliter la réduction non-sanglante et extemporanée de la luxation congénitale de la hanche».

Mr. le Docteur Noble Smith (Edimburg). «La carie vertébrale (Mal de Pott)».

Discussion.

Mr. le Docteur Ducroquet (Paris).

Communication.

Mr. le Docteur Joseph Gourdon (Bordeaux). «Du redressement progressif des gibbosités et déviations latérales du rachis d'origine Pottique».

Discussion.

MM. les Docteurs Ducroquet (Paris), Ghellini (Bologne), Noble Smith (Edinburg), Sayre (New York), Gourdon (Bordeaux).

Communication.

Mr. le Docteur Lafourcade (Bayonne). «Traitement chirurgical de la tuberculose de l'articulation tibio tarsienne.

Mr. le Docteur Louis Mencière (Reims). «Traitement des tuberculoses articulaires par le Phéno-Puncture».

Doctor Martínez Vargas (Barcelona). «Contribución al estudio del empiema».

Rapport.

«Traitement du pied-bot». Rapporteurs: MM. les Docteurs Martínez Angel (Madrid), Broca (Paris), Vulpius (Heidelberg) et Ghillini (Bologne).

Communication.

Doctor Oliete (Valencia). «Tratamiento racional del pie zambo congenito varus-equino».

Discussion.

Mr. le Docteur Kirmisson (Paris).

Communications.

Mr. le Docteur Kent Hughes (Melbourne). Traitement du pied bot».

Mr. le Docteur Mauclaire (Paris). «Présentation d'un cas d'ablation d'une hydronéfrose volumineuse chez un enfant».

Doctor Martínez Vargas (Barcelona). «Contribución al estudio de las neoplasias de los niños.

Doctor Rodero (Cáceres). «Un caso más de pie equino-varus.»

SEANCE DU 27 AVRIL

Présidence de Mr. le Dr. CRIADO Y AGUILAR

Rapport.

«Valeur thérapeutique de la sérothérapie dans la diphtérie» Rapporteurs: MM. les Docteurs Llorente Matos (Madrid), Comby (París).

Discussion.

MM. les Docteurs Sarabia (Madrid), Sisto (Buenos Ayres), Schlossmann (Dresden).

Communications.

Doctor M. Balvey y Bas (Blanes, Gerona). «Valor del suero antidiftérico.

Doctor Robert y Barón (Madrid). «Difteria y suero en Madrid.»

Mr. le Docteur Josias (Paris). «Sérothérapie de la fièvre typhoide chez les enfants.»

Discussion.

Mr. le Docteur Araoz Alfaro (Buenos Ayres).

Communications.

Doctor Martínez Vargas (Barcelona). «El suoro anti-ferino y los medicamentos en la coqueluche.»

Mr. le Docteur Josias (Paris). «Traitement de la tuberculose chez les enfants par le suc musculaire et la viande crue.»

Mr. le Docteur Araoz Alfaro (Buenos Ayres). «Sur la tuberculose infantile à Buenos Ayres.

Mr. le Docteur Leuriaux (Bruxelles). «Traitement sérothérapique de la coqueluche.»

Doctor González Serrano (Madrid). «Tratamiento clínico de la difteria.»

Doctor Francisco Criado y Aguilar (Madrid). «Naturaleza y tratamiento de la paralisis pseudo-hipertrófica.»

Doctor Lópe Carralero (Madrid). «La coriza en los niños de pecho como signo precoz de la sífilis hereditaria y su diferenciación con las demás rinitis de la infancia.»

Discussion.

MM. les Docteurs Vigneaux (Salies de Béarn), Araoz Alfaro (Buenos Ayres), Sarabia (Madrid).

Communication.

Mr. le Docteur Marfan (Paris). «De l'hypertrophie chronique de la rate dans la syphilis héréditaire précoce et de sa haute valeur pour le diagnostic de cette maladie.»

Discussion.

MM. les Docteurs Concetti (Roma), Marfan (Paris).

Communications.

Mr. le Docteur Cuvillier (Paris). «Végétations adénoides chez le noveau né.»

Mr. le Docteur Cattaneo (Parma). «Sur les rapports entre la résistance du sang et l'hémolyse.»

Doctor Fatjó (Barcelona). «Une adition aux instruments pour le tubage du larinx chez les enfants diphtériques.»

Mr. le Docteur Marfan (Paris). «Un mandrin flexible pour les tubes laringés».

Mr. le Docteur Concetti (Roma). «Conception pathogénique de la maladie de Litle».

Doctor Sau Santalo (Camprodón). «Dos casos de tumores cerebelo-bulbares de la infancia».

Doctor Vidal Solares (Barcelona). «Sobre el empleo terapéutico del plasma sanguíneo bovino en el Hospital de niños pobres de Barcelona».

Doctor Vidal Solares (Barcelona). «La vía hipodérmica en Pediatria».

Mr. le Docteur Ferré (Bordeaux). «Traitement des accidents paralytiques de la diphtérie par le sérum antidiphtérique».

Doctor Borobio y Díaz (Zaragoza). «La raqui-cocainizacion en el niño».

Mr. le Docteur Cattaneo (Parma). «Sur l'étiologie et la pathogénie du purpura primitif dans l'enfance».

Doctor Vidal y Puchals (Valencia). «El yodo-benzoil-yodurado-magnésico en las infecciones bacterianas infantiles».

Mr. le Docteur Oliveira (Porto-Alegre). «Empleo del suero anti-difterico por la vía rectal.»

Mr. le Docteur Josias (Paris). «La séro-réaction de Widal chez l'enfant».

Mr. le Docteur Pfaundler (Graz). «De l'absorbtion de la chaux chez les animaux et le rachitisme».

Mr. le Docteur F. J. Poynton (London). «A paper upon a microbic agent considered as the connecting link between chorea, endocarditis and articular rheumatism in childhood».

Mr. le Docteur Troitzky (Kieff). «Augmentation normale du cœur chez les petits enfants».

Mr. le Docteur Costinesco (Bucarest). «Deux nouveaux cas de leucémie aigue chez l'enfant».

Mr. le Docteur Fede (Napoli). «Le anemie dei bambini».

SEANCE DU 28 AVRIL

Rapport

«La talasoterapia en Pediatria» *Rapporteur*: Doctor Tolosa La-
*our (Madrid).

Discussion

MM. les Docteurs Martínez Vargas (Barcelona), Bejarano (Madrid), Sarabia Pardo (Madrid), Calatraveño (Madrid), Criado y Aguilar (Madrid),
Pierre (Berck-sur-Mer), García de Ancos (Bilbao).

Commuications

Doctor García de Ancos (Bilbao). «Las colonias escolares de vaca-
ciones y sus resultados pràcticos».

Mr. le Docteur Atlassoff (Kieff). «De la périodicité dans le développement de l'organisme dans l'àge scolaire et de son importance».

Mr. le Docteur Dupureux (Gand). «Assurances des enfants en bas
àge».

Doctor Cortes y Gallardo (Villafranca de los Barros). Mortalidad
infantil en Villafranca de los Barros».

Doctor Bejarano (Madrid). «Tratamiento pedagógico de los sor-
domudos».

Doctor González Alvaréz (Madrid). «La antipirina en los niños
y su inocuidad».

Discussion

Doctores Criado y Aguilar (Madrid), Fatás y Montes (Madrid), Hernández Briz (Madrid), Calatraveño (Madrid).

Communication.

Doctor Martínez Vargas (Barcelona). «Ueber Hedonal und seive
Anwendúng in der Behandlung der Chorea».

Discussion.

Doctor Rodríguez López (Lugo).

Communications.

DoctorCriado y Aguilar (Madrid). «La corea de Sydenham y el bromuro de amonio».

Doctor Fernández Gómez (Madrid). «Formas raras de grippe infantil.

Mr. le Docteur Fede (Napoli). «Nouvelle communication sur l'athrophie de Parrot».

Mr. le Docteur Vidal (Paris). «L'extrait de ganglions lymphatiques dans le traitement des maladies infectieuses de l'enfant».

Doctor Albadalejo (Murcia). «Del alcoholismo; sus efectos desastrosos en la infancia«.

Mr. le Docteur Breitmann (Saint-Pétersbourg). «Es la enfermedad de Litle una entidad morbosa ó no?»

Doctor Martínez Vargas (Barcelona). «Contribución al estudio de la diplegias».

Mr. le Docteur Cattaneo (Parma). «Notice sur la toxicité des ascarides».

Mr. le Docteur Pierre (Berck sur Mer). «Guérison d'un cas de paralysie infantile 4 ans après le début de la paralysie».

Doctor Gil y Casares (Santiago). «Tic impulsivo y simulación en una niña».

Mr. le Docteur Agote (Buenos Ayres). «Diagnostic précoce du mixoedeme congénital».

Mr. le Docteur Araoz Alfaro (Buenos Ayres). «Les sarcomes visceraux chez les enfants».

Mr. le Docteur Costinesco (Bucarest). «Trois cas de méningite cérébro-spinale à bacille de Pfeiffer pur».

Mr. le Docteur Finizio (Napoli). «Alcune ricerche sul ricambio organico di un fanciullo polisarcico».

MM. les Docteurs Fede et Finizio. «Recherches sur la digéribilité des viandes et sur la valeur des ferments protéolitiques du commerce».

Doctor Díaz de la Quintana (Madrid). «Tratamiento de la escarlatina por la electricidad estática».

Mr. le Docteur Richardiére (Paris). «Quelques complications rares de la Scarlatine».

VÓLUME VII

SEANCE DU 24 AVRIL

Rapport.

«La blennorrhagie au point de vue médico-social».—Rapporteurs:
MM. les Docteurs Suárez de Mendoza (Madrid), Bertarelli (Milano), et
Vittorio Mibelli (Parma).

Diccussion.

MM. les Docteurs Pellizzari, Call, W. Dubreuilh, et A. Ravogli.

Communications.

Doctor Francisco Boada (Barcelona). «Exposición abreviada del
tratamiento de la blenorragia aguda».

Mr. le Docteur Leone Levi (Génova). «L'endoscopia nella diagnosi
e cura delle uretriti croniche. Presentazione di un nuovo istrumento
detto micro-endoscopio».

Mr. le Docteur Leone Levi (Génova). «La cura abortiva della sifili-
de mediante le applicazioni galvanocaustiche ripetute sopra il sifiloma
iniziale».

Mr. le Docteur Jay (Clermont-Ferrand). «Excisions de chancres
syphilitiques».

SEANCE DU 25 AVRIL

Rapport.

«Maladies parasyphilitiques. Diagnostic rétrospectif de la syphilis».
Rapporteurs: MM. les Docteurs George Ogilvie (London), James
Nevins Hyde (Chicago), et Sanz Bombin (Madrid).

Communication.

Mr. le Docteur M. H. Hallopeau (Paris). «Aperçu sur la classification, la pathogénie et le traitement des Deutéropathies syphilitiques».

Discussion.

MM. les Docteurs Von During, Leredde, Azua, Mello Breyner, B.
Tarnovsky, de Watraszewski, Ambrogio Bertarelli, Hallopeau, Zeferino Falcao, Dubreuilh, et Call.

Communications.

Mr. le Docteur Leredde (Paris). «La question de la parasyphilis».
Mr. le Docteur Buschke (Berlin). «Les affections parasyphilitiques»
Mr. le Docteur H. Hallopeau (Paris). «Considérations sur le traitement local des maladies infectieuses et plus spécialement de la syphilis».
Mr. le Docteur W. Dubreuilh (Bordeaux). «Syphilis acquise sans accident primitif».

Discussion.

Mr. le Docteur Ravogli.

Communications.

Mr. le Docteur Robert L. Watkins (New York). «The Micrococcus of Syphilis».
Mr. le Docteur A. Ravogli (Cincinnati). «On the histopathological alterations of the lymph and blood-vessels in syphilis».
Mr. le Docteur Leone Levi (Génova). «Intossicazione ed infezione sifilitica».
Mr. le Docteur Barthélémy (Paris). «Mercure et Syphilis».
Doctor Redondo (Madrid). «Métodos de curación sifilítica».
Mr. le Docteur Thomaz de Mello Breyner (Lisboa). «Le cacodylate de mercure dans le traitement de certaines formes de la syphilis».

SEANCE DU 27 AVRIL

La journée du 27 Avril fût dédiée exclusivement à la visite de l'Hôpital «San Juan de Dios», avec le musée et autres dépendances.

SEANCE DU 28 AVRIL

Rapport.

«Traitement du prurit».—Rapporteurs: MM. les Docteurs Zeferino Falcao (Lisboa), et Juan de Azua (Madrid).

Discussion.

MM. les Docteurs Von Düring, Pardo Regidor, Allan Jamieson, Radcliffe Crocker, et Zeferino Falcao.

Commnnication.

Mr. le Docteur Holländer (Berlin). «Le traitement du lupus erythematodes par la cure de quinine et teinture de iode».

Discussions.

MM. les Docteurs Juan de Azua, Radcliffe Crocker, Von Düring
Allan Jamieson, Hogzman, Pardo Regidor, Allen, et Holländer.

Communication.

Doctores Juan de Azua y Cl. Sala y Pons (Madrid.) «Nécrobioses
cutanées primitives par stase capillaire».

Discussions.

MM. les Docteurs Mello Breyner et Tarnowsky.

Communications.

Mr. le Docteur W. Dubreuilh (Bordeaux). «Traitement de l'Acné
hypertrophique».

Mr. le Docteur Chas. Warenne Allen (New York). «Sur la valeur
de la radiothérapie dans les maladies de la peau et dans les cancers
cutanés».

Discussions.

Mr. le Docteur Allan Jamieson.

Communications.

Doctores Cesar Comas y Agustin Prió (Barcelona). «Consideraciones generales sobre Röntgenoterapia».

SÉANCE DU 29 AVRIL.

Rapports.

«Les purpuras». Rapporteurs: MM. les Docteurs W. Allan Jamieson (Edinburgh), Louis Török (Budapest) et Juan de Azua (Madrid).

«La contagiosité de la lèpre, principalement dans l'Europe centrale». Rapporteurs: Mr. le Docteur Zambaco Pacha (Constantinople).

Communications.

Doctor Jaime González Castellano (Jávea). «De la lepra en España;
su profilaxis».

Discussions.

MM. les Docteurs Von Düring, Pardo Regidor, Peppo Acchioté,
Seras, Buylla, Balvey Bas, Hogzman et Azua.

Communications.

Mr. le Docteur Leredde (Paris). «Pathogénie des hématodermites».

Mr. le Docteur James Nevins Hyde (Chicago). «Examen récent des cas de blastomycose constatés chez l'homme».

Doctores Juan de Azua y Cl. Sala y Pons (Madrid). «Pseudo-épitheliomas cutanés».

Discussions.

Doctor Antonio Pardo Regidor.

Communications.

Doctor Pelayo Vilanova Masanet (Barcelona). «La mycosis fongoïde maladie infectieuse».

Doctor Arturo Buylla y Alegre (Oviedo). «La pelagra en Asturias. Boceto monográfico».

Mr. le Docteur Kispert (Reutti). «Dermato-thermographie».

Doctor M. Balvey Bas (Blanes). «Dermatosis estreptocócicas».

Mr. le Docteur Vincenzo Arena (Valguarnera). «Nuova cura rapida delle tricofizie ribelli ai comuni trattamenti».

VOLUME VIII

SÉANCE DU 24 AVRIL

Rapport.

«Décès post-opératoires». Rapporteurs: MM. les Docteurs José Ribera y Sans (Madrid), et Davide Giordano (Venezia).]

Discussion.

Doctores Tiburcio Alarcón, Ustáriz, Ribera y Ortiz de la Torre.

Communications.

MM. les Docteurs E. Beltrami et G. Reynaud (Marseille). «L'anesthésie générale au protoxyde d'azote».

Doctor Alejandro San Martín (Madrid). La insuflación en la anestesia general por el éter ó por el cloroformo.

Doctor José Spreáfico (Madrid). «Contribución á la práctica de la anestesia quirúrgica por medio de la cocaina en inyecciones raquidianas subaracnoideas».

Discussion.

MM. les Docteurs Barragán, Costa Alemão, Reclus, Wohlgemuth, Lozano et Spreáfico.

Communications.

Mr. le Docteur M. da Costa Alemão (Coimbra). «Note sur l'anesthésie chirurgicale par la cocainisation intra-arachnoïdienne».

Doctor Ricardo Lozano Monzón (Zaragoza). «152 malades anasthésiés par la rachicocainisation».

Mr. le Docteur Reclus (Paris). «Emploi de la cocaine en chirurgie générale».

Doctor Tadeo Martínez Cobos (Zarza la Mayor). «El Triplexol; nuevo antiséptico.

Mr. le Docteur Marius Claudius (Copenhague). «Erfahrungen über Jodkatgut».

Doctor Vicente Sagarra (Valladolid). «Action hémostatique du coton hydrophile, appliqué sur les superficies sanglantes, sous forme de

legère couche, rendue adhérente et imperméable, au moyen de dou-
ces pressions».

Doctores Antonio Morales Pérez, Puchol Camps y Carcasona (Barcelona). «Nouveaux procédés pour mesurer la profondeur ou se trouvent logés les projectiles et d'autres corps étrangers à l'organisme
humain, au moyen de la radioscopie».

Mr. le Docteur Eugen Holländer (Berlin). «La cautérisation sans
contact avec l'air suréchauffé».

Doctor Antonio Morales Pérez (Barcelona). «Inyectador de gases
antisepticos. Nuevo aparato.»

Mr. le Docteur Schmeltz (Nice). «L'air chaud en chirurgie et ther-
mo-insufflation».

Doctor R. Martín Gil (Málaga). «Termo-sifón y esterilizador rápido núm. 5.

Doctor Antonio Morales Pérez (Barcelona). «La Electro-termo-
eterización».

Doctor Antonio Morales Pérez (Barcelona). «La termo-eterización
como medio de calcular la resistencia de un enfermo para las consecuencias del acto quirúrgico».

Mr. le Docteur M. Silbermark (Wien). «Le plombage des os selon
la méthode du Professeur de Mosetig-Moorhof».

Discussion.

MM. les Docteurs Alejandro San Martín, Sonnenburg et Silbermark.

Communication.

Mr. le Docteur Segale (Genova). «Sulla chirurgia dello stomaco».

SEANCE DU 25 AVRIL

Rapport.

«Indications de l'intervention chirurgicale dans les affections de
l'estomac». Rapporteurs: MM. les Docteurs S. Cardenal (Barcelona),
Henri Hartman (Paris) et Andrea Ceccherelli (Parma).

Discussion.

MM. les Docteurs Doyen, Lozano, Morales, Ceccherelli, Sonnenburg, J. Bravo, Giordano, Marín Perujo, Ortiz, Camero, Petersen,
Rivera, Ustáriz, Cardenal, Giordano, Ribera y Jiménez.

Commmuunications.

Doctor E. Areilza y Arregui (Bilbao). ›Algunas consideraciones sobre la reparación ósea. Examen de piezas clínicas y experimentales».

Mr. le Docteur Louis Mencière (Reims). Application de mon ostéotome Revolver à la chirurgie osseuse et articulaire.

Doctor Juan Vendrell (Barcelona). «Superioridad terapéutica del «massage» y movilización en las fracturas».

Doctor José Spreáfico (Madrid). «Del tratamiento de las fracturas por la movilización y el massaje».

MM. les Docteurs Remy (Paris) et Peugniez (Amiens). «De la nécessité d'un indicateur à rayons X pour l'extraction des corps étrangers. Nouvel appareil et expériences et observations personnelles».

Mr. le Docteur Leone Levi (Genova). «Le applicazioni del microendoscopio nella pratica chirurgica».

Mr. le Docteur G. B. Segale (Genova). «Il lavoro chirurgico nell'Ospedale S. Andrea Apostolo in Genova».

Mr. le Docteur A. Le Dentu (Paris). «Les causes des décès postopératoires».

Mr. le Docteur E. Loumeau (Bordeaux), «Plan opératoire portatif à volume réduit (remplaçant les tables à opérations)».

Doctor A. Suárez de Mendoza (Madrid). «Moyen rapide et simple pour stériliser tous les instruments de chirurgie à la température ambiante».

Doctor Nicolás M. Cirajas (Madrid). ‹Conducta del médico de guardia de las casas de socorro en los grandes traumatismos de las extremidades.»

Doctor J. Muñoz y Atienza (Guadalajara). «Del carbunco».

Doctor José Nevada del Campo (Castro Urdiales). «Tratamiento quirúrgico racional del ántrax.»

Doctor L. Cardenal y Pujols (Barcelona). «Un caso de pseudoleucemia ó adenia con presentación de preparaciones».

Mr. le Docteur H. Morestin (Paris). «Traitement opératoire des tuberculoses cutanées».

Mr. le Docteur Spiro Clado (Paris). «Traitement des tuberculoses accessibles par le chauffage».

Doctor Antonio Morales Pérez (Barcelona). «Relación patológica entre el reumatismo y el cáncer».

Doctor Alejandro San Martín (Madrid). «Excisión esfenoidal de dentro á fuera en la extirpación del ganglio de Gaserio».

Doctor José González Hernández (Salamanca). «El cáncer en Salamanca».

Discussion.

Doctor Segarra.

Communications.

Mr. le Docteur Hans Leyden (Berlin). «Bericht über die spanische Krebssammelforschung».

Doctor Ramón Jimenez (Madrid). «Exposición de casos clínicos de cirugía cráneo-encefálica».

Mr. le Docteur H. Morestin (Paris). «Reposition cosmétique du pavillon de l'oreille».

Mr. le Docteur J. Sánchez de Silvera (Nantes). «Cuerpos extraños en las vias respiratorias superiores».

Doctor Manuel Hernándo de la Cruz (Retortillo). «Cirugía de las vias respiratorias por introducción de cuerpos extraños».

Mr. le Docteur H. Morestin (Paris). «Opérations cheiloplastiques».

Doctor Vicente Sagarra Lascurain (Valladolid). «Un nuevo procedimiento de autoplastia para restablecer la movilidad de la mandíbula en los casos de anquilosis por retracción cicatricial de los tegidos de la cara profunda del carrillo y porción correspondiente del vestíbulo».

Discussion.

Doctor Barragán.

SÈANCE DU 27 AVRIL

Communications.

Doctor Alejandro San Martín (Madrid). «La queiloplastia por deslizamiento desigual de piel y de mucosa».

Mr. le Docteur Truman W. Brophy (Chicago), «Demostraciones plásticas de uranoplastia».

Mr. le Docteur Koujouharoff (Sophia). «Zwei Fälle von verschluckten Blutegeln von denen der eine sich im Oesophagus, der andere in der Trachea festgesetzt hatten».

Mr. le Docteur Koujouharoff (Sophia). «Zwei Fälle von Rhinoplastik».

Doctor Ramón Jiménez (Madrid). «Sobre el procedimiento de elección en la tiroidectomia».

Mr. le Docteur J. L. Faure (Paris). «Sur la chirurgie du médiastin postérieur».

Mr. le Docteur A. M. Petroff (Sophia). «Un cas rare de plaie pénétrante de l'abdomen et de la poitrine par poignard».

Mr. le Docteur Jules Finck (Kharkoff). «Problème de la réduction absolue de la bosse spondylitique».

Doctor Alejandro San Martin (Madrid). «Resección romboidal del tórax en la toracoplastia».

Doctor J. Ortiz de la Torre (Madrid). «Quistes quilosos intraparietales del vientre».

Mr. le Docteur Delaunay (Paris). «Hyperplasie hipertrophique du pylore simulant une tumeur maligne. Gastroentérostomie. Résultats éloignés».

Doctor Juan Bravo y Coronado (Madrid). «El estómago en forma de reloj de arena y su tratamiento quirúrgico».

Doctor Ramón Jiménez (Madrid). «La gastrectomía en el carcinoma gástrico».

Doctor José Ribera y Sans (Madrid). «Algunas consideraciones acerca de una serie de quince gastrectomías».

Doctor J. Ortiz de la Torre (Madrid). «La gastro-enterostomia en la estrechez pilórica y la perfección posible en sus resultados».

Doctor Juan Bravo y Coronado (Madrid). «Varios casos de pilorectomia por tumor pilórico».

Doctor Antonio Morales Pérez (Barcelona). «Delirio en determinadas oclusiones intestinales por absorción probable de toxinas».

Doctor Juan Bravo y Coronado (Madrid). «Algunas observaciones de cirugía del bazo».

Doctor J. Ortiz de la Torre (Madrid). Quistes hemáticos del hígado y del bazo».

Mr. le Docteur Nicolas Senn (Chicago). «The surgical treatment of traumatic hemorrhage of the Spleen».

Doctor Giovanni Masnata (Pavia). «Emostasi, resezioni e suture del fegato».

SEANCE DU 28 AVRIL.

Communications.

Doctor S. Cardenal (Barcelona). «La colecisto-gastrotomia y su perfecta tolerancía funcional».

Mr. le Docteur Ph. Bockenheimer (Berlin). «L'herniotomie d'après Bassini, de la Clinique de Bergmann de Berlin, avec modèles plastiques de cinq différents actes de cette opération».

Mr. le Docteur Otto V. Lassen (Randers). «La cure radicale des hernies crurales».

Doctor J. Ortiz de la Torre (Madrid). «Nuevo procedimiento de obliteración de las hernias inguinales. Plegamiento de la aponeurosis del oblícuo».

Doctor J. Ortiz de la Torre (Madrid). «Obliteración de las hernias. Procedimientos de elección y resultados».

Mr. le Docteur H. Morestin (Paris). «De la cure esthétique des hernies».

Doctor J. Ortiz de la Torre (Madrid). «Epiploitis como complicación de la resección del epiplón en las hernias».

Mr. le Docteur Nehrkorn (Heidelberg). «Colostomie bei Colitis ulcerosa chronica».

Doctor Alejandro San Martín (Madrid). «Colostomia valvular post-iliaca y cateterismo rectal retrógrado».

Mr. le Docteur A. Moulonguet (Amiens). «Sur le traitement de l'anus contre nature».

Discussion.

Mr. le Docteur Giordano.

Communications.

Doctores César Comas et Agustín Prió (Barcelona). «Algunas cuestiones fundamentales relativas al diagnóstico de los cálculos del riñón por los rayos Roentgen».

Mr. le Docteur R. Harvey Reed (Rock Springs). «Anchoring the Kidney».

Doctor Antonio Morales Pérez (Barcelona). «Nueva sonda exploradora y evacuadora de la vejiga urinaria».

Doctor Heliodoro Fernández (Pontevedra). «La litoquimia y el litoquimior».

Mr. le Docteur Gerolamo Gatti (Modena). «Sezione del dotto deferente ed anastomosi intestinale. Ricerche sperimentali».

Mr. le Docteur Gerolamo Gatti (Modena). «Une nouvelle méthode d'histéropessie funicolo-abdominale».

Mr. le Docteur E. Delaunay (Paris). «De l'incision transversale dans les opérations sur le rein».

Doctor Alejandro San Martín (Madrid). «De la emasculación por colgajo escrotal».

Doctor Alejandro San Martín (Madrid). «Colgajo hipogástrico en la operación del epispadias».

Doctor Ricardo Lozano Monzon (Zaragoza). «Coxa vara doble».

SÉANCE DU 29 AVRIL

Communications.

Doctor Tiburcio Alarcón y Sánchez-Muñoz (Santiago). «Rasgos generales de las cojeras; diagnóstico, pronóstico y tratamiento de las mismas».

Mr. le Docteur H. Morestin (Paris). «Désarticulation interilio-abdominale et amputation intrailiaque».

Mr. le Docteur Alessandro Codivilla (Bologna). «Mezzi correttivi, di compenso e di protesi negli accorciamenti reali degli arti inferiori».

Doctor Alejandro San Martín (Madrid). «Estudio crítico de las amputaciones osteoplásticas».

Discussion.

Doctor Lozano.

Communications.

Doctor J. Ortíz de la Torre (Madrid). «Sutura de la artería femoral.»

Mr. le Docteur A. M. Petroff (Sofía). «Un cas d'anévrysme artério-veineux traumatique de l'artère et de la veine axillaire, guéri par extirpation du sac anévrysmal».

Doctor Alejandro San Martín (Madrid). «Anastomosis arterio-venosas».

Doctor Ricardo Lozano Monzón (Zaragoza). «Traitement des pieds bots».

Mr. le Docteur A. M. Petroff (Sofía). «Le traitement chirurgical de la syndactylie par un procédé nouveau».

Mr. le Docteur Paul Archambaud (Paris). «Le traitement des tumeurs blanches par la mécanothérapie».

Mr. le Docteur William Thomas (Birmingham). «On the treatment of Hallux Vulgus and Hammer Toe».

Doctor Enrique Areilza (Bilbao). «Del ambiente nutritivo de los huesos en los muñones de los amputados».

Doctor Enrique Areilza (Bilbao). «Pseudo-artrosis eburnea».

Doctor Enrique Areilza (Bilbao). «Valor patogénico y terapéutico de la interposición muscular».

Doctor Alejandro San Martín (Madrid). Excisión esfenoidal en la extirpación del ganglio de Gaserio.

Doctor Barragán (Madrid). «Sarcoma del maxilar superior; resección total; curación, reintegración de su función por la prótesis consecutiva.»

Mr. le Docteur Princeteau (Bordeaux). «Nouveau procédé opératoire pour la cure radicale de l'ongle incarné.»

Mr. le Docteur Truman W. Brophy (Chicago). «Traitement chirurgical de fissures congénitales du palais des jeunes enfants.»

Mr. le Docteur Julio Franchini (Porto). «Note sur le traitement post-opératoire des fistules vésico-vaginales par le drainage permanent et l'irrigation intermittente du vagin et de la vessie.»

Doctor Francisco Alemany (Teruel). «De la intervención quirúrgica en los grandes traumatismos de las extremidades.»

Mr. le Docteur Hennecart (Sedan). «Péritonite tuberculeuse à forme ulcéreuse, traitée par la laparotomie, guérison datant de cinq ans.»

Mr. le Docteur Hennecart (Sedan). «Sur une greffe du nez par la méthode italienne modifiée.»

Mr. le Docteur Broeckaert (Gand). «Sur la valeur éloignée des injections de paraffine solide en chirurgie.»

Doctor José Bellver (Madrid). «Ciencia de las curaciones sin dolor.»

Doctor Pinós (Pamplona). «Reseña de un instrumento para practicar con facilidad y perfección la sección de los huesos, en la disección de la rodilla.

Doctor J. Ortiz de la Torre (Madrid). «Presentación de un instrumento para efectuar la coprostasia en las operaciones sobre los intestinos; pinza de coprostasia ó coprostato.»

B) SECTION D'UROLOGIE

SEANCE DU 24 AVRIL

Rapport.

«Résultats éloignés de l'intervention chirurgicale dans les tumeurs malignes du rein». Rapporteurs: MM. les Docteurs Rafael Mollá (Valencia) et Albarrán (Paris).

Discussion.

MM. les Docteurs Loumeau, Albarrán, Tousson.

Communication.

Mr. le Docteur Alfred Pousson (Bordeaux). «Intervention chirurgicale dans les néphrites médicales chroniques».

Discussion.

MM. les Docteurs Desnos et Pasteau.

Communication.

Doctor Suàrez de Mendoza (Madrid). Une observation d'hématurie rénale sans lésions apparentes».

Discussion.

MM. les Docteurs Albarrán, Pousson, Suárez de Mendoza et Giordano.

Communications.

Mr. le Docteur Albarrán (Paris): «Sur l'hidronéphrose intermittente».

Mr. le Docteur G. Gatti (Modena). «Nefrotripesi digitale (Perforation rénale digitale)».

Discussion.

Mr. les Docteurs Bartrina et Albarrán.

Communication.

Mr. le Docteur Loumeau (Bordeaux). «Hidro-Pérynéphrose calculeuse».

Discussion.

Mr. le Docteur Albarrán.

SÉANCE DU 25 AVRIL

Rapport.

«Valeur comparative des moyens actuellement à notre disposition pour apprécier l'état fonctionnel du rein». Rapporteurs: MM. les Docteurs Albert Hogge (Liège), et Albarran (Paris).

Discussion.

Mr. le Docteur Texo.

Communication.

Mr. le Docteur Nitze (Berlin). «Nouvelle méthode de cathéterisme uréteral».

Discussion.

Mr. le Docteur Albarran.

Communications.

Mr. le Docteur Cathelin (Paris). «Résultats cliniques de la séparation endovésicale des urines avec le diviseur gradué».

Mr. le Docteur Luys (Paris). «De la méthode de la séparation de l'urine des deux reins dans la vessie».

Mr. le Docteur Pasteau (Paris). «Valeur du cathétérisme urétral».

Discussion.

MM. les Docteurs Posner, Cathelin, Luys, Hartmann, et Albarran.

Communication.

Mr. le Docteur Fort (Paris). «Traitement des rétrécissements urétraux et œsophagiens par l'électrolyse linéaire».

Discussion.

MM. les Docteurs Bartrina, Fort, Albarran, Pasteau et Suarez de Mendoza.

SÉANCE DU 27 AVRIL

Communications.

MM. les Docteurs Motz et P. Denis. (Paris). «Contribution à l'anatomie pathologique des cystites aiguës».

M. le Docteur Barthélemy Guisy (Athènes). «Des corps étrangers vésicaux. Extraction d'un fœtus de trois mois de la vessie d'une femme atteinte d'une grossesse extra-utérine tubaire».

Discussion.

MM. les Docteurs Howard A. Kelly et Barthélemy Guisy.

Communications.

Mr. le Docteur Barthélemy Guisy (Athènes). «Perméabilité congénitale de l'ouraque chez deux personnes de 32 et 60 ans.

Mr. le Docteur Howard A. Kelly (Baltimore). «Cathétérisme des urétères».

Discussion.

MM. les Docteurs Suárez de Mendoza et Pousson.

Communication.

MM. les Docteurs J. M. Bartrina (Barcelona) et B. Motz (París). «Sobre los abscesos del periné y las infiltraciones de orina».

Discussion.

MM. les Docteurs Albarrán et Pousson.

Communications.

Doctor Suárez de Mendoza (Madrid). «Deux opérations de taille hypogastrique».

Mr. le Docteur Léon Imbert (Montpellier). «Piles portatives pour éclairage médical».

Doctor Lluria (Madrid). «Presentación de un separador de orina».

Discussion.

Mr. le Docteur Cathelin.

SEANCE DU 28 AVRIL

Communication.

Mr. le Docteur Desnos (Paris). «Traitement des **gros calculs vési-caux**».

Discussion.

Mr. le Docteur Giordano (Venezia).

Communication.

Mr. le Docteur Gino Lasio (Milano). «Sul processo di guarigione delle incisioni termogalvaniche della prostata (operazione Bottini)».

Discussion.

MM. les Docteurs Frank et Texo.

Communication.

Mr. le Docteur Desnos (Paris). «Traitements chirurgicaux de l'hypertrophie prostatique».

Discussion.

MM. les Docteurs Frank et Albarrán.

Communication.

Mr. le Docteur Luys (Paris). «Diagnostic et traitement uréthroscopique des urétrhites chroniques».

Discussion.

Mr. le Docteur Frank.

Communications.

Mr. le Docteur Desnos (Paris). «Résultats durables du traitement des rétrécissements de l'urèthre».

Doctor Mollá (Valencia). «Quiste hidatídico del riñón».

Mr. le Docteur Luys (Paris). «Nouveau caléfacteur électrique de la prostate».

Mr. le Docteur F. Cathelin (Paris). «Résultats cliniques des injections épidurales en Urologie».

SEANCE DU 29 AVRIL

Communications.

Mr. le Docteur Alfred Pousson (Bordeaux), «De la cure radicale de l'hypertrophie de la prostate».

Mr. le Docteur Segale (Génova). «Contributo alla estirpazione perineale della prostata».

Discussion.

MM. les Docteurs Albarrán et Texo.

Communication.

Doctor Ricardo Varela (Madrid). «Fantoma para la demostración de la inversión de las imágenes cistoscópicas».

Discussion.

MM. les Docteurs Suárez de Mendoza, Pasteau et Varela.

Communications.

Mr. le Docteur Pasteau (Paris). «Appareil de mesure pour l'élimination du bleu de méthylène».

Doctor Ramón Camiña (Bilbao). «Cistoscopia y cateterismo de los uréteres desde el punto de vista óptico».

Doctor José Pagés (Barcelona). «De la Uretrotomia interna practicada sistemáticamente sin sonda permanente».

Doctor José Corzanego y Mandia (Valencia). «Uretroscopia»

Mr. le Docteur Clado (Paris). «L'opération de la prostatectomie. Ses indications».

Mr. le Docteur Clado (Paris). «Indications générales de l'intervention chirurgicale dans l'hypertrophie et dans la tuberculose de la prostate».

Mr. le Docteur Ramón Guiteras (New York). «La técnica de la prostatectomia y consideraciones sobre la preparación y tratamiento post-operatorio del enfermo».

VOLUME IX

SEANCE DU 24 AVRIL

Rapport.

«Traitement chirurgical des affections des voies lacrimales». Rapporteurs: MM. les Docteurs Castresana y Goicoechea (Madrid), et de Lapersonne et Rochon-Duvigneaud (Paris).

Discussion.

MM. les Docteurs Lagrange, Blanco, Terson, Jocqs, Santos Fernández, Würdemann, Dor, Suárez de Mendoza, De Caralt, Paul Bloch, Antonelli, Gad, Menacho, Barraquer, Sanz Blanco, Jessop, Márquez, Wieden Portillo et Castresana.

Communications.

Doctor José Barraquer y Roviralta (Barcelona). «Anatomía del fon do orbitario y del seno cavernoso (con proyecciones)».

M. le Docteur Juan Santos Fernández (Habana). «De la disposición anatómica del canal nasal en el negro, que explica su menor predisposición á las afecciones de las vías lagrimales».

SEANCE DU 25 AVRIL

Rapport.

«Nécessité de l'unification des échelles optométriques». Rapporteurs: MM. les Docteurs Landolt (Paris), Jacinto de las Cuevas y Pulido (Madrid) et José Presas (Barcelona).

Discussion.

MM. les Docteurs Antonelli, Jessop, Lagrange, Blanco, Sánchez-Aguilera, Márquez, De las Cuevas et Menacho.

Communication.

Doctor Tomás Blanco (Valencia). «Esclerectomia».

Discussion.

MM. les Docteurs Santos Fernández et Blanco.

Communication.

Doctor Eduardo Reina (Madrid). «Tratamiento del glaucoma se-
cundario consecutivo á adherencias, anteriores del iris».

Discussion.

MM. les Docteurs Antonelli, Suarez de Mendoza et Menacho.

Communication.

Mr. le Docteur Juan Santos Fernández (Habana). «La 'hemeralopia
y la amaurosis histérica curadas por el suero equino fisiológico.»

Discussion.

MM. les Docteurs Barraquer, Reina et Santos Fernandez.

Communication.

Mr. le Docteur Jocqs (Paris). «De l'opération du strabisme par l'a-
vancement musculo-capsulaire.»

Discussion.

MM. les Docteurs Lagrange, Menacho, Suarez de Mendoza, Blanco
et Jocqs.

Communication.

Doctor Manuel Menacho Peiron (Barcelona). «Concepto clínico del
herpes corneal, el zona oftálmico y la queratitis neuro-paralítica.»

SEANCE DU 27 AVRIL

Rapport.

«Les névrites optiques au cours des infections aigües.» Rapporteurs: MM. les Docteurs Fraucisco Sanz Blanco (Madrid) et Antonelli
(Paris).

Discussion.

MM. les Docteurs Marquez, Sourdille, Santos Fernández, Wicherkiewicz, Blanco, Lagrange, Gradille, Suárez de Mendoza, Baró, Menacho, Barraquer, Reina, Suárez de Mendoza, Barraquer, Antonelli et
Sanz Blanco.

Communications.

Mr. le Docteur Sourdille (Nantes). «Les tumeurs nevrogliques adultes du nerf optique et de la rétine.

Mr. le Docteur Suárez de Mendoza (París). «Quelques considérations au sujet du traitement du strabisme.»

Discussion.

MM. les Docteurs Fage, Lagrange, Jocqs, Terson, Delmiro de Caralt, Lagrange, Menacho, Castresana, et Suárez de Mendoza.

Communication.

Mr, le Docteur B. Wicherkiewicz (Cracovia). «Le glaucome après l'opération de la cataracte.»

Discussion.

MM. les Docteurs Sourdille, Castresana, Reina, Baró, Menacho, Caralt, et Wicherkiewicz.

Communication.

Mr. le Docteur Leroy (Anvers). «L'opération du staphylome total de la cornée».

Discussion.

MM. les Docteurs Blanco, Wicherkiewicz, Lagrange, Baró, et Leroy.

SÉANCE DU 28 AVRIL

Communications.

Mr. le Docteur Albert Terson (Paris). «La classification dermatologique des blépharites ciliaires».

Doctora Doña Trinidad Arroyo de Márquez (Madrid). «Sobre la adrenalina en Oftalmologia».

Discussion.

MM. les Docteurs Reina, Menacho, Gradalle, Mansilla, Barraquer, Sanz Blanco, Terson, Antonelli, Jocqs, et Doña Trinidad Arroyo de Márquez.

Communication.

Mr. le Docteur Fage (Amiens). «Les formes graves de l'épithélioma de la conjonctive».

Discussion.

MM. les Docteurs Terson, et Fage.

Communication.

Doctor Manuel Márquez Rodríguez (Madrid). «Acción local del clorhidrato de codeina sobre el ojo».

Discussion.

Doctores Gradalle, y Márquez.

Communications.

Doctor José Wieden Portillo (Valencia). «Nouveau releveur injecteur».

Doctor José Wieden Portillo (Valencia). «Appareil servant aux irrigations continues dans l'œil aux cas spéciaux de conjonctive et de la cornée».

Doctor José Wieden Portillo (Valencia). «Tratamiento de la conjuntivitis granulosa por medio de la expresión».

Discussion.

Doctores Blanco y Wieden Portillo.

Communications.

Mr. le Docteur Paul Bloch (Ratibor). «Les opérations sur les yeux chez les hémophiles».

Mr. le Docteur Walter H. Jessop (London). «On the prognosis in glioma of the retina after operation».

Mr. le Docteur Galezowski (Paris). «Irido-choroïdite et panophthalmie avec névrite optique dans une méningite cérébro-spinale gonnococcique».

Doctor José Barraquer y Roviralta (Barcelona. «Projections».

SÉANCE DU 29 AVRIL

Rapport.

«Investigations sur l'action des médicaments sur la pupille, l'accomodation et la tension intra-oculaire». *Rapporteur:* Doctor Manuel Márquez Rodriguez (Madrid).

Discussion.

Doctores Blanco, Gradalle, y Márquez.

Communication.

Doctor Pedro Zapatero Vicente (Madrid). «Etiología y profiláxis del tracoma».

Discussion.

MM. les Docteurs Santos Fernández, Reina et Zapatero.

Communications.

Mr. le Docteur Felix Lagrange (Bordeaux). «Kiste congénital de l'orbite avec microphthalmie (Angiome kystique)».

Doctor Sinforiano García Mansilla (Madrid). «Tratamiento de la queratitis supurada con hipopion por las inyecciones subconjuntivales de azul de metilo».

Discussion.

MM. les Docteurs Sanz Blanco, Castresana, Santos Fernández, Reina, Gradalle, De Caralt, Lagrange, Sánchez-Aguilera, Menacho, Barraquer, Antonelli, et Mansilla.

Communication.

Mr. le Docteur Albertotti (Modena). «Abassamento della cataratta: considerazioni, metodo ed istrumenti».

Discussion.

Doctor Menacho.

Communications.

Doctor José Barraquer y Roviralta (Barcelona). «Ingertos adiposos».

Doctor Manuel Burch y Solanich (Gerona). «Curación del triquiasis y entropión total ó parcial por electrolisis del párpado».

Discussion.

Doctor Castresana.

Communications.

Doctor Delmiro de Caralt (Barcelona). «Epitelioma epibulbar plano. Enucleación. Extenso epitelioma de la cara. Curación».

Doctor Tomás Blanco (Valencia). «Modificación al procedimiento de Hasner para la restauración del ángulo palpebral externo».

Doctor Baró (Madrid). «Le Jéquirity dans le traitement de certaines formes de tracomes et de kératites».

Discussion.

MM. les Docteurs Vidaur et Menacho.

Communications.

Doctor Nadal May Losada (Madrid). «Tratamiento de las afecciones de las vías lagrimales».

Mr. le Docteur Suárez de Mendoza (Paris). «Présentation d'instruments».

Mr. le Docteur Suárez de Mendoza (Paris). «La suture de la cornée dans l'opération de la cataracte».

Doctor Manuel Gradalle (Coruña). «Contribución al estudio de las infecciones orbito-oculares de origen dentario».

Mr. le Docteur Aubaret (Bordeaux). «Présentation d'appareils électriques destinés à l'exploration de l'œil: Orthoscopes».

Mr. le Docteur Emilio Vitali (Bari). «Non piu cataratte secondarie in seguito alle operazioni di cataratte mature e non mature col metodo Vitali».

Mr. le Docteur Emilio Vitali (Bari). «Non piu tagli nella cornea per evacuare il pus dalla camera anteriore nel cherato-ipopion».

Mr. le Docteur Dianoux (Nantes). «Dans quelles limites l'énucléation préventive met-elle à l'abri de l'ophtalmie sympathique»?

Mr. le Docteur Rutten (Liège). «Un cas d'hémiatrophie faciale gauche».

Mr. le Docteur Georges J. Bull (Paris). «L'asthenopie accomodative de Donders».

Doctor Miró (Barcelona). «Presentación de su tijera para cantoplastia».

Doctor S. G. Corpas (Madrid). «Procedimiento de cateterismo permanente de la vía lagrimal».

VÓLUME .X

SEANCE DU 24 AVRIL

Rapport.

«Etude anatomique et clinique du cholestéatome». *Rapporteur:* Doctor Luciano Barajas (Madrid).

Discussion.

MM. les Docteurs Villa, Suñé y Molist, Botella, Segura, Botey, Forns, Poli et Politzer.

SEANCE DU 25 AVRIL.

Rapport.

«Les causes de la surdi-mutité». Rapporteur: Mr. le Docteur Cas tex (Paris) et Schmiegelow (Copenhague).

Discussion.

MM. les Docteurs Forns, Botey, Poli, Chavanne, A. de Lins et Castex.

Communications.

Mr. le Docteur Gutzmann (Berlin). «Ueber die Athmung der Taubstummen beim Sprechen».

Mr. le Docteur Poli (Genova). «Sulla diffusione endocranica dei processi otitici tubercolari».

Mr. le Docteur Poli (Genova). «Presentación de un diseño megaloscópico del temporal para ver por transparencia las relaciones de la caja timpánica y del antro con los gruesos vasos».

Mr. le Docteur Quevedo (México). «La ponction réglée de l'antre mastoïdien».

Discussion.

Doctores Forns, Segura, Cisneros, y Quevedo.

SEANCE DU 27 AVRIL

Comunication.

Mr. le Docteur A Politzer (Wien). «L'anatomie pathologique et diagnostic des processus adhésives dans la caisse du tympan avec démonstration de pièces anatomiques».

Discussion.

MM. les Docteurs Moure et Politzer.

Communication.

Doctor Forns y Romans (Madrid). «Terminaisons nerveuses dans la membrane tympanique et dans la muqueuse de la caisse».

Discussion

MM. les Docteurs Gradenigo et Politzer.

SEANCE DU 28 AVRIL

Communication.

Mr. le Docteur Segura (Buenos Aires). «La obliteración artificial de la trompa de Eustaquio como medio de evitar las infecciones de la caja, de origen nasofaríngeo, en los casos de pérdida total ó casi total ca de membrana timpánica».

Discussion.

Doctores Compaired, Forns, Botella, Portela, Barajas y Segura.

Communication.

Doctor Castañeda (San Sebastián). «Celulitis del grupo supero-anterior de la cresta del temporal».

Discussion.

Doctores Forns y Suñé.

Communication.

MM. les Docteurs Lannois et Chavanne (Lyon). «Etiologie de la surdi-mutité».

SEANCE DU 29 AVRIL

Rapport.

«Traitement consécutif aux opérations endo-auriculaires». Rapporteurs: Mr. les Docteurs Botey (Barcelona) et Lermoyez (Paris).

Discussion.

Doctor Cisneros.

Communications.

Mr. le Docteur Suarez de Mendoza (Paris). «Présentation d'instruments».

Doctor Faustino Barberá (Valencia). «Un caso de sordomudez
gripal».

Discussion.

MM. les Docteurs Suñé et Suarez de Mendoza.

Communication.

Doctor Pérez Moreno (Madrid). «Presentación de un aparato para
el tratamiento de las otorreas».

Mr. le Docteur Bossio. «Histología de los pólipos de oidos».

Doctor P. López. Peláez (Granada). «Morfología y topografía del
labirinto».

Mr. le Docteur Theodor Heiman (Varsovie). «La paracentèse dans
les otites moyennes aiguës».

Mr. le Docteur Edmund D. Spear (Boston). «A new undulatory
theory of Sound Synopsis of Phisics of the Conchoid Euwe (of Nicomedes)».

Mr. le Docteur Leone Levi (Genova). «Sulle applicazioni del microendoscopio all'oto-rino-laringoiatria».

Mr. le Docteur Dionisio (Torino). «La photothérapie dans les otites
moyennes purulentes chroniques».

B) SECTION DE RHINO-LARYNGOLOGIE

SEANCE DU 24 AVRIL

Rapport.

«La Rhinitis atrophique est-elle toujours de nature autoctone?—
Nécessité d'établir exactement son diagnostic pour fixer son traite-
ment». Rapporteurs: MM. les Docteurs E. J. Moure (Bordeaux) et L.
Peláez (Granada).

Communication.

MM. les Docteurs Moure et Brindel (Bordeaux). «Résultats des injections de paraffine faites sous la muqueuse pituitaire chez 70 malades atteints de coryza atrophique ozénateux type»,

Discussion.

MM. les Docteurs Broeckaert, Botey, Compaired et Moure.

SEANCE DU 25 AVRIL

Communication.

Mr. le Cocteur Cuvillier (Paris). «Traitement des végétations adé-noïdes chez les nourrissons».

Discussion.

MM. les Docteurs Compaired, Cisneros, Uruñuela, Moure, Segura, Castex, Mignon, Portela et Cuvillier.

Communication.

Mr. le Docteur Maurice Mignon (Nice). «Emploi du diapason dans l'exploration des cavités osseuses de la face».

Discussion.

MM. les Docteurs Botella, Suarez de Mendoza et Mignon.

Communications.

Doctor Celestino Compaired (Madrid). «Neurastenia y pseudofobias de origen intranasal».

Mr. le Docteur Broeckaert (Gand). ‹De la prétendue vulnérabilité du muscle crico-aryténoïdien postérieur. Examen critique de la loi de la paralysie abductrice primitive›.

Discussion.

MM. les Docteurs Castex et Broeckaert.

SEANCE DU 27 AVRIL

Rapport.

‹Die Aetiologie der Ozaena». Rapporteur: Mr. le Docteur W. Freudenthal (New York).

Communication.

Mr. le Docteur Ignazio Dionisio (Torino). «La photothérapie dans l'ozène›.

Discussion.

MM. les Docteurs Gradenigo et Freudenthal.

Communications.

Doctor Eustasio Uruñuela (Madrid). «Ectasia de la arteria faringea inferior».

Discussion.

Doctores Cisneros, Barajas, y Uruñuela.

Communications.

Mr. le Docteur A. Castex (Paris). «Polypes du Larynx. Observations et technique opératoire».

MM. les Docteurs H. Cuvillier et Vassal (Paris). «La valeur de l'adrénaline en Rhino-Laryngologie».

SEANCE DU 28 AVRIL

Rapport.

L'intervention chirurgicale dans toute espèce de cancer laryngé et dans toutes ses phases ou périodes est-elle convenable au point de vue médico-social?». *Rapporteur:* Doctor Ramón de la Sota y Lastra (Sevilla).

Discussion.

Doctores Compaired, Cisneros, Portela, Uruñuela, Forns et Tapia.

Communication.

Mr. le Docteur Louis Fischer (New York). «Die Endresultate der Intubation des Larynx».

Discussion.

Doctor Botella.

Communications.

Mr. le Docteur C. Poli (Génova). «Présentation d'instruments».

MM. les Docteurs Variot et Paul Bruder (Paris). «Stridor laryngé congénital des nourrissons».

Discussion.

Doctor Portela.

Communication.

Mr. le Docteur Albert Rosemberg (Berlin). «Algunas observaciones sobre la paquidermia de la laringe».

Discussion.

Doctores Cisneros y Tapia.

SEANCE DU 29 AVRIL

Communication.

Mr. le Docteur Depierris (Paris). «Le bain nasal.

Doctor Ramón Castañeda (San Sebastián). «Empleo de la adrena
lina en el entubamiento laringeo».

Discussion.

Doctor Gallegos.

Communication.

Doctor Antonio García Tapia (Madrid). «El microscopio en el diagnóstico del cáncer laringeo».

Discussion.

Doctor Uruñuela.

Communication.

Doctor Ernesto Botella (Madrid). «Resultados del tratamiento
quirúrgico del cáncer de laringe».

Discussion.

Doctores Forns y Botella.

Communication.

Doctor Juan Cisneros (Madrid). «Tratamiento endo-laringeo del
cáncer de la laringe».

Discussion.

Doctores García Tapia y Forns.

Communications.

Doctores García Tapia, Suárez de Mendoza et Cisneros (Madrid).
«Présentation d'instruments».

Mr. le Docteur H. von Schrötter (Wien). «Méthodes de dilatation
des rétrécissements profonds de la trachée.»

Doctor Rafael Forns y Romans (Madrid). «Présentation d'une collection de micro-photographies de larynx humain».

Mr. le Docteur Suárez de Mendoza (Paris). «Contribution au diagnostic et au traitement des sinusités de la face».

Mr. le Docteur C. Ziem (Danzig). «Enfermedad de la nariz é infla-
mación del iris».

VÓLUME XI

SEANCE DU 24 AVRIL

Rapport.

«Prothèse bucco-faciale et squelettique». Rapporteurs: MM. les Docteurs Claude Martin (Lyon) et L. Delair (Paris).

Discussion.

MM. les Docteurs Chompret, Roy, Schwartz et Aguilar.

Communications.

Mr. le Docteur Miller (Berlin). «Studies relating to the question of Inmunity in the Human Mouth».

Mr. le Docteur Truman W. Brophy (Chicago). «Anatomical land-marks of special interest to the Dental and Oral surgeon».

Discussion.

MM. les Docteurs Cryer, Brophy, Portuondo, Aguilar, Brown (Milwaukee), Mitchell, Robinson, Weiser.

SEANCE DU 25 AVRIL

(Matin)

(Cliniques dans le département d'Odontologie de la Faculté de Médecine.)

Mr. le Docteur Harlan. «A case of pyorrhea».

Mr. le Docteur Younger. «Treatment of pyorrhea alveolaris».

Doctor Cladera. «Nuevo aparato de extracciones».

Mr. le Docteur W. Mitchell. «Artistic painting of artificial teeth».

Mr. le Docteur Delair. «Prothèse du squelette» et «Nouvelle métho-de prothése velo-palatine».

Mr. le Docteur Martinier. «Appareil pour fractures du maxillaire inférieur» et «Appareils extenseurs du maxillaire».

Doctor Amoedo. «Traitement des dents à pulpe morte».

Doctor Subirana «Nuevas pinzas para hacer coronas».

Mr. Casullo. «Nuevo sistema de dientes artificiales».

Doctor Triviño. «Nuevo sistema de dentaduras artificiales sin cubrir el paladar».

MM. les Docteurs Robinson et Rolland. « Demostración de la administración del sœmnoforme».

SÉANCE DU 25 AVRIL

(Après midi.)

Rapport.

«Nature et traitement de la pyorrhée alvéolaire». *Rapporteur:* Doctor Damians (Barcelona).

Discussion.

Doctor Portuondo.

Communication.

Mr. le Docteur M. H. Cryer (Philadelphia). «The practical teaching of Anatomy in dental Schools».

Discussion.

MM. les Docteurs Miller, Brown, Macfarlane et Cryer.

Communication.

Mr. N. S. Jenkins (Dresden). «A new Porcelain Enamel for Crown and Bridge Work and continous Gum».

Discussion.

MM. les Docteurs Heddy, Jenkins, Proteous, De Trey, Madin, Mitchell, Wetzel, Spaulding et Robinson.

Communications.

Mr. W. Mitchell (London). «Some points to be considered in connection with the extended dental course in the United States».
Mr. W. Kelsey (Marseille). «Phosphor Necrosis».

Discussion.

MM. les Docteurs Daboll, Mitchell, Kelsey et Jenkins.

Communication.

Mr. Wright (Etats-Mnis). «Dawn of an Era in dentristry».

Discussion.

Mr. le Docteur Bryan.

Communication.

Mr. le Docteur Bryan (Bâle). «Prevention dentistry vertus reparation».

Discussion.

MM. les Docteurs Mitchell, Miller, De Trey, Harlan, Millard, Robinson, Wetzel et Bryan.

Communications.

Mr. le Docteur Chompret (Paris). «Glossites superficielles, et en particulier Glossite épithéliale ambulatoire circinée pyogène».

Doctor Losada (Madrid). «Quelques considérations sur un cas très rare de Dentomalatie».

Discussión.

MM. Damians, Muller (Agram) et Amoedo.

Communication.

Doctor Luis Subirana (Madrid). «Corrección de un caso de protrusión de los dientes superiores».

Discussion.

MM. Martinier, Losada et Subirana.

Communications.

Mr. Vincenzo Guerini (Napoli). «L'art dentaire chez les romains et les etrusques».

SEANCE DU 27 AVRIL

(Matin).

(Cliniques dans le Département dentaire de la Faculté de Médecine).

Mr. le Docteur Guye.—«Porcelain inlays».

Doctor Aguilar.—a) «Regularización inmediata».

b) «Uso del Benesol».

Mr. le Docteur de Trey.—«Ejecución de una orificación».

Mr. le Docteur Korbitz.—Incrustaciones de porcelana sistema Jenkins».

Mr. le Docteur Amoedo.—«Articulation des dentiers en rapport avec l'articulation temporo-maxillaire».

Doctor Plet.—«Coronas de caucho para corrección de pequeñas irregularidades».

Mr. le Docteur Younger.—«Tratamiento de la piorrea».

MMr. les Docteurs Rolland et Robinson.—«Administración del somnoformo».

SEANCE DU 27 AVRIL

(Après-Midi).

Communications.

Mr. le Docteur Robinson (Bordeaux). «Comparative notes of the administration of Sœmnoforme by the new methods of Drs. Rolland and Field Robinson with the original technic».

Discussion.

MM. les Docteurs Aguilar, Harding, Cryer, Mitchell et Robinson.

Communications.

Mr. le Docteur S. S. Macfarlane (Francfort s/M). «A case of lingua nigra with Associated Gingivitis».

Mr. le Docteur Albin Lenhardtson (Stockholm). «Contribution to the Chemistry of Dental Cements».

Mr. Zsigmondy (Vienne). «Sur la genèse des fissures intercuspidiennes sur la surface triturante des prémolaires et molaires».

Discussion.

Mr. le Docteur Roy.

Communications.

Mr. le Docteur Rudolf Weiser (Vienne). «Die indicationsstellung in der Zahnheilkunde».

Doctor Aguilar (Madrid). «Prothese of te Skeleton».

Mr. Paul Guye (Genève). «Radiologie dentaire».

Discussion.

Mr. Gaillard.

Communication.

Mr. le Docteur Oscar Amoedo (Paris). Rapport sur «le traitement des dents à pulpe morte».

Discussion.

MM. Losada, Solari, Amoedo et Losada.

Communication.

MM. les Docteurs Cavalié et Rolland (Bordeaux). «Influence d'un anesthésique général (le Sœmnoforme) sur les centres nerveux».

Discussion.

MM. les Docteurs Amoedo et Giuria.

Communication.

Mr. le Docteur Ch. Godon (Paris). «Connaisances que doit posséder
le dentiste pour exercer l'art dentaire, et leur enseigneemnt».

Discussion.

MM. les Docteurs Amoedo, Aguilar, Giuria, Losada, Guerini, Roy,
Delair, Solari et Godon.

Communication.

MM. les Docteurs Bergonié et Dunogier (Bordeaux). «Des rayons X
dans la recherche des appareils de prothèse dentaire».

SÉANCE DU 23 AVRIL

(Matin)

Communications.

Mr. le Docteur E. Schwartz (Nimes). «Quelques considérations sur
les traitements de la carie du 4⁰ degrès.

Mr. le Docteur Terrier (Paris). «Sur la vulgarisation de la prophylaxie des maladies de la bouche».

Mr. le Docteur Tchemodanoff (St. Pétersbourg). Méthodes extrè-
mes du traitement conservateur des dents de lait».

Mr. le Docteur Monnet (Paris). «L'hermophényl; ses aplications en
Stomatologie et en Odontologie».

Mr. le Docteur Giuria (Genova). «L'anestesia nella stomatologia».

Discussion.

MM. Rolland et Solari.

Communication.

Mr. Eduardo Beltrami (Marseille). «Aparato de urgencia para con-
tención de fractura complicada de maxilares superiores de origen
traumático».

Discussion.

Mr. Rolland.

Communications.

Mr. le Docteur Mahé (Paris). «Considerations et recherches expérimentales sur la perméabilité de la dentine».

Mr. le Docteur E. Sauvez (Paris). «Anesthésie locale en Odonto-logie».

Discussion.

MM. Losada, Aguilar, Rolland, Chompret et Sauvez.

Communication.

Doctor Bernardo Sánchez (Madrid). «Caso de histerismo odontál-gico».

Discussion.

Doctor Aguilar.

Rapport.

Doctor Jaime D. Losada (Madrid). «Tratamiento de dientes con pulpa enferma».

Discussion.

MM. Amoedo et Losada.

Communications.

Doctor Tirso Pérez (Madrid). «Trabajos en el horno eléctrico con el Silcrat. Demostración teórico-práctica».

Mr. Rosolino Mela (Génova). «Ortopedia dentale».

Discussion.

MM. V. E. Harlan et Aguilar.

Communication.

Mr. le Docteur Seigle (Bordeaux). «Réparation des dents à pivot montées sur or sans enlèvement du pivot».

Discussion.

MM. les Docteurs Kelsey, Heddy, Robinson, Mitchell, Seigle.

Communications.

Doctor Luis Subirana (Madrid). «Las llamadas estomatitis mercu-riales.

Mr. le Docteur A. Pont (Lyon). «Considérations générales sur la prothèse restauratrice du maxillaire supérieur. Présentation d'un appareil nouveau».

Mr. le Docteur Korbitz (Berlin). «A method of «jumping the bite».

Mr. le Docteur L. Nux (Toulouse). «Contribution à l'étude du traitement de la carie du deuxième degré avancée».

Discussion:

MM. Schwartz, Robinson et Nux.

Communication.

Mr. W. Pfaff (Dresden). «Ueber Unregelmässigkeiten und deren
Regulirung».

Discussion.

MM. Robinson et Korbitz.

Communication.

Doctor Ramón Pons (Barcelona). «El sodio-potasio en el tratamiento de la piorrea alveolar».

Counnications annoncées et non lues.

Doctor Jaime D. Losada (Madrid). «Nuevo apósito para dientes.
con piorrea é importancia de inmovilizarlos».

Doctor Jaime D. Losada (Madrid). «Contribución al estudio de las
fracturas del maxilar inferior».

Mr. G. Mahé (Paris). «Du latin comme langue internationale en
Odonto-Stomatologie».

Mr. G. Mahé (Paris). «Quelques nouvelles méthodes d'analgésie
dentaire».

Mr. A. Pont (Lyon). «A propos d'un cas d'hypertrophie de la pulpe
dentaire».

Doctor Ramón Pons (Barcelona). «Un caso de reabsorción del al-
veolo durante el período de calcificación de los incisivos».

Mr. Ovize (Saint Quentin). «Un nouveau traitement des fistules dentaires».

Mr. J. Fremont Burket (Kingman, Kansas). «Dental education; the
embodiment of the new educational ideal».

Mr. Maingny (Nantes). «Influence néfaste du régime lacté sur la
dentition. Traitement prophylactique et curatif».

Mr. Stepinski (Paris). «Epulis, nature histologique et traitement».

Mr. Siffre (Paris). «Note sur l'anatomie radiculaire dentaire. L'Apex,
le Foramen, le Canal».

Mr. Siffre (Paris). «Note sur la stérilisation des canaux dentaires».

Mr. Siffre (Paris). «Note sur le traitement de la carie dentaire au
3e degrè. Traitement dit momification de la pulpe».

Doctor Jaime D. Losada (Madrid). «Preparación de cavidades é
inconvenientes de su extensión exagerada».

Mr. Pont (Lyon). «Prothèse chirurgicale au moyen des injections de paraffine».

Mr. Chompret (París). «La stomatologie à l'Hôpital St. Louis».

Mr. Kúmmel (Berlin). «Der Zahnarzt Medicinalbeamter».

Mr. Martinier (Paris). «Prothèse médiate. Deux cas types de restauration du maxillaire».

Mr. Martinier (Paris). Contribution à l'étude de la correction des irrégularités des maxillaires».

Mr. Robin (Paris). «Nouveau traitement potentiel de la pyorrhée alveolo-dentaire».

Mr. Robin (Paris). «Démonstration pratique sur la construction et la mise en bouche d'un nouvel appareil de redressement».

Doctor Domingo Casasnovas (Palma de Mallorca). «Legislación dental española en el pasado y en el presente».

Mr. A. Bacque (Limoges). «Phlegmon et nécrose du maxillaire. Responsabilité civile du dentiste».

Mr. Múller (Berlin). «Sollen Seifen zur Mundpflege verwendet werden?».

Mr. F. Cassullo (Genova). «The new system of artificial teeth invented by the american surgeon dentist?».

Mr. E. Touvet-Fanton (Paris). «Technique de l'anesthésie générale mixte par les vapeurs de coryl mélangées à l'air atmosphérique».

Mr. E. Touvet-Fanton (Paris). «Procédé de rétention des appareils à plaque; système rationnel de succion simple en caoutchouc mou».

VÓLUME XII

SECTION D'OBSTÉTRIQUE ET DE GYNÉCOLOGIE

SEANCE DU 24 AVRIL

Rapport.

«Indications de l'hystérectomie dans l'infection puerpérale aiguë».
Rapporteurs: MM. les Docteurs Adolphe Pinard (Paris) et Joaquín
Cortiguera (Santander).

Discussion.

MM. les Docteurs Doyen, Bossi, Murdoch Cameron, Doléris, Queirel, de Mattos, Lapthorn Smith, Suarez de Gamboa, Delaunay, Cortejarena et Pinard.

Communication.

Mr. le Docteur Weisl (Prague). «Présentation de son Tampon-Pré-
servatif».

SEANCE DU 25 AVRIL

(Matin)

Rapport.

«Traitement du placenta previa». *Rapporteurs:* Doctores Candela
(Valencia) et Martín Aguilar (Granada).

Discussion.

MM. les Docteurs Recasens, Bossi, Daniel de Mattos, Genaro Benavides, Enrique López, Murdoch Cameron, Cortejarena, Pinard, Lapthorn Smith, Calderini, Queirel, et Martin.

SEANCE DU 25 AVRIL

(Après-midi)

Rapport.

«La chirurgie conservatrice des lésions annexielles». Rapporteurs:
MM. les Docteurs Hector Treub (Amsterdam), Granville Bantock
(London), M. A. Fargas (Barcelona), et A. Palmer Dudley (New
York).

Discussion.

MM. les Docteurs Lapthorn Smith, Gutiérrez (Chile), Recasens, Doyen, Boursier, Faure, Treub, et Suarez Gamboa.

Communications.

Mr. le Docteur Eliseo Canton (Buenos Aires). «Los tres primeros cortes sagitales practicados en Sud-América en casos de preñeces avanzadas».

Mr. le Docteur Eliseo Canton (Buenos Aires), «Sobre tres fetos acondroplásicos y sus radiografías respectivas».

Mr. le Docteur Eliseo Canton (Buenos Aires). «La radiografía y radiometría aplicadas á la Obstetricia».

SÉANCE DU 27 AVRIL

Rapport.

«Pathogénie et traitement des inflammations chroniques cellulaires et péritonéales de la pelvis». Rapporteurs: MM. les Docteurs J. A. Doléris (Paris) et R. Martin Gil (Málaga).

Discussion.

MM. les Docteurs Faure, Eugenio Gutiérrez (Madrid), Delaunay. Gutiérrez (Chile), Lapthorn Smith et Bétrix.

Communication.

Mr. le Docteur Giovanni Calderini (Bologna). «Du diagnostic précoce de la grossesse extra-utérine».

Discussion.

MM. les Docteurs Lapthorn Smith, Martin Aguilar, Pinard et Calderini.

Communication.

Mr. le Docteur Nicolás Ivanoff (Moscou). «L'étiologie, prophylaxie et le traitement des ruptures de l'utérus pendant les couches».

Discussion.

Mr. le Docteur Pinard.

Communication.

Doctor Policarpo Lizcano (Madrid). «Fecundidad después del le grado».

Doctor Alejandro Planellas y Llanes (Barcelona). «Contra el abuso del raspado uterino».

Doctor Sebastián Recasens y Girol (Madrid). «Tratamiento del cáncer uterino coexistiendo con el embarazo.

Discussion.

MM. les Docteurs Pinard, Cortejarena, Queirel, Martín Aguilar, A. Gutiérrez (Chile), et Recasens.

Communication.

Doctor Antonio Ortega Giménez (Madrid). «De la seroterapia en la infección puerperal aguda con motivo de dos casos de estreptococia puerperal graves de forma difteroide y uno de ellos además con localizaciones séptico-piohémicas».

SEANCE DU 28 AVRIL

Rapport.

«Indications et résultats de l'opothérapie en Gynécologie». Rapporteurs: MM. les Docteurs C. D. Josephson (Stockholm) et Jayle (Paris).

Discussion.

Doctores Gutiérrez (Madrid) y Suárez Gamboa.

Communications.

Doctor Juan Sau Santaló (Camprodón). «Embarazo y asma esencial».

Doctor Juan Sau Santaló (Camprodón). «Locura puerperal tres veces repetida».

Discussion.

Doctor Cortejarena.

Communication.

Mr. le Docteur A. Psaltoff (Smyrne). «Grossesse extra-utérine bilatérale».

Discussion.

MM. les Docteurs Recasens, Genaro Benavides, M. A. Fargas, Gutiérrez (Chile), et Psaltoff.

Communications.

Mr. le Docteur Daniel de Mattos (Coimbra). «Dystocie du col. Détachement spontané du segment vaginal du col».

Doctor P. Nubiola (Barcelona). «L'attitude et la déambulation chez les femmes enceintes».

Doctora Concepción Aleixandre (Madrid). «Breves notas sobre las cardiopatias en la gestación».

Discussion.

Doctor Nubiola.

Communication.

Doctores Enrique López y Vicente Navarro (¡Valencia). «Nuevo procedimiento quirurgico aplicado al tratamiento de las retrodesviaciones uterinas».

Discussion.

MM. les Docteurs Gutiérrez (Chile), Gutiérrez (Madrid), et López.

Communication.

Mr. le Docteur Angel de Linos y Labarga (Ferrol). «Contribución al estudio del alumbramiento fisiológico auxiliado».

Dsicussion.

Doctores Martín Aguilar y Linos.

Communication.

Mr. le Docteur Andrew J. Downes (Philadelphia). «Electrothermic haemostasis in abdominal and pelvic surgery».

Discussion.

Mr. le Docteur Howard A. Kelly.

Communication.

Mr. le Docteur A. Lapthorn Smith (Montréal). «Le cancer de l'utérus».

Discussion.

Mr. le Docteur J. L. Faure.

Communications.

Mr. le Docteur Suárez Gamboa (México). «Tratamiento paliativo del cáncer uterino avanzado».

Mr le Docteur J. A. Rivière (Paris). «Traitement des fibromes et prévention des néoplasmes par la physicothérapie».

Mr. ie Docteur Nicolas Sadoveanu (Constanza). «Suppuration pelvienne chez les femmes».

SÉANCE DU 29 AVRIL

Communications.

Doctor Francisco Domínguez Adame (Sevilla). «Del tratamiento del cáncer uterino».

Mr. le Docteur G. Eustache (Lille). «Diagnostic précoce de la grossesse ectopique».

Mr. le Docteur Delineau (Paris). «Traitement du cas le plus fréquent de la stérilité chez la femme par l'électrolyse».

Doctor Sebastián Recasens (Madrid). «Estudio necrópsico y clínico del vaciamiento pélvico en el carcinoma uterino.

Doctor Mauricio D. Adame (Sevilla). «Veinticuatro histerectomias abdominales. Algunas consideraciones sobre los procedimientos empleados para practicarlas.

MM. les Doctèurs Aubeau et Bandelac de Pariente (Paris). «Pathogénie des fibromes et leur traitement médical».

Doctor Martín Aguilar (Granada). «Ovoriotomia *prepartum:* Contribución al estudio de los quistes del ovario complicados coembarazo».

Doctor A. M. Cospedal Tomé (Madrid). «Trece casos de retroflexión uterina tratados por acortamiento intraperitoneal de los ligamentos redondos y fijación á la pared abdominal».

Discussion.

Doctor López Sancho.

Communications

Mr. le Docteur G. B. Segale (Genova). «Laparo-histeropexie extrapéritonéale dans le traitement du prolapsus et de la rétroflexion de l'utérus».

Doctor Epifanio Ballesteros y Mateo (Madrid). «Un artículo para el Código civil».

Doctor Rodolfo del Castillo (Madrid). «Nuevo modelo de jeringa para inyecciones hipodérmicas ginecológicas».

Doctor Policarpo Lizcano (Madrid). «Cooperación al estudio de las relaciones etiológicas, anatómicas y clínicas de las metritis».

Doctor Policarpo Lizcano (Madrid). «Tres casos de metritis con lesiones papiliformes».

Doctor Claudio Hernández Ros (Murcia). «Procedimiento para simplificar ls técnica de la operación de la fístuia vésico-vaginal».

Mr. le Docteur Spiro Clado (Paris). «Hysteroscope.—Hysteroscopie».

Mr. le Docteur Wilhelm Nagel (Berlin). «Sur le mode d'avivement et de la suture dans le traitement des déchirures anciennes dn périnée, procédé de Lawson Tait».

Doctor Vicente Gómez Salvo (Zaragoza). «Acerca del valor de la medición de las membranas ovulares en el diagnóstico de la inserción de la placenta en el segmento inferior del útero».

Mr. le Docteur Leone Levi (Genova). «Il microendoscopio in Ginecologia».

Mr. le Docteur Alessandro Peri (Sestri-Ponente). «Contributo alla casistica delle ernie inguinali dell'ovaio».

Doctor Candela (Valencia). «La uretra artificial en el tratamiento de las fístulas uretro-vaginales».

Mr. le Docteur A. Schücking (Pyrmont). «Une nouvelle méthode de l'opération de retroflexis uteri mobilis».

VOLUME XIII

SEANCE DU 25 AVRIL

Communications.

Mr. le Docteur Claudio Sforza (Roma). «Sulle scatolette di carne di bue in conserva, e sulle boccette di brodo concentrato che si preparano in Casaralta (Bologna) per il R. Esercito».

Mr. le Docteur C. Auffret (Paris). «L'Hygiène navale en paix et en guerre».

Mr. le Docteur C. Auffret (Paris). «Service médical en temps de guerre, à bord des bâtiments de la flotte».

Mr. le Docteur Barthélemy (Paris). «Sur les pansements tout préparés adoptés récemment dans la Marine Française».

Mr. le Docteur Delorme (Paris). «Sur l'importance des connaissances anatomo-pathologiques pour le traitement des fractures des os longs par coup de feu».

Discussion.

MM. les Docteur Castillo, Tauber, Delorme, et Lázaro Muriel.

Rapport.

«Manière de résoudre le problème tuberculeux dans les armées». Rapporteurs: MM. les Docteurs Miguel Trallero y Sanz (Madrid) et F. Stricker (Berlin).

Discussion.

Doctores Lázaro Muriel y Deleito.

Communications.

Mr. le Docteur J. Maculloch (London). «Le problème de la tuberculose dans les armées».

Doctor Federico F. Deleito (San Sebastián). «La tuberculosis pulmonar en el ejército español en relación con los ejércitos extranjeros».

Doctor Bonifacio Onsalo (Ceuta). «Modo de resolver el problema de la tuberculosis en los Institutos armados».

Rapport.

«Prophylaxie des affections syphilitiques et vénériennes dans l'armée». Rapporteurs: MM. les Docteurs Giovanni Favre (Roma), et Isidro García Julián (Zaragoza).

Discussion.

MM. les Docteurs Antony et Delorme.

SEANCE DU 27 AVRIL

Rapport.

«Hygiène des troupes de mer et de terre sur les côtes occidentales de l'Afrique».—*Rapporteur:* Doctor Angel Fernández-Caro (Madrid).

Communications.

Doctor Angel Fernández-Caro (Madrid). «Hygiène des navires, en particulier de ceux appartenant à la marine marchande».

Doctor J. Alabern y Raspall (Madrid). «Vaccination et revaccination dans l'armée»,

Discussion.

MM. les Docteurs Muñoz Otero, del Valle, Santini et Parache.

Communications.

Mr. le Docteur D. Uyama (Tokyo). «Sur les nouveaux moyens employés à Formose pour combattre la malaria».

Doctor Enrique Mateo Barcones (Madrid). «Necesidad de divulgar los preceptos de la higiene en los Institutos armados».

Doctor Ramón Sáez García (Madrid). «Enfermedad de Addison. Nota clínica».

MM. les Docteurs Antony et Loison (Paris). «Examen du cœur à la radioscopie au point de vue de l'aptitude au service militaire».

Doctor Farreras (Barcelona). «Algunos datos acerca de las enfermedades venéreas, recogidos en el Hospital Militar de Barcelona».

SEANCE DU 28 AVRIL

(Matin)

Rapport.

«Infirmeries de combat dans les navires modernes». Rapporteurs; MM. les Docteurs Francesco Coletti (Roma) et Juan Redondo (Madrid).

Discussion.

MM. les Docteurs Navarro, Adolfo Núñez Suárez et Fontan.

Communication.

Mr. le Docteur J. D. Griffith (Kansas City). «Blessures de coups de fusil aux parties molles par les projectiles de petit calibre».

Discussion.

Mr. le Docteur Delorme.

Communication.

Mr. le Docteur Jacques Potarca (Craiova). «Sur la cure opératoire de quelques maladies qui autrefois exemptaient du service militaire dans l'armée roumaine».

Discussion.

Mr. le Docteur Delorme.

Communications.

Doctor J. Reig Gascó (Madrid). «Le repatriement est la seule chance de salut dans les guerres coloniales».

Doctor Pérez Ortiz (Madrid). «Antisepsia quirúrgica y tratamiento de las lesiones traumáticas en las distintas formaciones sanitarias durante el combate.

Discussion.

Doctor Gómez Florio.

Conférence.

«Influence de la vie militaire sur le développement des affections du système nerveux, en particulier de la «psychose», por el Doctor Salinas (Madrid).

Communications.

Doctor Manuel Ledesma (Madrid). «Resección subperióstica completa del cúbito derecho. Curación y restablecimiento funcional del miembro».

Mr. le Docteur Manoel Rosado Fernandez Gião (Lisboa). «Service de Santé en campagne.—Organisation du service de l'avant».

Mr. le Docteur Sánchez de Silvera (Nantes). «Manuel de Médecine, de chirurgie et de pharmacie à l'usage des capitaines de la Marine marchande espagnole».

Doctor José Bellver (Madrid). «Exposición de la ciencia de las curaciones sin dolor».

Mr. le Docteur Nicolas Senn (Chicago). «First Dressing on the Battlefield».

Mr. le Docteur Bondesen (Copenhague). «Sur la prophylaxie des maladies vénériennes dans l'armée».

SEANCE DU 29 AVRIL

Rapport.

«Avantages et inconvenients des médicaments comprimés dans la dotation du matériel sanitaire en campagne». *Rapporteur.* Doctor José Úbeda y Correal (Madrid).

Communications.

Doctor Angel de Larra y Cerezo (Madrid). «Problemas higiénicos de la alimentación en las plazas sitiadas».

Doctor Luis Sánchez Fernández (Madrid). «Modo de disminuir la mortalidad en el ejército».

Mr. le Docteur Frédéric Antony (Paris). «Utilité de la ponction lombaire dans les différentes formes de méningite aiguë».

Mr. le Docteur Samuel Osborn (London). «Coups de vent».

Doctor Pedro Farreras (Barcelona). «Succès du permanganate de potasse, de la resorcine et de la persodine dans le lupus tuberculeux».

Doctor Pedro Farreras (Barcelona). «Sur la valeur hygiènique de la diazorréaction».

Doctor Pedro Farreras (Barcelona). «Le régime lacté dans la neurasthénie grave».

Doctor Hermenegildo Tomás del Valle (Madrid). «Necesidad de Sanatorios militares para tuberculosos en España«.

Mr. le Docteur Madeuf (Paris). «De la guérison du mal de mer d'après les travaux de la Ligue contre le mal de mer».

VOLUME XIV

A) SECTION D'HYGIENE

Epidémiologie et Science sanitaire technique.

SEANCE DU 24 AVRIL

Rapport.

«Du rôle des dispensaires antituberculeux dans la lutte pratique contre la tuberculose«. Rapporteur: Mr. le Docteur Samuel Bernheim (Paris).

Discussion.

MM. les Docteurs Coni et Pégurier.

Communications.

Mr. le Docteur Enrico Canovai (Roma). «Sull'igiene dell'insegnamento medio».

Doctor Benito Serrate (Barbastro). «Reglamento para la fundación y estabilidad incipientes del Cuerpo de Sanidad rural».

Mr. le Docteur Salivas (Paris). «Cure de la tuberculose par la transfusion des médicaments ou méthode Francisque Crotte».

Mr. le Docteur Berthaux (Paris). «Même sujet».

Mr. le Docteur Léon Bonnet (Paris). «Les Dispensaires antituberculeux. Premiers résultats. La viande crue de cheval dans le traitement de la tuberculose».

Mr. le Docteur Léon Bonnet (Paris). «Les Dispensaires de préservation sociale contre la tuberculose et l'alcoolisme».

Doctor Juan Arderíus (Figueras). «La tuberculosis de los animales es transmisible al hombre? Si lo es, cómo deberán utilizarse la carne y la leche de los animales tuberculizados?»

Mr. le Docteur Alexandre de Poehl (St. Pétersbourg). «L'importance de la minéralisation de l'eau potable».

Mr. le Docteur Albert Woldert (Tyler, Texas). «A preliminary investigation of the theory of the inoculation of malarial fever through the agency of mosquitos».

SEANCE DU 25 AVRIL

Communications.

Doctor Joaquín Olmedilla y Puig (Madrid). «La sed y su higiene».

Doctor Ramón Luis y Yagüe (Madrid). «De la alimentación del proletariado en Madrid. Lo que es; lo que debe ser; lo que hoy no puede ser.

Discussion.

Doctor Malo.

Communication.

Mr. le Doctor Gennaro Sisto (Buenos Aires). «Etablissements préventifs enfantins».

Discussion.

Doctores Tolosa Latour y Angel Pulido.

Communications.

Dortor Tomás Zerolo y Herrera (Orotava). «El polvo Sahárico en la atmósfera de Canarias».

Mr. le Docteur Henri Chabal (Paris). «Etat actuel de la question de la filtration par le sable, des eaux potables en Europe et en Amérique».

Discussion.

Mr. le Docteur Alexandre Poehl.

Communication.

Doctor Vicente Guerra y Cortés (Madrid). »La tuberculosis del proletariado en Madrid».

Discussion.

Doctor Vegas Olmedo.

Communications.

Mr. le Docteur Ambrogio Sancassani (Milano): «La Scuola-Sanatorio per i tignosi ed i granulosi alla Poliambulanza di Milano».

Mr. le Docteur Paul Schubert (Nürnberg). «Das Schularztwesen in Deutschland».

Doctor Francisco Sanz Blanco (Madrid). «Influencia que en las anomalías de refracción visual, ejercen las escuelas municipales de Madrid».

Mr. le Docteur Alfred Eid (Le Calre). «Essai sur l'histoire de la Médecine en Egypte depuis les temps les plus reculés jusqu'à nos jours«.

SEANCE DU 27 AVRIL

Rapport.

«Utilité de dispensaires antituberculeux comme moyen d'augmenter la résistance vitale dans les classes prolétaires». *Rapporteur.* Doctor Federico Montaldo (Madrid.)

Communication.

M. le Docteur Ph. Hauser (Madrid. «Le Paludisme et sa transmission par les moustiques au point de vue de l'épidémiologie».

Discussion.

MM. les Docteurs Pittaluga, Montoro, et Hauser.

Communications.

Mr. le Docteur R. Blasius (Braunschweig). «La purification des égouts des grandes villes par des champs arrosés par l'eau d'égout».
Señorita Mercedes Tella (Madrid). «Los juegos en la escuela».

Discussion.

Doctores Angel Pulido, Santos Fernández, Malo, Vázquez Lefort, Orvañanos y Señorita Tella.

Communications.

Mr. le Docteur G. Shibayama (Tokyo). «Ueber dia Bekämpfung der Pest im Verkehr der Völker».
Doctor Manuel Sastron (Madrid). «Creación de Inspecciones sanitarias técnicas en los focos productores de las enfermedades epidémicas».

Discussion.

Doctor Vegas Olmedo.

Communications.

Mr. le Docteur Rudolf Blasius (Braunschweig). «Manière hygiénique de pourvoir les grandes villes de lait».
M. le Docteur Eduardo Licéaga (México). «La peste bubónica en el puerto de Mazatlan, Estado de Sinaloa, República Mexicana».
Doctor R. Martin Gil (Málaga). «Proyecto de un Instituto de desinfección pública».

Mr. le Docteur Frank Bushnell (Plymouth). «The appointment of Ministers of Health».

SEANCE DU 28 AVRIL

Communication.

Mr. le Docteur Domingo Orvañanos (México). «Algunas considera-ciones sobre el código sanitario de los Estados Unidos Mexicanos».

Discussion.

MM. les Docteurs Coni, Ovilo et Santos Fernández.

Communication.

Doctor Emilio Loza y Collado (Madrid). «El servicio del agua en Madrid».

Discussion.

MM. les Docteurs Emilio Coni, Cabello y Lapiedra, Ovilo, Delga-do, Marqués de Zafra, Santos Fernández, Guzmán.

Communications.

Mr. le Docteur Raffaele Cervelli (Roma). «Il Policlinico di Roma».

MM. les Docteurs Delgado et Santos Fernández (La Habana). «Pro-filaxis y terminación de la fiebre amarilla en la Habana».

Discussion.

MM. les Docteurs Rodriguez Mendez, Santos Fernandez, Santini, Carbó, Montoro, Cervelli, Müller, Federico Montaldo, Orvañanos, Del-gado, Pittaluga, et Gustavo López.

Communications.

Doctor José de Paso (Granada). «Vulgarización de la higiene para evitar contagios».

Mr. le Docteur Gustav Von Rigler (Kolozsvar). «Ueber den hygie-nischen Werth der Beleuchtung mit Gasglühkörpern».

Mr. le Docteur Gustav Von Rigler (Kolozsvar). «Die Bäder und Kurorte Erdély's».

MM. les Docteurs Santos Fernández (La Habana) et Claudio Del-gado (Gijón). «Las casas de salud en la Habana».

Doctor Antonio Fernández Tiffón (Madrid). «Bolsillo higiénico».

SEANCE DU 29 AVRIL

Communications.

Mlle. le Docteur May Dickinson Berry (London). «Educación de los niños inválidos en Londres».

Mr. le Docteur Laurent Barès (Saint-Gaudens). «L'entrainement intellectuel».

Mr. le Docteur Arcangelo Mennella (Piacenza). «Matrimonio e tubercolosi».

Discussion.

MM. les Docteurs Espina y Capo, Hauser, Eladio Rubio, F. A. Risquez, Mlle. La Rigada, Laborde.

Communication.

Marqués de Zafra (Madrid). «Urbanización higiénica. Principios nuevos de esta ciencia y principios antiguos cuya observancia se suele olvidar. Su aplicación á Madrid».

Discussion.

Doctores Vegas Olmedo, Malo, Alberto de Palacio y Marqués de Zafra.

Communication.

Doctor T. A. Greenhill (Madrid). «La higiene y el alcantarillado».

Discussion.

Doctores Serafín Hüder, Palacio, Laborde, Marqués de Zafra y Greenhill.

Communication.

Mr. le Docteur Francesco Valagussa (Roma). «L'opera della Societá per gli studi della malaria in Italia».

Discussion.

MM. les Docteurs Antonio Palese et Avilés.

Communications.

Doctor Valcárcel y Vargas (Orense). «Acerca de la necesidad de que se generalice la comprobación de las defunciones».

Doctor Marcial Martínez Hernando (Burgos). «Acerca de la conveniencia de recoger de un modo uniforme y por acuerdo internacional los datos que han de servir para el censo de población y estadística demográfico-sanitaria».

Doctor Pijoan (Barcelona). «Enfermedades del trabajo».

Mr. le Docteur Szilard Plechl (Torontál). «Mesures prophylactiques contre la propagation des maladies contagieuses».

Mr. le Docteur Henri Zahor (Prague). «La nécessité et l'utilité de la déclaration de tout cas de maladie de tuberculose».

Doctor Rutilio Roldán Gutiérrez (Palencia). «Influencia de la higiene en el estado social del obrero industrial».

Doctor Francisco Carbonell y Solés (Barcelona). «Las fiebres lentas de Barcelona son de igual naturaleza que las llamadas ondulantes mediterráneas ó sub-tropicales?»

B) SECTION DE MÉDECINE LÉGALE ET DE TOXICOLOGIE

SEANCE DU 24 AVRIL

Communication.

Doctor Carlos Bueno (Madrid). «Heridas del corazón».

Discussion.

Doctores José Martín Rodríguez y Antonio Pérez Domenech.

Communications.

Doctor Escribano (Madrid). «El traumatismo en individuos sifilíticos desde el punto de vista médico legal».

Mr. le Docteur Maximilian Schächter (Budapest). «Le Sénat médico-légal en Hongrie».

Discussion.

Doctor Nisasio Mariscal.

SEANCE DU 25 AVRIL

Communications.

Mr. le Docteur F. Strassmann (Berlin). «La médecine légale en Allemagne et l'Institut médico-legal de Berlin».

Mr. le Docteur Courjon (Meyzieux). «Education, traitement et assistance des enfants anormaux».

Discussion.

Doctores José Martín Rodríguez, Domingo S. Cavia, Abelardo Bartolomé y del Cerro.

Communication.

Doctor Lozano Caparrós (Madrid). «Erosiones por mordedura. Su importancia médico-forense en la Sanidad».

Discussion.

Doctor Martín Rodríguez.

SEANCE DU 27 AVRIL

Rapport.

«Sur la localisation des poisons». *Rapporteur:* Doctor Nicasio Mariscal (Madrid).

Communication.

Doctor José Pascual y Prats (Gerona). »Criterio médico-legal para precisar la importancia de las lesiones»,

Discussion.

MM. les Docteurs Cervelli, Pascual y Prats, Pérez Domenech.

Communication.

Mr. le Docteur Gabriel Silva y Valencia (México). «Breve estudio sobre la clasificación médico-legal de las heridas».

Discussion.

MM. les Docteurs José Martín Rodríguez, Pérez Domenech, Cervelli, Ots y Esquerdo et Isla.

Communication.

Mr. le Docteur Cervelli (Roma). «Contributo alla scienza medicolegale».

SEANCE DU 28 AVRIL

Communication.

Doctor Valdivieso y Prieto (Madrid). «La transmisión del venéreo ó de la sífilis, debe ser declarada y sancionada como delito contra la salud de las personas.»

Discussion.

Doctores Alonso Martínez, Valdivieso y Prieto, Pascual y Prats.

Communications.

Doctor García Feijóo (Pontevedra). «Diagnóstico necroscópico del ictismo y otras intoxicacione «ptomaínicas».

Doctor Gabino Samenlego (Madrid). «Traumatismos cerebrales, su patogenia. Trascendencia médico-legal».

Discussion.

Doctor Antonio Pérez Domenech.

Communications.

Doctor A. Valdivieso y Prieto (Madrid). «El delito de sevicia, en las lactancias mercenarias».

Doctor Fernando Bravo y Moreno (Santander). «Exposición de un caso clínico médico-legal de psicopatía homo-sexual».

Discussion.

Doctor Martín Rodríguez.

Communication.

Doctor Isla (Madrid). «Un caso de herida del pulmón por arma blanca».

Discussion.

MM. les Docteurs Grondan, Antonio Perez Domenech, Isla.

SEANCE DU 29 AVRIL

Rapport.

«Concept médico-legal de la déformité». — *Rapporteur* Doctor Maestre y Pérez (Madrid).

Communications.

Doctor Federico Olóriz (Madrid). «Identificación personal en los jóvenes».

Mr. le Docteur Domingo S. Cavia (Buenos Aires). «Necesidad de destruir los expedientes y sumarios judiciales relativos á los actos ilícitos y delictuosos ejecutados por los alienados».

Doctor E. Piñerúa Alvarez (Madrid). «Sobre algunas nuevas reacciones y reactivos de la aconitina».

Doctor Carbonell Solés (Barcelona). «Aplicación de la cristalogenia experimental á la investigación toxicológica de los alcaloides».

TABLE DES MATIERES

ASSEMBLEES GENERALES

PREMIERE ASSEMBLEE GENERALE

Séance d'ouverture.

Discours des Délégués de Gouvernements.

DEUXIEME ASSEMBLEE GENERALE

Conférences.

TROISIEME ASSEMBLEE GENERALE

Conférences.

QUATRIEME ASEMBLEE GENERALE

Conférences.

CINQUIEME ASSEMBLEE GENERALE

Séance de clôture.

CONCLUSIONS GENERALES DES SECTIONS

ENONCE DES TRAVAUX

LISTE DES MEMBRES

E.

LISTE DES MEMBRES

LISTE DES MEMBRES

A

Abad y Fernández (Cipriano), Murieta, 17. Baracaldo (Bilbao).
Abascal Collado (Gerardo), Sagasta, 29, 3.º Madrid.
Abras Xifra (Eduardo), Argensola, 10. Madrid.
Abrutin (Isidore), Kró⁺ka, 9. Lodz (Russie).
Accardo (Giuseppe). Ozieri (Sardegna).
Acedo Amarillas (Joaquín), Saude, 1, pral. Cáceres.
Acero (Juan), Jacometrezo, 36 y 38. Madrid.
Acha y Briones (Tomás), Echaide, 6, 3.º San Sebastián.
Acchiotté (Peppo), Hôpital St. Georges. Constantinople.
Achúcarro (Aniceto), Arenal, 8. Bilbao.
Acín Broquera (Baltasar), Arrieta, 4. Madrid.
Acosta Ortíz, Faculté de Médecine. Caracas (Vénézuéla).
Adams (C. H.), Marienstrasse, 12. Frankfurt a/M.
Adelheim (Constantin), Fourmanny pé-
reulok. Moscou.
Adler (Alfred), Via Nazionale, 114. Roma.
Affleck (J. O.), Heriot Row, 38. Edinburgh.
Afzelius (Fridlef). Söderhamn (Suède).
Agababoff (Alexandre). Kazan (Russie).
Agai (Adolphe), V. Bathory utcza, 12 II. Budapest.
Agote (Luis), Florida, 736. Buenos Aires.
Aguilar Jordán (Joaquín), Carniceros, 9, 2.º Valencia.
Aguilar Rodríguez (Florestán), Serrano, 5. Madrid.
Aguilera (Santos F.), Apartado, 24. Ciudad de Panamá.
Aguinaga Asiain (Joaquín), Zapatería, 25. Pamplona.
Aguirre (Francisco), Légation du Chili,
Wilhelmstrasse, 49. Berlin.
Ahrens (Friedrich), Friedrichsstrasse, 19. Wiesbaden.
Aizpuru Mondéjar (Tomás), Santa Clara, 6. Madrid.
Alabern Raspall (José), Barquillo, 41. Madrid.
Alabern Sáez (Enrique), Paseo de Esparte-
ro, 9. Port Bou.
Alaman y Biscarri (Manuel), Francos, 43. Jerez de la Frontera.
Alapont Ibáñez (Ramón), Muro de Santa
Ana, 6. Valencia.
Alarcón y Sánchez Muñoz (Tiburcio), Mag-
dalena, 13. Madrid.

Alaux, 24, Rue Lafayette, 24.	Toulouse.
Albadalejo Cendan (Laureano), San Antonio, 3.	Murcia.
Albareda (Joaquín), Rambla, 5.	Blanes (Gerona).
Albarrán (J.), 63, Rue de Varenne.	París.
Albarrán Domínguez (Daniel).	Villagarcía de Arosa (Pontevedra).
Alberdi y Laza (Juan M.), Atocha, 30.	Madrid.
Albertotti (Giuseppe), 13, Corso Umberto I.	Modena.
Albert-Weil (E.), Boulevard Magenta, 151.	París.
Albini (Decio), Via Nazionale, 10.	Roma.
Albitos (Santiago de los), Carrera de San Jerónimo, 34.	Madrid.
Albrecht (Eugen), Veterinarstrasse, 6-I.	München (Bavière).
Albrecht (Julius), Liebigstrasse, 4.	Frankfurt a/M.
Albu (Albert), Brückenallee, 18.	Berlín.
Alcaraz Sáez (José), Ronda de la Universidad, 3.	Barcelona.
Alcobé (Carlos), Bruch, 19.	Barcelona.
Alcober Losada (Juan), Preciados, 16.	Madrid.
Alcobilla y Aguado (Emilio), San Marcos, 6.	Madrid.
Alcorta (Sebastián), Narrica, 3.	San Sebastián.
Aldaz Hugalde (Mariano), Mayor, 31.	Estella (Navarra).
Aldridge (Charles), Bellevue House.	Plympton.
Aleixandre (Doña Concepción), Argensola, 4.	Madrid.
Aleixandre Aparici (Joaquín), Zurbano, 9.	Madrid.
lenitzine (Pierre W), Verceskaya, maison 8 log. 2.	St. Pétersbourg.
Alemany y Bosch (Francisco), Plaza Santa Lucía, 9.	Teruel.
Alessandrini (Gius), Via Castelfidardo, 56.	Roma.
Alexandre (Georges), 114 rue de Turenne.	Paris.
Alexandrow (L. P.), Hôpital d'enfants Sainte Olga.	Moscou.
Alexéeff (T. C.), Arbatskaya, maison Alexéeff.	Téodosie, Gouv. Tauride (Russie).
Alfeewsky, Ekaterinskaya.	Novaja-Bolniza (Russie).
Alis y Mata (Ramón), Pascual y Genis, 17.	Valencia.
Allande-Valledor (Faustino S.)	Trevias (Asturias).
Allbutt (Clifford), University.	Cambridge (Angleterre).

Allchin (W. H.), Chandos Street, 5.   London.
Allegri (Natale), Piazza Plebiscito, 5.   Tivoli.
Allen (Chas. Warenne) East 33rd Str. 30.   New York City.
Aller (Manuel).   Santiago (Coruña).
Alm (Ruben).   Eskilstuna (Suède).
Almazán (Adolfo).   Baeza (Jaén).
Alonso Alvarez (Alfredo), San Bernardo, 19.   Madrid.
Alonso Calatayud (Luis), Navas, 1.   Granada.
Alonso de Celada Somonte (Arturo), Bide-barrieta, 14.   Bilbao.
Alonso y Cortés (Antonio), Angustias, 3.   Valladolid.
Alonso Criado (Daniel), Calle Pavón, 1830.   Buenos Aires.
Alonso Criado (Manuel), Calle Pavón, 1830.   Buenos Aires.
Alonso García (José), Rambla de Cataluña, 6.   Barcelona.
Alonso González (Wenceslao), Mayor, 32.   Lérida.
Alonso Martínez (Adriano), Conde Aranda, 3.   Madrid.
Alonso Sañudo (Manuel), Paseo de Recole-tos, 25.   Madrid.
Alonso de Velasco (Ismael), Almirante, 21.   Madrid.
Alpuente Palomino (Eugenio), Don Jaime I, 27.   Zaragoza.
Altamiras Muñoz (Federico), Belén, 20.   Madrid.
Alted y Mira (José), San Isidro, 29.   Novelda (Alicante).
Altés y Rams (Pedro), Peral, 19.   Batea (Tarragona).
Alvarado (Emilio), Constitución, 6.   Valladolid.
Alvarez y Múgica (Enrique G.).   Azpeitia (Guipúzcoa).
Alvarez Gutiérrez (Diego), Visitación, 15.   Madrid.
Alvarez Ossorio (Francisco), Relatores, 2,   Madrid.
Alvarez Taladriz (Angel María).   Valladolid.
Alvarez Ude (Manuel), Villa, 2.   Madrid.
Alvaro y Gracia (Eusebio), Manjas, 5.   Pinto (Madrid).
Alvernhe (Joseph), 11 bis, rue Pondichery.   París.
Alzúa (Luis), Hospital civil de San Antonio.   San Sebastián.
Amando (D.).   París.
Amann (Joseph Albert), Sonnenstrasse, 7.   München.
Amargós Samaranch (Luis), Plaza de Santa Ana, 9.   Barcelona.
Amaro (Carlos M.), Calle Piedras, 727.   Buenos Aires.
Amigo Brey (Ramón), Padre Feijóo, 3.   Coruña.
Amo y González (Gregorio del), Santa Bár-bara, 2.   Madrid.

Amo y Navarro (Antonio), Cervantes, 22.   Madrid.
Amoedo (Oscar), 15, Avenue de l'Opéra.   París.
Amor y Rico (Antonio), Almireceros, 22-24.   Granada.
Amoretti, Vía San Giuseppe, 44.   Genova.
Andérodias, 74, Cours de Tourny.   Bordeaux.
Andérodias (Noël), 23 rue Pierre l'Hermite.   Amiens.
Anderson (Richard J.), The Museum Queens College.   Galway (Irlande).
Andréeff (A.).   Penza (Russie).
Andrés y Miguel (Clodomiro), Los Madrazo, 34.   Madrid.
Andrés y Royo (Blas), San Juan, 10.   Mora de Ebro (Tarragona).

Andrés y Serra (Francisco), Teruel, 20.   Madrid.
Andrés Tomé (Enrique de), Amnistía, 1.   Madrid.
Andrews (J. A.), 107 Madison Avenue.   New York City.
Anduiza (Julián), San Cristóbal, 11.   Madrid.
Angelucci (G.), Direttore del Manicomio.   Macerata (Italie).
Angulo (Rafael), Avenue de l'Alma, 7.   Paris.
Angulo Tamayo (Francisco), Carretas, 39.   Madrid.
Anievas López de Lizaga (Vicente), Orellana, 14.   Madrid.
Antippa (André), Hôpital Saint Georges.   Constantinople.
Antón Arnaiz (César), Arenal, 1.   Madrid.
Antón Ferrándiz (Manuel), Olózaga 5 y 7.   Madrid.
Antón Saborit (Manuel), Fuencarral, 123.   Madrid.
Antona (Antonio d'), Salvator Rosa, 315.   Napoli.
Antona (Carlo d'), Salvator Rosa, 315.   Napoli.
Antonelli (A.), 67, rue Saint Lazare.   Paris.
Antonin   Turnu-Severin (Roumanie).

Antony, Val de Grâce.   Paris.
Añibarro y Lángada (Ricardo).   Mondragón (Guipúzcoa).
Apaolaza (Francisco), Mollua, 6.   Oñate (Guipúzcoa).
Aparici Puig (José).   Alcalá de Henares (Madrid).

Apping (Georges).   Womar (Livonie, Russie).

Apraiz y Saénz del Burgo (Ramón de), Portal del Rey, 19.   Vitoria.

Aragon, 6 rue Piccini. — Paris.

Arana (Víctor), Matute, 10. — Madrid.

Aranda (Fermín), Higueras, 18. — Jerez de la Frontera.

Arangüena Irazola (Ladislao), Merced, 34. — Burgos.

Aráoz Alfaro (Gregorio), Calle Larrea, 1124. — Buenos Aires.

Araujo (Humberto d'), Rua d'Allegria, 458. — Porto.

Arca (Enrique del), Calle Paraguay, 863. — Buenos Aires.

Arcas Benitez (Norberto), Santa Isabel, 15 duplicado. — Madrid.

Arcenegui González (José), Martínez Montañés, 23. — Sevilla.

Archambaud (Paul), 21 rue Cujas. — Paris.

Arderíus Baryol (Juan), Lasanca, 27. — Figueras (Gerona).

Areilza (Enrique), Gardoqui, 5. — Bilbao.

Arena (Vincenzo). — Valguarnera, Sicilia (Italie).

Arendt, Neue Winterfeldstrasse, 26. — Berlin.

Arfsten (Newton). — Elmshorn (Schlesw-Holst).

Argumosa y de Argumosa (José de), Lagasca, 26. — Madrid.

Arias Carvajal (Pío), Rosellón, 171. — Barcelona.

Ariño Salazar (Julián), Bidebarrieta, 14. — Bilbao.

Arístegui (Jesús). — Bilbao.

Arizmendi (Manuel), Cañizares, 3. — Madrid.

Armendáriz (Alberto), Barbieri, 1. — Madrid.

Armendáriz y Eguiza (Claudio). — Azcona (Navarra).

Armero Martínez (Ramiro), Españoleto, 1. — Játiva (Valencia).

Armesto (José Manuel). — Viana del Bollo (Orense).

Arnal y López (José María), Génova, 13. — Madrid.

Arnaud (François Léon). 2 rue Falcet. — Vanves (Seine).

Arnaud (J.), 4 rue de Sèze. — Paris.

Arnilla del Collado (José L.), Correo, 6. — Santander.

Arnozan (Xavier), 27 bis Pavé des Chartrons. — Bordeaux.

Aronson (E.), 5 Promenade des Anglais. — Nice.

Aroud (L.), 6 rue des Capucins. — Lyon.

Arpal Daina (Francisco), Plaza del Pilar, 17 y 18. — Zaragoza.

Arrate é Irigoyen (José S. de), Atocha, 96. — Madrid.

Arredondo (Manuel), Ventura Rodríguez, 6. — Madrid.

Arrobas (Benjamin), Campo de Sant Ana, 28.   Lisboa.

Arroyo Chacón (Caralampio), Mayor, 1.   Villanueva de los Infantes (Ciudad Real).

Arroyo y Gil (Benito), Junquera, 4.   Cádiz.

Arroyo de Márquez (Doña Trinidad), Mayor, 82.   Madrid.

Arroyo Tejero (Eduardo), Hernán Cortés, 16.   Plasencia.

Arzoz (Gregorio), Estafeta, 79.   Pamplona.

Ascarelli (Pellegrino), Piazza Cairoli, 2.   Roma.

Ascoli (Vittorio), Via delle Fiamme, 18.   Roma.

Ascunce (Rícardo), Navas, 21.   Pamplona.

Atlassof (Jean), 14 Boulevard Pasteur.   Paris.

Aubaret (E.), 120 rue de Belfort.   Bordeaux.

Audubert, 37 Cours du XXX Juillet.   Bordeaux.

Auffret (Charles), Ministère de la Marine.   París.

Augustin (José), Segovia, 3 duplicado.   Madrid.

Ausin y Ortega (Evaristo), Puerta del Sol, 15.   Madrid.

Avanzi (Riccardo), San Nicoló, 10.   Verona.

Avendaño Mac-Donald (Eduardo), Lope de Vega, 2.   Liendo)Santander).

Avilés Merino (Benito), San Agustín, 2.   Madrid.

Aycart y López (Lorenzo), Argensola, 24.   Madrid.

Ayuso (Manuel Hilario), Alcalá 17.   Madrid.

Aza (Vital), Libertad, 23.   Madrid.

Azcoada (Máximo).   Tolosa (Guipúzcoa).

Azoulay (Alfred), Rue du Divan, 2.   Alger.

Azúa y Suárez (Juan de), Vlllanueva, 5.   Madrid.

B

Baca y Sánchez (Antonio), Marqués de Larios.   Málaga.

Baccelli (Guido).   Roma.

Bach, Kaiserstrasse, 58.   Lahr (Baden).

Bach Escofet (José), Cortes, 601.   Barcelona.

Backhaus (Carl), Alberstrasse, 35.   Leipzig.

Bacque (A.), 8 rue Gaignolles.   Limoges.

Badajoz Gallardo (Manuel).   Jerez de los Caballeros (Badajoz).

Bader (Giovanni) Vía Seminario, 24. Gorizia.
Baer (S.), Kleine Burgstrasse, 1. Wiesbaden.
Baeza Gozálves (Federico), Jacometrezo, 60. Madrid.
Bahamonde y de Sanz (Diego), Marqués de Zafra, Conde de Aranda, 15. Madrid.
Bahrdt (Robert), Emilienstrasse, 9. Leipzig.
Bailey (William H,). Sale Hall (Cheshire).
Baixauli Bigner (José María), San Pascual, 36. Villarreal (Castellón).
Baixauli Perelló (Francisco), Columela, 9. Madrid.
Bajenoff (Nicolas N.), Clinique Psychiatrique. Moscou.
Bajo (Claudio), Lain-Calvo, 18. Burgos.
Balaguer y Balgañón (Jerónimo), Preciados, 25. Madrid.
Balasch y Bosch (Joaquín), Plaza de Cataluña, 14. Barcelona.
Baldini (Augusto). Bergamo.
Baleste Marichon (D.), 40, rue Judaique. Bordeaux.
Balestra (Pietro), Via Ripetta, 176. Roma.
Ballabene (Cesare), Via Radegonda, 10. Milano.
Ballester y Ballester (José), San Miguel, 8. La Cenia (Tarragona).
Ballesteros (Rosendo), Silva, 44. Madrid.
Ballesteros Fernández (Aurelio), Arcillero, 4. Santander.
Ballesteros Mateo (Epifanio), Valverde, 29. Madrid.
Ballota Taylor (Ricardo), San Francisco, 17. Santander.
Ballús (Jaime), Rambla de las Flores, 5. Barcelona.
Balvey Bas (Miguel), Paseo, 2, principal. Blanes (Gerona).
Bandelac de Pariente (A.), 95, Boulevard Arago. Paris
Banes (Alfred Jerome) 14, Avenue Marie. Villemouble, Seine.
Banqueri Roldán (Jacobo), Lagasca, 5. Madrid.
Bantock (G. Granville), 12, Granville Place. London.
Bañeres Melcior (Joaquín), Plaza de la Constitución, 29. Lérida.
Baños Herranz (Ricardo), Leganitos, 6. Madrid.
Baquero Moreno (Mariano), Cava alta, 10 y 12. Madrid.
Bar (Louis), 22, Boulevard Dubouchage. Nice.
Barajas Gallego (Luciano), Hortaleza, 132. Madrid.
Baralt Gueco (José María), Rull, 1. Barcelona.

Bartual Moret (Juan), Embajador Vich, 1. Valencia.
Basabe (Angel), Mayor, 16. Madrid.
Bascuñana y García (Lucio). Cádiz.
Baselga (Eduardo), Echegaray, 8. Madrid.
Bastero Lerga (Juan), San Miguel, 6. Zaragoza.
Bastos (Enrique), 34 Praça do Principe Real. Lisboa.
Bates (Walther). Philadelphia.
Batllés y Beltran de Lis (Mariano), Calle de Bertrán, 44. San Gervasio (Barcelona).

Baullet, 1 rue Tallerand. Paris.
Bau Valls (Manuel), Rambla del Centro, 19. Barcelona.
Baumel (Léopold), rue Nationale, 18. Montpellier.
Baumgarten (Paul von), Institut Pathologique. Tübingen.
Bauzon (Jules). Chalon sur Saône.
Bayner (Edwin), Tiviot Dale. Stockport (Angleterre).
Bayod Martínez (Martín), Toledo, 53. Madrid.
Beach (Fletcher), Winchester House. Kingston Hill (Surrey).
Bebiano (Arthur), Rua Márquez Ponte de Lima. Lisboa.
Bécares (Francisco), Plaza del Grano, 5. Benavente (Zamora).
Bechhold (Heinrich), Kettenhofweg, 59. Frankfurt a/M.
Bechterew (W.). St. Pétersbourg.
Beck (K.). Sursee (Suisse).
Beckh (August), Rennwegstrasse, 11. Nürnberg.
Becue. Bailleul, Nord.
Bedate Rodríguez (Ernesto). Toro (Zamora).
Begazo Martín (Bruno S.). Zapardiel de la Cañada (Avila).

Bégouin, 6 Cours du Jardin Public. Bordeaux.
Behm (C.), Luisenplatz, 6. Berlin.
Beinhauer. Hoechst, bei Frankfurt a/M.

Bejarano Sánchez (Eloy), Alcalá, 17. Madrid.
Beliaeff (Agapite Th.), Spiridonovska, Maison Beliaeff. Moscou.
Belmonte y Diaz (Mariano), Marqués de Boil, 2. Córdoba.
Belmonte Dumont (Nicolás), Concepción, 21. Albacete.

Bell (Clark), 39 Broadway. — New York.
Bell (Robert), 29 Lynedoch Street. — Glasgow.
Bellido Díaz (Leoncio), Corredera Baja, 59. — Madrid.
Belloescu (Strove). — Berlad (Roumanie).
Belloso y Lucas (Fernando), Quintana, 20. — Madrid.
Bellver y Mateo (José), Plaza del Duque de la Victoria. — Burgos.
Beltrami (Edouard), 2 rue Noail. — Marseille.
Bélugou, 33 rue de Trévise. — Lamalou.
Bembaran (Carlo), Via Galileo, 30. — Livorno.
Benario (Jacques), Savignystrasse, 1. — Frankfurt a/M.
Benavente (Avelino), Atocha, 109. — Madrid.
Benavides (Genaro), Hospital de San Francisco de Borja. — Santiago (Chile).
Benavides Páez (Bartolomé), Barco, 23. — Madrid.
Benedetti (Giusto). — Godego S. Urbano (Italie).
Benedict (Moritz), I. Franciskanerplalz, 5. — Wien.
Benedicto Paricio (Manuel), San Bernardo, 41. — Madrid.
Beneyto Climent (José), Aguas Vivas, 8. — Carcagente (Valencia).
Bengoa (Nicolás), Sendeja, 8. — Bilbao.
Benítez Alonso (Miguel), Juan de Mena, 11. — Madrid.
Benítez y Martínez Bravo (Carlos), Peris y Valero. — Valencia.
Bennasar (Pedro). — Palma de Mallorca.
Beraza (José). — Zarauz (Guipúzcoa).
Berberoff (León). — St. Pétersbourg.
Berbiela Jordana (Marcelino Baldomero), San Miguel, 6. — Zaragoza.
Berdejo Carrera (Mariano), Contamina, 2 principal. — Zaragoza.
Berdun Alcón (Manuel), Carniceros, 13. — Valencia.
Beretta (Enrico), Piazza Vetra, 20. — Milano.
Berg (Armand), 61 Traverse du petit Camas. — Marseille.
Berg (Mme· Tekla Amalia Josephina), Atlantic Street. — Lynn, Massachusetts.
Berg (John), Ecole de Médecine. — Stockholm.
Bergé y Ghiglioni (José), Luna, 24 y 26. — Madrid.
Berger. — Coutras (Gironde).
Berger (Jules). — Bühl (Haute-Alsace).

Berges Gastiarena (Gaston), Plaza Mayor, 22.   Madrid.
Bergmann (Ernst von), Alexander-Ufer, 1.   Berlín.
Bérillon (Edgar), 14 rue Taitbout.   París.
Berkhan (Oswald).   Braunschweig.
Berkowitz (Albert), Souvaroffstrasse, 38.   Riga.
Berkowitz (S.), Rue Bolschaia, maison de
   Khaistoff.   Tamboff (Russie).
Berlioz, 3 rue de la Tour des Dames.   París.
Bermejillo (Aniceto), Preciados, 52.   Madrid.
Bermejo y Vida (Luis), Facultad de Cien-
   cias.   Zaragoza.
Bernabeu (Miguel Angel), Caballero de Gra-
   cia, 39.   Madrid.
Bernabeu Rosell (Francisco), Canalejas, 137.   Ferrol (Coruña).
Bernal (Manuel).   Cádiz.
Bernal (Manuel).   Sigüenza (Guadalajara).
Bernal Descalzo (Antonio), Jesús del Valle,
   núm. 6.   Madrid.
Bernard, 3 rue Treilhard.   París.
Bernard (Henri), rue de Lille, 91.   Tourcoing (Nord).
Bernhein (H.), 14 rue Lepois.   Nancy:
Bernheim (Samuel). 9 rue Rougemont.   París.
Bernucci (Giovanni), Via Teatro Filarmo-
   nico.   Verona.
Berra (Jacobo Z.), Calle del Perú, 674.   Buenos Aires.
Berrojo Obregón (Juan).   Aranda de Duero (Bur-
                  gos).

Berrueco y Sánchez (Joaquín), Leganitos,
   núm. 13.   Madrid.
Berry (James), 21 Wimpole Street.   London.
Berry (May Dickinson), 21 Wimpole Street.   London.
Bertaccini (Colombano).   Forli (Italie).
Bertarelli (Ambrogio), Via Santa Orsola, 1.   Milano.
Bertazzoli (Annibale), Via Francesco Sfor-
   za, 43.   Milano.
Bertheau, 9 rue de Tarnes.   Courbevoie, près Paris.
Bertholdt (Eugen), Praterstrasse, 21.   Nürnberg.
Besio (Eduardo), Clinica oculistica.   Genova.
Bestelmeyer (Richard), Schellingstrasse,
   30 II.   Erlangen, Bavière.
Betancourt (José de), Cantón Grande, 6 7.   Coruña.

Bétant (Alfred), 12, rue Diday.   Genève.
Bétrix (Albert), Place du Port, 1.   Genève.
Beugnon.   Melun (Seine-et-Marne).
Bianchi (Leopoldo), Direttore di Sanità militare.   Roma.
Bianchi (Leonardo), Salvator Rosa, 315.   Napoli.
Bianchi Reche (Rafael), Consejo de Ciento, núm. 321.   Barcelona.
Biazzi (Folchiano).   Cremona.
Bide, 24, rue Saint-Louis.   Clermont-Ferrand.
Bienfait (R.), Villa Louis Marie, Boulevard d'Alsace.   Cannes.
Bierhoff (Friedrich), 717, Madison Avenue.   New York.
Bierfreund (Max), Generalstrasse, 3.   Insterburg (Ostpreussen).

Bigi (Guido).   Regello (Italie).
Biláskó (George de), Kecskemeti utc., 14.   Budapest.
Billon (F.), 45, rue Pierre Charron.   Paris.
Binneballe (Waldemar).   Aamli.
Bischitz (Maurice), Andrassy utcza, 102.   Budapest.
Biske (Madame Clara), Rothes Thor, 4.   Moscou.
Bisleri (Felice), Via Savona, 16.   Milano.
Blacham (Harrison L.).   Baltimore, Mass.
Blake (R. Elliot), 3, Ellasdale Road.   Bognor, Sussez.
Blanc Benet (José), Cortes, 187.   Barcelona.
Blanc Fortacin (José María), Jorge Juan, núm. 21.   Madrid.
Blanco y Arranz (Francisco), Cava alta, 5.   Madrid.
Blanco Bandebrande (Tomás), Peris Valero letra, M.   Valencia.
Blanco Fernández (Gonzalo), Palacio Malaver, 2.   Sevilla.
Blanco Gendin (Mauro), Cañal, 26.   Avilés (Asturias).
Blanco y Rivero (Luls), Virgen de la Cerca, núm. 20.   Santiago (Coruña).
Blanco Vázquez (Eduardo), Pontejos, 1.   Madrid.
Blas y Monada (Macario), Pez, 1.   Madrid.
Blasco Espinós (Vicente), Plaza del Arzobispo Mayoral, 2.   Játiva (Valencia).
Blasco Soto (Francisco), Campomanes, 10.   Madrid.
Blasius (Erwin), Inselpromenade. 13.   Helmstedt.

Blasius (Oscar), Soldatenheim. — Jüterborg.
Blasius (Rudolf), Inselpromenade, 13. — Braunschweig.
Blau (Adolf). — Pecs, Com. Baranya.
Blazy (Pierre), 11 rue Garat. — Saint Jean de Luz.
Bloch, 24, rue d'Aumale. — Paris.
Bloch (Oscar), Frederickshospital. — Copenhague.
Bloch (Paul). — Ratibor, Allemagne.
Bloch (Richard M. U.). — Zborowitz (Moravie).
Blom (Fils), Lagasca, 14. — Madrid.
Blondel (Raoul), 8, rue Castellane. — Paris.
Blumenau (Alexandre), Simeonovskaia, maison, 11, log. 55. — St. Pétersbourg.
Blumenfeld Derflingerstrasse, 26. — Berlin.
Blumenthal (Ferdinand), Victoriastrasse, 31. — Berlin.
Blumenthal (Julius), Victoriastrasse, 31. — Berlin.
Boada Calzada (Francisco), Puerta del Angel, 15-17. — Barcelona.
Bober (Pedro), S. Rafael, 19. — Olot (Gerona).
Bobillo Romero (Felipe), Plazuela de Santa María, 1. — Benavente (Zamora).
Bobo Diez (Florentino), Plazuela del Teatro, 2, pral. — Valladolid.
Bobo Diez (Isaias), Plazuela del Teatro, 2. — Valladolid.
Boccanera (Tito), Via Nomentana, 183. — Roma.
Boccioloni (Carlo). — Varallo (Italie).
Bockenheimer (Philippe), Ziegelstrasse, 5. — Berlin.
Bodega Ortiz Roldán (Jesús de la), Tetúan, 23. — Madrid.
Bofill (José María), Aragón, 339. — Barcelona.
Bofill Gallés (Ramón), Ronda Estudios, 13. — Barcelona.
Bofill y Galtés (Francisco), San Sebastián, 2 y 4. — Santa Coloma de Farnés (Gerona).
Bogliaco (Adriano), Viale Principe Amedeo, 32. — Firenze.
Bohl. — Castres (France).
Boisse (Condet), 120, rue Belfort. — Bordeaux.
Bókay (Arpad de), Soroksari utcza, 19. — Budapest.
Bolaños (Bonifacio Manuel), León, 14. — Madrid.
Bolívar (José), Correo, 20. — Bilbao.
Bolívar y Canuas (Fernando), Cuesta de la Atalaya, 1. — Santander.

Bolívar Urrutia (Ignacio), Jorge Juan, 17.	Madrid.
Bolívar Urrutia (José María), Prim, 15.	Madrid.
Bollici (Pompeo), Via Vittorio Emanuele, 5.	Ferrara.
Bolo y Brunenque (Manuel), Sagasta.	Madrid.
Bolognesi (Stefano), Piazza della Borsa, 22.	Napoli.
Bolognesi, 75, Boulevard Sébastopol.	París.
Bombarda (Miguel), rua do Alecrim, 53.	Lisboa.
Bommel van Vloten (H. van).	Arnhem (Hollande).
Bompiani (Alessandro), Ospedale Militare.	Roma.
Bonald y Jiménez (Juan), Núñez de Arce, 17.	Madrid.
Bonamici (Montalcino), Via Ricasoli, 35.	Livorno.
Bonandi (Settimio).	Roncofreddo (Italie).
Bondesen (Joachim), 20, Holbergsgade.	Copenhague.
Boned y Ferrer (Germán), Muro de Santa Ana, C., entresuelo.	Valencia.
Boner (Ettore), Fuori Porta Lame, 29.	Bologna.
Bonet (José), Algarve y Huervar.	Jerez de la Frontera.
Bonet Amigó (Joaquín), Cortes, 239.	Barcelona.
Bonet y Bonet (Baldomero), Argensola, 24.	Madrid.
Bongartz (Alfons), Kaiserstrasse, 162.	Karlsruhe.
Bongartz (Peter Paul), Kaiser Wilhelmstr. 51	Düsseldorf.
Bonilla y Bonilla (Gabriel de), Cañuelo de Jesús, 7.	Jaén.
Boniquet (José), Pelayo, 54.	Barcelona.
Boniquet (Ramón), Espoz y Mina, 9.	Madrid.
Bonnal (L. A.), 19, Boulevard Victor Hugo.	Nice.
Bonnaric (Eugène), Avenue de Saxe, 130.	Lyon.
Borchardt (Moritz), Ziegelstrasse, 59.	Berlín.
Borck (Wilhelm).	Sternberg (Moravie).
Bordallo Pinheiro (Manoel), Rua Serpa Pinto, 101.	Lisboa.
Bordás Gironés (Manuel), Santa Cruz.	Bellreguart (Valencia).
Borgherini Scarabelli (Alessandro), Università.	Padova.
Born (Arthur), Friedrichstrasse, 155.	Berlin.
Bornträger (Jean), Fleischergasse, 60.	Danzig.
Borobio Diaz (Patricio), Coso, 43.	Zaragoza.
Borrás Pedret (Eduardo), Arrabal de Santa Ana, 45.	Reus.
Borrell (Federico), Bordadores, 3.	Madrid.
Borzone (Jean B.), 17 rue Racine.	Paris.

Bosch (Marqués del).   Alicante.
Bosch (Enrique), Carretas, 3.   Madrid.
Bosch (Jean), 41 rue du Colisée.   Paris.
Bosi (Gaetano), Via Saragozza, 1.   Bologna.
Bossard (Arnold), Kasernenplatz, 12.   Luzern.
Bossard (Gustave).   Zug (Suisse).
Bossi (L. M.), Università.   Genova.
Bostwick (G. B.), Paseo de Recoletos, 5.   Madrid.
Botella Donoso Cortés (Sixto), Génova, 3.   Madrid.
Botella y Martínez (Ernesto), San Miguel, 19   Madrid.
Botella Martínez (José), San Miguel, 19.   Madrid.
Botey (Ricardo), Vergara, 4.   Barcelona.
Both (Jean).   Derecske (Hongrie).
Botin (Francisco), Santo Tomé, 8.   Madrid.
Botkine (Serge), Znamenskaia, 43.   St. Pétersbourg.
Botteri, (G. B.), Corso dei Colli.   Sampierdarena.
Boubnoff (S.), Champ des Vierges, Institut
    d'Hygiène.   Moscou.
Boubnoff (W).   Jalta (Crimée).
Bouchard (Charles), 174 rue de Rivoli.   Paris.
Bouillet, 99 Avenue Malakoff.   Paris.
Bourkail Besó (José), Plaza San Miguel, 9.   Madrid.
Bourquelot (Emile), 42 rue de Sèvres.   Paris.
Boursier (André), 23 rue Thiac.   Bordeaux.
Bout'el (Adam), Kalkstrasse, 13.   Riga (Russie).
Bouvet, 10 Chaussée Saint Pierre.   Anger.
Bovet (Victor).   Monthey (Suisse).
Bower (David), Springfield Cottage.   Bedford.
Boyd (James P.), 152 Avenue Washington.   Albany, N. Y.
Boyer (Albert), 25 bis Cours du Jardin Public.   Bordeaux.
Boyer (José), Carmen, 33.   Madrid.
Boyra y Barber (Manuel), Amor de Dios, 17.   Madrid.
Branca (Cesare), Via Bettino Ricasoli, 2.   Milano.
Brausewetter (Max), Bellas Vistas.   Málaga.
Bravo (Juan Manuel), Infantas, 13.   Madrid.
Bravo y Coronado (Juan), Atocha, 135.   Madrid.
Bravo y Moreno (Fernando), Padilla, 24.   Santander.
Bravo Piqueras (Antonio), Huertas, 3.   Madrid.
Breyer (Carl).   Offenbach (Rheinpfalz).
Breinlinger (Conrad).   Dammerkirch (Haute Al-
                                                                    sace).

Breitmann (Michel), Malaja Italianskaia, 13.   St. Pétersbourg.
Bremer (Eduard).   Norrköping (Suède).
Bremer (Ludwig).   Saint Louis, Mass.
Bremken (Henri), 31 rue Van Bree.   Anvers.
Brettauer (Joseph), Via delle Acque, 10.   Trieste.
Briart (Alphonse).   Chapelle-Bascout (Belgique).

Briand, Asille de   Villejuif (Seine).
Bridges (Wilson V.), Suite 302-04, The Bee Building.   Omaha, Nebraska.
Brillas Martí (Jaime), Valencia, 209.   Barcelona.
Brissaud (E.), 5 rue Bonaparte.   Paris.
Brito y Sánchez (Delfín), San Bernardo, 24.   Madrid.
Broadbent (Sir William), 84 Brook Street.   London.
Broca, 5 rue de l'Université.   Paris.
Brodhurst (W.).   Montluçon (Allier).
Brodie (John A.), City Engineers Office.   Liverpool.
Brodtkorb (Christian).   Throndhjem (Norvège).
Broeckaert (Jules), Place du Comte de Flandres.   Gand (Belgique).
Brohn (S.), Koppenstrasse, 9.   Berlin.
Bronner (Adolph).   Bradford (Angleterre).
Brouardel, 68, rue de Bellechasse.   Paris.
Brown (Georges), Suite 50, Colly and Abbott Bdg. Mill, 20.   Milwaukee, Wisconsin.
Browne (Samuel), Avonside, 16, Emscote Road.   Warwick, Angleterre.
Broz, (Wenceslas), IV, 152.   Prague.
Bruce (Alexander), 8, Ainslie Place.   Edinburgh.
Bruder (Paul), 63, rue Nollet.   Paris.
Brugger (Oscar), Thalgartenstrasse, 2-4.   Constanz.
Bruggisser (Walter).   Wohlen (Suisse).
Brugia (Raffaele), Manicomio Provinciale.   Bologna.
Brulé (A.), Hôpital du Mans.   Le Mans.
Brümmer (Fritz).   Hildesheim, (Allemagne).

Brun (Roger), 5, Boulevard Victor Hugo.   Chatellerault (France).
Brunner (Franz), Maximilianstrasse, 17.   München (Bavière).
Brunton (Sir Lauder), 10, Stratford Place.   London.
Bruske (J. S.) Amstel, 77.   Amsterdam.
Bryant (L. C.), 1, St. Alban Anlage.   Bâle (Suisse).

Bryndza-Nacki (Louis de), Targowa, 35. — Varsovie.
Buard, 29, rue Lamoureux. — Bordeaux.
Büchler (Henri), Nador utcza, 7. — Budapest.
Buchmüller (August), Kriegstrasse, 3 a. — Karlsruhe.
Buddeus (Paul). — Liebstadt (Sachsen).
Budin, 51, rue de la Faisanderie. — Paris.
Bueno y Larrosa, (Carlos), Monte Esquinza, 9. — Madrid.
Buesa y Martínez del Campo (Emilio), Prado, 2. — Vitoria (Alava).
Bueto (Ramón del), Fürtherstrasse, 11 A. — Berlin.
Buffalini (Giovanni), Ospedale. — Carrara.
Bufill Fors (Rafael), Balmes, 19, pral. — Barcelona.
Buisen Tomati (Serafin), Conde de Aranda, núm. 11. — Madrid.
Bulot (Louis). — Paris.
Bull (Georges Joseph), 4, rue de la Paix. — Paris.
Bulling (A.). — Bad Reichenhalt, (Bavière).

Bumm. — Halle a/S.
Buonvicini (Ferdinando). — Padova.
Burch Solanich (Manuel), Besaló, 2. — Gerona.
Burket (J. Fremont), 501, Ave. A. West. — Kingman, Kansas.
Burt (Ernest), 6, rue Mogador. — Paris.
Busdraghi (Juan Bautista), Almirante, 2, dupl. — Madrid.
Bussière (Alfred), Avenue d'Eylau, 36. — Paris.
Bustamante (José María), Mercado, 20, — Logroño.
Bustamante (Ramón). — Torrelavega (Santander)
Busto y Marcos (Alvaro del), Montera, 11. — Madrid.
Bustos y Miguel (José de), Universidad. — Salamanca.
Butcher (A. Herbert), «Elmslea» Birkenhead Park. East. — Birkenhead (Angleterre).

Butron (Antonio). — Acapulco (Méxique).
Buylla y Alegre (Arturo), Uría, 16. — Oviedo.
Buzdygan (Nicolas), 8, rue Bracka. — Cracovie.
Bychevsky (Paul Antoine). — Sélo Kokhma, District de Schouïa, Gouv. de Vladimir (Russie).

C

Caballer (Bartolomé) Ronda del Pilar, 20. Badajoz.
Caballero Caballero (Emilio), Tránsito, 1. Espiel (Córdoba).
Caballero y Rubio (Francisco). Villamanta (Madrid).
Cabanach Montoriol (José), Lauria, 31. Barcelona.
Cabanillas Ibarz (Carlos). Arróniz (Navarra).
Cabañas y Caballero (César), Atocha, 23. Madrid.
Cabello Lapiedra (Luis María), Columela, 5. Madrid.
Cabrera y Pérez (Vicente), calle 25 de Mayo, 221. Montevideo.
Cahnheim (Otto), 5, Gellertstrasse, 5. Dresden.
Calatraveño Valladares (Fernando), Fúcar, 22. Madrid.
Caldeiro Fernández (Manuel), Puerta del Sol, 9. Madrid.
Calderini (Giovanni), Via Guerrazzi, 28. Bologna.
Caleya y del Amo (Ramón F. de), Conde de Aranda, 4. Madrid.
Calleja y Borja Tarrius (Carlos), Cortes, núm. 232. Barcelona.
Calleja García (Camilo), Plaza Mayor, 9. Valladolid.
Calleja García (Casimiro), Zúñiga, 37. Valladolid.
Calleja y Sánchez (Julián), Argensola, 6. Madrid.
Calot. Montreuil s/M.
Calot (François). Berck-sur-mer.
Calpe (Amadeo), Pelayo, 46. Barcelona,
Calpe (Salvador), Pelayo, 46. Barcelona.
Calveche Gómez de Mercado (Angel), Alcalá, 45. Madrid.
Calvo y Conejo (Vicente), Princesa, 79. Madrid.
Calvo Lanaja (Mariano), San Blas, 64. Zaragoza.
Calvo y Martín (José), Sagasta, 28. Madrid.
Cambouroglou, Hôpital Allemand. Constantinople.
Camelino (Nicolão), Rua de San Bento, 694. Lisboa.
Cameron (Donald R.), 118 Sanchichall Street. Glasgow.
Cameron (Murdoch), 7 Newton Terrace. Glasgow.
Camiade (Jacques). Dax (France).
Camiña Beraza (Ramón), Ribera, 13. Bilbao.
Camirruaga (José A. de), Bidebarrieta, 5. Bilbao.

Campensino y Berrocal (Enrique), Colegia-
ta, 7.   Madrid.
Campbell (C. G.).   New-York.
Campi (Enrico), Piazza Commercio, 36.   Ferrara.
Campo y Pansas (Luis del), Plaza del Bor-
ne, 19.   Barcelona.
Campos Fillol (Juan Bautista), Caballeros,
núm. 66.   Valencia.
Camus (Lucien), 14 rue Monsieur le Prince.   París.
Canabal (Joaquín), 279 Calle Uruguay.   Montevideo.
Canalejas y Cisneros (Enrique), Almirante,
núm. 12.   Madrid.
Candela Pla (Manuel), Colón, 34.   Valencia.
Cándido y Alejandre (Leopoldo), Muralla del
Mar, 83.   Cartagena.
Caneva (Ferruccio), Via Fontana, 16.   Milano.
Canillas Caridad (Fernando), Gastelar, 21.   Zamora.
Canis Martínez (Miguel).   Martos (Jaén).
Cannaday (Charles G.).   Roanoke, Va.
Cano Dauder (José), Coso, 5.   Zaragoza.
Canovai (Enrico), Via Nazionale, 158.   Roma.
Cánovas Costa (José), Vinader, 10.   Murcia.
Canseco Gutiérrez (Jesús), Recoletos 11.   Madrid.
Cantero (J. C.), 1 rue Poissonnerie.   Bayonne.
Cantolla Gómez (Sandalio), Fernando VI.   Madrid.
Canton (Eliseo), Facultad de Medicina.   Buenos Aires.
Capart (Alphonse), 5 rue d'Egmont.   Bruxelles.
Capasso (Pietro), Piazza Cavour, 142.   Napoli.
Capdeville (Maurice), 120 rue de Belfort.   Bordeaux.
Capitanio (Luigi), Via Bixio 58.   Monopoli (Bari).
Capparelli (Andrea), 79 Via Garibaldi.   Catania.
Caralt (Delmiro de), Plaza de Cataluña, 3.   Barcelona.
Caramanna (Gerolamo), Via Bandiera, 79.   Palermo.
Carbó (Luis), Rambla de Cataluña, 87.   Barcelona.
Carbonell Pila (Pedro), Cortes, 371.   Barcelona.
Carbonell Solés (Francisco), Claris, 50.   Barcelona.
Cardelús y Carrera (Esteban), Bellaire, 3.   Olot (Gerona).
Cardelús y Giralt (José), Mayor, 155.   S. Celoni (Barcelona.
Cardenal (Grenier de), 120 rue de Belfort.   Bordeaux.
Cardenal Fernández (Salvador), Pasaje de
Mercaders 7 y 9.   Barcelona.

Cardenal y Navarro (Felipe).   Barcelona.
Cardenal y Pujols (León), Pasaje de Merca-
    ders 7ı9.   Barcelona.
Cárdenas (José Y.), 45 Boulevard Arago.   París.
Cardoso (Vittorio), Villa Pucci.   Firenze.
Carey (Harry K.).   Philadelphia, Pa.
Carles, 11 rue des Piliers de Tutelle.   Bordeaux.
Carlier (V.), 16 rue des Jardins.   Lille.
Caro Patón (Tomás), Escuelas, 12.   Valdepeñas (Ciudad
                                                    Real.

Caroça (Manoel), Rua Dom Pedro V, 19.   Lisboa.
Carol (Pedro), Rambla Canaletas, 4.   Barcelona.
Carolin (W. T.), 107 E. Munnach.   Boston, Mass.
Carpenter (Dudley).   Chicago.
Carralero González (Lope), Góngora, 3.   Madrid.
Carrascal Fernández (Manuel) Puebla de la
    Cenería, 10.   Zamora.
Carrascal y Repiso (Francisco).   Quintanilla de Arriba
                                                    (Valladolid).

Carrasco Alvarez del Valle (Félix), Mayor,
    núm. 33.   Madrid.
Carrasco y Gómez (León), Plaza Mayor, 10.   Guadalajara.
Carrasco Navarro (Joaquín), Fuencarral, 46.   Madrid.
Carrasco Novoa (Carlos), Hortaleza, 6,   Madrid,
Carrasco Pérez-Plaza (José), Gran Vía, 42.   Bilbao.
Carrasco Sancho (José), Sagasta, 43.   Jerez de la Frontera.
Carrascosa Pinedo (Manuel), Almirante, 15.   Madrid.
Carregal da Silva Passos (José), rua San Ro-
    que, 92.   Lisboa.
Carreño y García (Alfredo).   Soto del Barco (Astu-
                                                    rias).

Carrer Manegat (Serafin), Ciudad, 5.   (Barcelona).
Carrera (Agustín), San Vicente, 1.   Zamora.
Carrera Sainz de Rozas (Anastasio) Puerta
    del Sol, 14.   Madrid.
Carreras (Buenaventura), Plaza del Correo,
    núm. 6.   Gerona.
Carrero Goyanes (Narciso), rua del Villar,
    núm. 21.   Santiago (Coruña).
Carrieu (Marius) rue du Jeu de Paume, 10.   Montpellier.
Carrillo y Cubero (Carmelo), Barquillo, 14.   Madrid.

Carrillo Garrido (Gervasio), Hernán Cortés,
    núm. 4.   Madrid.
Carrión (Joaquín), Jorge Juan, 16.   Madrid.
Carulla Margenat (Valentín), Mallorca, 214.   Barcelona.
Casado Rodrigo (Heliodoro), Plzarro, 11.   Madrid.
Casanet y Gea (Miguel), Bravo Murillo, 147,   Madrid.
Casanova y Ciurana (Antonio), Cruz Nueva,
    núm. 4.   Valencia.
Casanova y Ciurana (Peregrín), Comedias,
    núm. 18.   Valencia.
Casanova Dolfó (José), Pascual y Genis, 9.   Valencia.
Casas Gago (Julián), Arribas, 26.   Valladolid.
Casasnovas y Sancho (Domingo), Plaza de
    Santa Eulalia, 2.   Mallorca.
Castagnone (Alessandro), Vía Saletta, 22.   Casale Monferrato.
Castañeda (Ramón), Oquendo, 12.   San Sebastián.
Castejón Bueno (Agustín).   Jaca (Huesca).
Castelain (Carlos), Palacios, 33.   Malagón (Ciudad Real).
Castellino (Pietro), Università.   Napoli.
Castelo Canales (Fernando), Claudio Coe-
    llo, 19.   Madrid.
Castells Ballespí (Rosendo), Ferraz, 52.   Madrid.
Castex, 30 Avenue de Messine.   Paris.
Castilla (Daniel), Vía Solferino, 12.   Firenze.
Castilla (Ezequiel), Cangallo, 1862.   Buenos Aires.
Castillo (Esteban del), Orellana, 1.   Madrid.
Castillo Domper (Julio del), Hileras, 11.   Madrid.
Castillo Linares (Francisco), Escuelas, 6.   Jerez de la Frontera.
Castillo Pérez (Manuel del), Sauco, 13.   Madrid.
Castillo de Piñeyro (Eduardo del), Caballe-
    ro de Gracia, 19.   Madrid.
Castillo y Ponce de León (José María del).   Malagón (Ciudad Real).
Castillo Quartilliers (Rodolfo del), Los Ma-
    drazo, 24.   Madrid.
Castillo y Ruiz (Rodolfo), Lbs Madrazo, 24.   Madrid.
Castresana Goicoechea (Baldomero), 3, Pé-
    rez Galdós.   Madrid.
Castrillón López (Isidoro), General Lucuce.   Avilés (Asturias).
Castro (Benigno de), Santa Feliciana, 13.   Madrid.
Castro y Latorre (Florencio de), Atocha, 89.   Madrid.
Castro y Pascual (Francisco de), Ferraz, 9.   Madrid.

Castro Rodríguez (Ramón).   Puebla Nueva (Toledo).
Castro y Valero (Juan de), Conde de Aranda, 18.   Madrid.
Casucci (Fulvio), Ospedale.   Macerata (Italie).
Casullo (Francisco), Calle Andes, 206.   Montevideo.
Catalá Alandete (Juan Bautista), Camino Real, 36.   Bellreguart (Valencia).
Cathelin, 21 rue Pierre Charron.   Paris.
Catillon (A.), 3, Boulevard Saint Martin.   Paris.
Cattaneo (Cesare), Regia Università.   Parma.
Cattermole (George Henri), Cor. 12, Spruce Street.   Boulder, Colo.
Cavalié, Faculté de Médecine.   Bordeaux.
Cavanilles y Sans (Antonio), Barbieri, 4.   Madrid.
Cavia (Domingo S.), Faculté de Médecine.   Buenos Aires.
Cavia (Eugenio).   Boñar (León).
Cavengt é Iturriaga (Mariano), Cruz, 12.   Madrid.
Cayla (Frédéric), 55, rue Sauteyron.   Bordeaux.
Cazaux (Marcelin), 30, rue Gustave Coubert.   Paris.
Cazes, 27, Allée Lafayette.   Toulouse.
Cazorla Alonso (Gabriel), Magdalena, 3.   Madrid.
Cebrian Pons (Julio), C. Mayor.   Rótova (Valencia).
Ceccherelli (Andrea), Corso Vitt. Emanuele, 186.   Parma.
Cejudo Soriano (Adolfo, Almirante, 20.   Madrid.
Celaya (Juan José), Urbieta, 4.   San Sebastián.
Cendra Amorós (Jaime), Coso, 58.   Zaragoza.
Ceni (Carlo).   Reggio Emilia.
Centanni (Eugenio), Università.   Ferrara.
Ceresoli (Cesare), Piazza Comunale.   Bagnolo Mella.
Cerezo Salvador (Germán), Desengaño, 19.   Madrid.
Cerletti (Ugo), Via Penitenzieri, 13.   Roma.
Cerrada Martín (Félix), D. Jaime I, 50.   Zaragoza.
Cervelli (Raffaele), Via San Giovanni Laterano, 80.   Roma.
Cervellini (Francesco).   Belluno (Italie).
Cervera Destin (Enrique), Dusay, 6.   Palma de Mallorca.
Cervera y Ruiz (Eulogio), Conde de Xiquena, 8.   Madrid.
Céspedes y Catá (Manuel), Saúco, 16.   Madrid.
Cestan, 45, Boulevard de Strasbourg.   Toulouse.

Chabal (Henri), 33, rue de Longchamp. — Paris.
Chabás Bordehore (José), D. Juan de Austria, 28. — Valencia.
Chabrol (Camille), 27, Boulevard National. — Vichy.
Chagaroff (Themistocle). — Koursk (Russie).
Chaigneau (A.), Hôpital St. André. — Bordeaux.
Chamayou, 5, rue de l'Université. — Toulouse.
Chamberlain, 27, Grosvenor Street. — London.
Chapot-Prévost (Rudolphe), Rua do Ouvidor, 103. — Río de Janeiro.
Charlier, 100, rue d'Amsterdam. — Paris.
Charmeil (P.), 134, Boulevard de la Liberté. — Lille.
Charnaux. — Vichy.
Charpentier (Jean Baptiste), 160, Rue St. Denis. — Paris.
Chassevant (Allyre), 21, Rue Mont Thabor. — Paris.
Chauffard (A), 2, Rue Saint Simon. — Paris.
Chaume. — Périgueux (France).
Chaumier. — Issy, Seine.
Chaumier (Johannes), 9, Rue Lala. — Lyon.
Chauvain, Rue Duguay Trouin, 15. — Paris.
Chauveau, — Coulonges (Deux-Sévres)
Chauveau (C.), 225, Boulevard St. Germain. — Paris.
Chavane (F.), 5, Place des Cordeliers. — Lyon.
Chemin, Rue de Metz, 34. — Toulouse.
Chénieux, Ecole de Médecine et de Pharmacie. — Limoges.
Chérignian y Nigogos (Ernesto A.), Instituto, 12. — Orense.
Chervin, 82, Avenue Víctor Hugo. — Paris.
Chevreux (Paul), 35, Boulevard National. — Vichy.
Chiari (Hans), II. Krankenhausgasse, 4. — Prague.
Chiari (Ottokar), I. Bellariastrasse, 12. — Wien.
Chichkine (Jean Paul), Stanitza Ladojskaia. — Koubanskaia Oblast (Russie).
Chicote del Riego (César), Urosas, 3. — Madrid.
Chmielevsky, Nadejdinskaia, 23. — Odessa.
Chóliz Sánchez (Máximo), Huertas, 20. — Madrid.
Cholmogoroff (Serge), Tverskaia, maison Hirschmann. — Moscou.
Chompret (J.), 182, Rue de Rivoli. — Paris.

Choquet, 49, Avenue de la Grande Armée. Paris.
Chrobak (Rudolf), IX. Frankengasse, 6. Wien.
Church (Basil.), The Coigne. Minchinhampton (Angleterre).
Church William), Harley Street, 130. London.
Ciaglinski (Adam), Rue Wlodzimierska, 2. Varsovie.
Cid Oterino (Ricardo), Relatores, 24. Madrid.
Cirach Mulet (José), Rambla de las Flores, 18. Barcelona.
Cirera Salse (Luis), Fontanella), 19. Barcelona.
Cisneros y Sevillano (Juan), Barquillo, 16. Madrid.
Cladera Bennasar (Antonio), Unión. Palma de Mallorca.
Clado (Spiro), 6, Rue de Berry. Paris.
Clairac (José), Claudio Coello, 20. Madrid.
Clará y Piñó (José), González Chermá, 97. Castellón.
Clarke (Auguste P.), 825 Ave, Massachusetts. Cambride, Mass.
Claudius (Marius), Smallegade), 56. Copenhague.
Clavell y Planas (Santiago), Pasaje de la Paz, 7. Barcelona.
Clavero y Benitoa (José), Orfila, 6. Madrid.
Clavero del Valle (Gerardo). Berlanga de Duero (Soria).
Clavo y Tejada (Jacinto), Hilario Peñasco, 8, Madrid.
Clément (Gustave), Boulevard de Pérolles. Fribourg (Suisse).
Clemente y López (Casio). Miguelturra (Ciudad Real).
Clementi (Gesualdo), Università. Catania.
Clerval. Charenton, Seine.
Coakley (Byron), 100 State Street. Chicago, III.
Cobos Caruller (Eduardo), Archeros, 12. Sevilla.
Cobos (Francisco), Hospital de San Roque. Buenes Aires.
Coca y González (Fernando). Alcolea del Río (Sevilla).
Coderque Navarro (Ramón), S. Isidro, 4. León.
Codina y Batione (Antonio E.), Plaza del Príncipe, 2. Mahón (Baleares).
Codina Castellví (José), Mariana de Pineda, 2 Madrid.
Codina Güell (Jaime), San Pablo, 70. Barcelona.
Codina Länglin (Ramón), San Pablo, 70. Barcelona.
Codivilla (Alessandro), San Michele in Bosco. Bologna.

Coelho (A.), Esmeralda, 567.	Buenos Aires.
Coffin (R. Maitland), Weterby Terrace, Earls Court.	London.
Cohn (Martín), Pragerstrasse, 25.	Dresden.
Cohn (Max), Lutherstrasse, 7/8.	Berlín.
Cohn (Robert), I. Allerheiligenhospital.	Breslau.
Coignard (Jean), Rampe de la Tranchée, 103.	Tours.
Coipel (Ramón A.), Barquillo, 1.	Madrid.
Colas, 67 Boulevard de la Liberté.	Lille.
Colegio de Farmacéuticos de	Madrid.
Colegio de Médicos de	Gerona.
Colegio de Médicos de	Guipúzcoa.
Colegio de Médicos de	Toledo.
Coletti (Francesco), Corso Cavour, 16.	Spezia (Italie).
Colis (Antonio).	Rincón de Soto (Logroño).
Coll y Zanny (Francisco), Fuencarral, 98.	Madrid.
Collard (Edouard).	Havelange (Belgique).
Collatz (Oscar), Heinrichstrasse, 31.	Darmstadt.
Collin, (H.), 6, rue de l'Ecole de Médecine.	París.
Collins (E. Wolfenden), Infirmary Sydenham.	London.
Colly (Jean), 11, rue Baulant.	París.
Coloma Ibañez (Francisco), Escultor Viciano, 1.	Castellón.
Colomer Peris (Lorenzo), Carniceros, 11.	Valencia.
Colomo y Amarillas (Victoriano), Cava baja, nùm. 14.	Madrid.
Colón García (Tomás), Enmedio, 86.	Castellón de la Plana.
Colquhoun (Daniel).	Dunedin (New Zealand).
Comas y Llavería (César), Cortes, 265.	Barcelona.
Combalat (Paul), 114, Boulevard Saint Germain.	París.
Comby (Jules), 24, rue Godot de Mauroi.	París.
Comellas (Ricardo), Mayor,	La Unión (Murcia).
Comenge y Ferrer (Luis), Caspe, 65.	Barcelona.
Comesana Salvado (Victoriano), Ruedas, 41.	Santiago (Coruña).
Compaired Cabodevilla (Celestino), Serrano, 8.	Madrid.
Concetti (Luigi), Università.	Roma.
Concha (Narciso).	Santiago de Chile.

Concha García Ciaño (Carlos de la). Puebla de Laviana (Asturias).

Conchon (André), 7, Place Michel de l'Hôpital. Clermont-Ferrand.

Conde y Fernández (Perfecto), Pregunteiro, núm. 23. Santiago (Coruña).

Conelli (Alessandro). Veruno, Novara.

Coni (Emilio R.), Guise, 344. Montevideo.

Constensoux, 89, rue Lafayette, París.

Contis, Hôpital St. Georges. Constantinople.

Cooper (Wm. M.), 35, Niedenau. Frankfurt a/M.

Coraini (Enrico), Vía Santa Brígida, 39. Napoli.

Corbellini (Enrique F.), Çalle Entre Ríos, núm. 1.068. Buenos Aires.

Corcóstegui y Sagastegui (Andrés). Berriz Olameta (Vizcaya).

Cordero López (José), Méndez Núñez, 8. Huelva.

Cordes (A.), 12, rue Bellot. Genève.

Corney (Bolton Glanville). Suva, Ile de Fiji (Océanie).

Cornil (André Victor), 19, rue St. Guillaume. Paris.

Corral (Dimas). Coruña.

Corral y Maestre (León), Rinconada, 18. Valladolid.

Corrêa d'Abranches (L. C.) Campo-Maior (Portugal).

Corsini (Andrea), 20, Via Giuseppe Verdi. Firenze.

Corte Real (João Augusto de Mello). Caldas da Rainha.

Cortejarena y Aldebó (Francisco de), Fernanflor, 8. Madrid.

Cortellini Díaz del Alcázar (Jacinto) Toledo, 40. Madrid.

Cortés y Gallardo (Diego). Villafranca de los Barros (Badajoz).

Cortés Munera (Agustín), Príncipe, 13. Madrid.

Cortés Ruiz (Enrique). Villagarcía (Pontevedra)

Cortesi (Ugo). Pisa.

Cortezo Prieto (Carlos María), Sacramento, 5. Madrid.

Cortiguera (Joaquín), Calle Nueva Cañadio. Santander.

Cortiguera Olarán (Emilio), Atarazanas, 10. Santander.

Corzanego (José), Lauria, 12. — Valencia.
Cospedal y Tomé (Antonio María), General Castaños, 15. — Madrid.
Costa (Alfredo da), Rua do Duque de Bragança. — Lisboa.
Costa (Carlo), Via Carmine, 4. — Torino.
Costa Alemão (Manoel da), Hospital da Universidade. — Coimbra.
Costa Grande (Agustín), Caspe, 32. — Barcelona.
Costa Grande (Ricardo), Cortes, 636. — Barcelona.
Costas Martín (Adolfo), San Vicente, 149. — Valencia.
Costa (Theodor) Schwarzwaldstrasse, 8. — Strasbourg (Alsace).
Costinescu (J.), 75, Strada Romana. — Bucarest.
Cottard Toutain, Rua Nova do Almada, 81. — Lisboa.
Couce Landa (Federico), Infantas, 1. — Madrid.
Courel Armesto (Luciano), San Agustín, 11. — Madrid.
Courié (Jean), 4, Rue Lafayette. — Rennes.
Courjon, 14, Rue de la Barre. — Lyon.
Couto (Miguel), 27, Rua Senador Dantas. — Río de Janeiro.
Couzzani (Manuel), Barquillo. — Madrid.
Cox (Edwin M.) — New Yerk.
Cozzolino, Faculté de Médecine. — Napoli.
Cozzoni Effendi, 40, Avenue de la Grande Armée. — Paris.
Craig (James), 6, Annfield Place, Deenistoun. — Glasgow.
Crespo Carro (Antonio), Hospital. — Zamora.
Crespo y Escoriaza (Benito), Carlos III. — Madrid.
Crespo García de Tejada (Emilio), Plaza del Progreso, 16. — Madrid.
Crespo Quintana (Darío). — Fernán-Caballero (Ciudad Real).
Crest (G. du), Villa Marguerite. — Dax.
Criado (Daniel Alonso), calle del Pavón, 1830 — Esperanza, Santa Fé (República Argentina).
Criado y Aguilar (Francisco), Lagasca, 34. — Madrid.
Criado y Domínguez (Juan P.), San Bernardino, 7. — Madrid.
Crile (George W.), 275, Prospect Street. — Cleveland, Ohio.
Crivelli (Marcel), Albert Park. — Melbourne.

Cromar (John), 16, Bonaccord Square. Aberdeen.
Crombie (Alexander), India Office, 3 Bickenhall Mansions. London.
Cros. Lamalou-les-Bains.
Croste (René), 15, Rue Vauquelin. Paris.
Crôtte (Francisque), 9, Rue de Turin. Paris.
Cruet (Ludger), 2, Rue de la Paix. Paris.
Crum (John D.), 851, Calle de Pipin. Jacksonville, Ha.
Cruz Aragón (Francisco de la), Fuencarral, 98. Madrid.
Cruz Vázquez (Juan), Alcalá, 4. Madrid.
Cryer (M. H.), 1420, Chestnut Street. Philadelphia, Pa.
Cuenca y Andreu (Lázaro), Detrás Palacio, 2. Barcelona.
Cuesta Martín (Indalecio), Bajada de San Agustín. Salamanca.
Cuevas Pulido (Jacinto de las), Fomento, 16. Madrid.
Cuneo (Ambrogio), Corso Andrea Podestà. Genova.
Cumming (Peter), 44 Grahams Road. Falkirk (Ecosse).
Cunnington (José), Magdalena, 40. Madrid.
Cunningham (Geo.), 2 King's Parade. Cambridge.
Curme (Decimus), Child Okeford. Blandford, Dorset.
Cuvillier, 4 rue Cambon. Paris.
Czihak (Eugen von), Kaiser Wilhelmstrasse, 40. Düsseldorf.

D

Daboll (G. C.), 14 Avenue de l'Opéra. Paris.
Dagincourt, Place Victor Hugo. Paris.
Dalebrook (John), Alvareda, 49. Sevilla.
Dalmau Pujadas (Jose María), Ronda Universidad, 6. Barcelona.
Dama (Giovanni). Bergamo.
Damalin, 31 rue du Plateau. Saint Maurice, Seine.
Damians Vila (Adolfo), Plaza Cataluña, 8. Barcelona.
Daniel, 20 rue Dieudé. Marseille.
Daniels (Ferdinand), Nessauplein, 5. Harlem (Hollande).
Dantz (Ed.), 10 rue du Petit Sablon. Bruxelles.
Daraignez (Ernest). Mont de Marsan.
Darbouet. Boucau (Basses-Pyrénées).

Darder Enseñat (Tomás), Plaza del Temple, 9. — Palma de Mallorca.
Darroza. — Péchacq les Bains (Lan-
des).

Daudin Gayoso (José), Carmen, 40. — Madrid.
Daulnoy, 58 Chaussée d'Antin. — Paris.
Daurand (Joseph). — Valreas (Vaucluse).
Dauriac, 120 Cours du Jardin Public. — Bordeaux.
Davenport (Isaac B.), 30 Avenue de l'Opéra. — Paris.
Davenport (Wm. Stocum), 30 Avenue de
l'Opéra. — Paris.
Davico. — Paris.
Davidsen (Harald). — Aamli (Norvège).
Davidsen (J. Mackenzie), 76 Portland Place. — London.
Davis (Herbert), 671 Fairmount Avenue. — St. Paul, Minnesota.
Debierre (Ch.), 1 Place Montaigne. — Lille.
De Boeck, rue de la Loi, 77. — Bruxelles.
Decramer (L.), 35 rue Faidherbes. — Lille.
Decref y Ruiz (Joaquín), Fernando IV. — Madrid.
Dedet (Levis Paul), 8 Square du Croisic. — Paris.
De Dominici (Nicolas), 40 S. Domenico So-
riano. — Napoli.
De Frey (Victor), 42 Faubourg St. Alban. — Bâle.
De Greift (René), Avenue des Arts, 29. — Anvers.
Dejace (Léopold). — Flémalle Grande lez
Llège.

Delair, 68 Boulevard Rochechouart. — Paris.
Delaunay, Avenue Montagne, 53. — Paris.
Déléage (Francisque), 16 bis rue Mayet. — Paris.
Delfino (Juan Carlos), Calle de la Liber-
tad, 1249. — Buenos Aires.
Delgado (Claudio), Carmen, 1. — Gijón (Oviedo).
Delgado Arcos (Bartolomé), Sánchez Busti-
llo, 5. — Madrid.
Delgado Cea (Leopoldo Luis), Regala-
do, 10. — Valladolid.
Delgado de Torres y Ramírez (Juan), Tu-
descos, 5. — Madrid.
Delineau, 104 Boulevard de Courcelles. — Paris.
Dell'Orso (Clemente), Porta Salario, 15. — Roma.
Delorme, Val de Grâce. — Paris.

Delotte, 1 bis rue Dupuytren. — Limoges.
Delprat (C. C.), 256 Heerengracht. — Amsterdam.
Delsaux (Victor), 260 Avenue Louise. — Bruxelles.
Demcker (Paul). — Berlin.
Demjanovich (Emile de), VIII Jozsef-körut, 14. — Budapest.
Denamiel de Çastro (Juan), Santa Lucía, 1. — Málaga.
Dench (Edwrd B.), 17 West 46 th Street. — New York.
Denis (Paul), 64 rue d'Amay. — Liège.
Denz, Waldhaus Vulpera. — Chur (Suisse).
Depage (Antoine), 75 Avenue Louise. — Bruxelles.
Depierris, 20 rue Soufflot. — Paris.
Depray (M.) — St. Germain en Laye.
Dermit (Jesús), Ventura de la Vega, 13. — Madrid.
Deroye. — Dijon, Côte d'Or.
Dervailly. — Lille.
Dervez (Eugène), 20, rue de la Halle. — Mons (Belgique).
Desimoni (Giovanni), Via S. Gerolamo. — Milano.
Desnos (E.), 59, rue de la Boëtie. — Paris.
Desquin (León), 98, Avenue des Arts. — Anvers.
Determann (Hermann). — St. Blasien (Schwarzwald).

Detre-Deutsch (Ladislas), VII., Kertesz-utcza, 41. — Budapest.
De Trey (César), 52, Shaftesbury Ave. — London.
Deulofeu y Poch (José), Rua del Villar, 47, — Santiago (Coruña).
Deutsch (Ernest), V. Erzsébetter, 16. — Budapest.
Deutsch (Frédéric), VII. Erzsébet-Körut, 7. — Budapest.
Deutsch (Matthias). — Sard (Hungrie).
Deventer, (J. van), Asile de — Meerenberg (Hollande).
Diamantberger (Em.), 94, rue de la Tour. — Paris.
Dianoux (Edouard), rue Affre, 1. — Nantes.
Diatroptoff (Pierre), Institut Bactériologique. — Odessa.
Diaz Argüelles (Rafael), León, 8. — Madrid.
Diaz Camino (Aurelio), Plaza Virgen Blanca, 2. — Vitoria.
Diaz Delgado y Sánchez (Ricardo), Hortaleza, 89. — Madrid.
Díaz Góngora (Manuel), Fuencarral, 114. — Madrid.
Díaz Huidobro (José), Estación, 37. — Vitoria.

Díaz de Liaño (Alfredo), Canuda, 19 y 21.   Barcelona.
Díaz de Quintana (Alberto), Huertas, 15.   Madrid.
Díaz del Riego (Filiberto), Plaza Mayor.   Muros de Pravia (Oviedo)
Díaz Rocafull (Enrique), Montáñez, 16.   Cádíz.
Díaz Rodríguez (Ramón Rafael), Los Madra-
zo, 18.   Madrid.
Díaz Valpuerta (Nemesio), Amaniel, 36.   Madrid.
Díaz Villar y Martínez (Juan Manuel), Ato-
cha, 127.   Madrid.
Di Bona (Giovanni).   Terranova (Italie).
Dieck (Wilhelm), Schellingstrasse, 9.   Berlin, W.
Diéguez (Aurelio), 58, Ronda de San Pedro.   Barcelona.
Dierbach (Georg), Kaiser Friedrichstras-
se, 6.   Kottbus (Allemagne).
Diescher (François), II. Halász utcza, 1.   Budapest.
Diet (Emile), 17, Boulevard de l'Océan.   Saint Nazaire (Loire-In-
férieure).

Díez de Bustamante García (Ramón).   Villanueva del Ariscal
(Sevilla).

Díez y García de los Ríos (Gonzalo), Ma-
yor, 18.   Reinosa (Santander).
Díez González (Antonio), San Justo, 34.   Salamanca.
Díez Pinto (Luis), Mendizábal, 8.   Valladolid.
Díez Santaolalla (Ildefonso).   Briviesca (Burgos).
Díez Somonte (Manuel).   Castrourdiales (Santan-
der).

Dill (John Frederick Gordon), 16, Bruns-
wick Square.   Brighton.
Dilorenzo (Giacomo), S. Francesco Saverio.   Napoli.
Dionisio (Ignazio), Corso Vinzaglio, 10.   Torino.
Diparraguerre (Isidoro), 10, rue Blanc Du-
trouil.   Bordeaux.
Dobrinine (Pierre), Soljanka, La Maternité.   Moscou.
Dobrucki (Stanislaw), Rue Gubernators-
ka, 33.   Lublin (Pologne Russe).
Doebbelin (Charles), Grosse Schlossteichs-
trasse, 1.   Königsberg.
Dolcet Carmen (Manuel), Obispo, 2.   Barcelona.
Doléris, Boulevard de Courcelles.   Paris.
Dolgenkoff (Basile).   Koursk.
Domergue (A), 341, rue Paradis.   Marseille.

Domingo Losada (Jaime), Barquillo, 5.	Madrid.
Domínguez Adame (Francisco), Sanceda, 13.	Sevilla.
Domínguez Adame (Mauricio), San Ro- que, 28.	Sevilla.
Domínguez Roca (Vicente), Pascual y Ge- nis, 23.	Valencia.
Dondéris Esteve (Vicente), San Francis- co, 44.	Játiva (Valencia).
Doni (Aldo), Via Giordano Bruno, 9.	Forli.
Donnagio (Arturo).	San Maurizio (Italie).
Donnat, rue Vauquelin.	Paris.
Dor (Henri), 53, Montée de la Boucle.	Lyon.
Dorff (Guillaume), 67, Avenue de la Toi- son d'or.	Bruxelles.
Dormagen (Christian), Gersonsmühlengas- se, 2.	Köln.
Dorronsoro Ucelayeta (Bernabé), Horno del Espadero.	Granada.
Dörschlag (Ernst).	Strelno i/Posen.
Dotezac (Emile).	Cambo les Bains.
Doucy (Albert), 74 rue des Martyrs.	Paris.
Dougherty (L. L.), 4.404 Berkeley Ave.	Chicago.
Douglas (Richard), 110 South Spruce Street.	Nashville, Tennessee.
Downes (Andrew G.), 1.725 Girard Ave.	Philadelphia.
Doyen, 6 rue Piccini.	Paris.
Doz y Gómez (Enrique), San Bernardi- no, 10.	Madrid.
Draghiesco, rue Polona, 15.	Bucarest.
Dragits (Imre).	Szegzard (Hongrie).
Dresch.	Foix (Ariège).
Dreyfus (Pierre Y), 62 rue Blanche.	Paris.
Drouin (Alphonse), 57 rue Auvray.	Le Mans.
Dubois, 144 Boulevard St. Germain.	Paris.
Dubois Havenith, 19 rue du Gouvernement Provisoire.	Bruxelles.
Dubreilh (William), 27 rue Ferrère.	Bordeaux.
Ducamp, 26 rue Brunel.	Paris.
Duchesne (A.), 46 rue Alsace Lorraine.	Toulouse.
Duckworth (Sir Dyce), 11 Grafton Str. Pic- cadilly.	London.
Duckworth (Revd.), 5 Abbey Road.	London.

Ducourneau, 42 rue Cambon. — Paris.
Ducroquet, 67 rue d'Amsterdam. — Paris.
Duflocq (P.), 64 rue de Miromesnil. — Paris.
Dufour (Marc). — Lausanne.
Dufranc (C.), 36 rue du Hâvre. — Mons (Belgique).
Duhourcau (Emile), 11 rue Mayet. — Paris.
Dulanto Guinea (Cipriano), Hornos, 18. — Miranda de Ebro (Burgos).
Dum, Albergo Vittoria. — Roma.
Dunogier (Simon), 51 Cours de Tourny. — Bordeaux.
Dupain (J. M.), Asile de *Vaucluse*, par Epinay Sur Orge. — Seine et Oise.
Dupont, 6 rue Piccini. — Paris.
Dupont (Emile), 12, rue Goffart. — Bruxelles.
Dupureux (Alfred), 40, rue Nueve Saint Jacques. — Gand.
Dupuy y Unzueta (Enrique), Amnistía, 6. — Madrid.
Durán (Gerónimo), Almagro, 22. — Madrid.
Durán Desunvils (Narciso), Calle Ancha, 9. — Barcelona.
Durán y Martínez (Juan), Honda, 12. — Jerez de la Frontera.
Duráu Maya (S. Luis). — Jerez de la Frontera.
Durán y Ramos (Benito Adolfo), Bordadores, 5, — Madrid.
Duránd Fardel (Raymond). — París.
Durante (Francesco) Corso d'Italia.   • — Roma.
Düring (D. von, Hospitalstrasse, 23. — Kiel.
Durruti Saracho (Eloy), Teresa Gil, 16. — Valladolid.
Durruty (E.). — Hendaye.
Dussac (Miguel), Caballero de Gracia, 8. — Madrid.
Dütsch (August), Vorder Hofendenstrasse, num. 19. — Flensburg.

E

Ebel (Ernst), Foststrasse, 12. — Seeburg (Allemagne).
Echenique (Manuel), Calle de Zacuba, 4. — México.
Echavarri (Joaquin de, Santiago, 70. — Llerena (Badajoz).
Echevarría Uguina (Félix), Jorge Juan, 16. — Madrid.
Echeverría (José). — Elgoibar (Guipúzcoa).
Egaña (Félix, Fuencarral, 96. — Madrid.
Egoroff (G. N., Moscovskaia, maison Alexandroff. — Koursk.

Espina y Capo (Antonio), Atocha, 103.   Madrid.
Espinosa Pérez (Juan Antonio), Zacatín, 41.   Granada.
Esquerdo (Alvaro), Provenza, 245.   Barcelona.
Esquerdo (Pedro), Provenza, 342.   Barcelona.
Esquerdo Lloret (Santiago).   Carabanchel Alto (madrid).

Esquerdo Sáez (Jaime), Zorrilla, 33.   Madrid.
Esquerdo y Zaragoza (José María), Zorrilla, 33.   Madrid.
Esteban y Clavillar (Joqquín), Florida, 14.   Madrid.
Estébanez y Herrero (Florencio), Santa Feliciana, 13.   Madrid.
Esteve Fernández Caballero (José Angel).   Madrid.
Esteve y Cora (José), Sagasta, 12.   Murcia.
Estrany Campo (Eduardo), Plaza de la Esperanza, 1.   Santander.
Etablissement Hydrothérapique.   Brixen (Tyrol).
Etablissement Poulenc frères.   Paris.
Etablissement Thermal.   Vichy.
Eternod (Aug. C. F.), Villa Grands Acacias.   Genève.
Eula Secondo, Pretura.   Asti.
Eustache (G.), 171 Boulevard de la Liberté.   Lille.
Evrard.   Vernant (Maine-et-Loire).

Ewald (A.), Rauchstrasse, 4.   Berlin.
Exchaquet (Théodore).   Fedey-Leysin (Suisse).
Ezquerra y Baig (Ramón), Argensola, 2.   Madrid.
Ezquerra Riva (Alfredo).   Astillero (Santander).

F

Fábregas (Francisco), Bellafila, 5.   Barcelona.
Fadón y Sánchez (Antonio), Sánchez Pérez, núm. 4.   Mérida (Badajoz).
Fage (Arthur), 17 Rue Pierre L'Hermite.   Amiens.
Fajardo (Francisco), 22 Rua do Hospicio.   Rio de Janeiro.
Falcão (Zeferino), Rua do Carmo, 90.   Lisboa.
Fálces de Odiaga (Enrique), Puerta Cerrada, 11.   Madrid.
Falcetti (Filippo), Via Marmorata, 86.   Roma.
Fanetti (Celestino), Via Vantaggio, 30.   Roma.
Faniguchi (N.).   Kumanoto (Japón).

Fano (Ugo), Via San Paolo, 72. Milano.
Faré (Charles), 7 Avenue Grammont. Tours.
Fargas y Roca (Miguel A.), Consejo de Ciento, 331. Barcelona.
Farinós y Marqués (Felipe), Infantas, 36. Madrid.
Farmer (J. H.), 53 Wimpole Street. London.
Farnés y Farnés (Juan), Carmen, 24. Barcelona.
Farré y Carlos (José), Calle Mayor. Sort (Lérida).
Farreras y Sampere (Pedro), Coll de Ladrones. Canfranc (Huesca).
Farriols Anglada (Agustín), Rambla de San José, 25. Barcelona.
Farruggia (Giuseppe). Aragona (Italie).
Fassett (Ch. Wood). St. Joseph, Miss.
Fassio (Dario), Farmacia Zerega. Genova.
Fatás y Montes, Bolsa, 10. Madrid.
Fatjó y Morral (Santiago), Gerona, 49. Barcelona.
Faure, 33 rue de Trévise. Paris.
Faure (Jean Louis), 10 rue de Seine. Paris.
Faure (Maurice), 17 rue des Filles du Calvaire. Paris.
Faustus (Robert), Ovocná-ulice, 16. Prague.
Favreau, 37 rue de St. Pétersbourg. Paris.
Fede (Francesco), 52 Via Montesanto. Napoli.
Fede (Nicola), Università. Napoli.
Feige (Moritz), Tauentzienstrasse, 26. Breslau.
Feilberg (Johann), Wergelandsvein, 7. Christiania.
Feldbausch (Philipp), Südring, 9. Landau (Pfalz).
Feldmann (Joseph), Pouchkinskaia, 11. St. Pétersbourg.
Feletti (Raimond). Catania.
Fellinck (S.). Wien.
Ferbstein (Marc). Eperjes (Hongrie).
Ferguson (George Bagot), Villa Altidore. Cheltenham (Angleterre).

Fernald (H. P.), Clarence House Promenade. Cheltenham (Angleterre)
Fernandes-Gião (Manoel Rosada), Avenida da Liberdade, 115. Lisboa.
Fernández (Joaquín), Uria, 22. Oviedo.
Fernández (José Antonio), Plaza de Argüelles, 5. Sevilla.

Fernández (Manuel), Ledesma, 12.   Bilbao.
Fernández (Modesto), Correo, 2.   Bilbao.
Fernández (Santiago), Calle Pavón, 1830.   Buenos Aires.
Fernández (Vicente), Los Madrazo, 16.   Madrid.
Fernández Alcaraz (Federico M.), Mejora, 5.   Ciudad Real.
Fernández Balbuena (Félix), San Bernardo, 2.   Madrid.
Fernández Baquero (Josè), Campomanes, 7.   Madrid.
Fernández Boada (Santiago), Gran Via, 50.   Bilbao.
Fernández-Cardoso (Rafael), Plaza de Pacífico, 8.   Sevilla.
Fernández-Caro y Nouvilas (Angel), Mayor, 92.   Madrid.
Fernández Cuesta (Nemesio), Encarnacióu, 14   Madrid.
Fernández Chacón (Antonio), Atocha, 109.   Madrid.
Fernández Checa (Salustiano), Angel, 1.   Játiva (Valencia).
Fernández Checa é Izquierdo (Zoilo).   Albalat de la Ribera (Valencia).

Pernández y Fernández (Fidel), Desengaño, 10.   Madrid.
Fernández Garcia Zúñiga (Ricardo), Villalar, 7.   Madrid.
Fernández y Gastañaduy (Heliodoro), Princesa, 19.   Pontevedra.
Fernández Gómez (Alberto), Hortaleza, 81.   Madrid.
Fernández y González (Arturo), Caños, 8.   Madrid.
Fernández Iñignez (Marcial), Ruedar, 22.   Santiago (Coruña).
Fernández Irala (Vicente), Gravina, 6.   Sevilla.
Fernández y Menéndez Valdés (Eugenio), General Castaños, 11.   Madrid.
Fernández Pozo (Manuel).   Gijón (Asturias).
Fernández Reliegos (Francisco), Progreso, 17.   Mondoñedo (Lugo).
Fernández Robina (José), Jorge Juan, 16.   Madrid.
Fernández Sánchez (Francisco), Gómez Bravo, 4.   Cabeza de Buey (Badajoz)
Fernández Sánchez (José), Plaza de Cervantes, 12.   Alcalá de Henares (Madrid).

Fernández Tiffon (Antonio), Arco de Santa María, 40.   Madrid.

Fernández de la Vega (Wenceslao). Vega de Ribadeo (Oviedo).

Fernández Villanueva (Celestino), Espejo, 14 Madrid.
Ferrari Cerlino (Antonio), Princesa, 4. Alicante.
Ferras. Luchon (Haute Garonne).

Ferré, 5 rue Pedroni. Bordeaux.
Ferreira de Castro, Rua da Boa Vista, 418. Porto.
Ferreira de Sant'Anna, Carmide. Lisboa.
Ferreira da Silva (A. J.), Rua da Alegría, 889 Porto.
Ferrer y Casasnovas (Miguel). Palma de Mallorca.
Ferrer Colbet (Doña María), Lauria, 37. Barcelona.
Ferrer Fulleda (Manuel), Paseo de Valencia. Pamplona.
Ferrer Ibáñez (José), Comercio, 114. Barcelona.
Ferrer Morer (Abilio), Carmen, 15 y 17. Barcelona.
Ferrer Portals (Enrique), Plaza del Angel 6. Barcelona.
Ferrier (David), 34, Cavendish Square. Londón.
Ferro (José), 29, Rua Garrett. Lisboa.
Fialho d'Almeida, 217, Avenida da Liberdade. Lisboa.
Fikl (Agustín), Rasumovskygasse, 4. Wien.
Finck (J.), Voznessenskaia, 12. Kharkoff.
Finger (Otto), Mainzerstrasse, 2, A. Coblenz (Allemagne).
Finizio (Gaetano), Clinica Pediatrica. Napoli.
Fiore (Giovanni), Via Boncompagni, 37. Roma.
Firestone (J. H.), Ave. German Bk. Cor. Chicago and Stephenson Streets. Freeport, III.
Firket (Charles), 8, Place Sainte Véronique. Liège.
Firnhaber. Zappot bei Danzig.
Fisac (Gaspar). Daimiel (Ciudad Real).
Fischbach (Eugen), Stephanienstrasse, 27. Carlsruhe (Baden).
Fischer (Louis), 65, East 90th Street. New York.
Fisichella (Francesco), R. Università. Messina.
Fisk (E. C.), 181, High Rᵈ Kilburn. London.
Flamini (Mario), Clinica Pediatrica. Roma.
Flatau (Siegfrid), Zeltnerstrasse, 7. Nürnberg.
Fleig (Charles), 2, Rue Lapeyronne. Montpellier.
Fleischhacker (Robert von), Burggasse, 17. Graz.
Flórez García (Restituto), Castilla, 6. Bembibre (León).
Folch Calbó (Francisco de P.) Miralcamp (Lérida).
Folet (H.), 232, Rue Solférino. Lille.

Folgueras Hernánz (Ramón), General Par-
   diñas, 46.   Madrid.
Font y de Boter (Miguel de), Lagasca, 5.   Madrid.
Font y Monteros (Jaime), Seriñá, 37.   Palma de Mallorca.
Fontan (J.), 9, Avenue Colbert.   Toulon.
Fontan (Pierre), 9, Avenue Colbert.   Toulon.
Fontana (Piero), Via G. Cassati, 1.   Milano.
Fontbarnat Roura, (Camilo), Progreso, 29.   Gerona.
Fontenill (Paul de), 4 Avenue du Coq.   París.
Fontsaré Eberhard (Pelayo), Paseo de Gra-
   cia, 69.   Barcelona.
Forberg (Elof), 10 Hamngatan.   Stockholm.
Formosa Riera (Mignel), Mayor, 29.   Hostalrich (Gerona).
Formiggini (Giuseppe).   Modena.
Fornés Lorente (Miguel).   Santander.
Forns y Romans (Rafael), Victoria, 2.   Madrid.
Forstreuter (John).   Heinrichswalde (Alfe-
                                  magne).

Fort (Joseph Auguste), 6 rue des Capucines.   París.
Fowler (Oliver H.), Ashcroft House.   Cirencester (Angleterre)
Fraga y Logo (Emilio), Puerta de Arriba, 4.   Coruña.
Fraile Herrera (Rafael), Hortaleza, 85.   Madrid.
Franceschi (Lavinio), Viale Principe Eu-
   genio, 10.   Firenze.
Franchi (Fulvio).   Roma.
Franchini (Julio), Rua Alvares Cabral, 315.   Porto.
Franchomme (A), 7 rue du Pent-Neuf.   Lille.
Franck (Julius(, 30 Hegelstrasse.   Stuttgart.
Franck (Karl, 39 Hegelstrasse.   Stuttgart.
Franganillo Telechea (Manuel), San Mi-
   guel, 11.   Madrid.
Frank (August), 8 Palakygasse.   Prague-Smichow.
Frank (Ernst R. W.), Karlstrasse, 27.   Berlín.
Frank (Hermann), Keithstrasse, 4.   Berlín.
Frauk (Johann, Tegetthoffstrase, 1.   Neumarkt-Wien.
Frankl (Lotar Ritter von Hochwart), I.
   Volksgartenstrasse, 5.   Wien.
Fränkel.   Berlín.
Frankenstein (S. S.), Kaiser Wilhelmplatz, 4.   Schönebecg (Beclin.
Franquis y Gil (Carlos), calle del Castillo, 17.   Santa Cruz de Tenerife
                                  (Canarias).

Frasrer (Thomas R.), 13 Drumshengh Gardens. Edimburgh.
Fráter (Emerich de), Közckorhár. Nagi-Varád (Hongrie(.
Fredet (Edmond). Royat (France).
French (Charles E.), 10, Merrmoch Square. Boston. Mass.
Frenkel (Henri (S.) Heiden (Suisse).
Fresno y Eguilaz (Eduardo del). Ciempozuelos (Madrid).
Freudenthal (W.), 1.003, Avenue Madison. New York.
Frew (William), Walmer. Kilmarnack (Ecosse).
Friedeberg, 3, Rubens Straat. Anvers.
Friedmann (Heinrich). Drohobycz (Autriche).
Fromme (Bernhard). Warendorf (Allemagne).
Froussard. Plombières (Vosges).
Frutos y Parra (Manuel de), Urosas, 5. Madrid.
Fuchs (Ernst), Skodagasse, 16. Wien.
Fuente Arrimadas (Nicolás de la), Mendizábal, 4. Valladolid.
Fuentes y Pèrez (Alejandro), Plaza de la Encarnación, 2. Madrid.
Fuentes y Fernández (Julián), Piamonte, 14. Madrid.
Fuentes García (Isidoro de), Mayor, 114. Palencia.
Fuentes Sala (Higinio). Candás (Oviedo).
Fullerton (Roberst, 24, Newton Place. Glasgow.
Furio Roldán (Manuel), Victoria, 9. Hellín (Albacete).
Furtado (Artur), 58, Avenida da Liberdade. Lisboa.
Fúster y Fernández (Agustín), Carretera. Archena (Murcia).
Fuster Seguí (José), Subida de San Félix, 29. Gerona.

G

Gad (Adolf), Malmögade, 4. Copenhague.
Gadziatsky (Th. Ch.), Höpital Militaire. Riga.
Gagnard fils. Castillon sur Dordogne Gironde.
Gaillard (Geo.) 47, rue Blanche. Paris.
Galcerán Granés (Arturo), Ronda de la Universidad, 4. Barcelona.
Galezowski (Xavier), 103, Boulevard Haussmann. Paris.
Galiana y Soriano (Jerónimo), Plaza de los Ministerios, 1. Madrid.

Galland-Gleize. — Vittel (Vosges).
Gallego (Joaquín). — Sevilla.
Gallegos Pedraceli (Antonio), Carne 15. — Sevilla.
Gallemaerts (Emile), 13 Place du Petit Sablon. — Bruxelles.
Galli, Via Cermaia, 51. — Roma.
Galligo y Vicente (José. — Sádaba (Zaragoza).
Gallo (Gennaro), Via Salvator Rosa, 105. — Napoli.
Gallo (Vinzenzo), Via Fabro, 8 bis. — Torino.
Galocha Sánchez (Benito), San Bernardo, 10. — Sevilla.
Galperlne (Alexandre), Mironossitzkaia. — Kharkoff.
Galtung (F.) — Moss (Norvège).
Galván Rodríguez (Antonio), Ssn Miguel, 5. — Cádiz.
Gálvez (Francisco de P.), Mesones, 81. — Granada.
Gálvez Ginachero (José), Cister, 5. — Málaga.
Gamero Gómez (José), Cádiz, 1. — Madrid.
Gammarelli (Antoni)o. — Ceccano (Italia).
Gandolfo (Antonio C.), Victoria, 1.119. — Buenos Aires.
Garahelli (Luis). — Montevideo.
Garagarza y Dugiols (Fausto), Ventura de la Vega, 14[16. — Madrid.
Garcerá Castillo (Ricardo), Magdalena, 8. — Madrid.
García (Guillermo), Capellanes, 1. — Madrid.
García Abecilla (Pablo). — San Sebastián.
García y Alcalá del Olmo (Manuel), Mariblanca, 9. — Málaga.
García de Ancos (Enrique), Ayuntamiento. — Bilbao.
García de Arias (Rafael), Fuencarral, 100. — Madrid.
Garcia Baeza y Frau (Ramón), Ballesta, 8. — Madrid.
García Camisón (Laureano), Reina, 27. — Madrid.
García Collao (Eduardo), 40 rue du Bac. — París.
García Corpas (Gumersindo), Plaza de la Merced, 34. — Málaga.
García Cuello (Antonio), Salud, 15. — Madrid.
García Duarte (Eduardo). — Granada.
García Durán (Román), Platerías, 26. — Valladolid.
García Espinosa (José). — Carballino (Orense).
García Feijóo (Francisco), Jardines, 34. — Pontevedra.
García Fernández (Julián), Jesús, 23. — Fortuna (Murcia).
Garcia Ferreiro (Victor), Patrocinio. — Negreira (Coruña).
García y Garcia (Marcos), Mayor, 53: — Sorihuela (Jaen).

García Hernández (Gregorio Antonino).   Zaragoza.
García Ibañez (Enrique), Juan de Dios, 5.   Madrid.
García Iglesias (Bonifacio).   Peñaranda   de   Duero
                                                   (Burgos).
García Inés (Juan), Bocangel, 15, (Ventas
  Espíritu Santo).   Madrid.
García Izcara (Dalmacio), Plaza de ía Ceba-
  da, 9.   Madrid.
García Julián (Agustín), Independencia, 26.   Zaragoza.
Garcia Julián (Isidro), Çoso, 27.   Zaragoza.
García López (Adrián), Apodaca, 5.   Madrid.
García López (Angel).   Alcocer   (Guadalajara).
García López (Arturo), Cámara, 52.   Avilés (Asturias).
García López (José), Mendez Nuñez, 12.   Huelva.
García López (Tomás), Claudio Coello, 7.   Madrid.
García Luquero (Críspulo), Luzón, 9.   Madrid.
García Mansilla (Sinforiano), Cañizares, 3.   Madrid.
García Marín (José), Mar, 72.   Valencia.
García del Mazo Azcona (Enrique), Santa   Madrid.
  Clara, 2, duplicado.
García del Mazo Azcona (Federico), Santa   Madrid.
  Clara, 2, duplicado.
García del Mazo Azcona, (José), Unión, 1.   Madrid.
García Megias (Eusebio), Campoamor, 13.   Madrid.
García Millán (Vicente), Villagarcía Millán.   Palmeira (Coruña).
García Mon (Ramón), Monte, 51.   Habana.
García y Montorio (José), Alfonso, XII, 38.   Madrid.
García del Moral (José).   Palencia.
García Muñoz (Clodoaldo), Amor de Dios, 5.   Madrid.
Garcia Olalla (Luis), Preciados, 48.   Madrid.
García Olmedo (Teobaldo), Plaza Mayor, 2.   Cisneros (Palencia).
García Pérez (Darío), Marqués de Villamag-   Madrid.
  na, 6.
García Prieto (Alvaro), Alcalá Galiano, 8.   Madrid.
García Puelles (Eduardo), Marqués de Cu-
  bas, 5.   Madrid.
García Quintero (Raimundo).   Valladolid.
García del Real (Eduardo), Campo del
  Gayo, 1.   Santiago (Coruña).
García Rego (Jesús), Mediodía, 20.   Aoiz (Navarra).
García Sinoba (Arcadio), Juan Labrador, 20.   Toledo.

García Solá (Eduardo), San Matías, 24. Granada.
García Somoza (Eduardo), Toledo, 18. Cebreros (Avila).
García Suárez (Ramón). Santiago (Coruña).
García Tapia (Antonio), Argensola, 9. Madrid.
García Velázquez (Jerónimo), Duque de Alba, 5, Madrid.
García Villalba (José), Fuensanta, 3. Murcia.
Garibaldi (Arcangelo), Corso Garibaldi, 125. Milano.
Garino (Giuseppe), Via Volturno, 40. Roma.
Garmendia (Tomás), Plaza del Castillo, 13. Pamplona.
Garrido é Isidro (Angel), Atocha, 75 y 77. Madrid.
Garrido Mena (Francisco), Olivar, 5. Madrid.
Garrigue (León), 83, Rue Richelieu. Paris.
Gascuñana (Emilio), Colegiata, 6. Madrid.
Gaspey (Otto), 5, Avenue Rubens. Anvers.
Gaston. 47, Rue de Rome. Paris.
Gatti (Gerolamo), Via Vittorio Emanuele, 18. Modena.
Gaudier (H.), 25, Rue d'Inkermann. Lille.
Gautrelet. 30, Rue de Miromesnil. Paris.
Gavelli (Pietro), Piazza Alighieri, 2. Forli (Italie).
Gavilán (Jerónimo), Acera de San Francisco, 16. Valladolid.
Gawronsky (L.), Tverskaia, maison Goussatcheff. Moscou.
Gawronsky (Madame F. Minor-), Tverskaia, maison de Goussatcheff. Moscou.
Gay (Alexandre), Professeur à la Faculté de Kazan.
Gayoso Verdejo (Francisco), Arenal, 2. Madrid.
Gaztelu (Isidoro). Mondragón (Guipúzcoa).
Gaztelu (Teodoro), Atocha• 22. Madrid.
Gebhardt (François de), Vacti-utcza, 75. Budapest.
Geerts (J.), 33, rue du Métal. St. Gilles (Belgique).
Geiger (Bernhard). Lorsch (Allemagne).
Gelabert (Jerónimo), Santa Pau. Olot (Gerona).
Genové (Pedro), Rambla del Centro, 3. Barcelona.
Gentes, Faculté de Médecine. Bordeaux.
Gerell (Hermann). Orebro (Suède).
Gesta y Leceta (Marcelino), Plaza de Isabel II, 1. Madrid.
Ghillino (Cesare), Via Guerrazzi, 10. Bologna.
Ghirghinoff (Teodor A.), Hôpital Alexandre. Sofia (Bulgarie).

Gibbons (R. A.), 29, Cadogan Place. — London.
Gijó Moragrega (Eduardo). — Zorita (Cádiz).
Gikhareff (Stephane Serg.), Nevsky, 97, log. 10. — St. Pétersbourg.
Gil Casares (Miguel), Algabia de Arriba, 11. — Santiago (Coruña).
Gil y Gorroño (Carmelo), Arenal, 16. — Bilbao.
Gil é Ibarguengoitia (Carmelo), Prado, 10. — Madrid.
Gil y Morte (Adolfo), Pascual y Genis, 9. — Valencia.
Gil y Terradillos (Luis), Real del Carmen, 8 y 10. — Segovia.
Gil Villanueva (Francisco). — Vigo (Pontevedra).
Gila y Sánz (Segundo), Fuencarral, 104. — Madrid.
Gilchrist, 39, Boulevard Victor Hugo. — Nice.
Gilles (Andres Ludw.), Hildeboldplatz, 5. — Köln a/Rh.
Gilmour (William H.), 47, Rodney Street. — Liverpool.
Giménez Baeza (Miguel), Sagasta, 1. — Murcia.
Giménez Salinas (F.), Bruch, 75. — Barcelona.
Gimeno y Cabañas (Amalio), Plaza de Oriente, 2. — Madrid.
Giner Aliño (Bernardo), P. Calatrava. 2. — Valencia.
Giol del Valle (Isidro), Cruz, 12. — Madrid.
Giordano (Davide), San Luca 4089. — Venezia.
Giorgi (Eugenio). — Pavia.
Giorgini (Ettore). — Treppo-Grande, Udine (Italie).
Giral, 4, Place de la Citadelle. — Béziers (Hérault).
Giraldo (Rafaèl), Simón Ruiz, 14. — Medina del Campo (Valladolid).
Giraud (Ignacio), Plaza Mayor, 3. — Cáceres.
Girés (Paul), 4 rue de Rome. — Paris.
Giuria (Michele), Via Roma. — Génova.
Givago (Alexandre), Golitzinskaia Bolnitza. — Moscou.
Glanz (Adam), Maxfelderstrasse, 19. — Nürnberg.
Gläser (Emile), Hundegasse, 89. — Fraustadt (Posen).
Gläser (Georges). — Danzig.
Gley (Eugène), 14 rue Monsieur-le-Prince. — Paris.
Glinicke (F.), Kurfürstendam, 212. — Berlin.
Gluzínski (Leslaw), Watwa, 14. — Lemberg.
Gocht (Hermann), Hedwigstrasse, 12. — Halle a[S.
Goda Ros (Manuel). — Alcudia de Carlet (Valencia).

Godon (Charles). 40 rue Vignon.   Paris.
Godts (Leon), 83 Avenue du Commerce.   Anvers.
Goertz (Julius).   Mainz.
Goinard (Ernest), 46 rue Marengo.   Alger.
Goldenberg (Madame Véra), Bouraschevs-
    kaia, Colonia.   Tver (Russie).
Goldflam (S.), Rue Graniczna, 10.   Varsovie.
Goldschmidt (Max), Osterstrasse, 1,   Berlin.
Golferichs (Macario), Rambla de los Estu-
    dios, 8.   Barcelona.
Gomar y Muiño (Maximino), Barrera, 9.   Coruña.
Gomes Ribeiro (José), Rua da Junqueira,
    núm. 105.   Lisboa.
Gómez Carcedo)Pedro), Duque de la Victo-
    ria, 20.   Burgos.
Gómez Ferrer (Aniano), Colón, 54.   Valencia.
Gómez Ferrer (Ramón), Colón, 64.   Valencia.
Gómez de Figueroa (Ricardo), Leon, 12.   Madrid.
Gómez Florio (Manuel), Plaza de Santa Bàr-
    bara, 17 duplicado.   Madrid.
Gómez y González (Pedro), Reina, 11.   Madrid.
Gómez Herrero (Dionisio), Luna, 36.   Madrid.
Gómez Jalón (Teófilo), Aduana, 9.   Madrid.
Gómez Marañón y Martínez (José), Alame-
    da 1.ª, 10ı12.   Santander.
Gómez de la Mata (Federico), Jesús del Va-
    lle, 18.   Madrid.
Gómez Merino (Enrique), Moratín, 42.   Madrid.
Gómez Ocaña (José), Atocha, 127, dupl.   Madrid.
Gómez Pérez (Ramón), Cuarte, 32.   Valencia.
Gómez Pamo (Juan R.), Santa Isabel, 5.   Madrid.
Gómez Reig (Constantino), Comedias, 26.   Valencia.
Gómez Señer (Asensio), Plaza Mariano Ben-
    lliure, 9.   Valencia.
Gómez Tornel (Nicolás), Progreso, 15.   Madrid.
Gómez Trillo (Juan R.), Alameda, 1.ª 6/8.   Santander.
Gomolitsky (Víctor), Vassilievsky Ostrova,
    L. 4, maison 53, log. 4.   St. Pétersbourg.
Gonçalves (Moises), rua Nova do Alma-
    da, 69.   Lisboa.
Góngora Tuñón (José), Diputación, 264.   Barcelona.

González (Sócrates), rua Nova, 30. — Santiago (Coruña).
González Alonso (Laurentino). — Lillo (León).
González Alvarez (Baldomero), Fernando VI, 11. — Madrid.
González Araco (Gorgonio), Valverde, 30 y 32. — Madrid.
Gonzàlez de la Ballina (Francisco). — Jetafe (Madrid).
González Baquedano (Luis). — Guareña (Badajoz).
González Bravo (Luis), Villanueva, 12. — Madrid.
González Colmenares (Ildefonso), Coso bajo, 43. — Huesca.
González Campo (José), Jacometrezo, 45. — Madrid.
Gonzalez Castellano (Jaime), Mayor, 75. — Jávea (Alicante).
González del Castillo (Pelegrín), General Espartero, 7. — Logroño.
González Castro (Julio), Magdalena, 8 y 10. — Madrid.
González Deleito (Federico), Regimiento infantería de Sicilia núm. 7. — Las Palmas (Gran Canaria).
González Díez (Eusebio), Sagasta, 14. — Logroño.
González Estéban (Agapito). — Valladolid.
González Entrerrios (Carlos), Hortaleza, 81. — Madrid.
González García (Emilio), Barquillo, 16. — Madrid.
González y González (José). — Soto del Barco (Asturias).
González Granda (Demetrio), Palma baja, 46. — Madrid.
González Gutiérrez (Marciano). — Minas Horcajo (Ciudad Real).
González Haedo (César), Don Martín, 13. — Madrid.
González Hernández (José), Prior, 17. — Salamanca.
González López (Manuel). — Córdoba.
González Mato (Cayetano), San Bernardo, 19. — Puebla de Sarabia (Zamora).
González Montes (José), Fuencarral, 110. — Madrid.
González Muñoz (Pablo), Alcalá, 49 tripl.º — Madrid.
González Peralta (Torcuato), Plaza del Rey, núm 5. — Madrid.
González Pérez (Cipriano), Relatores, 10-12. — Madrid.
González Pineda (José), Luis Díez, 5. — Jerez de la Frontera.
González Pizarro (Juan de Dios), Cascalería, núm. 9. — León.

González y Prats (Antonio), Diputación, 166. Barcelona.
González Revilla (Gerardo), Hurtado de
    Aezaga, 38. Bilbao.
González Serrano (Eduardo) Duque de la
    Victoria, 13. Colmenar Viejo (Madrid)
González Serrano (Elías), San Miguel, 18. Madrid.
González Serrano (Francisco). Navalmoral de la Mata
    (Cáceres).

González-Tánago y García (Manuel), Plaza
    del Príncipe Alfonso, 1. Madrid.
González Valledor (Baldomero), Alcalá, 23. Madrid.
Goodwin Edwards (J), Berástegui, 5. Bilbao.
Görges (Theodor E. Aug.), Motzstrasse, 4. Berlin.
Gorsse (B. de), 56, rue du Tour. Toulouse.
Görtel (S), Danzigerstrasse, 16. Berlin.
Gotteland, Boulevard Gambetta et la Trou-
    che. Grenoble.
Gottschalk (A.), 3, Cité Rougemont. Paris.
Gourbaroff (Alexandre), Troubnikoff Péré-
    oulok, maison, 5. Moscou.
Gourdon (Joseph), 206 Cours, Victor Hugo. Bordeaux.
Goyanes Capdevila (José), Velázquez, 30. Madrid.
Gradalle (Manuel). Coruña.
Gradenigo (Giuseppe), Via Cernaia, 40. Torino.
Graiño Calbet (Celestino), Cámara, 39. Avilés (Oviedo).
Grammatikati (Jean), Université. Tomsk (Russie).
Granata (Michele). Riposto (Catania).
Grande del Riego (Emilio), San Marcos, 30. Madrid.
Grant (James Taylor), 3 Manor Place. Edinburgh.
Grassi (G. B.), Università. Roma.
Grau y Agudo de Toro (Félix), Requena, 9. Madrid.
Grau y Mas (Joaquín María), Fuencarral, 69. Madrid.
Graux. Contrexéville (Vosges).
Graux (Lucien), 95 Avenue Kléber. Paris.
Gray (Dan Feurt) Ironton (Ohio).
Greatrex (Augustus), 23 Holborn. Londres.
Greenway (Maurice), Haines Hill. Taunton, Somers.
Greenhill (Tomás Arturo), Santa Teresa, 9. Madrid.
Geegorini (Arturo C.), Artes, 1.060. Buenos Aires.
Gregory (A. J.). Capetown.
Greiwe (John E.), 1.344 Broadway. Cincinnati (Ohio).

Grekhoff (Jean Sim.), Naberejenaia, maison Roubtzoff.   Smolensk.

Greus Martínez (Domingo), Plaza de Santa Catalina, 4.   Valencia.

Griffith (Jefferson David), 524 Rialto Building.   Kansas City.

Griffol y Aliaga (José), Santa Teresa, 21 y 23.   Valencia.

Grimau de Orssa (Julián), Calle Sanatorio, 4.   Cantalejo (Segovia).

Grinda y Forner (José), Fuencarral, 74.   Madrid.

Griswold (Wm. M.), Glockengiesserwall, 23.   Hamburg.

Groer Etienne de), rue Pickud, 1.   Varsovie.

Groer (François de), rue Pickud, 1.   Varsovie.

Grohé (Berthold), Chirurgische Poliklinik.   Iena.

Gross (Charles Frédéric), 25 rue Isabey.   Nancy.

Gross (Paul), Lindenspürstrasse, 14.   Stuttgart.

Gross (Wilhelm), 2 Königstrasse.   Nürnberg.

Grosse-Leege (Ernst Emil), Friedrich Wilhelmstrasse, 41.   Duisburg a Rhein.

Grossmann, Hôpital Geremia.   Constantinople.

Grossmann (Karl A.), 70 Rodney Street.   Liverpool.

Grouillé.   Mont de Marsan (France).

Grünwald (Hermann).   Slatina (Slavonie).

Grünwald (Julius), Olvenstedtestrasse, 72.   Magdeburg.

Guadalerzas (Marqués de), Génova, 11.   Madrid.

Guasch Bordes (Felipe), San Pablo, 1.   Barcelona.

Guechéline (J. S.) Kouznetchnaia, 29.   Odessa.

Guedea Calvo (Luis), Arenal, 20.   Madrid.

Guemes (Adolphe), 32, rue du Four.   Paris.

Guérin (Julien), 30, Boulevard Saint Michel.   Paris.

Guerini (Vincenzo), Riviera di Chiaia, 257.   Napoli.

Guermonprez, 63, rue Esquermes.   Lille.

Guerra y Cortés (Vicente), San Bernardo, 4 y 6.   Madrid.

Guerra Éstapé (Jaime), Ronda de San Pedro, 62.   Barcelona.

Guerrero Caballero (Bernabé), Plaza de Santo Domingo, 28.   Murcia.

Guerricabeitia (Ignacio), Buenos Aires, 9. Bilbao.
Guezda (Julius), Hôpital de la Charité. Berlin.
Gúhr (Michael). Tatra Szeplak (Hongrie)
Guiart (Jules), 15, rue de l'Ecole de Médecine. Paris.
Guibert, Rue de la Chapelle. La Roche sur Yon.
Guijo Arellano (Fernando), Jesús y María, 2. Córdoba.
Guillaumat (Hyacinthe) 39, Grande Rue. Carcassonne.
Guilleaume (Emile), Rue Servais. Spa (Belgique).
Guillén Comín (Mauro) Pie de la Cruz, 15. Valeneia.
Guillén Blasco (Tomás). Aldea de San Antonio.— Requena (Valencia).
Guillén y Marco (Vicente), Zaragoza, 10. Valencia.
Guillén Palomar (Juan C.), Paseo del Prado, 30. Madrid.
Guinea y Alzate (Salvador). Oñate (Guipúzcoa).
Guisan (Ernest), 21, rue d'Etraz. Lausanne.
Guisande Brea (Valentín Ramón). Soria.
Guisasola Ovies (Manuel), Posada Herrera, 3. Oviedo.
Guitéras (Ramón), 75, West 55th Street. New York.
Guittard (J.) Agen.
Guisy (Barthélémy), rue Pinacoton, 8. Athènes.
Gumprecht, Wielandstrasse, 2. Weimar.
Gundestrup (Axel). Elseneuer (Danemark).
Gunsett (Auguste), 12 rue St. Elisabeth. Strasbourg (Alsace).
Gurucharri y Echauri (J. Eduardo), Carranza, 10. Madrid.
Gurrea y Cárdenas (Basilio), Sagasta, 6. Logroño.
Gustafsson (Carl). Brahestad (Finlande).
Gutiérrez (Carlos A.). Santiago de Chile.
Gutiérrez González (Eugenio), Conde de Xiquena, 7. Madrid.
Gutiérrez Torres (Julio), Santa Engracia, 2. Madrid.
Gutzmann (Hermann), Schönebergerufer, núm. 11. Berlin.
Gutzviller (H.). Liestal (Suisse).
Guye (Paul), 12 rue de Condolle. Genève.
Guyon, 11 bis rue Roquépine. Paris.
Guzmán y Andrés (Félix), Magdalena, 21. Madrid.

H

Haagmans (K. M.), Proveniersingel, 77. Rotterdam.
Haase (S.), Cedaceros, 5. Madrid.
Haberland (Alfred), 241 Kurfürstendamm. Berlin.
Hackzell (Hjalmar). Lulea (Suède).
Haeberlin (Charles). Wyk (Foehrinsel b/ Hamburg.

Hagedoorn (Rolandus H.), Mallemolen, 11. La Haye (Hollande).
Hagemann (G.), Marienstrasse, 9. Hannover.
Hagopoff (Grégoire), 24 rue Békiar. Péra-Constantinople.
Hainz (Louis), I. 483 Namesti. Prague.
Hajós (Béla), II. Albrecht-utcza, 33. Budapest.
Hale Jessop (Ernest Charles), 12 Beaumont Street. Oxford.
Hallopeau (Henri), 91 Boulevard Malesherbes. Paris.
Halpérine (Boris), Tverskaia, maison Bachrouchine. Moscou.
Hamdy (Issa), Pacha). Le Caire.
Hamel, Asile d'Aliénés de St. John. Sotteville-les-Rouen (Seine-Inférieure).

Hammer (Bernhard). Karlsruhe i/B.
Hammerl (Hans), Sparbersbach, 22. Graz.
Hamon de Fougeray, 6 Quai de l'Amiral Lalande. Le Mans.
Hannès (Paul), 17 Paubourg de Bâle. Mulhouse.
Hansson (R.). Chistiania.
Harbordt (Adolph), Pfingstweidstrasse, 31. Frankfurt a/M.
Harding (W. E.), Acton House. Shrewsbury (Angleterre).

Harlan (E. W.) Masonic Temple, 1000. Chicago, Yll.
Harrelson (Natan). Kansas City.
Harrison (Walter), 6 Brunwick Place. Hove Brightou (Angleterre.

Hartenstein (Alfred), Neundorferstrasse, 4. Plauen (Sachsen).
Hartmann, 4 Place Malesherbes. Paris.
Harmann (Moritz), Diakonissenstrasse, 2. Hanau (Allemagne).
Hartog (C. M.). Schevenique (Hollande).
Harwood (Henry J.), 8 rue du Président Carnot. Lyon.

Haslund (Paul), N. Frihavnsvej, 86.   Copenhague.
Hassan (Mahmoud, Pacha), 7 route du Mi-
   nistère de l'Intérieur.   Le Caire.
Hauser (Felìpe), Zorrilla, 33.   Madrid.
Hausmann (Johannes), Canal, 11.   Potsdam.
Hayashi (Harno).   Tokyo.
Hayes (Georges Byron), 17 Avenue de l'
   Opéra.   Paris.
Hecht (Adolf), Mariannengasse, 10.   Wien.
Heddy (Enrique), Recoletos, 25.   Madrid,
Heger (Paul), 23 rue des Drapiers.   Bruxelles.
Heide, 39 Boulevard Haussmann.   Paris.
Heimann (Jacob), Chemin de fer Varsovie-
   Vienne.   Rudniki (Pologne).
Heimann (Théodore), Marszalkowska, 117.   Varsovie.
Hein (Ferdinand), Luisenstrasse, 45.   Berlin.
Heins, 137 rue d'Allemagne.   Paris.
Heizmann (Ch. Lawrence), War Depart-
   ment.   Washington, D. C.
Helbing (Eduard), Bahnhosftrasse, 35 II.   Nürnberg.
Heller (Arnold), Niemannsweg, 76.   Kiel.
Henderson (W. H.).   Sacramento, California.
Hendrick (J. H.).   Central City, Ky.
Hennecart (Alex.), 45 Avenue Philippoteaux.   Sédan.
Henrikson Gustave).   Sacramento, California.
Henriques (Joao Cesar).   Almeirim (Portugal).
Henrot, Faculté de Médecine.   Reims (France).
Henschen (S. E.), 17 W. Trädgárdsgatan.   Stockolm.
Hepp (Maurice), 4, rue Chateaubriand).   Paris.
Herczel (Manó), Várost Fasor, 9.   Budapest.
Hergueta y Martín (Simón), Cedaceros, 11.   Madrid.
Hermida Alvarez (Antonio), S. Andrés, 34.   Madrid.
Hermosa Jarallo (Arturo), Plaza de Alfosa-
   no, 4.   Burguillos (Badajoz).
Hernández (Fortunato), Ministerio de las
   Relaciones exteriores.   México.
Hernández Briz (Baltasar), Libertad, 23.   Madrid.
Hernández García (Francisco), Correde-
   ra, 32.   Toro (Zamora).
Hernández Huerta (Manuel), Rinconada, 26.   Valladolid.

Hernández-Ros y Navarro (Claudio), Plano de San Francisco, 36. — Murcia.
Hernández Rubín (Luis), Plaza de Bilbao, 1. — Madrid.
Hernández Silva (José), Claudio Coello, 7. — Madrid.
Hernández de Tejada (Emilio), Ferraz, 54. — Madrid.
Hernando de la Cruz (Manuel). — Retortillo (Soria).
Hernando y Espinosa (Benito), Atocha, 96. — Madrid.
Hérissey (Paul). — Evreux (Eure).
Herrera Carrascosa (Mariano), Mayor, 74. — Madrid.
Herrera Oria (Juan), Prado, 10. — Madrid.
Herrera Vegas, Santa Fé, 1019. — Buenos Aires.
Herrero y Díez de Ulzurrun (Victor Francisco, Magdalena, 19. — Madrid.
Hertel (Ernst), Grossherzogl. Augenklinik. — Iena.
Herzfeld (Joseph), Potsdamerstrasse, 122 b. — Berlin.
Heulé (Félix H.), Maria Theresiastrasse, 13. — München.
Heulz (L.), 37, rue St. Ferdinand. — Paris.
Heyne (Oscar). — Nossen (Allemagne).
Hidalgo Hidalgo (Miguel), Fuente, 5. — Castuera (Badajoz).
Hidalgo López (Julio), Olivar 14 y 16. — Madrid.
Hier (Geo. S.). — Syracuse, N. Y.
Highlemds (H. E.), Serrano, 5. — Madrid.
Hijas y Cerezo (Antonio). — Oropesa (Toledo).
Hill (Charles), Rua Nova do Almada, 24. — Lisboa.
Himmelfarb (Grégoire), Rue de Kherson, 23. — Odessa.
Hinojar Leal (Aniceto), Conde de Gómara, 6. — Soria.
Hinze (Hugo), Georgi Ring, 2 III. — Leipzig.
Hirsch (Max). — Berlin.
Hirschberg (Heinrich), Potsdamerstrasse, 2. — Berlin.
Hirschberg (Hermann). — Posen.
Hirschberg (Robert), Kurfürstenstrasse, 110. — Berlin.
Hirszberg (Franciszek), Leszno, 17. — Lódz (Russie).
Hirtz. — Paris.
His (Wilhelm), Königstrasse, 22. — Leipzig.
His (Wilhelm), Mittlere Strasse, 39. — Bâle.
Hlava (J.), Resslová-úlice, 3. — Prague.
Hobhouse (Edmund), 36 Brunswick Place. — Brighton.
Hoch, Landweg, 57. — Hagenau (Alsace).
Hoffa (Albert), Meineckestrasse, 21. — Berlin.
Hoffenreich (Charles). — Baja (Hongrie).

Hoffenreich (Sándor), Baross-utc., 44. — Budapest.
Hoffmann (August), Waldemarstrasse, 22. — Berlin.
Hogg (W. D.), 62 Avenue des Champs-Elysées. — Paris.
Hogge (Albert), 12 Place Rouveroy. — Liège.
Hogzman. — Tanger.
Höhr y Rodríguez (Juan Luis), Cervantes, 12. — Cádiz.
Holländer (Eugen), Kleistrasse, 3. — Berlin.
Holmboe (M.), Administration du Service de Santé. — Christiania.
Honda (Tadao), Philippstrase, 9. — Berlin.
Hónig (Jean). — Dombovár (Hongrie).
Hons (Zacarias), Núñez de Arce, 7 y 9. — Madrid.
Hontañon Tio (Leopoldo), Hernán Cortés, 2. — Santander.
Hope (E. W.), 15 Grove Park. — Liverpool.
Hopfengärtner, Ludwigstrasse, 56. — Stuttgart.
Hopmann, Hohenzollernring, 52. — Köln alRh,
Hoppe (Hermann), 32 Garfield Place. — Cincinnati, Ohio.
Horcasitas y Torriglia (José), Los Madrazo, 7 — Madrid.
Horma y González (Juan), Plaza del Príncipe Alfonso, 1. — Madrid.
Horno Barranquero (José), Alcalá, 49, tripl. — Madrid.
Horton-Smith (Percival), 10, Devonshire Street, Portland Place. — London.
Houdé (Alfred Elie), 29, rue Albou. — Paris.
Houdié (Julien), 69, rue Alsace-Lorraine. — Toulouse.
Houssay (François). — Pont-Levoy (Loir-et-Cher).
Hovorka (Oskar von), Weichbruggasse, 4, I. — Wien.
Howe (Lucien), Delaware Avenue, 183. — Buffalo, E. Y.
Hóyer (Carl A.) — Christiania.
Hubay (Paul de). — Kis-Jeno, Comit. Arad.
Hubbard (John Philip). — Forest, Ontario.
Huddleston (John H.), 126, West 85th Street. — New York.
Huder y Lasala (Serafín), Plaza Constitución, 38. — Pamplona.
Huertas y Barrero (Francisco), Marqués de Cubas, 5. — Madrid.
Huet (Emile), 254, Avenue Louise. — Bruxelles.

Hughes (Charles Hamilton). St. Louis, Missouri.
Hughes (W. Kent), 22, Collins Street. Melbourne.
Hüglin (Otto). Freiburg i/B.
Hurdisan Peralta (Julio), Fuencarral, 45. Madrid.
Hurtado (Alfonso), Duque de la Victoria, 17. Burgos.
Hyde (James Nevins), 100, State Street. Chicago, Yll.

I

Ibañez Díaz (Ponciano), Gravina, 11. Madrid.
Ibieta y Lásaga (Tomás de), Berrio-Ocho-
    ca, 34. Elorrio (Vizcaya).
Idelsohn (H.), Pauluccistrasse, 3. Riga (Russie).
Idoyaga (J. Pedro), Gardoqui 3. Bilbao.
Iglesias y Carral (Manuel), San Quintín, 10. Madrid.
Iglesias Díaz (Manuel), San Quintín, 10. Madrid.
Iglesias y Ejarque (Enrique), Florida, 18. Vitoria.
Iliine (Nic. T.) Spassk, Gouv. de Kazan
    (Russie).

Illana Sánchez (Federico), Hortaleza, 63 y 65 Madrid.
Imbert (León), 2, rue du Petit St. Jean. Montpellier.
Indart y Erice (Marcos), Recoletos, 9. Tafalla (Navarra).
Infanzón (Abel). Sevilla.
Invernizzi (Ernesto), Corso Umberto, 19. Roma.
Iñiguez Moral (Pablo), Caballero de Gracia,
    núm. 19. Madrid.
Iñiguez y Ortiz (Mariano), Collado, 84. Soria.
Iranzo y Simón (Francisco). Zaragoza.
Iranzo y Simón (Juan Enrique), Cinco de
    Marzo, 1 triplicado. Zaragoza.
Iraola (José), San Miguel, 18. Cádiz.
Irarragorri (Ciriaco). Hilario Peñasco, 1. Madrid.
Irigaray y Goizueta (Fermín). Irurita (Navarra).
Irimescu (S), 2, Str. Arnenescu. Bucarest.
Isaac (Hermann), Steglitzerstrasse, 68. Berlin.
Isasa y Baselga (Francisco), Génova, 21. Madrid.
Ishihara (Makato). Tokyo.
Isla Bolómburu (Enrique de), Paseo de Re-
    coletos, 33. Madrid.
Isobolew (L.), Deutschhausstrasse, 30. Marbourg.

Ivanoff (Alexandre Petrov.). Ivanovo-Voznesensk, Gouv. de Vladimir (Russie).

Ivanoff (Ab. Théod.), Tverskii Boulevard, maison Levisson, log. 6. Moscou.
Ivanyi (Ernest), IV. Calvin-tér, 4. Budapest.
Izábal Iriarte (Conrado), 43, Boulevard St. Michel. París.

J

Jaboulay, 56, rue de la République. Lyon.
Jackson (George), 10, Portland Villas. Plymouth.
Jackson (C. M.), 2201, Poquin Street. Columbia, Mo.
Jackson (J. Hughlings), 3, Manchester Square. London.
Jacob (Paul), Reichstagsufer, 1. Berlin.
Jacob (Friedrich Paul). Hohndorf (Sachsen).
Jacobi (A.), 19, East 47 th. Street. New York.
Jacobi (Friedrich), Koppenstrasse, 22. Berlin.
Jacobsen (Joaquin L.), Montserrate; 2. Habana.
Jacobsohn (Ernest), Kochstrasse, 52. Berlin.
Jacoby, Genthinerstrasse, 33. Berlin.
Jacomb-Hood (Chas. J.), St. Georges Place, num. 8. Brighton.
Jacquinet (René), 35, rue Thiers. Reims (Marne).
Jakovleff (Paul), Rue Sivtzeff Vrajek, maison Jokovleff. Moscou.
Jamieson (Wm. Allan), 35, Charlotte Square Edinburgh.
Jannin (Lucien). Lille.
Janon (Alejandre de), Rue de S. Icaza. Guayaquil (Colombie).
Janssen (Alphonse). Somosujfaln Nográd (Hongrie).

Janssen (Alphonse, jr). Somosujfaln Nográd (Hongrie).

Jassinowsky (A.), 19, Kanatnaja. Odessa.
Jaubert (Aug). Serres, Hautes-Alpes (France).

Jay (Noël J. B.), 4 rue de l'Ecu. Clermont-Ferrand.
Jean (F.), 32 rue Tronchet. Paris.
Jebens (Raimund), Otmarsplatz, 13. Naumburg a/S (Allemagne).

Jenkins (N. S.), 15 Walpurgisstrasse. — Dresden.
Jessop (Walter H.), 73 Harley Street. — London.
Jiménez Encina (Cristóbal), Alberto Aguilera, 42. — Madrid.
Jiménez García (Ramón), Argensola, 13. — Madrid.
Jiménez-Pastor y Pellicer (Manuel), Independencia, 11. — Zaragoza.
Jimeno y Egúrvide (Manuel), Curia, 17 y 19. — Pamplona.
Joanoff (Nicolás Z.), Rue Petrovka. — Moscou.
Jocqs (R.), 43 rue Taitbout. — Paris.
Joffroy (Alix), 195 Boulevard St. Germain. — Paris.
Joliet, Faculté de Médecine. — Bordeaux.
Joll (Boyd), 8 Hanger Lace Ealing W. — London.
Jones (Carlos S.). — Detroit, Michigan.
Jong (Arie de), Mauritskade, 49. — La Haye (Hollande).
Jordan (A.), Svetenski Boulevard. — Moscou.
Jordan (Paul). — Tetschen (Bohème).
Jordy (Adolphe). — Bienne (Suisse).
Jordy (Emile). — Berne (Suisse).
Jörich (Franz). — Lübben i. Lausitz.
Josephson (C. D,), Mastersamuelsgatan, 4. — Stockholm.
Josias (Albert), 3 rue Montalivet. — Paris.
Josopovici (Jean), 204 Grande rue de Péra. — Constantinopfe.
Joteyko (Melle J.), Institut Physiologique Solvay, Parc Léopold. — Bruxelles.
Joukoff (Théodore), près du Temple du Sauveur, maison Kouvriguine. — Moscou.
Jourkévitch (Joseph), Pankaskaia, 8. — Kieff.
Jover y Martínez (Fernando), San Cristóbal, núm. 7. — Segorbe.
Jover y Puig (Antonio), Olózaga, 5. — Madrid.
Juanchito (Pierre). — Cambo-les-Bains (France).

Juárez Alonso (Gregorio). — Salamanca.
Judet, 38, rue de Moscou. — Paris.
Judine (Constantin). — Efremoff Gouv. Toula (Russie).

Judson (A. B.), 18, West, 21st. Street. — New-Yok.
Juler (Henry Edw.), 23, Cavendish Square. — London.
Jullien (Louis), 12, Chaussée d'Antin. — Paris.
Jung, Frauenklinik. — Berne. (Suisse).

Junquera y Gómez (Pascual), Constitución.   San Fernando (Cádiz).
Juste y Garcés (Dionisio), Santa Teresa, 7.   Madrid.
Jyengar (R.)   Bangalore (Indes Anglaises).

K

Kachenko (Petrovitch), Hôpital du Zemstvo.   Nijni-Novgorod (Russie).

Kaczynsky (Hipolit),   Parezew, Gouv. Siedlec (Russie).

Kaempfe (Guido).   Kerthaus (Allemagne).
Kaijser (Madame Anna).   Hermösand (Suède).
Kaijser (Fritz).   Hermösand (Suède).
Kalinine (Anna), Serguievskaia, 1.   Koursk (Russie).
Kamenetzky (Consᵗ. Ludw.)   Kopi, Gouv. Perm(Russie).

Kamienski (Gustave de), 66, Jerozolimdka.   Varsovie.
Kamlah, Regierungs-Assessor.   Düsseldorf.
Kanellis (Spiridion), 24, rue Pinacoton.   Athènes.
Kantchalovski (Maxime), Tchoudovskaia, 13   Moscou.
Kantorowicz (Ludwig), Berlinerstrasse, 9.   Posen.
Kanzler (Theodor), Universitätsstrasse, 34.   Strasbourg.
Kaplan (J. Ph.), Asile Psychiatrique.   Oufa (Russie).
Karline (Eugéne), Pokrovka, près de Zemliansoi Val, maison Chiloff.   Moscou.
Karlovitch (E. J.), Pouchkinskaia, 13.   St. Pétersbourg.
Karminski (Carlos), Moratin, 10.   Sevilla.
Karpinski (Joseph).   Poste Rejoviec, Gouv. Lublin (Russie).

Kaschkadamoff (Basile).   St. Pétersbourg.
Kasem-Beck (Alexis Nic.), Grousinskaia.   Kazan.
Kassel (Jules), Rue Friesé, 3.   Strasbourg (Alsace).
Katchkovski (Pierre), Bolchaia Podvalnaia, núm. 25.   Kieff.
Katz (Abraham Salomon).   Ekaterinoslav, Zemskaia Bolnitza (Russie).

Katz (Otto), 50 Berlinerstrasse.   Charlottenburg (Allemagne).

Kaupp (Hermann), Rambla de Cataluña, num. 77.   Barcelona.
Kecskemeti (Etienne).   Kecskemét (Hongrie).
Keiffer (F. H.), 17, rue de l'Association.   Bruxelles.

Keilson (Hermann).   Kallningken, Ostpreussen.

Keller (Hermann).   Rheinfelden (Suisse).
Kelly (II. A.), 1414 Eutaw Place.   Baltimore, Md.
Kelsey (W.), 2, rue Longue des Capucines.   Marseille.
Kemeny (Jules S.), Rue Hunyady, 12.   Temesvár (Hongrie).
Kendall (John), Monside.   Sale, Cheshire.
Kerfstedt (F.), Styrmansgatan, 32.   Stockholm.
Kertész (Charles), IX. Ulloï-utcza, 107.   Budapest.
Khemelevsky (Pierre Ivanov.).   Dronjkavka, Gouv. Ekaterinoslav (Russie).

Kholine (Nicolás C.), Mestchanskaia, 3.   Moscou.
Kindler (Madame Sophie) Rue Pietrkovska, num. 48.   Lódz (Russie).
Kipp (Charles J.), 560, Broad Street.   Newark, N. Y.
Kirmisson, 42, Boulevard des Invalides.   Paris.
Kirchgässer (Gisbert), Mainzerstrasse, 21.   Coblenz (Allemagne).
Kirk (Edward C.), 121ᵇ and Chestnut Street.   Philadelphia, Pa.
Kirkland (James), The Lindens.   Airdrie (Ecosse).
Kirpotenko (Madame Nadejda Pot.).   Ekaterinoslav (Russie).
Kirste (Wilhelm), Winklerstrasse, 37,   Nürnberg.
Kispert (Gustave).   Reutti, bei Neu-Ulm.
Klamroth (Franz), Bismarkstrasse, 21.   Bonn a/Rh.
    lein (Madame Johanne), 87 Sólogade.   Copenhague.
Klein (Vald.), 87 Sólogade.   Copenhague.
Kleinguenther (Georg), Walluferstrasse, 3, I.   Wiesbaden.
Klocek (Stanislaw).   Gurahumora (Bukowina).

Kloz (Maurice), Galerie Bordelaise 28/36.   Bordeaux.
Klusácek (Bohumil), IV, 149.   Prague.
Knochenstiern (H.).   Riga (Russie).
Knust (Wilhelm).   Dziekanka, bei Gnesen (Prov. Posen).

Knyff (J. Harte van), Frederikstraat, 72.   La Haye.
Kobler (G.),   Sarajevo (Bosnie).
Kobylinski (Oscar de), Vía Riga, Station Stakkeln.   Kempen (Livonie).
Kocher (F.), Villette, 25.   Berne (Suisse).
Koerner (Theodor), Adamstrasse, 1.   Nürnberg.
Koetschet (Théophile), Hôpital du Vacuf.   Sarajevo (Bosnie).

Koguène (B. D.), Bolschaia-Morskaia, 33. Sebastopol (Russie).

Konopacevitch (Pierre), Mestny Voënny Lazareth. Nijny-Novgorod (Russie).

Kopossov (Basile). Simbirsk (Russie).

Kórbitz (Alfred), Königgrätzerstrasse, 43. Berlin.

Kornovski (Joseph), Panienska, 10. Varsovie.

Kose (Ottokar), 19 Karlavonam. Prague.

Kosinski (Auguste). Niwka par Sosnawec (Pologne Russe).

Kossa (Jules de), Dembinsky utcza, 7. Budapest.

Kossorotoff (P.), Nijegorodskaia, 6. St. Pétersbourg.

Koudintzeff (Jean Vass.), Soumskaia, 19. Kharkoff.

Koujouharoff (Ivan G.), Hôpital International.

Kourbatchevskaïa (Madame Marie), Anglusky Prospect. 51, log. 18. Clémentine (Sophia).

Kourdioumoff (Eugène), Pokrovskaia Vorota. St. Pétersbourg.

Kourtchinsky (Vassily), Melnitchnaja, 26. Moscou.

Kovács (Joseph). Dorpat-Youriev (Russie).

Kovács (Joseph), VIII. Jozsef Korút, 50. Salgotorjan (Hongrie).

Kovács (Jasó), V. Vaczi Körut, 18. Budapest.

Kovács-Sebestyin (André). Budapest.

Kovar (Josef). Ipolyság (Hongrie).

Kramer (Theodor), Kaiserstrasse, 19. Jilemnice (Bohème).

Krasnoglazoff (W. P.), Miasnitskaia, maison Gouskoff. Lahr i/Bayern.

Krebs, Westfälische Strasse, 38. Moscou.

Krey (Johann). Berlin-Halensee.

Kronecker (Franz), Augsburgerstrasse, 64. Sonderburg (Allemagne)

Krönig (B.), Gottschedstrasse, 22. Berlin.

Krüger, Friedrichstrasse, 17. Leipzig.

Krüllmann (Hermann), Feldstrasse, 24. Neu-Ruppin (Allemagne).

Krynski (Léon), Rue Toxal, 16. Düsseldorf.

Kucharzewski (Henri), Miodowa, 5. Varsovie.

Kufferath (Ed.), 20, rue Joseph II. Varsovie.

Kugeler (Henry), 813, Sutter Street. Bruxelles.

San Francisco (California).

Kumagawa (Muneo), Légation du Japon. Paris.
Kümmel (H.), Friedrichstrasse, 209. Berlin.
Kurtz (Stanislaw), Sienna, 22. Varsovie.
Küster (Ernest), Bahnhofstrasse, 19. Marburg.

L

Laache (S.), Université. Christiania.
Labarrière (G.), 44, rue de la République. Amiens.
Labaume (Joseph). Grignau, Drôme (France).

Laborde Winthuissen (Francisco), Mañara, 8. Sevilla.
Lacaille (Adolphe), 27, rue Lafayette. Toulouse.
Lacapère, 4, rue Volney. Paris.
Lacasa y Díaz (Eusebio), Cedaceros, 4. Madrid.
Lackschewitz (Paul), Rue Unger, 7 A. Libau (Russie),
Lacort Ruiz (Agustín), Argensola, 24. Madrid.
Lacort Ruiz (Pablo), Teresa Gil, 11 y 13, Valladolid.
Laehr (Hans). Zehlendorf, bei Berlin.
Lafont, Avenue Jeanne d'Albert. Salies de Béarn.
Lafont (Louis), 120, rue de Belfort. Bordeaux.
Lafourcade (J.), 2 rue Jacques Lafitte. Bayonne.
Lagrange, rue d'Enhgien. Bordeaux.
Lai (Aurelio), Manicomio. Brescia (Italie)
Lain Guio (León), Garibay, 36. San Sebastián.
Lamadrid y Rada (Pedro de). Lombraña (Santander)
Lamberg (Carl). Gothenburg (Suède)
Lamoureux, Villa Camille, rue St. Dominique. Biarritz.
Lanao (Ramón), Boulevard St. Michel, 3, Hôtel Harcourt. Paris.
Landau, 3, Rubens Straat. Anvers.
Landau (S.), 20, rue Cambon. Paris.
Landolt (Edmond), 4, rue Volney. Paris.
Landrau (Jean). Artigues, près Bordeaux
Landry (Adolphe), 270, Boulevard Raspail. Paris.
Langberg (Ludviq Kristian), Neevengaarden Asyl. Bergen (Norvège)
Lange (Max). Baden-Baden.
Lannelongue (Odilon Marc), 3, rue François I. Paris.

Lannois (M.), 14, rue Emile Zola.	Lyon.
Lanzos Sánchez (Luis), A. Urzáiz.	Bayona (Pontevedra)
Laparra (Fernand).	Mauriac, Cantal (France)
Lapersonne (de), 56, Avenue Montaigne.	Paris.
Laplana Figueras (Matías), Atocha, 75.	Madrid.
Laporta Closas (Juan), Fuencarral, 55.	Madrid.
Lapowski (Boleslao), 28, West 59th Street.	New York.
Lara Lüroth (Manuel, Nuño Gómez, 17.	Málaga.
Larauza (Albert).	Dax.
Larco (Enrico), Farmacia Zerega.	Génova.
Laredo Blanco (Julio).	Ponferrada (León)
Larra y Cerezo (Angel de), Mendizábal, 10.	Madrid.
Larraidy.	Hasparren, Basses-Pyrénées.
Larrea y Andraca (Pedro), Berastegui, 3.	Bilbao.
Lasalle (Albert).	Lormont, près Bordeaux
Lascorouski (Mademoiselle Cathérine), 38, Grande rue de Jitomir.	Kieff.
Lasio (Gino), Via Olmetto, 3.	Milano.
Lassar (Oskar), Karlstrasse, 19.	Berlín.
Lassen (Otto von).	Randers (Danemark).
Laudowicz (Kasimir).	Kempen, Posen.
Laurençon.	St. Chamond (Loire).
Laurent, 14 rue des Halles.	Bois Colombes (Seine).
Lauwers (Emile).	Courtrai (Belgique).
Lavastine (Laiguel), Hòpital de la Salpetrière.	París.
Lavergne (Fernand), 1 rue des Chantiers.	Biarritz.
Lawrence (Jamee), Gresham House.	Darlington (Angleterre).
Layton (Georges), 12 rue Belliard,	Bruxelles.
Lázaro Adradas (Jerónimo), Hileras, 16.	Madrid.
Lázaro é Ibiza (Blas), Carranza, 10.	Madrid.
Lázaro Muriel (Félix), Espolón, 58,	Burgos.
Lazcano (Agustín), Mayor, 2.	Pamplona.
Leboucq, 235 bis rue de Vaugirard.	París.
Le Dentu (Auguste) 27 rue du Général Foy.	París.
Ledesma y Robledo (Manuel), Luna, 22.	Madrid.
Ledo y García (Francisco), Luchana, 1.	Bilbao.
Ledouble, 29 rue Nicolas Simon.	Tours.
Ledoux (Emile), 13 Quai de Strasbourg.	Besançon.
Ledoux (Eugène), 51 rue Monge.	París.

Lefèbvre d'Argencé (René), 70 rue Villes Martin. Saint Nazaire, Loire Inf.
Legrand, Villa Béarnise. Biarritz.
Legros, 1 Place de la République. Paris.
Leipziger (Gustav), W. Leipzigerstrase, 94. Berlin.
Leite de Faria (A. B.). Guimarães (Portugal).
Leitner (Adolphe), 3 Petöfi-utcza. Budapest.
Le Marinel (F.), 67 Avenue Louise. Bruxelles.
Lencastre (Antonio de), Rotunda da Avenída da Liberdade, 2. Lisboa.
Lenhardtson (Albin). Stockholm.
Lennhoff (Julius), Schmidstrasse, 37. Berlin.
Lennhoff (Rudolf), Schmidstrasse, 37. Berlin.
Lentini (Rocco). Palermo.
Lenz (Jaroslav), Praha III, Ujezd 595. Prague.
Leo (Hans), a. d. ev. Kirche, 2. Bonn.
León y Ramos (Modesto), Arco de Santa María, 19. Madrid.
Leonowa Lange (Madame Olga von), Warsanovsky pereoulok, 6. Moscou.
Léopold (G.), Seminarstrasse, 25. Dresden.
Lepage (G.), 28 rue du Rocher. Paris.
Lepine (Raphael), 30 Place Bellecour. Lyon.
Lepoutre, 69 rue du Marché. Lille.
Lequime (Víctor). Houdeng-Aimeries (Belgique).

Leredde, 4 rue Villejust. Paris.
Lermoyez (Marcel), 20 bis rue La Boëtie. Paris.
Leroy (Gustave), 114 Avenue du Commerce. Anvers.
Le Scour. Noumea (Nouvelle (Calédonie).

Lescudé, 27 rue Montaigne. Paris.
Lesné (Edmond), 2 rue de Miromesnil. Paris.
Lestra, 6 rue de la Pyramide. Lyon.
Le Tellier (Adela F.), Paseo de Recoletos, 21. Madrid.
Leuillieux (Abel). Conlie, Sarthe.
Leuriaux (Camille), 111 Avenue Fousny. Bruxelles.
Levaslot (Eugène). Chauny (France).
Levi (Georges Jacov), Voznesensky Prospect, 13, log. 8. St. Pétersbourg,
Levi (Leone), Via Palestro, 12. Génova.

Levy (Max), Brückenällee, 33.   Berlin.
Lewoniewsky (Pawel K.), Hôpital Militaire.   Omsk, Sibérie.
Leyden (Prof. von), Bendlerstrasse, 30.   Berlin.
Lezcano (Tomás), Santiago, 15.   Valladolid.
Licéaga (E.), Rosales, 37.   México.
Liebig (Barón von), Neue Winterfeldstras-
   se, 46.   Berlin.
Liebman (Gregorio J.).   Trieste.
Lier (Ernest), Zuleta, 15.   México.
Liermberger.   Lovico, Tyrol.
Liesegany (Fritz), Nikolausring, 21.   Strasbourg.
Lieth (Harold von der), Philippstrasee, 19.   Berlin.
Ligniéres, Institut National de Bactériologie   Buenoa Aires.
Lilienfeld (Sidney), Allerheiligenhospital.   Breslau.
Limpo Rabocho (Luis).   Olivenza (Badajoz).
Linares Cantó (Miguel), Santo Tomás, 19.   Alcoy.
Lince (German F.), calle 9 de Octubre, 44.   Guayaquil (Colombie).
Lindström (Alb.), Malmsleiensgatan, 11.   Stockholm.
Lindström (Erik), Hôpital.   Gefla (Suède).
Link (S.), Schönleinstrasse, 20.   Berlin.
Linos y Labarga (Angel), Esparteros, 35.   Ferroi.
Lins (Autoine de), Foundouklevskaia, 23.   Kieff.
Linsbauer (Rodolphe), VIII, Ulloi utcza, 72   Budapest.
Lions (Adolphe), 4 rue Garnier.   Nice.
Lippmann (Kurt), Boekhstrasse, 1.   Berlin.
Lisandra Marco (Pedro), San Fernando, 18.   Burriana (Castellón).
Lite y Ara (Juan), Hospital provincial.   Zaragoza.
Livierato.   Genova.
Livon (Charles), 14 rue Peirier.   Marseille.
Livon (Marius), 35 Avenue de la Gare.   Nice.
Lizasoain y Cajen (Faustino).   Aoiz (Navarra).
Lizasoain Aizcorbe (Teodoro), Constitu-
   ción, 7.   Pamplona.
Lizcano González (Policarpo), Magdalena, 27   Madrid.
Ljunggren (C. A.), Hôpital.   Trelleborg (Suède).
Llano (Eusebio), Plaza Nueva, 25 y 26.   Vitoria.
Lllanos Chincón (Manuel), Marqués de Ur-
   quijo, 2.   Madrid.
Llavador Estruch (José), Sagasta, 1.   Madrid.
Lleó (Alberto), Paseo de Gracia, 34.   Barcelona.
Llera (Federico de la).   Burgos.

López y del Horno (Gabriel), Conde de Romanones, 14 y 16. Madrid.
López y López (Ricardo), Plaza de Oriente, 2. Madrid.
López Martín (Gabriel), Marqués del Riscal, 6. · Madrid. ·
López y Martín (Valentín Julián), Madera Alta, 31. Madrid.
López Mateos (Cecilio). Guareño (Badajoz).
López Merino (Salustiano). Vilell de Mesa (Guadalajara).

López Peláez y Villegas (Pedro), Cocheras Santa Paula, 1. Granada.
López Pelegrín (Juan), Garcilaso, 5. Madrid.
López Redondo (Melchor), Flor Alta, 3. Madrid.
López Rull (Enrique), Plaza Mayor, 15. Almería.
López San Román (Justo), Plaza Santa Cruz, 5 y 6. Madrid.
López Sancho (Emilio), Murillo, 7. Valencia.
López Sancho (Enrique), Colón, 58. Valencia.
López Sancho (Vicente), Colón, 58. Valencia.
López Sanz, (Isidro), Boteros, 11. Molina de Aragón (Guadalajara).

López Silva (Esteban), Plaza Afligidos, 3. Madrid.
López Urrutia (Francisco), Ventura de la Vega, 9. Madrid.
López Vicent)Francisco). Valencia.
Lopo de Carvalho. Guarda (Portugal).
Lorain (Henri), 33, rue de Châteaudun. Paris.
Lorand (Arnold), Schlossberg. Carlsbad (Autriche).
Lorente y Ulibarri (Marcelino), Mayor, 61. Èstella (Navarra).
Lorenz (Adolf), IX. Garnisongasse, 3. Wien.
Lorenz (M. H.), 68, Boulevard de Strasbourg. Le Hâvre.
Loriente y Gil (José), Condesa, 27. Epila (Zaragoza).
Lorthioir (Jules), 358 Avenue Louise. Bruxelles.
Lossky (Michael), Samkowaja, 14. Riga (Russie).
Lostalot (P. de). Biarritz.
Loumeau, 40, Cours du Jardin Public. Bordeaux.
Lourier (Alexandre), Pouchkinskaja, 8. Kieff.
Loza y Collado (Emilio), Prado, 8. Madrid.

Lozano Caparrós (Eduardo), Santiago, 2.   Madrid.
Lozano Monzón (Ricardo), Plaza de la Constitución.   Zaragoza.
Lozano Pavón (Ricardo), Constitución, 30.   Mérida (Badajoz).
Lozano de la Serna (Jerónimo), Juan Ortíz, 34.   Azuaga (Badajoz).
Lubet(-Barbon,) 110 Boulevard Haussmann.   Paris.
Lucaya Imbert (Antonio).   Cervera (Lérida).
Luciani (Luigi), Università.   Roma.
Ludeña Pêrea (Matías), Plaza Mayor, 7.   Salamanca.
Luis y Yagüe (Ramón), San Bernardo, 18.   Madrid,
Luis Simón (Cristino), Fernando VI, 23.   Madrid.
Lund (Eduard), Avenida Palace Hotel.   Lisboa.
Lundberg (Nic.).   Karlstad (Suède).
Lupiañez Estévez (Gabriel), Trajano, 51.   Sevilla.
Luque y Morata (Emilio), Castelar, 73.   Córdoba.
Luria (Adolfo), 305 Howard Avenue.   New Haven, Conn.
Luxardo.   Zara (Autriche).
Luys (Georges), 20 rue de Grenelle.   Paris.
Luzzatto (Angelo), 17 Via del Lazaretto Vecchio.   Trieste.

M

Maas (Otto), Martín Lutherstrasse, 2.   Berlin.
Macchiavelli (Enrico), Via San Lorenzo, 13.   Genova.
Mac Clure, Weymouth Street.   London.
Mac Culloch, Victoria Street, 68.   London.
Mac Donald (A. E.), University.   New York City.
Macdonald (Juan), Casa Colón.   Riotinto (Huelva).
Mac Donald (P. William).   Herrison (Dorchester).
Mac Farlane, Niedenau, 35.   Frankfurt a/M.
Machado (F. V. de Paula), 143 rue de la Pompe.   Paris.
Machado (Virgilio), Avenida, 200.   Lisboa.
Macheboeuf (E.), «Les Bluets»,   Chatel-Guyon (France).
Machi Burguete (José María), Plaza de Moncada, 1.   Valencia.
Macho Pérez (José), Jacometrezo, 50.   Madrid.
Macías Picavea (Alberto), Pasaje de Gutiérrez B.   Valladolid.
Mackay (M. Alexandre), Casa Colón.   Huelva.

Mac Mullen (Charles W.), 479 Westd 152nd Street.	New York City.
Mac Neill (Daniel).	Kirkwal (Ecosse).
Macon (Emile), 52 rue des Casernes.	Laon (France).
Mac Veigh (Alfredo), Génova, 7.	Madrid.
Madariaga Martínez de Pinillos (Juan Luis), Corredera Baja, 59.	Madrid.
Madariaga y Regil (Julián), Plaza de la Independencia, 10.	Madrid.
Madeuf, Boulevard Port Royal, 82.	Paris.
Maere, Place du Marais.	Gand.
Maestre Pérez (Tomás), Atocha, 69.	Madrid.
Magalhâes (José de), Francfort Hôtel, Rocio, 113.	Lisboa.
Magalhâes Lemos, Rua do Costa Cabral, 1218	Porto.
Maggiorani (Antonio).	Roma.
Magnanimi, Università.	Modena.
Magon (Lucien), 116, Cours Lieutand.	Marseille.
Magro Alfonso (Francisco), San Roque, 11.	Sevilla.
Mahu, 68, Avenue Kléber.	Paris.
Maier (Otto), Lauria, 23.	Barcelona.
Maignier (Léon), 24, Quai Duguay Trouin.	Rennes.
Mainil (Hector), rue Léon Houtart.	Houdeng-Goegnies (Belgique)
Maire (Léon), 6, rue Desbret.	Vichy.
Maistrian (Ch. Eug.), 45, Chaussée St. Pierre	Bruxelles.
Maixner (Emerich), 25, rue Ferdinand.	Prague.
Majocchi (Domenico), Via Cavoliera, 39.	Bologna.
Major (François de), VIII, Kis Stáczió-utcza, 6	Budapest.
Makins (George Henry), 47, Charles Street, Berkeley Square.	London.
Makrocki (Friedrich), Mauerstrasse, 2.	Potsdam.
Malacrida (Gaetano), Via Nerino, 6.	Milano.
Malagola (Guglielmo), Via Mazzini, 45.	Ravenna.
Malapert (P.), 1, rue des Ecosses.	Poitiers.
Malbran (Carlos), Corrientes, 754.	Buenos Aires.
Maldaresco (Nicolás), 40, Strada Stirbei-Voda.	Bucarest.
Malherbe (Albert), 7, rue Bertrand Geslin.	Nantes.
Mallafré y Torres (Juan), Plaza de la Fuente, 8.	Tarragona.

Malo Ecija (Bernabé), Urosas, 3.   Madrid.
Malutine (Eug. Nic.), Lesmoi péréoulok, maison Kovriguine.   Moscou.
Manard (L.), 34 Boulevard Voltalre.   París.
Madrid Abrams (Alfredo R.), Rambla Santa Mónica, 14.   Barcelona.
Manero Mollá (Evaristo), Liorna, 1.   Alicante.
Mangiagalli (Luigi), Via Asole, 4.   Mílano.
Mangold (Carl) Ritterstrasse, 6.   Esslingen (Württemberg).
Manlok (H. I.), Genthinerstrasse, 21.   Berlin.
Manolescu, Ministère de l'Intérieur.   Bucarest.
Manzanarss González (Vicente).   Cerezo de Ribtirón (Burgos).
Manzanedo Sanjuanbenito (Daciano), Sol, 3.   El Pardo (Madrid).
Manzaneque y Montes (Manuel), Pez, 22.   Madrid.
Manzano y Rivera (Vicente A. del), Uria, 16.   Oviedo.
Maragliano (Edoardo), Via Galata.   Génova.
Marcé y Canet (Miguel), Santo Domingo, 1.   Palma de Mallorca.
Marchiafava (Ettore), Via Sudario, 14.   Roma.
Marconi (Filippo), Borgo San Jacopo, 32.   Firenze.
Maréchal, 89 rue des deux Eglises.   Bruxelles.
Maresch (Otto).   Trelleborg (Suède).
Marfan, 30 rue de La Böetie.   Paris.
Markowa (Madame).   St. Pétersbuoug.
Mariani y Larrión (Juan M.), Barquillo, 8.   Madrid.
Marie (A.).   Villejuif, Seine.
Marín López (Ceferino), Atocha, 61.   Madrid.
Marín Perujo (Arsenio), Plaza Santa Bárbara, 7.   Madrid.
Marín Sancho (Francisco), Silva, 49.   Madrid.
Marín Sevilla (Manuel), Mayor, 36.   Albacete.
Marinesco (Georges), Strada Salciilor, 4 bis.   Bucarest.
Mario Muñoz (Aurelio), Jacometrezo, 7 y 9.   Madrid.
Mariscal García (Nicasio), San Roque, 4.   Madrid.
Marmorek (Alexandre), 25 rue Dutot.   Paris.
Marotti (Ettore), Via Omenoni, 1.   Milano.
Márques d'Oliveira (Caetano).   Povoa de Varzin (Portugal).
Márquez Chaparro (Gumersindo), Cuna, 9.   Sevilla.
Márquez y Rodríguez (Manuel), Mayor, 82.   Madrid.

Marquina Armendáriz (Valentin), Calle Nueva, 1. — Pamplona.
Marronneaud, 34, rue Vital Carles. — Bordeaux.
Mars (Antoine), 14, rue Koszinski. — Lemberg.
Marsh (Ryding), 49 Sackville Road. — Hove, Brighton (Angleterre).

Martel (Simon), 19, Rua Bellavista. — Lisboa.
Martens (Christian). — Hadersleben (Allemagne).

Martha (Joaquin Luiz), Rua João das Regras, 19. — Lisboa.
Martí y Furió (Francisco), Plaza Matute, 3. — Madrid.
Martí y Pastor (Miguel), Peris y Valero, letra F. — Valencia.
Martín (Avelino), Plaza Real, 10. — Barcelona.
Martín (Ch. S.). — Montréal (Canadá).
Martín (Claude), 30, rue de la République. — Lyon.
Martin (William), Bohemian Club. — San Francisco, California.

Martín Aguilar (Juan), Genil, 87. — Granada.
Martín de Argenta (Celestino), Varillas, 26. — Salamanca.
Martin Avila (Natalio), Carlos III, 3. — Alba de Tormes (Salamanca).

Martín Ayuso (Antonio), Glorieta de San Bernardo, 5. — Madrid.
Martín Besga (Rufino), Marqués de Cubas, num. 3. — Madrid.
Martín Blanco (Gregorio). — Torrelavega (Santander).
Martin Cirajas (Nicolás), Carrera San Jerónimo, 31. — Madrid.
Martín Fernández (Julio), San Leonardo, 9. — Madrid.
Martín y Galán (Nicolás), San Mateo, 30. — Madrid.
Martín Gil (Ramón), Plaza del Obispo, 2. — Málaga.
Martín Luján (César), Carranza, 21. — Madrid.
Martín Menéndez (Antonio), Plaza de las Salesas, 8. — Madrid.
Martín Rodríguez (José), Dr. Recio, 61. — Salamanca.
Martín Romero (Matías), León, 23. — Madrid.
Martín Salazar (Manuel), San Andrés, 25. — Madrid.
Martínez (Juan Antonio), Bomb House Lane. — Gibraltar.
Martínez (Saturnino), Paseo Valencia, 36. — Pamplona.

Martínez Alonso (Elisco), Plaza Mayor.   Mondoñedo (Lugo).
Martínez Angel (Antonio), Goya, 9.   Madrid.
Martínez Bautista (Mariano), Mayor.   Jaca (Huesca).
Martínez y Bori (Manuel), Mediodía, 14.   Llagostera (Gerona).
Martínez de Carnero (Silverio).   Santa Cruz de Mudela (Ciudad Real).

Martínez Cerecedo (Adolfo), Sagasta 4.   Madrid.
Martínez Cobos (Tadeo).   Zarza la Mayor (Cáceres).

Martínez de la Escalera (Manuel), Núñez de Balboa, 17.   Madrid.
Martínez Espinosa (Manuel), Montijo, 21.   Murcia.
Martínez González (Francisco), C. de Calderón.   Socuéllamos (Ciudad Real).

Martínez Hernando (Marcial), Duque de la Victoria, 19.   Burgos.
Martínez López (Alberto), Pez, 17, dupl.   Madrid.
Martínez López (Juan Antonio), Zoco, 2.   Murcia.
Martínez y Martínez (Justo), Santa Engracia, 3.   Madrid.
Martínez Pacheco (José María), San Miguel, 29, dupl.   Madrid.
Martínez Pacheco (Manuel), Jorge Juan, 16.   Madrid.
Martínez Reguera (Leopoldo), Divino Pastor, 5.   Madrid.
Martínez de la Riva (Angel).   Santiago (Coruña).
Martínez Suarez (Fermín), Fuencarral, 22.   Madrid.
Martínez Vargas (Andrés), Vergara, 9.   Barcelona.
Martínez Vargas (Conrado), Plaza del Rey, 6.   Madrid.
Martini (Camillo), Via S. Claudio, 57.   Roma.
Martinier, 10, rue de Richelieu.   Paris.
Martiny (Coloman), Hôpital.   Trencsén (Hongrie).
Maruny Puigmiquel (Jaime), Doncellas, 18.   La Bisbal (Gerona).
Marzinkevitch (Eugène Osc.), Karavannaia 20, log. 6.   St. Pétersbourg.
Marzorati (Uberto), Via Bigli, 15.   Milano.
Más y Gilabert (Manuel), Plaza de los Caballos, 15.   Cartagena.
Mas Magro (Francisco), Olózaga.   Crevillente (Alicante).

Mascareñas (Eugenio), Paseo de Gracia, 98. Barcelona.
Mascaró Isern (José), Hospital, 47. Barcelona.
Mascort (Agustín E.), 28, Calle del Prado. Habana.
Mascuñana Manllín (Aurelio), Hernán Cortés, 1 Villafranca de los Ba-
  rros (Badajoz).
Masfarré y Jugo (José), General Castaño, 13. Madrid.
Masip Budesca (Eduardo), Magdalena, 1. Madrid.
Masnata (Giovanni), Ospedale. Stradella.
Masó Arumi (José), Rambla de los Estu-
  dios, 13. Barcelona.
Massa y Corney (Joaquín), Forza 75. Gerona.
Mateo Barcones (Enrique), Reina, 14. Madrid.
Matton (Reuê). Salies de Béarn.
Mattos (Dariel de), rua de Loyos, 8. Coimbra.
Mattos (Julio de), Asile d'Aliénés du Comte
  de Ferreira. Porto.
Matyás, Hippmanngasse, 170. Leoben (Autriche).
Mauclaire, 9 rue de Penthièvre. París.
Mauli (Vittorio), Via Tre Cannelle, 7. Roma.
Maxantoff (Alex. M.), Reitarskaia, 31. Kieff.
May, 91 rue Saint Lazare. París.
Mayan Borrell (José), Mayor, 237. Gracia (Barcelona).
Mayer (Maurice), 9 rue de Rome. París.
Mayo-Robson (A. W.), 8 Park Crescent. London.
Mayora Aramburu (Juan), Hernani, 1. San Sebastián.
Mayzel (Waclaw), Rue Marszalkowska, 97. Varsovie.
Mazeran. Chatel-Guyon (France).
Mazo (Ignacio del), Manicomio de Leganés (Madrid).
Mazzoni (Francesco). Cortlcello (Bologna).
Mazzoni (Luigi), Ospedale Santa María Nuova Firenze.
Mediano Palomino (Sebastián), Columela 13. Madrid.
Medin (O.), Vestra Tradgardsgatan, 11 B. Stockholm.
Medina Ramos (Manuel), Zaragoza, 12. Sevilla.
Medina Romero (Francisco), Vinader, 2. Murcia.
Medina Vera (Alfonso), Serrano, 36. Madrid.
Medinaveitia Ortiz (Juan), Sagasta, 25. Madrid.
Meifréu y Roig (José, Fernando VII, 6. Barcelona.
Meige (Henry), 10 rue de Seine. París.
Meischner (Ernest), Kirchstrasse, 35 I. Volkmarsdorf-Leipziz.
Meischner (Gustav), Syrastrasse 39 I. Plauen i/Sachsen.
Mela (Damiano), Salita Santa Caterina, 1. Genova.

Mela (Resolino), Salita Santa Caterina. Genova.
. Melero Rodríguez (José). Olivenza (Badajoz),
Mélis y Terrades (José María), Vicarios, 11. Gandía (Valencia).
Mello Breyner (Th. de), Rua da Junqueira, 9 Lisboa.
Mello Reis (J. C. de), 35 Rua de Paysandú. Rio de Janeiro.
Menacho Peirón (Manuel), Cortes, 284. Barcelona.
Mencière (Louis), 72 rue Libergier. Reims.
Mendaña Mosquera (Ramón M.), Meléndez
    Valdés, 29. Badajoz.
Mendaza y Thomas (Carlos), Pelota letra 6. Bilbao.
Mendaza y Lacalle (Eulogio). Lequeitio (Bilbao).
Mende (E. Th.), Bahnhofstrasse, 53. Zurich.
Mendelssohn (Maurice), 49 rue de Courcelles Paris.
Méndez Santo Domingo (Federico), Rosa-
    rio, 23. Albacete.
Mendizábal y García Frescas (José), Mora-
    za, 2. Vitoria.
Mendoza (Antonio), Santa Isabel, 34. Madrid.
Menéndez Novo (Luis), Atocha, 102. Madrid.
Menéndez Potenciano (Manuel), Plaza del
    Angel, 2. Madrid.
Menéndez Quintana (Fernando), Travesía del
    Conservatorio, 7 y 9. Madrid.
Menéndez Tejo (Eduardo), Olivar, 1. Madrid.
Menge, Frauenhospital. Leipzíg.
Menière, 4 rue d'Anjou. Paris.
Mentoff (Wladimir). Sotchi, Gouv. Tcher-
    morskaia (Russie).

Mennella (Angelo). Piacenza (Italie).
Menzel (Ernst), Alsertrasse, 22. Wien.
Merediz Rodríguez (Lucas), Plaza de San
    Miguel. Gijón (Arturias).
Merino Sánchez (Ruperto), Arenal, 22 dupl. Madrid.
Mery, 19 rue St. Lazare. Paris.
Meseguer Albaladejo (Emilio), Plaza Her-
    nández Amores. Murcia.
Messian (Jean), 3 rue Van Brée. Anvers.
Metzger (Sigmund), Gleisbühlstrasse, 13. Nürnberg.
Meunier (Léon), 17 Boulevard Haussmann. Paris.
Meunier (Valéry), Rue Adoue, 3. Pau.
Meurer (Carl), Hildastrasse, 12. Wiesbaden.

Meussdorfer (Wilhem), Bayrentzerstrasse 39 — Kulmbach i/Bayern.
Meyer (Adolf), Asile d'Aliénés. — Roda, Sachsen-Altenburg.

Meyer (Arthur), Landsbergerstrasse, 9. — Berlin.
Mibelli (V.), Università. — Parma.
Michelena (Félix). — Oyarzun (Guipúzcoa).
Michelena García de Paredes (Leopoldo), Santa María, 27. — Valladolid.
Middelkamp (Oscar), Anlage, 62. — Heidelberg.
Mierzejewski (J.), 26 Serguievskaia. — St. Pétersbourg.
Migallón (Angel), Calle del Olmo. — Infantes (Ciudad Real).
Mignon (Maurice), 41 Boulevard Víctor-Hugo — Nice.
Miguel y Guerra (Regino), Constitución, 6. — Badajoz.
Miguel y Planells (Tomás), Canónigo, 3. — Torrente (Valencia).
Miguel Román (Antonio) Avenida de Alfonso XIII, 17. — Valladolid.
Mijnlieff (A.) — Tiel (Hollande).
Mikhalovsky (Louis Iv.) — Vitebsky (Russie).
Mikulicz-Radeki (Johann von), Auenstrasse, 32. — Breslau.
Milano (Felice), Via Palestro, 14. — Casale Monferrato.
Militchevitch (M.) — Belgrado.
Millard (John A.), Hôtel Royal. — Gibraltar.
Miller. — Autriche.
Miller (Horace George), 189 Bowen Street. — Providence, Rhode-Island.

Miller (W. D.), Victoriastrasse, 30. — Berlin.
Milton (Herbert). — Le Caire.
Minassiantz. — Trébizonde (Turquie).
Minervini (Raffaele), Istituti Clinici. — Genova.
Mínguez y Val (Eduardo), San Andrés, 18. — Madrid.
Minor (Lazar. Solomonovic), Loubiansky Pr. maison Stakhéeff. — Moscou.
Minuesa Picazo (Joaquín), Evaristo San Miguel, 10. — Madrid.
Miñambres (Nicomedes), Quintana, 2. — Madrid.
Miñón Cuende (Teófilo). — Osorno (Palencia).
Mirallié, 19 rue Crébillon. — Nantes.
Miranda (Antonio). — San Sebastián.
Miranda Esteban (Lope), Plaza del Trigo, 5. — Aranda de Duero (Burgos).

Monin, 30 Boulevard Inkermann.   Neuilly sur Seine.
Monk (Charles J.), Thelemannstrasse.   Wiesbaden.
Monmeneu (José), San Marcos, 36/38.   Madrid.
Monnet, 17, Place de la Madeleine.   Paris.
Monroy (José María de), Corredera de San Pablo, 21.   Madrid.
Montaldo y Peró (Federico), Doña Bárbara de Braganza, 16.   Madrid.
Montalti (Gino), Via Cavour, 39.   Imola (Italie).
Montegnano (Andrea), Via Francesco Sforza, 1.   Milano.
Montells (Enrique), Tallers, 9.   Barcelona.
Montells Vidaur)Manuel), Sagasta, 8.   Madrid.
Montenovesi (Vincenzo), Ospedale Santo Spirito.   Roma.
Montero (Juan Miguel), Libertad, 37.   Madrid.
Monti (Achille), Universitá.   Pavia (Italie).
Monti (Alois), Rosengasse, 8.   Wien.
Monticelli (Saverio), Universitá.   Napoli.
Montiel (Simón), Calle del Lago, 21.   Maracaibo (Vénézuéla).
Montiell de Antonio (Ramóu), Constitución, núm. 16.   Lérida.
Montoro (Giuseppe), Via Firenze, 11.   Roma.
Montoya Barandiarán (Félix), San Juan, 47.   Alegría de Tolosa.
Montoya y Díaz (José María), Preciados, 25.   Madrid.
Monzón Gálvez (Juan José).   Híjar (Zaragoza).
Moore (Henry J.), Marienstrasse, 12.   Frankfurt a/M.
Moore (John Wm.), 50, Fitzwilliam Square W.   Dublin.
Mor é Iglesias (José), Lérida, 1.   Cerviá (Gerona).
Mora (Manuel de la), San José, 5.   Astillero (Santander).
Moragas Ucelay (Ricardo), Bravo Murillo, 74.   Madrid.
Moraleda y Palomares (Vicente), Plaza de Sta. Quinteria, 1.   Alcázar de San Juan.
Morales Arjona (Benigno), Duque de la Victoria, 13.   Valladolid.
Morales Fernández (Angel), San Felipe Neri, 4.   Madrid.
Morales Lahoz (Inventino), Carretas, 41.   Madrid.
Morales Moreno (José), Núñez de Arce, 20.   Valladolid.

Morales Pérez (Antonio), Lauria, 41.	Barcelona.
Morales y de las Pozas (Angel), Pizarro, 19.	Madrid.
Morán y Diez (Alfredo), Ventura Rodríguez, 16.	Madrid.
Morandi (Fernando), Via Molino Armi, 33.	Milano.
Moreau (Paul), 2, rue de la Fère.	Chauny (France)
Moreira (Aloysio José), Paço de Souza Penafiel.	Porto.
Moreira (Jeronymo), 180, Santa Catharina.	Porto.
Moreira Ramos (Joaquín A.)	Espinho (Portugal)
Morel, 77, rue de Rome.	Paris.
Morel de Boucle St. Denis (Ch.)	Gand (Belgique)
Morelli (Charles), IV, Kigzotés-u, 1.	Budapest.
Moreno Brusi (Manuel), Castellana, 31.	Madrid.
Moreno Gil (Alfredo), Atocha, 67.	Madrid.
Moreno Grau (Cipriano), Humilladero, 2, duplicado.	Madrid.
Moreno Melgar (Enrique), Instituto Rubio.	Madrid.
Moreno y Jiménez de Borja (José María), Plaza de Isabel II, 2.	Madrid.
Moreno Santos (Luis)	Valladolid.
Moreno Villena (Roberto), Mayor, 73.	Madrid.
Moreno Yáñez (Francisco), Libertad, 23.	Madrid.
Moreno Zancudo (Eduardo), Alcalá, 65.	Madrid.
Moreno Zancudo (Enrique), Alcalá, 65.	Madrid.
Morestin (Hippolyte), 6, rue de l'Oratoire.	Paris.
Moretti (Odonio), Via Gaeta, 26.	Roma.
Moretto (Pietro), Via Ettore di Sonnaz.	Torino.
Morisani (Ottavio), Via San Felice.	Napoli.
Morisson (James), Hôtel Cecil.	Gibraltar.
Mörner (K. A. H.), Institut Royal Carolin.	Stockholm.
Morón González (Ventura), Cristóbal Colón, num. 7.	Algeciras (Cádiz).
Morovitch (Grégoire Iv.),	Podolsk, Gouv. de Moscou.
Mortari (Guglielmo), Corso Umberto, 17.	Padova.
Motet (A.), 161, rue de Charonne.	Paris.
Motta (Celso), Via Assarotti, 19.	Génova.
Moulonguet, 11, rue Carnot.	Pau (France).
Moulonguet (A.).	Amiens (France).
Moulonguet (G.).	Agen.

Moure (E. J.), 25, bis Cours du Jardin Public. — Bordeaux.
Mouton (Henri), 29, rua Garrett. — Lisboa.
Muggenthaler (August), Carolinenstrasse, 2. — Fürth b/Nürnberg.
Muguruza y Recio (Federico), San Francisco, 17. — Elgoibar (Guipúzcoa).
Müller (Adolf), Ilica, 51. — Zagreb, Croatie.
Müller (A. G. H.), Prinsestraat, 14. — La Haye.
Müller y V. Colell (Francisco), Calzada del Cerro, 673. — Habana.
Müller (Franz). — Mondsee (Autriche).
Müller (Ludwig), Lessingstrasse, 4. — Wiesbaden.
Müller (Peter), Kanonengasse, 23. — Berne (Suisse).
Müller (Oscar). — Trebschen b/Züllichau (Allemagne).

Mullin (James), 56, Comvay Road. — Cardiff, Wales.
Mundi Mascort (Wladimiro), Coso, 8. — Zaragoza.
Mundi Saumell (Luis), Coso, 8. — Zaragoza.
Muñogorri Obineta (Ricardo). — San Sebastián.
Muñoz (José Ramón), Hurtado Amezaga, 5. — Bilbao.
Muñoz y Alonso (Luis), Campomanes, 6. — Madrid.
Muñoz Atienza (Julián), San Sebastián, 2. — Guadalajara.
Muñoz Fernández (Victorino), Eloy Gonzalo, 16. — Madrid.
Muñoz y Muñoz (Miguel), Plaza de Santiago. — Puente Genil (Córdoba.
Muñoz Otero (Francisco), Trujillo, 6. — Madrid.
Muñoz Pardo (Emilio), Leganitos, 1. — Madrid.
Muñoz Pérez (José), Independencia, 4. — Zaragoza.
Muñoz Ramos (Eugenio), Plaza Mayor, 2. — Valladolid.
Muñoz Rodríguez (Gonzalo), Calle Nueva, 8. — Tomelloso (Ciudad Real).
Muñoz Ruiz (Antonio). — Cazorla (Jaén).
Muñoz Sánchez (Antonio), Fuencarral, 19. — Madrid.
Muñoz Seca (Francisco), Castelar, 74. — Puerto de Santa María (Cádiz).

Munro (Arch. Campell, County Buildings. — Paisley (Ecosse).
Mur y Estañe (Angel), Pelayo, 2. — Barcelona.
Mur Sancho (Jaime), Portal de Valldigna, 9. — Valencia.
Murga y Machado (Leopoldo), Julio César, 1 — Sevilla.
Murillo Palacios (Francisco), Campomanes, 3. — Madrid.

Murúa y Valerdi (Agustín), Zurbano, fonda del Comercio. — Barcelona.
Musehold (Paul), Schweighäuserstrasse, 29 — Strasbourg (Alsace).
Musgrove (James), University. — St. Andrews (Ecosse).
Münnich (Guilleaume). — Valparaiso (Chili).
Muzio (Pasquale). — Nuoro (Italie).

N

Nabonne (Joseph), 56 route de Pessan. — Auch, Gers (France).
Nachimoff (Serge), Novinsky Boulevard, maison Manonkine. — Moscou.
Nadal May Losada (José), Pez, 22. — Madrid.
Nadory (Béla), Rókuslórhaz. — Budapest.
Nagel (W.) Alexanderufer, 5. — Berlin.
Nagy Ritter von Rothkreuz (Moriz), IX, Berggasse, 19. — Wien.
Nájera y García (Juan), S. Vicente, 64, Plaza de Cajeros, 64. — Valencia.
Nammack (Charles E.), 42 East 29 th St. — New York (City).
Nancrede (Charles B.), University Avenue. — Ann Arbor, Michigan.
Naoumoff (Vladimira), rue Znamensky. — Koursk.
Naranjo Gómez (Salvador), Belén, 20. — Madrid.
Naranjo y Rute (Manuel), San Bartolomé, 7 y 11. — Madrid.
Nathan (Valentin), 10 rue du Petit Sablon. — Bruxelles.
Naumann (J. Ch. F.), 12 Bedford Square. — London.
Navarre, 30, Avenue des Gobelins. — Paris.
Navarro Córcoles (Emilio), Mayor, 73, — Madrid.
Navarro Fernández (Antonio), Ferd.º VI, 5. — Madrid.
Navarro Gallego (Julián), Alcalá, 38. — Madrid.
Navarro Gil (Vicente), Don Juan de Austria, 1. — Valencia.
Navarro y Ortiz (Enrique), Carranza, 14. — Madrid.
Naveda del Campo (J. José), Muelle, 15. — Castro Urdiales (Santander).

Naveda del Campo (Santos). — Bàrcena (Santander).
Nazareth (A.), Rua Santa Catharina, 94. — Porto.
Neefs (Jos.), 133 rue de Brabant. — Bruxelles.
Negrete de los Reyes (Carlos), Desengaño, 27 — Madrid.
Negrevernis Cuyas (Magín), Asalto, 93. — Barcelona.
Nehrkorn (Alex), Academisches Krankenhaus. — Heidelberg.

Neisser (Alb.), Fürstenstrasse, 112.	Breslau.
Nelle-Möller (Fr.), Kort Adlersgade, 5ᵇ	Christiania.
Nemes (Alexandre).	Ujvidék (Hongrie).
Nestrozeff (Alexandre).	Loutsk (Gouv. Volkynie. Russie.
Netchaewa (Madame A.).	Russie.
Netzler (Fritz), Sturegatan, 8.	Stockholm.
Neubürger (Teodor), Hochstrasse, 20.	Frankfurt a/M.
Neumann (R. O.), Hospitalstrasse, 34.	Kiel.
Neves (Ant. Candido), Rua do Loreto, 13.	Lisboa.
Neville, Sloane Street, 123.	London.
Newiger Leopold), Schillerstrasse, 2.	Berlin.
Newman (H. P.), 3 Lasalle Avenue.	Chicago, Yll.
Nickel (Otto), Dinterstrasse, 5.	Königsberg.
Nicloux (Maurice), 107 rue Monge.	París.
Nicolai (L. V.), Corso S. Celso, 1.	Milano.
Niculescu (D. D.), 12 Bulevardul Carol.	Bucarest.
Niculescu (Madame J.), 12 Bulevardul Carol	Bucarest.
Nieto Camino (Ladislao), Isidro Cordero, 5.	San Ildefonso (Segovia).
Nieto y Nieto (Arcadio Marcelino), Mercedes, 5.	Moral de Calatrava (Ciudad Real).
Niewerth (Albert), Bindestrasse, 37.	Hildesheim (Allemagne)
Nigrisoli (Bartolo), Ospedale Civile.	Ravenna.
Niño (Marciano), Arenal, 18.	Bilbao.
Niño (Ricardo), Plaza Mayor, 46.	Salamanca.
Nitze (Max), 43 Wilhelmstrasse.	Berlin.
Nizzoli (Achille).	Pegognaga (Mantova).
Noé (Fritz), Rotehausstrasse, 1.	Köln a/Rh.
Noël, 73 Boulevard de Waterloo.	Bruxelles.
Noguer (Francisco Javier).	Torrox (Málaga).
Noltenius (Hermann), Auf den Häfen, 23.	Bremen.
Nombela Campos (Julio), Prior, 17.	Salamanca.
Nonne (Max), Neuer Jungfernstieg, 23.	Hamburg.
Norbury (Sir Henry F.), Admiralty, Whitehall.	London.
Noreiko (Alexandre), Rue Arbat péréoulok Filippovsky, maison 13 log. 19.	Moscou.
Norman (John), Service de Santé de la Marine.	Christiania.
Noruega Hornega (Emilio).	Colombres (Asturias).

Novella Galve (Manuel), Ferraz, 24.   Madrid.
Novoa y López (Jesús), Congas, 7.   Santiago (Coruña).
Nubiola y Espinós (Pedro), Puerta Ferri-
   sa, 17.   Barcelona.
Nuche (M.), San Miguel, 18.   Cádiz.
Nuevo Diez (Mariano), Santa María, 21.   Valladolid.
Nuevo Pérez (José).   Madrid.
Núñez (Ricardo).   Villapedre (Lugo).
Núñez Ford (Pastor), Rodán, 5.   Coruña.
Núñez Suárez (Adolfo), Verónica, 13.   Cádiz.
Nux (L.), Allées Lafayette, 7.   Toulouse.

O

O bermayer (Fritz), I. Opernring, 11.   Wien.
Obetkö (Désiré).   Pécs (Hongrie).
Obregon Herrero (Manuel), Barrio Nue-
   vo, 7.   Alceda (Santander).
Ocaña Rodríguez (Santiago), Toledo, 66.   Madrid.
Occhipinti (Eugenio).   Gazzi (Messina).
Ochoa (Emilio), Colegio de Medicina.   Caracas (Vénézuéla).
Odahl (N.), Via San Giuseppe, 44.   Genova.
Ogilvie (George), Welbeck Street, 22.   London.
Olañeta y Fernández (Jacobo), Conven-
   to, 15.   Gijón (Asturias).
Olave y Alonso (José), Isabel II, 8.   Santander.
Olavide Malo (José), Jorge Juan, 17.   Madrid.
Oliete Balader (Antonio), Gobernador Vie-
   jo, 18,   Valencia.
Olinto de Oliveira, 61ª rua Independencia.   Porto Alegre (Brésil).
Oliva y González (Andrés de la), Alcalá, 80.   Madrid.
Oliván y Sanz (Enrique), Infantas, 4 y 6.   Madrid.
Olivar Serrano (Manuel), Flores, 13.   Zaragoza.
Oliven (Albert), Alexanderufer, 1.   Berlin.
Oliven (Max), Roonstrasse, 8.   Berlin.
Oliver Sanz (Eusebio), Rambla de Catalu-
   ña, 25.   Barcelona.
Oliver y Rolandi (Antonio).   Cartagena.
Oliveres Franquet (Antonio), Pasaje Fran-
   quet.   Tortosa (Tarragona).
Olivier, 6 rue Maubeuge.   París.
Olmedilla y Puig (Joaquín), Fuentes, 8.   Madrid.

Olmos (Ramón), Goya, 13. — Madrid.
Olnobark (Rodolf), Frankengasse, 6. — Wien.
Olorán (Fernando de), Chavarri, 31. — Sestao (Vizcaya).
Olóriz Aguilero (Federico), Atocha, 96. — Madrid.
Olóriz y Ortega (Federico), Atocha, 96. — Madrid.
Onsalo y Morales (Bonifacio), Hospital Militar. — Zaragoza.
Openshaw (J. H.), 16 Wimpole Street. — London.
Orban (Rodolphe), VII, Rottenbiller-utcza, 37/6. — Budapest.
Orca (Enrique de), 865 calle Paraguay. — Buenos Aires.
Orchansky (León), Tverskaia, 10. — St. Pétersbourg.
Orcoyen (Crescencio), Huertas, 65. — Madrid.
O'Reilly (Robt. Maitland), War Department. — Washington, D. C.
Oreja (Benigno), Ventura de la Vega, 13. — Madrid.
Orellano Iranzo (Miguel), Caballeros, 57. — Valencia.
Orensanz (Luis), Alfonso, 1. — Zaragoza.
Orgogozo (F.), 1 rue Thiers. — Bayonne.
Orive (Salustiano), Ascao, 7. — Bilbao.
Orlitzky (Oscar), Merslakowsky Péréoulok, maison Hirsch, log. 38. — Moscou.
Orloff (Wl. D.), Université. — Kieff.
Ornand (J.), 4 rue de Sèze. — Paris.
Oroquieta (Pedro), Doña Bárbara de Braganza, 18. — Madrid.
Ortega Giménez (Antonio), Cabrales, 75. — Gijón.
Ortega y Mata (German), León, 13. — Madrid.
Ortega Mayor (Enrique), San Bernardo, 13. — Madrid.
Ortega Morejón y Fernández (Luis), Valverde, 36. — Madrid.
Ortega Morejón y Muñoz (Manuel), Valverde, 36. — Madrid.
Ortigosa Matton (Arturo), Pascual y Genis, 23. — Valencia.
Ortiz Gálvez (Francisco), Rua do Carmo, 101. — Lisboa.
Ortíz de Landazurri (Antonio), Santa Ana, 10. — Madrid.
Ortíz de la Torre (José), Plaza de Colón, 2. — Madrid.
Ortíz Villota (Julián Luis), Barquillo, 8. — Madrid.
Orue y Palacios (José), Fuencarral, 27. — Madrid.

Orvañanos (Domingo), Calle de Chava-
  rría, 25.   México.
Osio (Francisco), Fuencarral, 57,   Madrid.
Osborn (Samuel), Maisonnette.   Datchet, nr. Windsor.
                                                    (Angleterre).
Otaola (Juan de), Somera, 51.   Bilbao.
Ots y Esquerdo (Vicente), Plaza Santo Do-
  mingo, 11.   Madrid.
Ott (Adolphe), Hybernerstrasse, 86.   Prague.
Ott (Dmitri de), 148 Fontanka.   St. Pétersbourg.
Otto (Hermann), Ernst Merkstrasse, 15.   Hamburg.
Ottruba (Hugo), II, 1942 Dittrichova ul.   Prague.
Ouspensky, Trojskaia ul. maison Bouts-
  choumoff.   Moscou.
Óvilo y Canales (Felipe), Luis Cabrera, 5.   (Prosperidad) Madrid.
Owen (Edmund), Royal College of Surgeons.   London.

P

Paalzow, Geisbergstrasse, 24.   Berlin.
Pacheco (Román), 712 Viamonte.   Buenos Aires.
Pachés Andreu (José), Mayor, 85.   Castellón.
Padzìnski   Vire, Saône et Loire.
Page (Calvin Gates), 128 Marlborough
  Street.   Boston, Mass.
Page (Herbert W. Harley Street.   London.
Pagés Bassas (Francisco), Piamonte, 19.   Madrid.
Pagés Oliveras (Vicente), Plaza Nueva, 5.   Castellfullit de la Rosa
                                                    (Gerona).
Pagés Puig (José), Clarís, 21.   Barcelona.
Paine (Alexander), 17, Milman Road.   London.
Palacio Elisague (M. Alberto de), Hortaleza,
  núm. 89.   Madrid.
Palacios (Juan Manuel), Huertas, 15.   Madrid.
Palacios Díaz (Manuel), Santa María, 1.   Durango (Vizcaya).
Palacios Olmedo (José), Lope de Vega, 35.   Madrid.
Palacios y Viguria (Fernando), Dormitale-
  ría, 7.   Pamplona.
Palancas y Tejedor (José), Lope de Vega, 22.   Madrid.
Palazzi (Biagio).   Putignano (Bari).
Palese (Antonino).   Cerignola (Foggia, Ita-
                                                    lie).

Palestra (Oreste). Pavia.
Palomares y Núñez (Eduardo), Princesa, 18. Madrid.
Palomo y Quintero (Manuel), Cervantes, 39. Càdiz.
Palop y Sanz (Tomás), Pí y Margall, 4. Ronda (Màlaga).
Paltauf (Richard), Alserstrasse 30. Wien.
Pando y Valle (José), Zurbano, 4. Madrid.
Pannwitz, Knesebeckstrasse, 29. Charlottenburg - Berlin.
Pansini (Sergio). Napoli.
Papia (Giuseppe). Aragona (Italie.)
Papot (Ed.), 45, rue de la Tour d'Auvergne. Paris.
Parache (Félix), San Mateo, 15. Madrid.
Parada y Santin (José), Lista, 22. Madrid.
Paraíso Labad (Mariano), Cinco de Marzo, 4. Zaragoza.
Paratore (Giuseppe), Corso Vittorio Ema-
    nuele, 115. Napoli.
Pardo (Ignacio), Hospital militar. Vitoria.
Pardo Regidor (Antonio), Luna, 22. Madrid.
Paredes y Rodríguez (José), Carranza, 16. Madrid.
Parenteau (Daniel), 73, rue du Rocher. Paris.
Park (George), Fourth and Nebraska Streets. Sioux-City, Yowa.
Parker (Charles B.), 425, Endid Ave. Cleveland, Ohio.
Parmentier (Aug.). Tilff, près Liége.
Parody López (Luis), Alcalá, 5. Madrid.
Pàrraga y Acuña (Celestino), Cànovas del
    Castillo, 5. Cádiz.
Parrilla Gil (Antonio), Fuencarral, 52. Madrid.
Parsons (C. T.), Fulham Infirmary, Ham-
    mersmith Street, London.
Parthey (Jules), Kaiserstrasse, 11. Minden i/Westfalen.
Pasantino Vilela (José). Santiago (Coruña).
Paschen (Richard). Dessau (Allemàgne)l
Pascual (Valeriano), Montera, 20. Madrid.
Pascual y Ferrer (Josè), Bailén, 10. La Unión (Murcia).
Pascual y Pascual (Domingo), Plaza Nue-
    va, 7, Bilbao.
Pascual del Pobil Ametller (José), calle del
    Aire, 27. Gartagena.
Pascual y Prats (José), Platería; 21. Barcelona.
Pascual de Sande (Victoriano). Perales (Cáceres).
Paso y Fernández (José de), San Antón, 49. Granada.

Pasquay (Richard), Hermann Schmidstras-
    se, 8.   München.
Pasteau (Octave), 13 Avenue de Villars.   París.
Pastor González (Rafael), Plaza del pintor
    Sorolla, 5.   Valencia.
Pastor Morales (Ignacio), Fuentes, 1.   Soria.
Pastor y Teruel (Ernesto), Enseñanza, 13.   Castellón.
Patricio (Francisco), Rua D. Pedro V, 100.   Lisboa.
Patry (André), 20 rue de Saint Pétersbourg.   París.
Patterson (J. F.)   Montreux (Suisse).
Patterson (J. R.), Niedenau, 35.   Frankfurt a/M.
Patterson (T. G.), 2 Quai des Eaux-Vives.   Genève (Suisse).
Pauchet (Victor), 13 rue Pierre l'Hermite.   Amiens.
Paulin (Jean), 2 Boulevard de l'Hôpital.   Castres (France).
Paulsson (L.).   Gvaro près Skien (Nor-
                                        vège).

Pause, Augenklinik.   Berne (Suisse).
Pavlik (Josef).   Tabor (Bohéme).
Pavlovsky (A. D.), Université.   Kieff.
Pavy (F. W.), 35 Grosvenor Street.   London.
Pawinski (Joseph), rue Wlodzimirska, 16.   Varsovie.
Pawlik (Karel), Spalená ulice 3 a.   Prague.
Pawloff (Ivan P.), Wedenskaia 24/4.   St. Pétersbourg.
Paz y Serrano (Perfecto de).   Avila.
Pazos y González (Benito), Montera, 10.   Madrid.
Peake (Walter), Place de la Mairie.   Biarritz.
Pechdo (Joseph).   Villefranche, Aveyron.
Pedra (Amaro), Puerta del Angel, 21 y 23.   Barcelona.
Pedreira y Judel (Angel), Magdalena, 83.   Ferrol.
Pedreira Labadie (Angel), Hórreo, 9.   Santiago (Galicia).
Pegoff (Jean), Leontieffsky Pereulok, 27.   Moscou.
Pégurier (Albert), 52 rue Gioffredo.   Nice.
Peinador (Enrique), Paseo del Obelisco, 14.   Madrid.
Peixoto (Francisco Alves), Praça da Batal-
    ha, 27.   Porto.
Pékarskaia (Madame Alexandrine), Erteleff
    péréoulok, 2.   St. Pétersbourg.
Pelletier (Ch.), Hôtel de Ville.   Paris.
Pellicer Albaladejo (Joaquín), Libertad, 23.   Madrid.
Pellicer Rodríguez (Juan Antonio) Plaza In-
    dependencia, 5.   Madrid.

Pellizzari (Celso), Via della Colonna.	Firenze.
Pelnár (Josef), Hôpital Général.	Prague.
Pénard (H. Namel), 60 rue des Remparts.	Bordeaux.
Penichet y González (Francisco).	Habana.
Pennel, 26 Boulevard Magenta.	Paris.
Peña (Antonio de la), Mercedes, 23.	Murcia.
Peña y Gallegos (Cándido).	Torre Nueva (Ciudad Real).
Peña Gallegos (José), Carrera del Genil, 49.	Granada.
Peralta (Adolfo), Ruiz, 11.	Madrid.
Peralta Lerín (Antonio de), Argensola, 6.	Madrid.
Perani (Giacomo), Via Montebello, 19.	Torino.
Percepied, 57 route de Neufchâtel.	Bois-Guillaume, près Rouen.
Pereira (Arantes), Rue Picaria, 73.	Porto.
Pereira Amado (José), Rua Alexandre Herculano, 50.	Lisboa.
Pérelsone (Joseph Abram).	Valdai, Gouv, Novogorodskaia (Russie).
Pérez (Gregorio).	Villanueva de la Serena (Badajoz).
Pérez Almansa (Juan), Endrina, 14.	Cartaya (Huelva).
Pérez Aranívar (Augusto).	Lima (Pérou).
Pérez Bajo (Luis).	Almaraz (Zamora)·
Pérez Burguete (Avelino), Calle Mayor.	Monovar (Alicante).
Pérez Cano (Vicente), Mayor, 59.	Madrid.
Pérez Crespo (Santiago).	Santa Coloma (León).
Pérez de Agreda (Angel).	San Ramón de los Montes (Toledo).
Pérez Domenech (Antonio), Aire, 15.	Cuevas de Vera (Almería).
Pérez Fábregas (Arturo), Costanilla de los Angeles, 4.	Madrid.
Pérez Gutiérrez (José María).	Arnao Avilés (Asturias)·
Pérez y Gutiérrez (Tirso), Mayor, 59.	Madrid.
Pérez Márquez (Vicente), Hortaleza, 57.	Madrid.
Pérez Martin-Caro (José), San Joaquin, 14.	Madrid.
Pérez Mérida (José), Buitrago.	Cieza (Murcia).
Pérez Moreno (Emilio), Atocha, 66.	Madrid.
Pérez Noguera (Emilio), Sagasta, 8.	Madrid.

Pérez Ortiz (Jerónimo), Plaza Santa Cruz,
    número 7.   Madrid.
Pérez Pitarch (Julio), Pelayo, 37.   Valencia.
Pérez Valdés (Ricardo), Jorge Juan, 6. Madrid,
Pérez Zúñiga (Enrique), Fúcar, 19 y 21. Madrid.
Peri (Alessandro), Via XX Settembre, 3-4. Sestri-Ponente (Italie).
Perrier (Etienne), 45, rue de la Tour d'Au-
    vergne.   Paris.
Perrier (Etienne), 5, rue Montigrey.   Charleroi (Belgique).
Perroncito (Edoardo), Corso Valentino, 40. Torino.
Perry, 11, Avenue Feuchère.   Nîmes (France).
Pertik (Otto), 25, Quai François Joseph. Budapest.
Pertschy (François).   Filipova (Hongrie).
Pescador Escayols (Francisco), Puerta de
    Murcia, 44.   Cartagena (Murcia).
Peset y Cervera (Vicente), Plaza de Emilio
    Castelar, 7.   Valencia.
Pestalozza (T.), Clinique Obstétricale. Firenze.
Peter (Waldemar), Bergplatz, 6.   Königsberg i[Preussen.
Peterson (Walther), Bismarkstrasse, 19. Heidelberg.
Petit.   Carcassonne (France).
Petracchi (Pietro), Via Robbiani, 7.   Varese Lombarda.
Petroff (A. M.), rue Rakowsky, 87.   Sofia.
Petroff (Nicolás).   St. Pétersbourg.
Pettit (Edouard), 52 rue d'Anjou.   Paris.
Peugniez (Paul), 7 rue Lamartine.   Amiens.
Peyroux (Amédée), 3 rue Henri.   Elbeuf.
Pfaff (W.), Wienerplatz, 5.   Dresden.
Pfander (Charles), Reinsburgstrasse, 51. Stuttgart.
Pfaundler (M.), Kinderspital.   Graz (Autriche).
Pfeiffer (Carl), Waiblingerstrasse, 133. Cannstatt.
Phisalix (César), 26 Boulevard St. Germain. Paris.
Phisalix (Madame Marie), 26, Boulevard St.
    Germain.   Paris.
Pí y Gibert (Augusto), Caspe, 59.   Barcelona.
Pí y Morell (Enrique), Cortes 213 y 215. Barcelona.
Pí y Suñer (Augusto), Ausias March, 29. Barcelona.
Piccinini (Ettore), Via Brofferio.   Asti (Italie).
Picella (Silvio), Corso Umberto I, 22.   Napoli.
Pick (Friedel), Wenzelsplatz, 12.   Prague.
Pickhart (Anton), Podskalska tér. 357 II. Prague.

Picó Labale (Eduardo), Manicomio. Ciempozuelos (Madrid).
Pierre. Berck-sur-Mer.
Pietkiewicz (Valérien), 79 Boulevard Hauss-
mann. Paris.
Pietkowski (B.), Bernardynska, 235. Lublin (Russie).
Pignatelli (Alfonso), Camera dei Diputati. Roma.
Pijoan Soteras (Baltasar), Ronda de Don Pe-
dro, 68. Barcelona.
Pinard, rue Cambacérès. Paris.
Pinching (H. H.), Sanitary Department, 4. Le Caire.
Pineda (Juan Manuel), Valverde, 8. Cádiz.
Pinedo (Manuel C.), Obispo. 52. Habana.
Pinedo (Quírico de), Cruz, 10. Bilbao.
Pinedo (Ramiro de), Gran Vía, 14. Bilbao.
Pinilla Zamorano (Prisco), Calle de D. José
Muro, 31. Valbuena Duero (Valla-
dolid)
Pino y Cuenca (José), Goya, 35. Madrid.
Pinós Garcés (Manuel), Paseo de Valencia, 17 Pamplona.
Piñeiro y Pérez (Francisco), Rua Nueva, 1. Santiago (Coruña)
Piñero (Horacio G.), Universidad. Buenos Aires.
Piñerua Alvarez (Eugenio), Campomanes, 6. Madrid.
Piñol Castellá (Francisco) Mora la Nueva (Tarra-
gona)
Pirro (Felice) Cerignola (Italie)
Pischalkine (Leonide Théodor), Koudrin-
skaia, maison Kave. Moscou.
Pisón Ceriza (Emilio), Gumersindo de Azcá-
rate, 4. León.
Pissemski (G.), Rue Grande Podwalnaia, 4. Kieff.
Pistocchi (Giovanni), Corso Giovecca, 124. Ferrara (Italie)
Pistorius (Johann) Forbach, Lorraine.
Pita Seoane (Alejandro), Regalado, 12. Valladolid.
Pitch, Rue des Mathurins, 36. Paris.
Pitres (A.), 119, Cours d'Alsace-Lorraine. Bordeaux.
Pittaluga (Gustavo), Drumen, 5. Madrid.
Pittet (Louis), 45, Chaussée d'Antin. Paris.
Pitzorno (Giovanni), Vicolo Insinuazione, 22 Sassari (Italie)
Pla y Basart (José), Mayor del Centro, 36. S. Feliu de Guixols (Ge-
rona)
Pla Laporta (Francisco), Bordadores, 3. Madrid.

Placer y Bouza (Enrique)   Canillejas (Madrid)
Planellas Llanes (Alejandro), Rambla de Ca-
    taluña, 67.   Barcelona.
Platschik (Benvenuto), 3, rue Ventadour.   Paris.
Plechl (Szilard)   Nagybécskerck (Hon-
                                                        grie)

Plet (Joaquín), Arolas, 16.   Barcelona.
Pluyette (Edouard), 48, Boulevard Salvator.   Marseille.
Poddey (Hugo)   Darkehmen (Prusse)
Poehl (Alexander de), Vassilij Ostrow, 7,1,18   St. Pétersbourg.
Poehl (Boris de), Vassilij Ostrow, 7, 1, 18.   St. Pétersbourg.
Poensgen (Albert), Kaiserstrasse, 48.   Düsseldorf.
Pogogeff (Alexandre), Zunlianka, maison
    Igoumuoff, log. 7.   Moscou.
Poinsot (Paul Hippolyte), 184 rue de Rivoli.   Paris.
Polaillon (E.), 46 rue de Bretagne.   Paris.
Poli (Camillo), Via Assarotti, 12.   Genova.
Polidura y Eguía (Agustin), Aguirre, 3.   Madrid.
Polino y Mulet (Manuel), Puerta Ferrisa, 14   Barcelona.
Politzer (A.), I, Gonzagagasse, 19.   Wien.
Pollok (Robert), Laurieston House, Polloks-
    hields.   Glasgow (Ecosse).
Pombo Sánchez (Leopoldo), Colegiata, 11.   Madrid.
Pommez (François), 17 rue Commandant Ar-
    nold.   Bordeaux.
Ponce (Francisco de P.), Calle Nueva de Za-
    pateros, 2.   Màlaga.
Ponce de León (Moïses), Colón, 65, casilla
    núm. 10.   La Paz (Bolivie).
Poncelet)Emile), 16 rue Montagne aux Her-
    bes Potagères.   Bruxelles.
Pongilioni Varela (Javier), Sagasta, 59.   Jerez de la Frontera.
Pons Oms (Ramón), Hospital, 24.   Barcelona.
Pens y Sans (Federico), Azucarera de Madrid   La Poveda (Madrid).
Pont, 9 rue du Président Carnot.   Lyon.
Pontes y Rosales (José de), Palacio Real.   Madrid.
Pope (Franck M.), Prebendstreet, 4.   Leicester (Angleterre).
Popovici (Demetre A.), 20 rue d'Antin, Hô-
    tel Raynaud.   Paris.
Porosz-Popper (Maurice), N, Vácfi-Körut,64   Budapest.

Porpeta Llorente (Florencio), Enriqueta Lo-
zano, 11. — Granada.
Portela (Joaquín), Sagasta, 38. — Cádiz.
Portella y Torruella (Ricardo), Soldevila, 17 — Tremp (Lérida).
Porter (Eduardo). — Chilli.
Porter (Miles F.), 47 W. Wayne Street. — Fort Wayne, Indiana.
Portillo Mestres (Luis del), Cañizares, 1. — Madrid.
Portuondo (Ramón H.), Paseo de Recoletos, 3 — Madrid.
Poskin (A.). — Spa (Belgique).
Posner (C.), Anhaltstrasse, 7. — Berlin.
Postnikoff (Pierre Iv.), Grande Dmitrovka,
maison Liamine. — Moscou.
Potarca (Jacques), Rue Unirca, 128. — Craiova (Roumanie).
Poupart, 7 rue du Pont-Neuf. — Lille.
Pourveur (J. F.), 49 rue des Tanneurs. — Anvers.
Poussep (Louis). — St. Pétersbourg.
Pousson (Alfred), 10 Çours Tournon. — Bordeaux.
Powel (I. E.), 220 Sixth Street.' — Logansport, Indiana.
Power (D'Arcy), 10 A Chandos Street. — London.
Power (Henry), 37 Great Cumberland Place,
Hyde Park. — London.
Poylo, Asile des Aliénés de. — Vaucluse (France).
Poynton (Frederick John), 8 Queen Anne
Street. Çavendish Square. — London.
Pozzi (Samuel), 47, Avenue d'Iéna. — Paris.
Prada y Castaño (Francisco de), Santa Brígi-
da, 1. — Madrid.
Prada y Guardia (José), Relatores, 10-14. — Madrid.
Pradella (Carl), Châlet Edelweiss. — Davos-Platz (Suisse).
Prado y Balsera (Cristino de), Huertas, 6. — Madrid.
Pratosi y Martínez (Enrique), Alfonso I, 20. — Zaragoza.
Pregowsky (Pierre), Uferstrasse, 10. — Heidelberg (Baden).
Prendes Pando (Corzino), San Bernardo, 62. — Gijón (Asturias).
Presa y Bañudos (Dionisio), Mayor, 95. — Logroño.
Presas Parellada (José), Ronda Universi-
dad, 17. — Barcelona.
Presidente de la Real Academia de Medicina — Sevilla.
Prévôt (Alfred), 6, Faubourg de Soissons. — Chauny, Seine, (France).
Pribram (Alfred), I, Graben 33 — Prague.
Prieto de Castro (Pantaleón), Bailén, 26. — Madrid.
Princeteau, 29 rue Bergeret. — Bordeaux.

Prió y Llaberia (Agustín), Cortés 285. Barcelona.
Pröbsting (Aug.), Zeughausstrasse, 9. Köln a/Rhein.
Psaltoff (Ap. N.), Hôpital Grec. Smyrne.
Puerta y Ródenas (Gabriel de la), Valverde, 30 y 32. Madrid.
Puig Batlle (Alfonso), Consejo del Ciento, 247. Barcelona.
Puig y Batlle (Eugenio). Sagua la Grande (Cuba).
Puigiqué Raurich (Francisco), Rech, 17. Barcelona.
Pujador y Faura (Isidoro), Pelayo, 1. Barcelona.
Pujalte de Boada (Doña Sinesia), Plaza del Angel, 15 y 17. Barcelona.
Pujo (Ch.). Gevrey-Chambertin (Côte d'Or, France).
Pujol (Adolfo), Lladó, 8. Barcelona.
Pujol Camps (Joaquín), Rambla del Centro, 11. Barcelona.
Pulido y Fernández (Angel), Plaza de Bilbao, 1. Madrid.
Pullman (John L.), Ulster Reform. Club. Belfast (Irlande).
Pulvermacher (Emil),Mühlenstrasse, 9. Posen (Allemagne).
Pumarino (Alfredo). Sama de Langreo (Oviedo).
Purkyne (Otakar de), Hôpital. Louny (Bohème).
Pye-Smith (P. H.), 48 Brook Street, Grosvenor Square. London.

Q

Quagliotti (Enrico), Via Muralta, 53. Roma.
Quattrociocchi (Giuseppe), Corso, 481. Roma.
Queirel, 18 rue Dieudé. Marseille.
Quemada Rodríguez (José), González Izcar, 4. Rueda (Valladolid).
Quenille (Georges), rue de la Gare. Niort (France).
Queralt Anglés (Eufemio), Calle de Francia, 1. Catllar (Tarragona).
Quesada Agius (Balbino). Ubeda (Jaén).
Quevedo y Zubieta, Calle de Lloacaleo. México.
Quintana Duque (José), Caballero de Gracia, 18. Madrid.

Quintero (Manuel J.), 53 rue de l'Hôtel de Ville.   Lyon.
Quintin (Louis), 49 rue de Stassart.   Bruxelles.
Quiroga (Domingo).   Vitoria.

R

Rabère (J.), Hôpital St. André.   Bordeaux.
Radcliffe-Crocker (Henry), 121 Harley St. Brookside, Bourne End.   London.
Rádely (Géza de).   Hangács (Hongrie).
Radovici (Jean de), 83 Strada Polona.   Bucarest.
Raffegeau.   Vésinet, près Paris.
Rafin (Maurice), 120 Avenue de Saxe.   Lyon.
Raget, 1 rue du Quatre Septembre.   Paris.
Raimondi (Raphaël), 110 rue Ordener.   Paris.
Rakovac (Ladislav).   Zagreb (Croatie).
Ramírez Díez Canseco (Bernardino).   Olivenza (Badajoz).
Ramón y Cajal (Pedro), Blancas, 4.   Zaragoza.
Ramón y Cajal (Santiago), Atocha, 127.   Madrid.
Ramos (Alvaro), 76, rua do Hospicio.   Río de Janeiro.
Ramos Masip (José), Cisne, 2.   Gracia (Barcelona).
Ramsay (John), 4, Endsleigh Gardens.   London.
Ranconi (Alfredo), Via Balpiano.   Roma.
Randers (K.), Ministère de l'Agriculture.   Christiania.
Ranke (H. von), Sophienstrasse, 3.   München.
Raschkowsky (Edouard), Parkstrasse, 8.   Riga (Russie).
Ratner (M.), Pouchkinskaia, 18, log. 12.   St. Pétersbourg.
Rauhe (C.), 4, Königsallee.   Düsseldorf.
Raulier (Edm.), Place du Parc, 20.   Mons (Belgique).
Raull Ceballos (José), Plaza de la Contitución.   Arjona (Jaén).
Ravelli (Mario), Via della Torre, 9.   Vercelli (Italie).
Raventós Aviñó (Antonio), Ronda de San Antonio, 74.   Barcelona.
Ravogli (Augustus), 5, Garfield Place.   Cincinnati, Ohio
Raymond (Fulgencio), 156, Boulevard Haussmann.   Paris.
Raynaut, 5, rue Corneille.   Paris.
Rayner (Edwin), Tiviot Dale.   Stockport (Angleterre.)
Razetti (L.), Faculté de Médecine.   Caracas (Vénézuéla).

Renault (Charles), 8 rue Joubert.   Paris.
Renger (Charles), II, Taborstrasse, 70.   Wien.
Renshaw (J. Charles), Beech Hurst.   Ashton on Mersey (Angleterre).
Repenthin (Walter), Ferdinandstrasse, 3.   Gross Lichterfelde (O. Berlin).
Requejo (Juan V.), San Andrés, 18 dupl.   Madrid.
Requette (L.), 11 rue des Ursulines.   Bruxelles.
Respinger (H. B.), 42 Faubourg St. Alban.   Bâle (Suisse).
Retzius (Gustaf), Drottninggatan, 110.   Stockholm.
Revidzoff (P.), Miasnitzkaia Vorota, maison Vinogradoff.   Moscou.
Revista Americana de Ciencias Médicas, Travesía de Trujillos, 1.   Madrid.
Rey (Auguste), 30 Boulevard Auguste Comte.   Montpellier.
Reyer (Paul), Wallstrasse, 89.   Berlin.
Reyero Ramos (Angel), Méndez Núñez, 15.   Sevilla.
Reymond (C), 43 Via Barbaroux.   Torino.
Reymundo Arroyo (José Maria), Atocha, 25.   Madrid.
Reynard (J.), Hôpital de la Charité.   Lyon.
Reynaud (Georges), 45 rue Sénac.   Marseille.
Rhoden (J. Ch.), 126 West 85th Street.   New York.
Ribas y Perdigó (Manuel), Rambla de Cataluña, 11.   Barcelona.
Ribeira (José Manoel), Rua Castilho, 12.   Lisboa.
Ribero y Sans (José), Atocha, 133.   Madrid.
Ribero y Balbin (Luis).   Villaviciosa (Oviedo).
Riccardi (Domenico).   Patignano (Bari, Italie).
Ricci (Carlo).   Sarzana (Italie).
Richard, 12 Boulevard Montparnasse.   París.
Richard (Carl), Rosenkranzgade, 2.   Christiania.
Richardière, 18 rue de l'Université.   Paris.
Richardson (J.), 6 College Garden Dulvich.   London.
Richaud (Albert), 7 Avenue de la République.   Ivry, Seine.
Richelot (L. Gustave), 32 rue de Penthièvre.   Paris.
Riedel (Heinrich), Gostenh. Hauptstrasse, 3.   Nürnberg.
Riegner (Oscar), Allerheiligenhospital.   Breslau.
Rieker (Louis), Drammensveien, 40.   Christiania.
Riera (Bernardo).   Palma de Mallorca.

Rigler (Gustave), Université.   Kolozsvár (Hongrie).
Riguera González (G.).   Trinidad, Dep. de Flores (Uruguay).

Ring (Frank).   St. Louis, Mis.
Río (Domingo del).   Carrion de los Condes (Palencia).

Río y Contreras (Luis del), Hurtado, 9.   Jaén.
Río y Lara (Eduardo del), Churruca, 21.   Madrid.
Río y Lara (Luis del), Independencia, 13.   Zaragoza.
Río Mozas (Aurelio del), Atocha, 79.   Madrid.
Riobó (Manuel).   Buen (Potevedra).
Rionda y Aldabalde (Rogelio de la), Velázquez, 3.   Madrid.
Ríos Blanco (Teodoro), Coso, 43.   Zaragoza.
Ripollés (Juan).   Zaragoza.
Risquez (Francisco A), Carrera de San Jerónimo, 40.   Madrid.
Rius Tarragó (Agustín), Xuclá 13.   Barcelona.
Riva Herran (Ramón), Puente, 10.   Santander.
Rivalta (Fabio), Ospedale.   Cesena (Italie).
Rivas Cravioto (Francisco), Lachambre, 1.   Almería.
Rivas Hodar (Enrique), Fuencarral, 114.   Madrid.
Rivas Hodar (Juan), Fuencarral, 114.   Madríd.
Rivero Santiago (Nicandro).   Villarramiel (Palencia).
Riviére (Joseph Alexandre), 25 rue des Mathurins.   Paris.
Rizzi (Giovanni), Via Durini, 34.   Milano.
Robardet, 7 Quai des Brotteaux.   Lyon.
Robert y Barón (Julio). Caballero de Gracia, 17.   Madrid.
Robert Yarzabal (Bartolomé), Cortes, 248.   Barceiona.
Robin (Albert), 54 Boulevard de Courcelles.   París.
Robin (Pierre), 71 rue de Provence.   París.
Robinson (Field), Rue Calvé, 1.   Bordeaux.
Robles Nisarre (Leopoldo), Príncipe, 22.   Madrid.
Roblot (Gaston), 138 Rue de Rivoli.   París.
Robson (A. W. Mayo), 8 Park Crescent.   London.
Roca Anguet (Pedro), Gravina, 18.   Madrid.
Roca Bermudo (Manuel), Fernán Caballero 4.   Cádiz.
Roca y Munner (Alberto), Vega, 26.   Haro (Logroño).

Roca y Planas (Pedro), Plaza de San Fran-
cisco, 5. — Gerona.
Roca y Vecino (Santos), Cta. Javalquinto, 3. — Madrid.
Roca Viñarta (Juan), Relatores, 13. — Madrid.
Roch (Julien), 24 rue de Rome. — Marseille.
Roché (G.), 92 rue Vieille du Temple. — París.
Roddolo (Giuseppe), Corso Vittorio Ema-
nuele, 71. — Torino.
Rodero de la Calle (Francisco), Porras, 44. — Cáceres.
Rodier (Henri), 73, Boulevard Haussmann. — Paris.
Rodilla (Celestino). — Berrocal de Salvatierra
(Salamanca).

Rodrigo González (José), Manicomio. — Ciempozuelos (Madrid).
Rodrigo Lavin (Leonardo), Reyes, 10. — Madrid.
Rodríguez (Carlos), Rua do Cabo, 64. — Lisboa.
Rodríguez Fernández (Ceferino), Crucero,
num. 1. — Luarca (Oviedo).
Rodríguez (Joaquín), Corrida, 4. — Gijón (Asturias).
Rodríguez (Juan Antonio). — Montevideo.
Rodríguez Abaytua (Nicolás), Barquillo, 4
y 6. — Madrid.
Rodríguez del Arco (Baltasar). — Mouleras (Salamanca).
Rodríguez Carracido (José), Orellana, 10. — Madrid.
Rodríguez Díaz (Manuel), Picavia, 5. — Coruña.
Rodríguez Diez (Eloy), Reloj, 1. — Matapozuelos (Vallado-
lid).

Rodríguez y Fernández (Ildefonso), Plaza de
Santa Cruz, 3. — Madrid.
Rodríguez López (Jesús(, Tineria, 22. — Lugo.
Rodríguez Martín (Conrado). — Mouleras (Salamanca).
Rodríguez Martínez (Cayetano), Urosas, 18. — Madrid.
Rodríguez Martínez (José), San Andrés, 76. — Coruña.
Rodríguez Martínez (Luis), San José, 9, du-
plicado. — Cadiz.
Rodríguez Méndez (Rafael), Paseo de Gra-
cia, 42. — Barcelona.
Rodríguez Morgade (Antonio), Progreso, 1. — Rivadabia (Orense).
Rodríguez Morini (Antonio), Rambla de Ca-
taluña, 43. — Barcelona.
Rodriguez Mourelo (José), Piamonte, 14. — Madrid.
Rodriguez Pinilla (Hipólito), S. Boal, 1. — Salamanca.

Rodríguez Rubí y Pacheco (Angel), Huertas, 21. Madrid.
Rodríguez S. Moya (Alejandro), Doña Bárbara de Braganza, 5. Madrid.
Rodríguez Trigueros (Isidoro), Valverde, 6. Madrid.
Rodríguez Vargas (Alfredo', Arcez, 2 y 4. Valladolid.
Rodríguez Viforcos (Alfredo), Puerta del Sol, 5. Madrid.
Roerig (Karl), Theaterstrasse, 5. Hannover.
Roger Fornés (Antonio), Mayor. Villanueva del Alpicat (Lérida).
Rogmans (A.), Keïzersgracht, 554. Amsterdam.
Roig é Ibáñez (Vicente), Poeta Quintana, 2. Valencia.
Roland, 10 rue de l'Orme de Charmas. Besançon.
Roldán (Manuel). San Fernando (Cádiz).
Roldán Anchoriz (Amalio), Príncipe de Vergara, 14. Madrid.
Roldán Gutiérrez (Rutilio). Castromocho (Palencia).
Rolland (G.), Ecole Dentaire. Bordeaux.
Romano (Clemente), Strada Nuova Monteoliveto, 14. Napoli.
Romanoff (Mich. Mir.), Hôpital pour les ouvriers. Ivanovo-Voznesensk (Russie).
Romero Blanco (Francisco), Villar, 17. Santiago (Coruña).
Romero Cámara (Heliodoro), S. Eugenio, 3. Madrid.
Romero Frayle (Eduardo), Cascajares, 2. Valladolid.
Romero Manzano (Diego), Fernández Blanco, 12. Castuera (Badajoz).
Romero Pedreño (Enrique), Santa María la Blanca, 18. Sevilla.
Romero Sanz (Bernardino). Villel de Mesa (Guadalajara).
Romero Sein (José), Avenida, 2. San Sebastián.
Romero Zamara (Francisco), Plaza Mayor, 30. Madrid.
Romiti (Guglielmo), Istituto Anatomico. Pisa (Italie).
Romniceano (Titus), 3 Place du Sablon. Gand (Belgique).
Ronaky (Kálmán de), Tribunal des Mineurs. Pécs (Hongrie).
Roncalli (Francesco). Bergamo Alta, Italie.
Ronchi (Giulio, Via Carbonesi, 12. Bologna.

Rondeau (Jules), Mariemont. Morlanwelz, (Belgique).
Ronnet, 1 rue du 4 Septembre. Paris.
Rontaler (Stephan), 85 rue Piotrkovska. Lódz, Pologne Russe.
Ropiteau (Paul), 90 rue de Rivoli. Paris.
Roquer Mari (Juan), Claris, 113. Barcelona.
Roqueta (Narciso), Diputación, 338. Barcelona.
Ros y Llausás (Ricardo), Abenzadors, 5. Gerona.
Rosado Fernández(Juan), Moreno Monroy, 2 Málaga.
Rosado Munilla (Joaquin), Plaza Mayor, 4. Plasencia (Cáceres).
Rosenau (Albert), Villa Blanc Castel, Boulevard du Nord. Monte Carlo.
Rosenberg (Albert), 26, Schiffbauerdamm. Berlin.
Rosenblatt (J. O.) Jitomir, Gouv. Volynskaia (Russie).

Rosenkranz (Adolf), 14, Alter Markt. Insterburg (Allemagne).
Rosenkranz (Max), Hofstrasse, 89. Tilsit, Ostpreussen.
Rosenthal (Robert), Lutherstrasse, 14 a. Berlin.
Rosi (Gaetano), Via Saragozza, 1. Bologna (Italie).
Rosselli (Romeo), Via Belpiano, 1. Roma.
Rossoni (Eugenio), Via Due Maccelli, 60. Roma.
Rothberger (Julius C.), Alserstrasse. 4. Wien.
Rother (Leopold). Neustadt O./S. (Allemagne).

Rotter (Emil), Greflingerstrasse, 6. Regensburg (Bavière).
Rouby, maison de Santé de St. Eugène. Alger.
Roura Barrios (Benito), Rambla de Cataluña, 40. Barcelona.
Rousseau (Ernest), 60, Ávenue de la Couronne. Bruxelles.
Rousseff (Marin), Rue du 6 Septembre, 51. Sophia.
Roussel (Geo. A.), 101, Avenue des Champs-Elysées. Paris.
Roy, 5, rue Rouget de l'Isle. Paris.
Royo Galindo (Juan), Coso, 113. Zaragoza.
Royo Gonzálvez (Miguel), Colón, 10. Madrid.
Royo Villanova (Ricardo), Independencia, 21 Zaragoza.
Rozabal (Francisco), Argensola, 6. Madrid.
Rozembaum, 51, Boulevard St. Marcel. Paris,
Ruano y Ruiz de Vallejo (Venancio), calle de la Plata, 9. Toledo.
Rubbrecht (Oswald), 7, rue Courte d'Argent. Bruges (Belgigue).

Rubino (Alfredo), 23, Via Atri.   Napoli.
Rubino (Michele), 23, Via Atri.   Napoli.
Rubinski (Hugo), Markt, 8.   Ragnit O/Pr. (Allemagne).

Rubio Amoedo (Federico), Serrano, 46.   Madrid.
Rubio Argüelles (José).   Cádiz.
Rubio Concepción (Mariano), Plaza de la Constitución, 49.   Pamplona.
Rubio Gómez (Enrique), Mayor, 25.   Albacete.
Rubio Mangado (Arturo), Plaza de la Constitución, 3.   Pamplona.
Rubio Moreno (Eladio), Plaza, 2.   Jerez de los Caballeros (Badajoz).

Rudis-Jicinsky (J.)   Cedar Rapids, Ja.
Rueda y Carrera (Francisco), Juan de Mena, 19.   Madrid.
Ruffer (M. Armand), Conseil Quarentenaire   Alexandrie (Egypte).
Rufilanchas (Gabino), Pez, 9.   Madrid.
Rufilanchas (Manuel), Empedrada, 11.   Membrilla (Ciudad Real)
Rugama Hazas (José), Plaza Progreso, 17.   Albacete.
Ruiz de Alda (Julio), Mayor, 79.   Estella (Navarra).
Ruiz de Arcaute (Luis), San Francisco, 19.   Tolosa (Guipúzcoa).
Ruiz de Arteaga (Pedro), Bilbao, 10.   Sevilla.
Ruiz del Cerro y Pozo (Juan), Ave María, 28   Madrid.
Ruiz Garcia (Florentino), Eguilaz, 8.   Madrid.
Ruiz Matas Ecija (Miguel), Caños, 13.   Alcalá la Real (Jaén).
Ruiz Piñero (José).   Tobarra (Albacete).
Ruiz Rebolledo (Adolfo), Carretas, 41.   Madrid.
Rumszewicz (Conrad), Rogniedynskaia, 4.   Kieff.
Rybakoff, (Paul), Socolniki, Préobrajevskaia Bolnitza.   Moscou.

S

Sá Ribeiro (A. P. de), Paseo de Areneros, 42   Maranhlo.
Sabadini, 12, rue de Hammé.   Alger.
Sabater Llaberia (José), Unión, 8.   Barcelona.
Sacchi (Riccardo), Corso Garibaldi, 125.   Milano.
Sádaba y García del Real (Ricardo), Palma, 32.   Madrid.
Sadoveanu (N).   Constanza (Roumanie).

Sáenz y Corona (Angel), Ronda de Atocha 22 — Madrid.
Sáenz de Luque (José), Mercado, 28. — Logroño.
Sáenz de Pipaón (Abilio), Paseo Colón, 11. — Irún.
Sáenz Santander (Eduardo), Moratín, 14. — Madrid.
Sáez Domingo (Gregorio). — Torrelaguna (Madrid).
Sáez García (Ramón), Paseo de Recoletos, 31 — Madrid.
Sáez y Velázquez (José), Arlabán, 7. — Madrid.
Sagarra Lascurain (Vicente), catedrático. — Valladolid.
Saget (P.), Pharmacie de la Grande Grille. — Vichy.
Saint Périer (René de), 16 bis Avenue Bosquet. — Paris.
Saint-Philippe (Rousseau), 53 Pavé des Chartrons. — Bordeaux.
Sáinz Espinosa (Agustín), Conde de Romanones, 7. — Madrid.
Sáinz Ramírez (Charles). — Cholet (France).
Sáinz de los Terreros (Ramón), Sagasta, 1. — Madrid.
Sáinz Trápaga (Gregorio), Calzadas Altas, 7. — Santander.
Sáiz de Carlos (Ramón), Serrano, 30. — Madrid.
Sáiz Martínez (José), Lope de Vega, 55 y 61. — Jerez de los Caballeros. (Badajoz.)

Sakharoff (N. Ivan), Tverskoy Boulevard, 9 maison Kirskoff. — Moscou.
Sala (Lamberto). — Bergamo (Italie).
Sala (Pietro). — Santa Rosa del Cuareim. (Uruguay).

Sala y Pons (Claudio), Almirante, 16. — Madrid.
Sala Tellez (Antonio), Segovia, 24. — Madrid.
Salas y Vaca (José), S. Felipe Neri, 4. — Madrid.
Salaverri (Fermín), Cristo, 6. — Bilbao.
Salcedo y Ginestal (Enrique), S. Salvador, 3. — Madrid.
Sálces Millera (Antonio), Peligros, 4. — Madrid.
Salesa Creixell (Enrique), Pl. de la Constitución, 10. — Santoña (Santander).
Salillas Panzano (Rafael), Alcalá, 87. — Madrid.
Salinas (Pablo), Encarnación, 14. — Madrid.
Salivas, 107 rue Saint-Lazare, — Paris.
Salotti (Giuseppe), Via Emilia, 14. — Modena.
Saltor Lavall (Gil), Carmen, 22. — Barcelona.
Salvadores (Teodosio), Santo Tomé, 57. — Toledo.
Salvany (José), Pelayo, 24. — Barcelona.

Salvat Espasa (Manuel), Universidad, 46.   Barcelona.
Salvatore (Cesare), Via degli Artisti, 26.   Roma.
Sama (Luis), San Bernardo, 22.   Madrid.
Samaniego Sacristán (Gabino), Concepción
    Jerónima, 30.   Madrid.
Sampietro (José), Coso, 5.   Zaragoza.
Samsó Henriquez (Domingo), Luján Pérez, 20   Guia de Gran Canaria.
Samson (Martín)   Elesd (Hongrie)
Samy (Osman)   Le Caire.
Sancassani (Ambrogio), Corso San Celso, 9.   Milano.
San José Satareu (Ricardo), Mayor, 85.   Madrid.
San Martín Patiño (Juan)   Coruña.
San Martín ý Satrústegui (Alejandro), Al-
    calá, 59.   Madrid.
San Pedro Anchochury (Juan), Jacometre-
    zo, 40 y 42.   Madrid.
San Román Montero (José), Sinforiano Ló-
    pez, 159.   Ferrol (Coruña).
Sánchez Aguilera (Guillermo), Gomárez, 9.   Granada.
Sánchez Alonso (José), Veneras, 7.   Madrid.
Sánchez Calvo (Olegario), Montera, 41.   Madrid.
Sánchez Fernández (Luis), Sevilla, 4 y 6.   Valladolid.
Sánchez García (Bernardo), Veneras, 7.   Madrid.
Sánchez García (Emilio), Selgas, 17.   Murcia.
Sánchez García (Felipe), Ciudadano, 14.   Gerona.
Sánchez García (Santiago), Hospital de De-
    mentes.   Salamanca.
Sánchez y González (Simón), Tetuán, 13.   Madrid.
Sánchez Hargrave (Ricardo), Santa Engra-
    cia, 14.   Madrid.
Sánchez Herrero (Abdón), Atocha, 76.   Madrid.
Sánchez Huguet (Eduardo), Glorieta de Bil-
    bao, 1.   Madrid.
Sánchez Muñoz, 22, Miradores.   México.
Sánchez Novoa (Marcial), Atocha, 117.   Madrid.
Sánchez Otero (Adolfo), Constitución, 242.   San Fernando (Cádiz)
Sánchez de la Presa (Jaime), Reina, 5.   Madrid.
Sánchez Rodríguez (Pascual), Bolsa, 6.   Málaga.
Sánchez Rodríguez (Ruperto), Montera, 39.   Madrid.
Sánchez Rubio (Eduardo), Atocha, 71 y 73.   Madrid.
Sánchez Saráchaga (Manuel), Muelle, 5.   Santander.

Sánchez de Silvera (Ignacio), Avenue Pasteur, 8. — Nantes.

Sanz (René), 45 rue des Minimes. — Bruxelles.

Sandberg (Léon), Kzechatik, 40. — Kieff.

Sanguineti (Gerolamo), Via Rivoli, 9. — Genova.

Sanischevski (Pierre A.), Grande Jitomirskaia, 13. — Kieff.

Sanjurjo (Antonio), Iberia, 36. — Sestao (Vizcaya).

Sanmartín (Román), Consejo de Ciento, 350 — Barcelona.

Sano (Fritz), 2 rue Montebello. — Anvers.

Sanquet (Ramón), Ronda Universidad, 16. — Barcelona.

Sansom (Arthur Ernest), 84 Harley Street, Cavendish Square. — London.

Santa Cruz García (Federico), Plaza Isabel II, 7. — Madrid.

Santa Cruz y Orue (Miguel), Los Madrazo, 20 — Madrid.

Santibañez (Gregorio de), Gran Via M. E. — Bilbao.

Santini (Felice), Deputato al Parlamento. — Roma.

Santos (Manuel A.), Rioja, 365. — Buenos Aires.

Santos Fernández (Juan), Prado, 105. — Habana.

Santos Fernández (Víctor), Alonso Pesquera, 18. — Valiadolid.

Santos y García (Maurlcio Antonio). — Vilaseca de la Sagra (Toledo).

Santos L. Charfole (Miguel de los), Fernanflor, 6. — Madrid.

Santos y Sánchez (Antonio de), Abada, 19. — Madrid.

Sanz (Luis), Esparteros, 9. — Madrid.

Sanz Blanco (Francisco), Espoz y Mina, 13. — Madrid.

Sanz Bombin (Manuel), Huertas, 46. — Madrid.

Sanz Monsálvez (Pedro), Riego, 8. — La Carolina (Jaen).

Saquet, 25 rue de la Poissonnerie. — Nantes.

Sarabia Pardo (Antonio), Doña Bárbara de Braganza, 22. — Madrid.

Sarabia Pardo (Jesús), Serrano, 16. — Madrid.

Sarandeses Alvarez (Rafael), Porlier, 1. — Oviedo.

Sarremone (Raymond), 51 rue de Rome. — París.

Sarriá y García (Juan), Calle Ancha, 11. — San Fernando (Cádiz).

Sassos, Journaliste, — Le Caire.

Sastrón y Piñol (Manuel), Columela, 2. — Madrid.

Satoff (Boris Grégoire), Zemskaia Bolnitz. — Alexandrow, Gouv. Ekaterinoslavskaia.

Sata (Giuseppe). — Ozieri (Italie).
Sau Santaló (Juan). — Camprodón (Gerona).
Saumade. — Petit Galargues, Hérault (France).

Saumade (Edmond). — Montpellier.
Sauvage (Allain), 3 rue Pasteur. — Lorient.
Sauvageau (Camille), 88 Cours d'Alsace-Lorraine. — Bordeaux.
Sauvez (E.), 17 rue de Saint-Pétersbourg. — Paris.
Sauvage, 3 Henriette Street, Cavendish Square. — London.
Savignoni (Edoardo), Sharia-el-Genaineh, 9. — Le Caire.
Savory (Borradaile), 66 Brook Street. — London.
Saxer (Leonard A.). — Syracuse, N. Y.
Sayre (9 East 45th Street. — New York.
Sbisa (Umberto). — Parenzo (Autriche).
Scalfi (Guglielmo), Via Sancino, 1. — Milano.
Scanes-Spicer, Welbeckstreet, 28. — London.
Scapucci (Carlo), Via Faentino, 1. — Firenze.
Schächter (Maxime), Muzeum-Körut, 19. — Budapest.
Schaefer (Alphons). — Blankenhain (Schasent Weimar).

Schäfer (Richard), Neu Friedrichstrasse, 38 — Berlin.
Schaeffer-Stuckert. — Frankfurt a/M.
Scheibe, Poststrasse, 6. — Strasbourg.
Scheibe, Generalarzt. — Strasbourg.
Schelegián (Jules), Kafinczy-utcza, 8, 1. 30. — Budapest.
Scheller (Paul). — MarktRedwitz (Bavière)
Scheu (Carl), Kronstrasse, 1. — Insterburg (Allemagne).
Scheuber (Adame), Shaia-el-Ghenaineh. — Le Caire.
Scheunert (Arthur), Reinhäuser-Chaussée, 10 — Göttingen (Allemagne).
Schiassi (Benedetto), Ospedale. — Budrio (Italie).
Schiff (Siegfried), Potsdamerstrasse, 73a. — Berlín.
Schindler (Conrad), Université. — Berne (Suisse)
Schirmer (Otto), Karlstrasse, 28. — Greifwsald.
Schlauch (Géza), VIII. Rotchszilard utcza, 18 — Budapest.
Schlayer (Wilhelm), Courbièrestrasse, 14. — Berlín.
Schlesinger (Richard), Vácfl-Körut, 48. — Budapest.
Schlossman (Arthur), Franklinstrasse, 3. — Dresden.

Schmelk (Josep), 23, Boulevard Carabacel. — Nice.
Schmidt (Carl), — Lahr in Baden.
Schmidt (Hermann), Bucherstrasse, 46. — Nürnberg.
Schmidt (Paul), Karlstrasse, 32. — Kiel.
Schmidt-Rimpler (Hermann), Alte Promenade, 1. — Halle a S.
Schmiedt (Max), Bischofstrasse, 24. — Metz.
Schneck (Karl). — Szczakowa (Autriche)
Schneider, Kaiserstrasse, 14. — Neisse (Allemagne)
Schneider (Justus) — Fulda (Allemagne)
Schneider (Kurt), Wilhelmstrasse, 37. — Siegburg bei Köln
Schneyder (Charles), Purkheimerstrasse, 4, A — Colmar (Alsace)
Schniewind (Otto), Friesenplatz, 2. — Köln a/Rh.
Schomburg (Hermann), Johannisplatz. — Gera-Reuss (Allemagne
Schostak (Jean Grégoire), Rue Popova, 1, log. 4. — Riga (Russie)
Schottländer (Paul) — Wessig, Kreis Breslau.
Schraiber (Nessanel M.) — Lipkany, Gouv. de Bessarabskaia (Russie)

Schrötter (Hermann von), IX 2 Mariannengasse, 3. — Wien.
Schrötter (Leopold von), IX/2 Mariannengasse, 3. — Wien.
Schrüger (Josep), Ulloi-utcza, 109. — Budapest.
Schubarth (Franz) — Eisenach (Allemagne)
Schubert (Eduard), Fleischbrücke, 10. — Nürnberg.
Schubert (Fritz) — Duisburg (Allemagne)
Schubert (Paul), Fleischbrücke, 10. — Nürnberg.
Schumacher, 2, Avenue Monherey. — Luxembourg.
Schulhof (Jean Sigismund), Isaszeg. — Gödöllö, près Budapest.
Schüller (Arthur), IX, Alserstrasse, 4. — Wien.
Schultes (Moritz) — Iena (Allemagne)
Schultze (Bernhard), Selliertrasse, 6. — Iena.
Schulze-Kahleyss (Max), Sanatorium. — Hofheim i/Pr.
Schulze-Vellinghausen (Adolf), Königsallee, núm. 39. — Düsseldorf.
Schmiegelow (E.), Nörregade, 18. — Cophenague.
Schud (Ernst). — Vogelsang, Postamt Gommern b/ Magdeburg
Schütz (Aladár), V. Baró Atzél, 3. — Budapest.
Schütz (Jacques), Metternichgasse, 2. — Wien.

Schwartz (Emile), 6, Place de Salamandre.   Nîmes.
Schwartz fils, 9, Boulevard de l'Esplanade.   Monpellier.
Schwartz (Charles).   Nagy Kamizsa (Hongrie).
Schwarze, Städt. Krankenhaus.   Pforzheim.
Schwedler (August), Hafenstrasse, 19/21.   Ruhrort a/Rh.
Schweigaard (Johan), Universitetsgatan, 14.   Christiania.
Schweizer(Conrad), Salzstrasse, 13.   Freiburg i/Baden.
Scimemi (Erasmo), Piazza Vittoria, 14.   Messina.
Scott)J. N.), 214/218, New Bridge-Buildg.   Kansas City.
Seaman (Louis Livingston, 247, Fifth Ave.   New York.
Seceleanu (N. N.), Hôtel Bristol.   Bucaret.
Secher (J. L.)   Copenhague.
Secuwen (H.), 89, rue Chapelle.   Ostende.
Seeligmüller (Adolph), Friedrichstrasse, 10.   Halle a/S.
Segale (G. B.), Corso Andrea Podestà, 5   Genova.
Segarra Llorens (Joaquín), Prado, 12.   Madrid.
Segura (Eliseo V.), Esmeralda, 567.   Buenos Aires.
Segura López (Diego), Infantas, 34.   Madrid.
Seigle (Louis), 13, rue Lafaurie Mombadon.   Bordeaux.
Seitz (Adolf), Loewenichstrasse, 52.   Erlangen i/Bayern.
Seligmann (Pierre), 133, Boulevard Malesherbes.   Paris.
Sellier, 29, rue Boudet.   Bordeaux.
Semorile (Adolfo), Via Niccolini, 10.   Firenze.
Sempé, 31, rue Courtajaires.   Carcassonne.
Semprún y Semprún (Eduardo), Gravina 20.   Madrid.
Senn (Nicolas), 532, Dearborn Ave.   Chicago, Yll.
Sephton (Robert), Manor House.   Atherton, près Manchester.
Sepp (C. C.), 3 Leidschegracht.   Amsterdam.
Serafini (Giuseppe), Via Montevecchio, 4.   Torino.
Seras (Laboratorio Montàlvez).   Sevilla.
Serbsky (Wladimir Petrovitch), Champ des Vierges, (Institut Anatomo-pathologique).   Moscou.
Sergeant (Edward), County Concil.   Preston, Lancashire.
Serguéeff (D. P.).   Eletz, Gouv. d'Orel (Russie).
Serna (Ernesto de la), Duque de Alba, 16.   Madrid.
Serra y Gimbert (Ramón), Campomanes, 11.   Madrid.

Serra y Roca (José), Toledo 54. Madrid.
Serrano Borrego (Antonio), Arco de Santa
    María, 42. Madrid.
Serrano Fatigati (Alfredo), Lealtad, 14. Madrid.
Serrano de la Iglesia (Miguel), Núñez de
    Arce, 14. , Madrid.
Serrano Lozano (Rafael), Pérez Galdós. Madrid.
Serrate Falceto (Benito). Barbastro (Huesca).
Serratosa (Antonio), Veinticinco de Mayo,
    498. Montevideo.
Serret y Comin (Ramón), Serrano, 36. Madrid.
Servet (Ernest). Auxerre, Yonne (Fran-
    ce).

Setien Obrador (Francisco), Méndez Nú-
    ñez, 19. Santander.
Sevestre, 53 rue de Chateaudun. Paris.
Sforza (Claudio), Ospedale Militare. Bologna.
Sforza (Nicola), S. Giovanni in Laterano. Roma.
Shaffer (Newton M.), 28 East 38th Street. New York.
Shelly (Edmundo). Castropoll (Asturias).
Shepherd (Francis J.), 152 Mansfield Street. Montréal (Canada).
Shibayama, Légation du Japon. Paris.
Shiga (K.). Tokyo.
Shuttleworth (George E.), Ancaster House. Richmond (Surrey).
Sibthorpe (Charles), East India United Ser-
    vice Club, 16 St. James Square. London.
Sicard (G.), 12 rue de Strasbourg. Castres (Tarn).
Siebold (Madame), Hôpital International
    St. Georges. Constantinople.
Sieradzki (Vladimir), Czarneckiego, 1.3. Lwór, Lèopol (Galicie).
Sierra y Val (Salvino). Valladolid.
Sierra y Zafra (Fernando), Orfila, 6. Madrid.
Signorelli (Angelo), Ospedala di Santo Spi-
    rito. Roma.
Sikkel (A), 85 Parkastraat. La Haye.
Silbermark (M), IX. Alserstrasse, 4. Wien.
Silva (B.), Università. Torino.
Silva (Francisco de), Carmen, 39. Madrid.
Silva (J. da), 9, rue Auber. Paris.
Silva y Valencia (Gabriel), Primera de Gue-
    rrero, 13. México.

Simancas y García (Juan de Dios), Carrera del Genil, 53. — Granada.
Simarro y Lacabra (Luis), Conde de Aranda, 1. — Madrid.
Simionesio (Constantin), 6, rue St. Georges. — Paris.
Simón y Nieto (Francisco), San Juan, 12. — Palencia,
Simonena y Zabalegui (Antonio), Plaza de la Constitución, 10. — Valladolid.
Simonetta (Louis), Université. — Siena (Italie).
Simonetti (Epimenide), Salita Fieschine, 7. — Genova,
Simpson (Alexandre Russell), 52, Queen Street. — Edinburgh.
Singer (Ernst), Jcrusalemerstrasse, 43. — Berlin.
Singer (Gustav), IX. Hörlgasse, 10. — Wien.
Sinitzine (Théodor), Kislowska, maison propre. — Moscou.
Sinuchíne (Nic.), Smolensky Rynock, Semcaia. — Moscou.
Sinven (René), 45, rue des Baguettes. — Gand (Belglque).
Sipos (Desiderius), VII, Miksa-utcza, 15. — Budapest.
Sironi (Torquato), Corso Porta Romana, 89. — Milano.
Sisto (Genaro), Calle Corrientes, 1620. — Buenos Aires.
Skalicka (Vladimir), 33, Karlovanám. — Prague.
Skalski (Etienne). — Vouvant, Vendée.
Skorobogatoff (Paul), Kisotchania. — St, Pétersbourg.
Slocker y de la Pola (Enrique), Colón, 36. — Valencia.
Slocker y de la Pola (Miguel), Conde de Xiquena, 21. — Madrid.
Smiraglia-Scognamiglio (Nino), Riviera di Chiaia, 235. — Napoli.
Smith (Adolphe), 12 Crookhamna Road. — London.
Smith (Andrew Hermance), 18 East 46th Street. — New York.
Smith (Davison H.), 18 East 46th Street. — New York.
Smith (Lapthorn A.). — Montréal (Canada).
Smith (Noble), 24 Queen Anne Street. — London.
Smith (R. Shingleton), Clifton Park. — Bristol.
Smith (William R.), 74 Great Russell Street Bloomsbury Square. — London.
Smith Housken (O.). — Chritiania.
Smolensky (Jean), Ivanonskaia, 2. — St. Pétersbourg.

Snell (Otto), Wienebuttelerweg, 1. — Lüneburg (Allemagne).
Sociedad Médico-farmacéutica Stos. Cosme y Damián, Canuda, 31. — Barcelona.
Société Royale de Médecine Publique et de Topographie Médicale de Belgique, 90 rue Royale. — Bruxelles.
Solano Alemany (Miguel). — Cádiz.
Solari (Giovanni), Via Paleocapa. — Savona.
Solari (Giuseppe), Via Paleocapa. — Savona.
Soler y Aulet (Carlos), Alcalá, 106. — Madrid.
Soler Cañellas (Luis), Plaza de Prim, 4. — Tarragona.
Soler y Soto (Luis), Tudescos, 44. — Madrid.
Solis (Luigi), Farmacia Zerega. — Genova.
Sollier (Paul), 145 rue de Versailles. — Paris.
Solomine (Pierre And.), Hôpital Militaire. — Omsk (Sibérie).
Somarelli (Pino). — Pavia.
Sommer (Baldomero), calle Tucuman, 570. — Buenos Aires.
Somogyi (Adalberto de). — Ipolysagh (Hongrie).
Sonnenburg, jr., Hitzigstrasse, 3. — Berlin.
Sonnenburg (E.), Hitzigstrasse, 3. — Berlin.
Sonnenschein (Sigmund), IX, Türkenstrasse, 10. — Wien.
Sonnenschein, Jerusalemstrasse, 43. — Berlin.
Soria Navarrete (Antonio), Alamos, 8. — Villanueva del Arzobispo (Jaén).
Soriano Surroca (José), Desengaño, 25. — Madrid.
Soriano y de la Torre (Bernabé). — Jaén.
Soriguer (Ignacio Casimiro), Amor de Dios, 14. — Sevilla.
Sota y Lastra.(Ramón de la), Conde Aranda, 9. — Sevilla.
Soto López (Diego), Hortaleza, 30. — Madrid.
Soto y Serra (Rafael), Camí, 2. — Játiva (Valencia).
Soubbotitch, Simina úl. — Belgrade.
Soubbotine (M.), Nicolaevskaia, 7. — St. Pétersbourg.
Souhami, (J.), Chichhané Karakol. — Constantinople.
Soukhanoff (Serge), Clinique Psychiatrique. — Moscou.
Soukoff (Théodore), Près du Temple du Sauveur maison Kovriguine. — Moscou.
Soupinski (Heinrich Jos.), Doctorskaia, 30. — Krementschougue, Gouv Postavskaia (Russie).

Sonrdille, 20 rue du Calvaire. — Nantes.

Sous (Georges), 5 Place Nouvelle Halle. — Pau, Basses Pyrénées.

Sousa (Hygino), Avenida, 217. — Lisboa.

Souza Lima (Antonio Martino de). — Barcellos (Portugal).

Souza Saraiva (Albano de), Rua Santa Catharina, 205. — Porto.

Spaulding (S. H.), 39 Boulevard Malesherbes. — Paris.

Spear (E. D.), 100 Boylston Street, Colonial Building. — Boston, Mass.

Spicer (Scanes), Welbeck Street, 28. — London.

Spics (Frank). — Menomince, Michigan.

Spiron (Peter D.), 22 Blue Island Ave. — Chicago, YII.

Spolverini (Luigi), Università. — Roma.

Spreáfico y García (José), Fernando VI, 10. — Madrid.

Sprenger (Gustav). — Imnau i Hohenzollern.

Srebrny (Sigismund), Senatorska, 26. — Varsovie.

Stadtfeld (Konrad), Parkstrasse, 31. — Wiesbaden.

Stankiewicz (Czeslaw). — Varsovie.

Starck (Hugo), Rohrbacherstrasse. — Heidelberg.

Starck (Jorge), Uhlandstrasse, 32. — Düsseldorf.

Stark (Nigel), 4 Newton Place, Charing Cross. — Glasgow.

Staub (Hermann). — Trier (Prusse).

Staurenghi (Cesare), Vía Lecco, 2. — Monza (Italia).

Stchépotiew (Vladimir), Consulat Général de Russie. — Constantinopla.

Stedman (Thomas L.). 1425 Broadway. — New York.

Steinagler (R.), Chemnitzerstrasse, 25. — Dresden-Plaunen.

Steinberg (Xavier). — Brest-Litovsk (Russie).

Steinsberg (Léopold), Kaisertrasse. — Franzensbad (Pologne).

Stempel, Ohlaner Staatgraben, 15. — Breslau.

Stener (Géza), VI, Gyár-utcza, 22. — Budapest.

Sternfeld. — München.

Sterpenich (Michel), 53 Avenue de la Toison d'Or. — Bruxelles.

Steven (John Lindsay), 16 Woodside Place. — Glasgow.

Stewart (G. N.), Western Reserve University Medical Department. — Cleveland, Ohio.

Stewart (Rothsay C.), County Asylum. — Leicester.

Stich (Eduard), Adlerstrasse, 6. — Nürnberg.

Stille (Albert), Kaplansbacken, 3. — Stockholm.
Stolley (Justus). — Flensburg i/Pr.
Stoop (Gust.), 24 Longue Rue des Claires. — Anvers.
Storm y Gil (Elías), Olmedad, 14. — Durango (Vizcaya).
Stórmer (George L.), Aakabergveien, 24. — Christiania.
Stradomsky (Nic. Th.), Foundou-Kleevskaia, maison, 3. — Kieff.
Strassmann (Fritz), Sigmundshof. — Berlin.
Strohal (François). — Belvár (Croatie).
Stromeyer (Gustav), Königstrasse, 42. — Hannover.
Struycken (J. L.). — Breda (Pays-Bas.
Stych (Antoine). Kremencovà úlice, 3. — Prague.
Suardi (Vittorio), Via Santa Radegonda, 11. — Milano.
Suárez Estrada (Rafael), Plaza de San Sebastián, 1. — Avilés (Oviedo).
Suárez Gamboa (Ricardo), Buena Vista, 4 y 1/2. — México.
Suárez Infiesta (Aqnilino). — Gijón (Asturias),
Suárez Infiesta (Silverio.) — Gijón (Asturias).
Suárez y Martínez. — La Felguera (Asturias).
Suárez de Mendoza (Alberto), Alcalá, 18. — Madrid.
Suárez de Mendoza (Fernando), 22 Avenue de Friedland. — Paris.
Suárez Torres (Eduardo), Avellanos, 1. — Burgos.
Subirana Matas (Luis), Barquillo, 14. — Madrid.
Suils (Angel), Sagasta, 13. — Logroño.
Sulda (François), Garucarská, 16. — Cracovie.
Sulima, Troitzky péréoulok, 3. — Kieff.
Sundelius (Oscar). — Orebro (Suéde).
Suñé y Molist (Luis), Claris, 17. — Barcelona.
Suñer y Martinez (Enrique), Audiencia, 3. — Madrid.
Suñer Ordóñez (Enrique), Gravina, 59. — Sevilla.
Sureda Massanet (José), Abrevadero, 15. — Artá (Baleares).
Suriol Fábregas (Aniceto), Buen Suceso, 12. — Barcelona.
Susini (Telémaco), 1194 Rivadavia. — Buenos Aires.
Sutherland (J. F.), 19 Mayfield Road. — Edinburgh.
Svedin (Nils). — Lulea (Suéde).
Swain (James), Clifton, 4, Victoria Square. — Bristol.
Sweeting (R. Deane), 6 Hereford Mansions Bayswater. — London.
Swiecicki (Heliodor de), Palais Dzialynsky. — Posen (Allemagne).

Szalay (Aladár L. de), Föntcza, 6.   Budapest.
Szántó (Immanuel), VII, Erzsebet-Körut, 26   Budaspest.
Szatmari, Hôpital Rodus.   Budaspest.
Szpilman (Josef), Rus Kachanowsriego, 33.   Léopol (Galicie).

T

Tabanelli (Nicola), Via Carbonesi, 12.   Bologna.
Tablocow (Nicolas), Sadovaia, Hôpital Ste.
   Sophie.   Moscou.
Taboada y de la Riva (Marcial), Jorge Juan,
   núm. 5.   Madrid.
Taidelli (Antonio), Clínica Médica.   Bologna.
Talbot (Eugène S.), Suite 1205, Columbus
   Memorial Bldg. State and Washington
   Sts.   Chicago, YII.
Tamayo (J. P.), Facultad de Medicina.   Caracas (Vénézuéla).
Tamés y Pérez (Fernando), Legazpi, 6.   San Sebastián.
Tappari (Alessandro), Via Alfani, 39.   Firenze.
Taptas (N.), Hôpital St. Georges.   Constantinople.
Taranto (Isaac de), 111, rue Karanfil.   Péra-Constantinople.
Tarchetti (Leopoldo). Via Sant'Anna.   Vercelli.
Targowski (E.).   Gródek - Podolski, par
                                            Wotocziska (Russie).

Tarnowsky (Benjamin), 104, Quaì de la
   Moïka.   St. Pétersbourg.
Tarnowsky (madame Pauline), 103, Quai de
   la Moïka.   St. Pétersbourg.
Tauber (Alexandre), 23, rue Pessotschna.   St. Pétersbourg.
Tchémodanoff (Michel). 25, Boulevard de
   Pretchistenka.   Moscou.
Tcherbatchoff (Dimitri), Verkhny Riady.   Moscou.
Tchernichoff)Jean), Nadejdinskaia, 11, log.
   23.   St. Pétersbourg.
Tchiriew (Serge Ivanovitch), 4, Gymnasyt-
   cheskaia.   Kieff.
Tea (Domenico M.), 18, Corso Carbonara.   Genova.
Tedenat (G.), Faculté de Médecine.   Montpellier.
Tedeschi (Stanislao).   Roma.
Tegner (Louis B. N.), Vestre Boulevard, 5.   Copenhague.
Tella Comas (Doña Mercedes), Santa Engra-
   cia, 19.   Madrid.

Tello (Pedro), Clavel, 3. Madrid.
Tello (Wenceslao), Artes, 118. Buenos Aires.
Tello y Garcia (Enrique), Veneras, 20. Sevilla.
Tello y Muñoz (Jorge Francisco), Arlaban, num. 5. Madrid.
Templado Sánchez (Félix), San Pedro, 10. Cieza (Murcia).
Templado Sánchez (Jesús), Cánovas, 52. Abarán (Murcia).
Templado Gómez (Didimo), Puente, 4. Villarín de Campos (Zamora).

Tereschenko (Grégoire), Erteleff, 7, log. 7. St. Pétersbourg.
Térian (G. U.), Maison de Santé, rue Petite Zarizinskaia. Moscou.
Terras, fils. Luchon (France).
Terrier, 7, rue Lafayette. Paris.
Terson, 10, Place de Laborde. Paris.
Terson (Jean), 8, rue Tolosane. Toulouse.
Testi (Alberico), Ospedale. Faenza (Italie).
Teuner (Carl). Bencsov, près Prague.
Texo (Federico), Cangallo 1120. Buenos Aires.
Thewalt (Joseph). Königstein i/T.
Thiron (Constantin), 81 rue Golia. Jassy (Roumanie).
Thivet (Léon), Rue des Finets, 11. Clermont (Oise).
Thomas William), 200 Bristol Road. Birmingham.
Thomson (Arthur) 163 Woodstock Road. Oxford.
Thompson (Sir Henry), 35 Wimpole Street. London.
Thomson (Jos), 19 Lower Fitzwilliam Street Dublin (Irlande).
Thompson Malin (W.), 81 Edmund Street. Birmingham.
Thous y Martínez (Manuel), León, 23. Madrid.
Thuillier, 24 rue de l'Hôpital. Rouen.
Ticoulat (Juan), Luz, 31. Palma de Mallorca.
Ticoulat (Julián), Hannover, 2. Mahón (Baleares).
Ticoulat y Castela (Nicolás), Pelaires, 102. Palma de Mallorca.
Tilanus (C. B.). Heerengracht, 460. Amsterdam.
Tillaux, 189, Boulevard St. Germain. Paris.
Timoféef (Alexandre), Ondelnaja. St. Pétersbourg.
Tison (Edmond). Chauny (France).
Tison (Edouard), 77 Boulevard Montparnasse. Paris.
Tixier (Louis), 16 rue des Archers. Lyon.
Tizón López (Cesáreo), Carmen, 15. Carballino (Orense).
Tobold (B.), 25 Meinekerstrasse. Berlin.

Tod (Hunter), 61 Harley Street. London.
Tolosa Latour (Manuel de), Atocha, 133. Madrid.
Tolosa Latour (Rafael de), Atocha, 127. Madrid.
Toll (Hugo), Smalandsgatan, 24. Stockolm.
Tomás Maix (Francisco), Andía, 5. San Sebastián.
Tomaselli, Clínica Médica. Catania.
Tomasi (Jacopo), Via Fillungo, 43. Lucca (Italie).
Tonnini (Silvio), Università. Messina (Italie).
Töpfer (H. R.), Schierstrasse, 2. Glauchau (Saxe).
Török (Louis), V. Alkotmany-utcza, 7. Budapest.
Torrebadella y Flix (Ramón). Bell-Lloch (Lérida).
Torrecilla Garagarza (Teodoro), Plaza Isa-
    bel II, 1. Madrid.
Torrecilla Marín (Mauricio), Barquillo, 37. Madrid.
Torres (Primitfvo). Torre de D. Miguel (Cá-
    ceres).
Torres Reventica (Daniel), Silva, 31. Madrid.
Torresano Alcolado (Tomás), Amnistía, 12. Madrid.
Tosantos Baltanás (Agustín), Calle del Pe-
    co, 9. Haro (Logroño).
Tóth (Jules), Vainhaz-körut, 11. Budapest.
Tóth (Louis), VIII, József-körut, 53. Budapest.
Touchard, 24 Boulevard des Capucines. Paris.
Tourtelot (Gabriel), 11, bis Avenue de Pon-
    taillac. Royan, Charente Inf.
Toutain (Gottard), rua Nova do Almada, 81. Lisboa.
Touvet-Fanton, 36, Boulevard Sébastopol. Paris.
Trallero (Mariano), Paseo de Gracia, 7. Barcelona.
Trallero Sanz (Miguel), Carmen, 25. Madrid.
Trautwein (Joseph), Kurhausstrasse, 25. Bad Kreuznach (Alle-
    magne).
Travaglini (Giulio), Lambertolo, 6. Comacchio (Italie).
Traver y Sánchez-Arcilla (Angel), Pez, 1 y 3. Madrid.
Treub (Hector), Vandelstraat, 83. Amsterdam.
Treuberg (J.), Mitninskaia Naberesch-
    naia, 5|7. St. Pétersbourg.
Treves (Marco), Regio Manicomio. Torino.
Trillo Figueroa (José), Vergara, 4. Madrid.
Tripels-Dentzkof, (Henri), Preciados, 52 pri-
    mero. Madrid.
Triviño (Alfonso), Alcalá, 38. Madrid.

Triviño Fernández (Torcuato), Alcalá, 4.   Madrid.
Troitzky (J. W.), 18, Grande rue de Jitomir.   Kieff.
Truzzi (Ettore), Regia Università.   Padova.
Tumbarrello (Giacomo), Vïa Cassero.   Marsala (Italie).
Turck (Fenton B.), 362 Dearborn Ave.   Chicago, Ill.
Turk (Andrea), Via Cavana, 8.   Trieste.
Turner (William), Castle Road.   Gibraltar.
Turró (Ramón), Notariado, 10.   Barcelona.
Túry (Alexandre).   Györ (Hongrie).
Tyler (Slr John), 13, Langham Street.   London.
Tyson (James), 1506 Bruce Street.   Philadelphia, Pa.
Tyson (William), 10 Langhorne Gardens.   Folkestone (Angleterre)

U

Úbeda y Cardona (Luis), Plaza de Bilbao, 1.   Madrid.
Úbeda Correal (José), Claudio Coello, 60,
    moderno.   Madrid.
Úbeda Saráchaga (José), Embajadores, 7.   Madrid.
Ucelayeta (Gabino).   San Sebastián.
Udaeta Cárdenas (Amadeo), Plaza de Santa
    Cruz, 7.   Madrid.
Uhl (Ferdinand), Friedrichstrasse, 229.   Berlin S. W.
Ulecia y Cardona (Rafael), Leganitos, 40.   Madrid.
Ulloa (Alberto), Legación del Salvador, Ge-
    neral Castaño, 17.   Madrid.
Ulrich (Richard), 5 Rabenplatz.   Strasbourg.
Unda y Echezarreta (José María), Postas, 6.   Vitoria.
Unibaso (Adrián de), Ayuntamiento.   Bilbao.
Unna (P. G.), 131 Osterstrasse.   Hamburg.
Uñarte (José), Echegaray, 34.   Madrid.
Ureta Cienfuegos (Mariano), 639, Merced.   Santiago (Chile).
Urgueta (Jesús María), Villa Aldama.   Nuevo León (Méxique).
Uriarte (Arturo), 723 Chacabuco.   Buenos Aires.
Urioste y Velada (José), Carrera San Jeró-
    nimo, 37.   Madrid.
Urquidi y Albillo (Federico), Veneras, 5,
    duplicado.   Madrid.
Urquiza (Diógenes), 777, Lavalle.   Buenos Aires.
Urquíza y Angulo (Matías de), Fuenca-
    rral, 27.   Madrid.

Urraca A. Reyero (César), Almirante Boni-
   far, 13.   Burgos.
Urrutia (Saturnino), Alameda de Urquijo.   Bilbao.
Uruñuela é Hidalgo (Eustasio), Alcalá, 14
   y 16.   Madrid.
Usabiaga Lezarga (Ramón), Plaza de Gui-
   púzcoa, 1.   San Sebastián.
Usher (Carles II.), 3, Bon-Accord Square.   Aberdeen.
Ustáriz Escribano (José), Costanilla de los
   Angeles, 15.   Madrid.
Utor Sotomayor (Eduard), Emilio García, 2.   Algeciras (Cádiz).
Uyama (D.), Ministère de la Guerre.   Tokyo.

V

Vagapoff (Alexis), Petrovka, maison Kaba-
   noff.   Moscou.
Vainicher (Eller), 30 Piazza dei Martiri.   Napoli.
Valagussa (Francesco), Università.   Roma.
Valcárcel Vargas (Lope), Progreso, 31.   Orense.
Valderrama Barrenechea (Antonio), Gari-
   bay, 1.   San Sebastián.
Valdivia.   Santiago (Chile).
Valdivieso y Prieto (Dio Amando), Valver-
   de, 48.   Madrid.
Vale (Sillery), Villa Verdier.   Nice.
Valenti (Giulio), Santo Stefano, 43.   Bologna.
Valero Oliván (Antonio)   Ricla (Zaragoza)
Vallcorba y Mexia (Pedro), Ayala, 4, dupl.   Madrid.
Valle y Aldabalde (Rafael del), Recoletos, 4.   Madrid.
Valle y Ballina (Alberto), Almirante, 23.   Madrid.
Valle y Orense (Casimiro del), Fuencarral,
   núm. 107.   Madrid.
Valle y Ortega (Hermenegildo Tomás del),
   Conde de Xiquena, 5.   Madrid.
Vallejo Balda (Ricardo), Mercado, 57.   Logroño.
Vallejo Ochagavia (Eusebio), Mercado, 57.   Logroño.
Valli (Diomede), Via Lunense, 27.   Carrara (Italie).
Valls Serrate (Pedro), Barrionuevo, 3 y 5.   Madrid.
Valverde Rubio (Antolín)   Jerez de los Caballeros
                                    (Badaloz)

Van Bambecke (Ch.), 7, rue Haute.   Gand (Belgique)

Van Baumberghen Bardagé (Agustín), Puebla, 17. — Madrid.
Van Duyse (Daniel), Université. — Gand (Belgique).
Van Gehuchten (Arthur), 36, rue Léopold. — Louvain (Belgique).
Van Hassel (Valentín). — Pâturages-lez-Mons (Belgique).

Vanlair (Constans), 53, Boulevard d'Avray. — Liège (Belgique).
Vánder (Jacques), IV, Vácfi-utcza, 16. — Budapest.
Van der Veer (A.), 28, Eagle Street. — Albany N. Y.
Van der Stricht, 11, Marché au lin. — Gand (Belgique).
Vañó Ortiz (Federico), Colón, 58. — Valencia.
Várady (Sigismond). — Nagyvárad (Hongrie).
Varalda (Luigi), Via Boucheron. — Torino.
Varela (Ricardo), Prim, 13, tripl. — Madrid.
Varela de la Iglesia (Ramón), Rua del Villar, núm. 16. — Santiago (Coruña).
Varela de Seijas Ramírez (Eduardo), Almirante, 20. — Madrid.
Varela de Seijas y Entralgo (Enrique), Hortaleza, 19. — Madrid.
Varga (Emile de), Szechényi, 26. — Debreczen (Hongrie).
Vaschide (N.), 56 rue Nôtre-Dame des Champs. — Paris.
Vasciaveo (Francesco). — Cerignola, Foggia (Italie).

Vautier (Georges), 5 rue des Clouteries. — Saint-Omer (Pas de Calais).

Vázquez Fernández (José), Calle Real, 16. — Gibraltar.
Vázquez Figueroa (Ricardo), Mendizábal, 39. — Madrid.
Vázquez Lefort (Manuel), Atocha, 63. — Madrid.
Vázquez Lemus (Narciso), R. Albarrán, 22. — Badajoz.
Vázquez Pérez (José Pablo), Prado, 10. — Madrid.
Vázquez de Prada Alonso (Aniano), Plaza del Trigo, 14. — Valderas (León).
Vázquez Rodríguez (Benjamín). — Castropol (Asturias).
Vázquez Torres (Narciso), Ramón Albarrán, 22. — Badajoz.
Vázquez del Valle (José), Silva, 34. — Madrid.
Vécsey (Julius), Etablissement Hydrothérapique. — Brixen (Tyrol).
Vedrenne (Henri), 12 Place de la Mairie. — Biarritz.

Vega Arango (Manuel de la), Capuchinos 2. Segovia.
Vega y Marcos (Manuel). Llanes (Asturias).
Vega y Rojo (Maximiliano de la). Benavente (Zamora).
Vegas Olmedo (Manuel), Alamo 8. Madrid.
Vegezzi (Carlo), Via Brera, 9. Milano.
Végman (François). Szeged (Hongrie).
Veit (Johann), Rapenburg, 65. Leiden (Hollande).
Velasco é Inchausti (Alvaro), Preciados, 29. Madrid.
Velasco (Bonifacio P. de), Campomanes, 6. Madrid.
Velázquez de Castro y Fossati (Antonio), Horno del Haza, 2. Granada.
Vendrell y Soler (Juan), Ronda de San Pedro, 14. Barcelona.
Veranes Estrella (Juan), Pavía, 4. Madrid.
Verano (Luis L.). King Street. Gibraltar.
Veratti (Emilio), Università. Pavia (Italie).
Verde y Sánz (Santos), Plaza Santa Bárbara, 7. Madrid.
Verdelli (Angelo). Brescia (Italie).
Verdós y Maurí (Pedro), Caspe, 37. Barcelona.
Verdun (Paul), 82, rue Nationale. Lille (Nord)
Vergely (Auguste), Faculté de Médecine. Bordeaux.
Vergely (Paul), Faculté de Médecine. Bordeaux.
Verger, 18, Cours d'Alsace. Bordeaux.
Vergnes, Hôtel de Nice. Bordeaux.
Vergniaud (Henri), 43, rue de Traverse. Brest.
Vermenlaire, 32, rue N. D.-des Victoires. Paris.
Vermorel, 38, rue Pierre Charron. Paris.
Verworn (Max), 38, Hainholzweg. Göttingen.
Vesterman (A. A.) Sélo Timaschevo, Gouv. de Sammara (Russie)

Veyga (Francisco de), Uruguay, 675. Buenos Aires.
Viau, 47, Boulevard Haussmann. Paris.
Vic (Carlos), Fueros, 4. San Sebastián.
Vicario Peña (Maximino) Carranza (Vizcaya)
Vicent y Fabregat (Pedro) Burriana (Castellón)
Vicente Charpentier (Carlos de), Villanueva, núm. 5. Madrid.
Vichot (Julien), 6, rue de la Barre. Lyon.
Vidal (Antonio), Suipacha, 456. Buenos Aires.
Vidal (Edmond), 24, rue Mogador. Paris.

Vidal Mateu (Romuáldo) — Palafrugell (Gerona)
Vidal Miralles (Pedro) — Benicarló (Castellón)
Vidal y Puchals (José), Colón, 2. — Valencia.
Vidal Solares (Francisco), Paseo de Gracia, 86 — Barcelona.
Vidaur (Miguel), Hernani, 9. — San Sebastián.
Vidaur Baraibar (Manuel), Hernani, 9. — San Sebastián.
Viejo Martínez (Manuel María), Plaza de la Encarnación, 2. — Madrid.
Viennot (William), 202, Boulevard St. Germain. — Paris.
Viesca (Miguel de la), Barquillo, 22. — Madrid.
Vietti (Giuseppe), Via Giovanni Sul Muro, 3. — Milano.
Vigario (Luigi), Ospedale. — Pavia.
Vigier (Pierre), 17, rue d'Assas. — Paris.
Vigil del Llano (Wenceslao). — Soto del Barco (Asturias).

Vignal (Joseph). — Mauriac (Cantal).
Vignaux (Clément), Castelnau Magusac. — Luchon.
Vigneau, Villa Thérapia. — Salies de Béarn.
Vila Vendrell (Simón), Plaza de la Independencia, 5. — Zaragoza.
Vilanova Massanet (Pelayo), Rambla de Cataluña, 6. — Barcelona.
Vilar Pell (Enrique), Besalu, 13. — Figueras (Gerona).
Vilar Torres (Eduardo), Plaza Constitución, 4. — Valencia.
Vilariño Magdalena (Eduardo), Virgen de la Cerca, 6. — Santiago (Coruña).
Vilches y Gómez (Enrique), Orellana, 3, triplicado. — Madrid.
Viliesid (Jaime B.), Giesshausgasse, 2. — Strasbourg.
Villa y Sanz (Isidoro de la), Cava baja, 42. — Madrid.
Villa y Martín (Santiago de la), Toledo, 83. — Madrid.
Villagra. — Santiago (Chile).
Villalba Avilés (Ricardo), Salón del Prado, 5. — Madrid.
Villalba del Corte (Augusto), Plaza Santa Bárbara, 6. — Madrid.
Villalba y Pérez (Ricardo), Vergara, 4. — Madrid.
Villanueva Calleja (Eugenio), Regalado, 6. — Valladolid.
Villaoz (José), Príncipe, 9. — Madrid.
Villar (Francis), 9 rue Castillon. — Bordeaux.

W

Waldeyer (H. Wilh. Gottfr.), Lutherstras-
    se, 35.   Berlín.
Walter (Karl Axel), Lilla Forget, 1.   Göteborg (Suède).
Walther (Charles), 21 Boulevard Haussmann París.
Ward (John A.), Grays Ess. 4.   London.
Warren (Albert), 119 Cromwell Road.   London.
Warsar (Jean).   Kichineff (Russie).
Wartanoff (Wartan), Furstadskaia, 27.   St. Pétersbourg.
Wasserthal, Schwartz Ross.   Carlsbad (Autriche).
Watkins (Robert L), 20 West 34th. Street. New York.
Watraszewskí (Xavier), Ksiazeca, 2.   Varsovie.
Way (James).   Adelaide (Australie).
Way (Madame F. Willis).   Adelaide (Australie).
Weber (Alfred), Aegidiendamm.   Hannover.
Weber (Andrés G.), Corrales 1.   Habana.
Weber (Georges), 5 rue des Capucines. Paris.
Weber (Léon), 21 Avenue Niel.   Paris.
Weber (Théodore Charles), Rue Bolschaia
    Konuchenaia.   St, Pétersbourg.
Weekes (John E.), 46 East 57th Street. New York.
Wedensky (Nicolas), Université.   St. Pétersbourg.
Weibull (Karl).   Gefle (Suède).
Weichselbaum (A), IX, Liechtensteinstrsa-
    se, 43.   Wien.
Weidinger (Lajos).   Zombor (Hongrie),
Weil (Richard), Lazarethgasse, 12.   Wien.
Weiser (Rudolf), IX, Frankgasse, 2.   Wien.
Weisl (Maurice), Jungm. Námesti, c.23. Prague.
Welbavsky (Colomán), Ulloy-utcza, 107 p. Budapest.
Weld (Mis Eleonor).   Mount Rarkanear nr.
                           Adelaide (Australie).

Welzel (Carl), Lauferthorgraben, 21.   Nürnberg.
Wendel (E,), Schubarstrasse, 17.   Stuttgart.
Wendriner (Herbert), Bendlerstrasse, 29. Berlin.
Wermerch, 95 rue des Postes.   Lille.
Werner (Joseph).   München, Bayern.
Wernicke (Roberto), Viamonte, 1813.   Buenos Aires.
Wertheim (Karl).   Frankfurt a M.
West (Charles) 41 Finsbury Square.   London.
Westenrijk (N. von).   Cronstadt (Russie).
Wetzel (Ad.) 203 Boulevard St. Germain. Paris.

Wetzel (J. Eug.), 31 rue du Lazareth.   Mulhouse, Alsace.
Weygandt (Wilhelm).   Würzburg.
Weyt (Arthur), 20 rue Léopold.   Malines (Belgique).
Wicherkiecwicz (Bolesl.), Ulica Wolska, 11   Cracovie.
Whitelocke (H. A.), Banbury Road, 6.   Oxford.
Wittaker (Geo. O.), 26 King Street.   Manchester.
Wiedem Portillo (José), Maldonado, 9.   Valencia.
Wiedner (Carl), Lausitzerstrasse, 57.   Kottbus (Allemagne).
Wierzbicki (Félix), Fribocka, 15.   Varsovie.
Wierzejski (Marjan), Rue Warszawska.   Siedlec (Pologne).
Wietfeltd (Arnold), Hohenstaufenring, 30.   Köln a/Rh.
Wilglesworth (Joseph).   Rainhill, nr. Liverpool.
Wilhelm (Hermann).   Magdeburg.
Will (O.), 17 Bonaccord-Square.   Aberdeen.
Willems (Ch.), 6 Place St. Michel.   Gand (Belgique).
Willenborg (Herm. G.)   Laren (Hollande).
Wimmer (Géza), Wesselenyi, 55.   Budapest.
Winkler (C.), Oisteinde, 27.   Amsterdam.
Winogradova Loukirskaia (Madame M.)   Moscou.
Wiszniewski (Eugen), Rue Lange.   Siedlec (Pologne R.)
Wladimiroff (Alexandre), Institut Impérial
   de Médecine expérimentale.   St. Pétersbourg.
Wohlgemuth (Heinz), Lessingtrasse, 57.   Berlin.
Wojnitz (Adam).   Loutsk, Gouv. Volhynie
     (Russie).

Woldert (Albert), New Gary Buildings
   Rooms 3-5.   Tyler, Texas.
Wolkoff.   Saratoff (Russie).
Wood (William Atkins).   Melbourne (Australie)
Woodruff (W. H.), 6 Stratford Place.   London.
Wulsten (Max), Uhlandstrasse, 30.   Berlin.
Wurdemand (H. V.), 105 Grand Ave.   Milwauke, Wisc.
Würdinger (Luitpold), Richard Wagner-
   strasse, 18.   Münehen (Bavière.
Wurtzen (Carl Heinrich), Strandboule-
   vard, 12.   Copenhague.
Wybauw (René), 48 rue du Marché.   Spa (Belgique).
Wychinsky (Madame Cathérine Rom.) Mias-
   nitskaia Bolnitza   Moscou.
Wyeth (John A.), 19 West 35th Street.   New-York.
Wysocki (Pierre (de).   Pelplin (Allemagne)

Y

Yáñez Borrell (Teodoro), Villanueva, 26. — Madrid.
Yastrzembrec (Alvaro). — Uclés (Cuenca).
Young (Bruce), 8 Crown Gardens. — Glasgow.
Young (Ellery C.), Gottschedstrasse, 22. — Leipzig.
Younger (Wm. F.), 41 Boulevard des Capucines. — Paris.

Z

Zabaco López (Aurelio). — Arganza (León).
Zabaleta (Ildefonso). — Pasajes (San Sebastián).
Zabalza Osinaga (Lázaro). — Errazu (Navarra).
Záhor (Henri). — Prague.
Zaidin Saura (Julián), Coso bajo, 42. — Huesca.
Zambaco Pacha. — Constantinople.
Zamora y Martínez (Clemente). — Treviana (Logroño).
Zanetti (Antonio B.), Cantón Pequeño, 4. — Coruña.
Zapatero Vicente (Pedro), Góngora, 8. — Córdoba.
Zaragoza Alvarez (Emiliano), Capua, 26. — Gijón (Asturias).
Zaragüeta (Manuel), Reina Regente, 3. — San Sebastián.
Zardoya Garcés (Andrés), Plaza de la Constitución, 25. — Lérida.
Zarzoso Izquierdo (Valeriano José), Oliva, 1. — Requena (Valencia).
Zelada Varela (Fermín), Magdalena, 76. — Ferrol (Coruña).
Zélineff (J. Th.), Soumskaia, 6 log. 1. — Kharkoff (Russie).
Zerega (Edoardo), Farmacia. — Genova.
Zérénine (B. P.), Bolnitza Mariinskaia. — Moscou.
Zerolo Herrera (Tomás), Calle del Agua. — Orotava (Canarias).
Zielinshy (Edw.), Senatorska, 4. — Varsovie.
Zielinsky (Max), Kurfürstenstrasse, 83. — Berlin.
Ziemann (Otto). — Dieuze (Lorraine).
Zipfel, 27 rue Buffon. — Dijon (France).
Zlobikowski (Tadeuz). — Tworki, Gouv. Varsovie (Russie).

Zotes Cadenas (Justo), Rua, 18. — Benavente (Zamora).
Zsigmondy (Otto), I. Schmerlingplatz, 2. — Wien.
Zumalabe Arcelus (Félix), San Pedro, 15. — Vergara (Guipúzcoa).
Zunzunegui (José A. de), Carmen. — Baracaldo (Vizcaya).
Zurakowski (Witold), Krucza, 37. — Varsovie.
Zurita y Gómez (Francisco A.), Colón, 3. — San Roque (Cádiz).
Zurita y Torres (Juan), Colón, 2. — San Roque (Cádiz).

DAMES

A

Madame Abascal	y Castañda (Rosario).	Granada.
»	Abranches (A. A. Ferreira da Cruz).	Campo Maior.
»	Abrutin (Mila).	Lódz.
Mlle.	Adams.	Frankfurt.
Madame Adelheim (Anna).		Moscou.
»	Aedo	Madrid.
»	Agote (Maria Robertson Lavalle de)	Buenos Aires.
»	Aguado (Gracia).	Albacete.
»	Aginaga Munarriz (Eugenia).	Pamplona.
»	Aguinaga Munarriz (Nicanora).	Pamplona.
»	Aguirre (Sara de).	Valparaiso.
»	Aguirre Zabala (Paz).	Bilbao.
»	Alabern (Mariana F. de).	Gerona.
Mlle.	Alaux	Toulouse.
Madame Albert-Weil.		Paris.
»	Albini (Ghira).	Roma.
»	Albrecht (Augusta).	Frankfurt.
»	Alcalde de Carrasco (Carmen).	Madrid.
»	Alcover (Emilia de).	Barcelona.
»	Alegría de Díaz (Juana).	Vitoria.
»	Aleixandre (Vicenta).	Valencia.
»	Alemão (Ermelinda da Costa).	Coimbra.
»	Alenitzine (Alexandrine).	St. Pétersbourg.
»	Alexandre.	Paris.
»	Allchin (Margarith).	London.
»	Alonso (Dolores).	Gijón.
»	Alonso (Eloisa).	Madrid.
»	Alonso de Celada (Herminia).	Bilbao.
»	Alonso Hurtado.	Burgos.
»	Alvarez (Anastasia).	Oviedo.
»	Alvarez.	Azpeitia.
»	Alvarez y Andoaga (Felisa).	Madrid.
»	Alvarez de Luque (María Concepción).	Córdoba.
»	Alvarez de Van Baumberghen (María).	Madrid.
»	Amado.	Lisbonne.
»	Amando.	Paris.

Madame	Amaro (Magdalena Q. de).	Buenos Aires.
»	Amaro (María M. de).	Buenos Aires.
»	Andérodias.	Amiens.
»	Anlestia (Juana).	Madrid.
»	Antiñano de Muñoz (María).	Madrid.
»	Antonin.	Turnu-Severin.
»	Aragon.	París.
»	Arana Palacio (Leonor).	Madrid.
»	Araoz Alfaro (Celina).	Buenos Aires.
»	Arazo y Diaz (Purificación).	Valencia.
»	Arce de Ubeda (Julia).	Madrid.
»	Arendt.	Berlin.
»	Arfsten.	Elmshorn.
»	Armada Losada (Joaquina).	Santiago (Coruña).
»	Arnozan (Marguerite).	Bordeaux.
»	Arrobas (Emil. Alves).	Lisboa.
»	Asarain (Isabel).	San Sebastián.
»	Astudillo (Angela de).	Madrid.
»	Auban (Carolina).	Abarán (Murcia).
»	Audubert.	Bordeaux.
»	Ayerza (Joséphine).	Buenos Aires.

B

»	Bailey.	Sale Hall.
»	Balbás de Gutiérrez (Olimpia).	Madrid.
»	Baleste Marichon.	Bordeaux.
»	Banes.	Villemouble.
»	Baraona Martínez (Ramona).	Coruña.
Madame	Barbavara de Gravelonne.	Paris.
Melle.	Barbavara de Gravelonne.	Paris.
Madame	Barbosa (Celia J.).	Vigo.
»	Barlow.	London.
	Barraquer (María de la Concepción).	Barcelona.
»	Barrio (Juana del).	Burgos.
»	Bartha.	Budapest.
»	Bartolani (Isolina).	Firenze.
»	Bastos (María M. de Sousa).	Lisboa.
»	Baullet.	Paris.
Melle.	Bauzon (Thérèse).	Chalon s/Saône.
Madame	Beckh (Mathilde).	Nürnberg.
»	Bégouin.	Bordeaux.

Madame Borchardt (Emma).	Berlin.
» Bornträger (Clara).	Danzig.
» Borrás Mompó (Teresa).	Valencia.
» Bosch de Pacheco (Dominga).	Buenos Aires.
Melle. Both (Benigna).	Derecske.
Madame Botkine.	St, Pétersbourg.
Melle. Boursier (Suzanne).	Bordeaux.
Madame Bouza de S. Martín (Manuela).	Coruña.
» Bower.	Bedford.
» Brausewetter (Armgard).	Málaga.
» Brausewetter (Julia).	Málaga.
» Brausewetter (Natalia).	Málaga.
» Breinlinger (Elisa).	Dammerkirch.
» Brissaud.	Paris.
» Broadbent.	London.
Melle. Broadbent.	London.
Madame Brodie.	Liverpool.
» Brown (H.)	Madrid.
» Brugger (Johanna)	Konstanz.
» Brugia (Elettra)	Bologna.
» Brun.	Châtellerault.
» Brunton.	London.
» Bulbena de Masó (Rosa)	Barcelona.
» Bull.	Paris.
» Bumm.	Halle.
Melle. Bumm.	»
Madame Buonvicini (Albertina)	Padova.
Melle Buonvicini (María)	Padova.
Madame Bures de Torrens.	Barcelona.
Melle. Burrage (Amy)	Boston.
Madame Bussière.	Paris.
» Butcher.	Birkenhead.
» Buylla y Godina (Concepción)	Oviedo.

C

Madame Caballero Morales (María)	Madrid.
» Cabello (Elvira)	»
» Cabo de León (Carolina)	»
» Calderin de Martín (Luisa)	»
» Caleya (Laura F. de)	»
» Calleja (Concepción)	»

Madame Calleja (Elvira).	Madrid.
» Calleja de Peralta (Rita).	»
» Calvo (María de los Dolores).	Valencia.
» Camelino.	Lisboa.
» Camino (Dolores).	Alcalá de Henares.
» Camisón (Isabel).	Torre de Don Miguel.
» Campbell.	New York.
» Canadell (Dionisia).	Barcelona.
» Cano de Carrillo (Margarita).	Madrid.
» Cánovas,	Paris.
» Carbona (Rosa).	Santiago (Coruña).
» Cardoso (Aurelia).	Firenze.
» Cardoso (Matilde).	Sevilla.
» Caroça.	Lisboa.
» Carracido (Luisa de).	Madrid.
» Carrascal (María Isabel).	Madrid.
z Carrasco (Càndida).	Bilbao.
» Carrasco (Josefa).	Bilbao.
» Carrasco (Josefa).	Madrid.
Carrasco (Maria).	Bilbao.
» Carrasco y Gómez (Enriqueta).	Guadalajara.
» Carrión de Robina (Juana).	Madrid.
» Carulla de Carulla (Pilar).	Barcelona.
» Casas (Dolores).	Valladolid.
» Casas.	Valladolid.
» Casas de Tiffon (Teresa).	Madrid.
» Castañón de Ortiz (Adela).	Madrid.
» Castellano (Anita).	Madrid.
» Castellino (Giuseppina).	Napoli.
» Castex.	Paris.
» Castillo de Cabrera (del).	Montevideo.
Melle. Castro.	Valladolid.
Madame Castro de Muñoz (Elisa).	Valladolid.
» Catalá (Tomasa).	Valencia.
» Cavia (Emilia Atienza).	Buenos Aires.
» Cazès.	Toulouse.
» Cejas (Manuela).	La Habana.
» Centenera de Salinas (María).	Madrid.
» Centeno de Farriols (Dolores).	Barcelona.
» Cerdán de Requejo (Joaquina).	Madrid.
» Cervera Escuder (Dolores).	Madrid.

Madame Cestan.	Toulouse.
» Chauffard.	Paris.
Melle. Chauffard.	Paris.
Madame Chaulet (Concepción).	Madrid.
Melle. Chaume.	Périgueux.
» Chaume.	Périgueux.
» Chaumier.	Issy.
Madame Chavarría de Oliete (Desamparados).	Valencia.
» Checa (Nieves).	Madrid.
» Chénieux (Marie).	Limoges.
» Chiari (Amalie).	Prague.
» Chiari (Marie).	Wien.
» Chmielevsky (Anna).	Odessa.
» Choliz Sanchez (Saturia).	Zaragoza.
» Cholmogoroff.	Moscou.
» Chompret.	Paris.
» Chrisholm.	London.
» Churruca de Carrión (Pilar).	Madrid.
» Cladera (Antonia).	Palma de Mallorca.
» Clado.	Paris.
» Clerval.	Charenton.
» Cobos (Penelope Troyano de).	Buenos Aires.
» Coelho.	Buenos Aires.
» Cohn.	Dresden.
» Cohn (Gertrud).	Berlin.
Melle. Colby (L. Hortense).	Lynn.
Madame Colomer Monclús (María).	Valencia.
» Colomiers de Albitos (Marta).	Madrid.
» Colquhoun.	Duneddin.
» Comenge.	Barcelona.
» Comenge de Costas (Paulina).	Valencia.
» Conchon.	Clermont-Ferrand.
Melle. Conchon (Louise).	Clermont-Ferrand.
Madame Conrié.	Rennes.
» Corney.	Suva.
» Cornil.	Paris.
» Cortés (Carmen).	Madrid.
» Cossio (Aurelia G. L. de)	Buenos Aires.
Melle. Cossio.	Buenos Aires.
» Cassio.	Buenos Aires.

Madame Costinescu.	Bucarest.
» Coterilla (Belinda L.)	Palencia.
» Courjon.	Lyon.
» Cox.	New York.
» Cozzimis Effendi.	Paris.
» Cozzolino.	Napoli.
» Craig.	Glasgow.
» Criado (Julia de Alonso).	Buenos Aires.
» Cromar.	Aberdeen.
Melle. Cromar (Elsie).	Aberdeen.
Madame Crombie.	London.
Melle. Crombie.	London.
Madame Cryer.	Philadelphia.
Melle. Cryer.	Philadelphia.
Madame Cuesta (Carmen).	Madrid.
» Cuvillier.	Paris.
» Czihac (Clara von).	Düsseldorf.

D

Madame Daboll.	Paris.
» Damalin.	St. Maurice.
» Daniel.	Marseille
» Daniel (Concha).	Madrid.
› Daraiguez.	Mont de Marsan.
» Darbouet.	Boucau.
» Davidson (Mackenzie).	London.
Melle. Delaporte.	París.
Madame Delate (Concepción).	Madrid.
» Delate de Perrueco (Dolores).	Madrid.
» Delaunay.	Paris.
Melle. Delgado Cea.	Valladolid.
Madame Delineau.	Paris.
» De Ronne.	Gand.
» Deroye.	Dijon.
» Determann (Leonilda).	St. Blasien.
Melle. Detmering (Carla).	Hannover.
Madame De Trey.	London.
» Dewailly.	Lille.
« Dianoux.|	Nantes.
Melle. Dianoux (Fernande).	Nantes.
» Dianoux (Marie Luise.	Nantes.

Madame Diatroptoff.   Odessa.
    »   Díaz Cañedo (Elvira).   Madrid.
    »   Díaz de Celis (Guadalupe).   Carrión de Calatrava.
    »   Die y Burgués (Concepción).   Moral de Calatrava.
    »   Diego Carsi de Reig (Rosa)-   Madrid.
    »   Diet.   St. Nazaire.
    »   Dill.   Brighton.
    »   Disparraguerre.   Bordeaux.
    »   Draghiescu.   Bucarest.
    »   Drouin.   Le Mans.
    »   Dubois.   Paris.
    »   Ducamp.   Paris.
    »   Duchesne.   Toulouse.
    »   Duckworth.   London.
    »   Dufaud (Mélanie).   Clermont-Ferrand.
Madame Dum.   Boston.
Mlle.   Dum.   Boston.
Madame Dupont.   Paris.
    »   Dupureux.   Gand.
    »   Dupuy de Arañes (Isabel).   Madrid.
    »   Durruti.   Valladolid.

E

    »   Echave (Carmen).   San Sebastián.
    »   Echave (Jesusa).   »
    »   Echave (Josefina).   »
    »   Echenique (M.)   México.
    »   Egea (María Manuela).   Málaga.
    »   Egea de García Olmo (Trinidad).   »
    »   Eguilaz de Parada (Rosa).   Madrid.
    »   Eiermann (Clémentine).   Franckfurt.
    »   Eliaschow (Sophie).   Riga.
    »   Elkind.   Moscou.
    »   Ellenberger (Clara).   Dresden.
    »   Elorza de Guinea (Rosario).   Oñate.
    »   Encio de Amigo (María Teresa).   Coruña.
    »   Enright (María M.)   Valladolid
    »   Epalza (Maria de la Concepción).   Bilbao.
    »   Erice (Antonia).   Tafalla.
    »   Escalada de Herrera (Francisca).   Gijón.
    »   Escosura (Dolores de la)   Oviedo.
    »   Escuder de Cervera (Dolores),   Madrid.

Madame Espinosa (Pilar).	Murcia.
» Eternod.	Genéve.
» Eustache (Berthe).	Lille.
» Evrard.	Vernantes.

F

» Falcão (Etelvina).	Lisboa.
» Fambuena (Rosa).	Valencia.
» Faure (J. L.)	Paris.
» Faure (M.)	Paris.
» Favreau.	Paris.
» Feige (Felicia).	Breslau.
» Ferbstein.	Eperjes.
» Fernández	Sevilla.
» Fernández (María).	Villanueva de los Infantes.
» Fernández Blasco (Josefa).	Valencia.
» Fernández Velilla (Angeles).	Bilbao.
» Fernández Velilla (Dolores).	Bilbao.
» Fernández Villanueva de San José (Caridad).	Madrid.
» Ferrán (Josefa).	Madrid.
» Ferrán (Matilde).	Madrid.
» Ferrari (Concepción).	Alicante·
Melle. Ferré.	Bordeaux.
Madame Fikl.	Wien.
» Firnhaber (Hélène).	Zappot.
» Flamini (Antonietta).	Roma.
» Fleisckhacker (von).	Graz.
» Foncuberta (Mercedes).	Barcelona.
» Font de Pi (Carmen).	Barcelona.
» Förberg.	Stockholm.
Melle. Fört.	Paris.
» Frank (Marguerlte).	Smichow.
Madame Frank (N.).	Berlin.
» Fränkel,	Berlin.
» Fráter.	Nagy-Várad.
» Fredet.	Paris.
» Fresno de Gómez Pamo (Jesusa).	Madrid.
» Freyer (Cleopha).	Heidelberg.

Melle. Friard.	Malines.
Madame Friedmann (Erna).	Drohobycz.
» Fuchs (Lily).	Wien.
» Fuentes (María de los Dolores).	Madrid.
Madame Furtado.	Lisboa.

G

Madame Galezowski.	París.
Melle. Galezowski.	París.
Madame Gálvez (Angustias).	Granada.
» García (Amalia de).	Madrid.
» García (Filomena).	El Pardo (Madrid).
» García (Petra).	Pamplona.
» García Avecilla (Esther).	San Sebastián.
» García Cervino Torres (Purificación).	Zaragoza.
» García Durán (D. Ramón).	Valladolid.
Melle. García Durán.	Valladolid.
Madame Garcia Herranz (Calixta).	Madrid.
» García Herranz (Esperanza).	Madrid.
» García Morales (Rosa).	Gijón.
» García Negrete (Carmen).	Madrid.
» Gelabert de Vilar (Concepción).	Figueras.
» Genové (Josefa).	Madrid.
Melle. Gersting (Anna).	Hannover.
Madame Gikhareff.	St. Pétersbourg.
» Gil Casares (Socorro).	Santiago.
» Gil Choliz (Ines).	Zaragoza.
» Gilles.	Köln.
» Gillet de Carrasco (Amalia).	Barceiona.
» Gilmour.	Liverpool.
Melle. Gilmour.	Liverpool.
Madame Gineste (Hélène de).	Tolouse.
» Giral.	Beziers.
» Gismero del Valle (Emília).	Madrid.
» Giuria.	Genova.
» Gläser (Charlotte).	Danzig.
» Glinicke (Marguerite).	Berlin.
Melle. Glinicke (Jeanne).	Berlin.
Madame Gochicoa (María).	Madrid.
» Gocht.	Halle a S.

Melle	Godefroy.	Rouen.
Madame	Godino de Buylla (Concepción).	Oviedo.
»	Godon.	París.
»	Godts.	Anvers.
›	Goertz.	Mains.
«	Goldschmidt (Elisa).	Berlın.
»	Gómez Pamo (Filomena).	Madrid.
»	Gómez Pamo (María Petra).	Madrid.
»	Gómez de Pérez Mérida (Asunción),	Cieza (Murcia).
»	Gómez Urraca (Josefa).	Madrid.
»	González (Mercedes).	Logroño.
»	González (Teresa).	Habana.
»	González Aceval (Luisa).	Gijón.
»	González Alvarez (Mercedes).	Madrid.
»	González Alvarez.	Madrid.
»	González Argüelles (Modesta).	Oviedo.
»	González Esteban.	Lagune de Duero.
»	González de García del Real (Carlota).	Santiago (Coruña).
»	González Granda (Carolina).	Madrid.
»	González Montes (Eloisa).	Madrid.
»	González Montes (María).	Madrid.
»	González de Ortiz (Matilde).	Lisboa.
»	González Pumariega (Juliana).	Cervera.
»	Görges. ·	Berlin.
»	Gotos de Pérez Fábregas (Presentación).	Madrid.
»	Gourdon.	Bordeaux.
›	Gozálves (Rosario).	Madrid.
»	Gradenigo (Cesira).	Torino.
»	Grau de Esquerdo (Rosa).	Barcelona.
»	Grau Sabater (Carolina).	Barcelona.
Mlle.	Graux.	Contrexéville.
Madame	Great Rex.	London.
›	Gregory.	Capetown.
‹	Greiwe.	Cincinnati.
»	Grekhoff.	Smolensk.
››	Grekhoff.	Smolensk.
‹	Grifol Catalá (Josefina).	Valencia.
،	Gross.	Nancy.
Melle.	Groth (Britta).	Stockholm.

Madame Grunewald (Julie).   Magdeburg.
   »   Grünwald (Sidonie).   Slatina.
   »   Guerrero de Sarriá (Josefa).   San Fernando (Cádiz).
   »   Guibert.   La Roche-sur-Yon.
   »   Guijarro (Amparo).   Madrid.
   »   Guilleaume (E.)   Spa.
   »   Guillén (Dolores).   Valencia.
   »   Guillén de Parache (Enriqueta).   Madrid.
   »   Guin de Mitjavila (Julia).   Madrid.
   »   Guissot.   Neuilly.
   »   Gumprecht.   Weimar.
   »   Gurruchaga y Zabaleta (Maximina).   San Sebastián.
   »   Gutiérrez de Giraldo (Olimpia).   Madrid.
   »   Gutiérrez de Ribera (Purificación).   Madrid.

H

Madame Harbeland (Hedwig).   Berlin.
   »   Hagarriga de Bau (Antonia).   Barcelona.
   »   Hagemann (Agnes).   Hannover.
   »   Halperin (Rosa).   Moscou.
   »   Hancock.   Cardiff.
   »   Harding.   Shrewsbury.
   »   Harlan.   Chicago.
   »   Hartmann.   Paris.
   »   Haslund.   Copenhague.
   »   Heddy (María).   Madrid.
   »   Heide.   Paris.
   »   Heiman (Eugénie).   Varsovie.
   »   Heins.   Paris.
Melle.   Heller (Gertrud).   Kiel.
Madame Hennecart.   Sédan.
   »   Hepp.   Paris.
   »   Hercfel.   Budapest.
   »   Hernández.   México.
   »   Hernández Briz (María).   Madrid.
   »   Hernández de Urrutia (Antonia).   Bilbao.
   »   Herranz (Consuelo).   Madrid.
   »   Herrero de Escribano (Emilia).   Madrid.
   »   Heulz.   Paris.
Melle.   Heulz.   Paris.

Madame	Jessop.	London.
»	Jiménez Castellanos (Elisa).	Madrid.
»	Jimeno (Matilde).	Pamplona.
»	Jocqs.	Paris.
Melle.	Johanny (Ida).	Klosterneuburg.
Madame	Joll (Gertrude Rosa Boyd).	London.
»	Josephson (Ida).	Stockholm.
»	Josias.	Paris.
Melle.	Josias.	París.
Madame	Jourkewitch (Adelaide).	Kief.
»	Juanchito (Léonie).	Cambo-les-Bains.
»	Judet.	Paris.
»	Judine.	Efremoff.
»	Juler.	London.
»	Juliá (Julia).	Zaragoza
»	Jullien.	Paris.

K

»	Kachenko (Véra).	·Nijny-Novgorod.
»	Kantchalovski.	Moscou.
»	Kantorowicz (Regina).	Posen.
Melle.	Kappes (Katerine).	Berlin.
Madame	Karline.	Moscou.
»	Katz.	Ekaterinoslav.
Melle.	Kelch (Olga).	Moscou.
Madame	Kemeny.	Temesvár.
»	Kendall.	Cheshire.
›	Kholine (Hélène).	Moscou.
»	Kirchberg.	Frankfurt.
»	Klamroth (Anna).	Bonn.
›	Konopacevitch (Pavlovna).	Nijny-Novgorod.
»	Konrad (Markné).	Nagyvarád.
Melle.	Konrad (Margit).	Nagyvarád.
Madame	Körner (Adele).	Nürnberg.
»	Kose (Teréza).	Prague.
›	Kosinski (Jeanne).	Nievka.
Melle.	Kourdioumoff (Tatiana).	Moscou.
Madome	Kovács.	Budapest.
»	Kovács-Sebestyén.	Ipolysagh.
›	Krasnoglazoff (Elisabeth).	Moscou.
»	Kraus (Josefa).	Madrid.

Madame Krey (Emma).	Sonderburg.
» Kurtz (A.).	Varsovie.
» Küster.	Marburg.

L

Melle. Laache (Thora).	Christiania.
Madame Labaume.	Grignan.
» Laclustra (Petra).	Jaca.
» Laehr.	Zehlendorff.
» Lafont.	Salies de Béarn.
» Lafourcade.	Bayonne.
» Lage (Dolores).	Perrol.
» Lagrange.	Bordeaux.
» Lamberg.	Gothembourg.
» Lancha (Çlementina).	Granada.
» Lancker.	Gaud.
» Landa (Lucía).	Pamplona.
Melle. Landreau (Claire).	Artigues.
Madame Landry.	París.
» Langberg (Sophie).	Bergen.
Melle. Langberg (Magda Gude).	Bergen.
Madame Laparra.	Mauriac.
» Larauza.	Dax.
» Larumbe (Manuela).	Arguedas.
» Larra (María de).	Madrid.
» Laurent.	Bois-Colombes.
» Lavergne.	Biarritz.
Melle. Lavergne (Madeleine).	Biarritz.
Madame Lawrence (Mary).	Darlington.
Melle. Lawrence.	Darlington.
Madame Leboucq.	París.
» Le Dentu.	París,
» Ledo y Ortega (Carmen).	Bilbao.
» Lefebre d'Argencé.	Saint Nazaire.
» Legros.	París.
» Leipziger.	Berlin.
» Lente y Die (María de la Asunción).	Moral de Calatrava.
» Lerchundi (Josefa).	Durango.
» Lermoyez.	París.
» Le Tellier.	Madrid.
» Leuilleux.	Conlie.

Madame Levy.	Berlin.
» Leyden (María von).	Berlin.
» Lezcano (Lucila).	Madrid.
» Lezcano (María).	Valladolid.
» Lezcano Jiménez (María).	Valladolid.
» Lignières.	Paris.
» Lima (Anna).	Barcellos.
» Linos y Lage (Dolores de).	Ferrol.
» Lippmann (Susanne).	Berlin.
» Livon.	Marseille.
» Ljunggren (Elisa).	Trelleborg.
» Llorente (Julia).	Madrid.
» Lloveras (Lidia D. de).	Buenos Aires.
» Lombera (Rosario).	Madrid.
» Lomer.	Hamburg.
» López (Concepción).	Madrid.
» López (Concepción).	Valencia.
» López (Julia).	Valencia.
» López (Petra).	Madrid.
» López (Petra).	Madrid.
» López Masip (Manuela).	Madrid.
» López de Quiroga (Higinia).	Madrid.
» López Vilches (Carlota).	Madrid.
» Loumeau.	Bordeaux.
» Luys.	Paris.
» Lyssowsky.	St. Pétersbourg.

M

Madame Mac-Çlure.	London.
» Macdonald.	New-York.
Melle. Macdonald.	New-York.
Madame Mac Farlane.	Frankfurt.
» Machado.	Paris.
» Machebeuf.	Châtel Guyon.
» Madorrell de Saltor (Rosa).	Barcelona.
» Magon.	Marseille.
» Maignien.	Rennes.
» Maire.	Vichy.
» Maixner (Marie).	Prague.
» Makins.	London.
» Malapert.	Poitiers.

Madame Malherbe.	Nantes.
Melle. Malherbe (Gabrielle).	Nantes.
Madame Manard.	Paris.
» Mangiagalli Perelli (Rosa).	Milano.
» Maortua Lombera (Avencia).	Madrid.
› Maortua Lombera (Purificación).	Madrid.
» Marco (Elisa).	Madrid.
» Maresch (Emma).	Trelleborg.
› Mariana de Martínez Vargas (Angela).	Barcelona.
» Marín (María).	Madrid.
› Martel.	Lisboa.
» Martens (Gertrud).	Hadersleben.
» Martí Brillas (Coloma).	Barcelona.
Melle. Martín.	Montrèal.
» Martín de Abad (Petra).	Baracaldo.
» Martínez (Dolores).	Cieza.
» Martínez Espinosa (Juana).	Murcia.
» Martínez Galinsoga (Enriqueta).	Alcalá la Real.
» Martínez Martí (Desamparados).	Valencia.
» Martínez del Rincón (Aurora).	Madrid.
› Martínez del Rincón (Lucía).	Madrid.
» Matas (Teresa).	Barcelona.
» Mates (H. van Bommee van).	Arnheim.
» Matta de Bayod (Catalina).	Madrid.
› Matta de Roca (Paz de la).	Madrid.
Melle. Mattos (Sarah de).	Porto.
Madame Mattos (Branca de).	Coimbra.
» Maturaux (Sarah).	Buenos Aires.
» Maurice.	Paris.
» Mauro (Enriqueta).	Cantalejo.
› Mayzel.	Varsovie.
» Medin (Gerda).	Stockholm.
» Meige.	Paris.
» Mello Reis.	Río de Janeiro.
Melle. Mello Reis (Hermina).	Río de Janeiro.
› Mello Reis (Ambrozina).	Río de Janeiro.
Madame Mencière.	Reims.
» Mende-Ernst.	Zürich.
» Mende (Erna).	Zürich.
» Menge (Clara).	Leipzig.

Madame	Merencio y Tardio (Enrigueta).	Cádiz.
»	Mesa (María de).	Madrid.
»	Messian.	Anvers.
»	Metzger.	Nürnberg.
»	Meurer (Else).	Wiesbaden.
»	Meyer (Elise).	Berlin.
»	Michelena (María Teresa).	Madrid.
»	Milano.	Casale Monferrato.
»	Miller.	Autriche.
Melle.	Miller.	Autriche.
Madame	Miñón (Natividad de).	Barcelona.
»	Mirallié.	Nantes.
»	Mispelbaum.	Berlin.
»	Mitjans (Dolores).	Madrid.
»	Mitto (de).	Napoli.
Melle.	Mittweg (Marie).	Trier.
Madame	Mochi.	Roma.
»	Mollá de Bonilla (Elena).	Jaén.
»	Moncada de Ticoulat (Concepción).	Palma de Mallorca.
»	Monclús Gallina (Asunción).	Valencia.
»	Mond (Elisabeth).	Hamburg.
»	Monguien (Marta).	San Sebastián.
»	Monin.	Neuilly.
Melle.	Monin.	Neuily.
Madame	Monk.	Wiesbaden.
»	Montebello.	Berlin.
»	Montenovesi (Adele).	Roma.
»	Montes (Teresa).	Granada.
»	Montin (Mercedes).	Barcelona.
»	Moore.	Dublin.
Melle.	Morales.	Valladolid.
Madame	Morata (María).	Córdoba.
»	Moreau.	Chauny.
»	Morel.	París.
»	Morelli.	Budapest.
»	Morelló de Alcobilla (Concepción).	Madrid.
»	Moreno (Alejandrina).	Madrid.
»	Moreno (Ramona).	Madrid.
»	Moreno (Victorina).	Madrid.
»	Moreno López (Teresa).	Murcia.
»	Moreno de Villarino (Agueda).	Madrid.

N

O

Madame Obermayer (Marie).	Wien.
» Odriozola (Constanza).	San Sebastián.
» Olarte de Alonso (Silveria).	Lérida.
» Olave (Isabel de).	Carrión de Calatrava.
» Oliveira (Stephania Soarcs d')	Povoa de Varzein.
» Oliven (Albert).	Berlin.
» Oliven (Max).	Berlin.
» Openshaw.	London.
» Ordinas (María de)	Barcelona.
» Orgogozo.	Bayonne.
» Orive (Aurora).	Madrid.
» Ortiz (Purificacion).	Córdoba.
» Ortueta (Rosa).	Madrid.
Melle. Orvañanos (Carmen).	México.
Madame Ott (de).	St. Pétersbourg.
» Ott (Emma).	Prague.

P

» Padzinski.	Viré.
» Page (Marie Danforth).	Boston.
» Pagés (Flora).	Barcelona.
» Pajarác (Juana).	Madrid.
» Palacín de Carrasco (Maximina).	Madrid.
» Palomo y Carreto (Concepción).	Cádiz.
» Pancorbo de Cendra (Rafaela).	Zaragoza.
» Pando (Trinidad).	Villaviciosa.
» Pando y Nava (Isolina).	Gijón.
« Pando y Nava (María).	Id.
» Pannwitz.	Charlottenburg.
» Papot.	Paris.
» Parenteau.	Id.
» Park.	Sioux City.
» Parkər (C. B.).	Cleveland.
» Parra (Luisa).	Jaen.
» Parras (Manuela).	Madrid.
» Parsons.	London.
» Parthey (Thusnilda).	Minden.
» Paschen.	Dessau.
» Pasquay (Berthe).	München.

Madame	Piñero.	Buenos Aires.
»	Piñero (Jerónima).	Tobarra.
»	Piñerua.	Madrid.
»	Pirro Palieri (Giuseppina).	Cerignola.
»	Pitch.	Paris.
»	Pittet.	Paris.
»	Pla Laporta (Dolores).	Madrid.
»	Plaza (M. Dolores).	Burgos.
»	Plaza (María de la Paz).	Madrid.
»	Pluyette.	Marseille.
Melle.	Poensgen (Martha).	Berlin.
Madame	Polidura (Carmen).	Madrid.
»	Pommez (Juana L. de).	Bordeaux.
»	Pont.	Lyon.
»	Porosz-Popper.	Budapest.
»	Posner.	Berlin.
»	Postnikoff.	Moscou.
»	Potarca (Eugénie).	Craiowa.
»	Pousson.	Bordeaux.
Melle.	Pousson.	Bordeaux.
Madame	Power (Anne).	London.
»	Power (d'Arcy).	London.
»	Prats (Francisca).	Barcelona.
»	Prats (Sara).	Valencia.
»	Presa Sanahuja (Carmen).	Logroño.
»	Prévot.	Chauny.
»	Pribram.	Prague.
»	Pujol de Cortiguera (Magdalena).	Santander.
»	Pulvermacher (Betty).	Posen.
»	Pye-Smith (Gertrude).	London.

Q

»	Quenille.	Niort.
»	Queirel.	Marseille.
»	Quintana (Aurelia).	Madrid.
»	Quirós (Fernanda de)	Madrid.

R

»	Radcliffe-Crocker.	London.
»	Raffegeau.	Le Vésinet.
»	Rafin.	Lyon.

X

Madame	Raget.	Paris.
»	Ramírez (Clemencia).	Madrid.
Melle.	Ranstead (kate A.)	Baltimore.
Madame	Ramoni.	Roma.
»	Rauhe.	Düsseldorf.
»	Ravogli.	Cincinnati.
»	Raymond.	Paris.
Melle.	Rayner.	Stockport.
»	Rayner (M. L.)	Stockport.
Madame	Régis.	Bordeaux.
»	Reiss (Emilie).	Cracovie.
»	Remy.	Paris.
»	Renshaw.	Ashton-on-Mersey.
»	Reparáz de García (Angela).	Arguedas.
»	Requesens (Dolores de)	Madrid.
»	Rey.	Montpellier.
»	Rey Baeza (Concepción).	Jerez de la Frontera.
»	Ribeira (Albertina B. Fernandes).	Lisboa.
»	Ribeiro.	Madrid.
Melle.	Ribeiro (A. de)	Madrid.
Madame	Ribera y Gutiérrez (Carmen).	Madrid.
»	Richard.	Paris.
»	Richardiére.	Paris.
»	Richelot.	Paris.
»	Riedel.	Nürnberg.
»	Riegner (Dorette).	Breslau.
Melle.	Riesco (Irene).	Santiago (Chile).
»	Rigada (Encarnación de la)	Madrid.
Madame	Ring.	St. Louis.
»	Rio (Aurora G. del).	Arnao.
»	Río de Costa (Natalia del).	Barcelona.
»	Riobó (Sofía).	Pontevedra.
»	Robert (Ana).	Madrid.
»	Robert (Fany).	Madrid.
»	Robert (Marta).	Madrid.
Melle.	Robertson (M. R.).	London.
Madame	Robin.	Paris.
»	Robinson.	London.
»	Rodrigues.	Lisboa.
»	Rodríguez (Corina).	Montevideo.
Melle.	Rodriguez (Anrelia).	Montevideo.

Melle.	Rodríguez (Aida).	Montevideo.
Madame	Rodríguez (Filomena).	Madrid.
»	Rodríguez de Brito (Encarnación).	Madrid.
»	Roerig (Mimmi).	Hannover.
»	Rolans.	Bruxelles.
»	Roldán (Julia).	Madrid.
»	Romas de Brillas (M. Monserrat).	Barcelona.
»	Romano (Consuelo).	Asturias.
»	Ronconi.	Roma.
»	Ronnet.	Paris.
»	Ronteler (Stefanowa).	Lódz.
»	Rosenau.	Monte-Carlo.
»	Rosenberg.	Berlin.
»	Rosenblatt (Dora).	Jitomir.
»	Rosillo de Vidal (Regina).	Barcelona.
»	Rosselli (María).	Roma.
Melle.	Rostovtzeff (Alexandrine).	Eletz.
»	Rostovtzeff (Julie N.).	Eletz.
Madame	Roussel (Mélanie).	Paris.
»	Royo (Dolores).	Madrid.
»	Rozembaum.	Paris.
»	Ruano (Emilia).	Burgos.
»	Rubio (Matilde).	Pamplona.
»	Ruiz Bonallo (Juana).	Valencia.
»	Ruiz Moliner (Matilde).	Almazán (Soria).
»	Ruiz Pinero (Feliciana).	Tobarra (Albacete).

S

»	Samson.	Elesd.
»	Sanahuja (María Jesus).	Logroño.
»	Sanchez (Carmen).	Jerez de la Frontera.
»	Sánchez (Eugenia).	San Román.
»	Sánchez (Flora).	Madrid.
»	Sánchez de la Campa (Petra).	Madrid.
Melle.	Sánchez Muñoz.	Puebla.
Madame	Sancho (Vicenta).	Madrid.
»	Sancho de Gila (Petra).	Segovia.
»	Sancho del Pozo (Rosa).	Carbonero el Mayor.
»	Sanischewski (Alexandrine).	Kieff.
»	San Román Galán (Mercedee).	Ferrol.
»	Santiago (Dolores),	Oviedo.

Madame Santibañez (Anselma M. de).	Bilbao.
» Santos González (María Teresa).	Habana.
› Saquet.	Nantes.
› Sarria de Guerrero (Josefa).	San Fernando.
Melle. Savolichine.	Moscou.
Madame Saxer.	Syracuse.
» Sbisá (Elisa).	Parenzo.
› Schäfer.	Berlin.
» Schirmer.	Greifswald.
› Schlayer (Clotilde).	Berlin.
Melle. Schlayer (Hilda).	Berlin.
Madame Schlayer (Marie).	Berlin.
Melle. Schlmacher.	Wiesbaden.
Madame Schmidt.	Nürnberg.
› Schmiegelow.	Copenhague.
› Schmiewind (Agnes).	Köln.
» Schnech (Laura).	Szezakowa.
› Schneider.	Neisse.
› Schnerle.	Paris.
› Schottländer.	Wessig.
› Schrötter (Frieda).	Wien.
› Schtitkoff (Cathérine).	St. Pétersbourg.
› Schubarth.	Eisenach.
› Schultze.	Iena.
Melle. Schultze.	Iena.
Madame Schütz (Henriette).	Wien.
› Schweizer.	Freiburg i/B.
› Serafin (Laura).	Torino.
Melle. Serbsky (Zénéide W.).	Moscou.
Madame Sieradzki (Vladzimierzowa).	Lemberg.
› Sierra.	Valladolia.
› Silva (Pilar).	Villorrio de Campo.
› Simancas de Arizmendi (Rosalia).	Madrid.
› Simancas y Villegas (Felisa).	Madrid.
» Simoneva.	Valladolid.
« Slocker y La Rosa (Antonia).	Valencia.
› Smith.	New York.
» Smith Housken.	Christiania.
› Soler y Calvó (Ramona).	Alcaletge.
» Solsona de Carrer (Josefa).	Barcelona.
» Sonnenburg.	Berlin.

Madame	Sosas (Josefina).	Irún.
»	Soukhanoff (Elisabeth).	Moscou.
»	Sourdille.	Nantes.
»	Sous.	Pau.
»	Sousa (de Hygino de).	Lisboa.
Melle.	Sousa (Anna F. de).	Lisboa.
Madame	Spaulding.	Paris.
»	Spics.	Menomince, Mich.
»	Starck (Hedwig).	Heidelberg.
»	Staub (Regina).	Trier.
Madame	Stedman.	New York.
»	Steinberg (Marie S.)	Brest-Litovsk.
»	Steinsberg (Dora).	Franzensbad.
»	Stempel (Clara).	Breslau.
»	Steven (Lindsay).	Glasgow.
»	Stich (Sophie).	Nürnberg.
»	Stille (H.)	Stockholm.
»	Stolley.	Flensburg.
»	Suárez.	Oviedo.
»	Suárez González (María).	Gijón (Asturias).
»	Suárez de Mendoza.	Paris.
»	Stradomsky.	Kieff.
»	Strassmann.	Berlin.
»	Stromeyer (Anna).	Hannover.
»	Sulda.	Cracovie.
»	Swain (Hilda May).	Bristol.
»	Szantó (M.)	Budapest.
»	Szpilman (Marie).	Lemberg.

T

Melle.	Tabouis (Renée).	Paris.
Madame	Tappari (Vittoria).	Firenze.
»	Tauber (Augustine).	St. Pétersbourg.
»	Templado (Eladia).	Cieza.
»	Templado (Visitación).	Cieza.
»	Terrier.	Paris.
Melle.	Terrier (Céline).	Paris.
Madame	Terson.	Toulouse.
»	Texo.	Buenos Aires.
»	Thaling (Josefa).	Llanes.

Melle.	Thiron.	Paris.
Madame	Thuillier.	Rouen.
Melle.	Thuillier.	Rouen.
Madame	Tiffón y Casas (María Teresa).	Madrid.
»	Tison.	Chauny.
»	Tolosa Latour (Elisa de).	Madrid.
Melle.	Torrens.	Barcelona.
Madame	Tourtelot (Thérèse).	Royan.
Melle.	Trallero.	Barcelona.
Madame	Trautwein.	Bad Kreuznach.
Melle.	Turk (Hortense).	Trieste.
Madame	Turrao (Josefa).	Ferrol.

U

»	Ulloa.	Pérou.
»	Unana (Fernanda).	Pamplona.
»	Unna.	Hamburg.
»	Urgueta.	Nueva Leon.
»	Urquijo Viadero (Aurea).	Bilbao.
»	Urrutia (Josefina de).	Bilbao.
»	Urrutia (Ramona).	Cisneros.

V

»	Val Oronoz (Julia).	Madrid.
»	Valdivieso (Nieves).	Pamplona.
»	Valentín (Josefa).	Valencia.
»	Vander Stricht.	Gand.
»	Van Duyse.	Gand.
»	Van Gehuchten.	Louvain.
»	Van Lancker.	Gand.
»	Varea del Barrio (Juana).	Burgos.
»	Varga (Stephanie).	Debrecsén.
»	Varga (de).	Debrecsén.
»	Vega de Sanz (Marina de la).	Madrid.
»	Végman.	Szeged.
»	Velasco (Ramona).	Sevilla.
»	Vélez (Elvira).	Valencia.
»	Velez de Peña (Ana).	Torrenueva.
»	Ventura (Carmen).	Valencia.
»	Verdier (Josefa).	Madrid.
»	Vergara (Francisca de Asis).	Pamplona.

Madame	Vergely.	Bordeaux.
Melle.	Vergely (Paule).	Bordeaux.
Madame	Vergniaud.	Brest.
»	Vermorel.	Paris.
Melle.	Vermorel.	Paris.
Madame	Viadero de Fernández (Aurea).	Bilbao.
»	Vic (Isabel).	San Sebastián.
»	Vichot.	Lyon.
»	Vidal.	Paris.
»	Vidal Martínez (Josefina).	Valencia.
z	Vidal Solares (Josefa),	Barcelona.
9	Viejo de la Fuente (María de los Dolores).	Madrid.
»	Vigier.	Paris.
»	Vignal.	Mauriac.
»	Vigo.	Barcelona.
»	Vilá (Ana).	Madrid.
»	Vilches (María).	Madrid.
»	Viliesid (Dolly).	Jerez de la Frontera.
»	Villacampa de Calleja (Emilia).	Barcelona.
»	Villacampa de Terreros (Antolina).	Madrid.
»	Villar.	Bordeaux.
»	Villaverde (María).	Madrid.
»	Viltchoure (Nadejda).	Novo Oubrainka.
»	Viñarta Carrascosa (Manuela).	Valencia.
»	Volouisky (Hélène Petrovna).	Eletz.
»	Vulpius.	Weimar.
»	Vulpius (Camilla).	Heidelberg.

W

Madame	Wagener (Emilie).	Harbug.
»	Wais Taboada (Amalia).	Coruña.
»	Walkoff.	Satatoff.
Melle.	Walkoff.	Saratoff.
Madame	Walter (Emilia).	Gothembourg.
»	Walther.	Paris.
»	Wartanof (Eugénie).	St. Pétersbourg.
»	Wasserthal.	Paris.
»	Weber.	Paris.
»	Weber.	St. Pétersbourg.
»	Weichselbaum (Anna).	Wien.

ÉTUDIANTS ET DIVERS

A

Abad y Martín (Cipriano).	Valladolid.
Abato (José).	Madrid.
Aguirre y Gutiérrez (Pedro).	Madrid.
Alba Arambarri (Manuel).	Madrid.
Alfonso Gómez (Mariano).	Madrid.
Algarra y Moreno (Eduardo).	Valencia.
Almagro y García (Aurelio).	Madrid.
Alted Rizo (José).	Madrid.
Alvarez (Telesforo).	Madrid.
Araez (Rafael).	Madrid.
Ariño Lenzano (Julio).	Zaragoza.
Arrechea Sagastibelza (Dionisio).	Zaragoza.
Aznar Gómez (Luis).	Zaragoza.

B

Barcat.	París.
Barranquer y Barranquer (Ignacio.	Barcelona.
Barraquer (Rafael).	Madrid.
Bertrán Castillo (Fernando).	Madrid.
Becerro de Bengoa (Ricardo).	Madrid.
Betegón Gallardo (Alejandro).	Valladolid.
Biske.	Moscou.
Blanco y Grande (Pedro).	Madrid.
Blanco Lon (Emilio).	Madrid.
Brausewetter (Hans).	Málaga.
Brissand (Jacques).	París.

C

Caballero y Delgado (Ricardo).	Madrid.
Campo Angulo (Antonio).	Zaragoza.
Canalejo Iriarte (Joaquín).	Madrid.
Carrasco y Peñuela (Rafael).	Bilbao.
Castañs y Boada (Eduardo).	Madrid.
Castellano (Victor).	Madrid.
Castro (Adolfo de).	Madrid.
Cavia.	Buenos Aires.

Cejas (C.)   La Habana.
Chatenay.   Issy.
Chornet Navarro (Alvaro).   Valencia.
Claveria Gonzalo (Julián).   Madrid.
Clemente Guerra (Rafael).   Valladolid.
Coiduras Maza (Babil).   Madrid.
Cómas (Ramón),   Madrid.
Compañ Arnau (Vicente).   Valencia.
Corrales é Iznaola (Julián).   Madrid.
Cossio (Charles).   Buenos Aires.
Cossio (Jean).   Buenos Aires.

D

Daniel.   Marseille.
Dermit (Jesús).   Madrid.
Díez Crespo (Luis Germán).   Valladolid.
Diosdado Castañeda (Francisco).   Madrid.
Domingo García (Juan).   Valencia.
Donay (Alfonso).   Barcelona.
Doresle (Luis).   Madrid.
Dotezac (Emile).   Cambo les Bains.
Doz Soler (Antonio).   Zaragoza.
Drouin (Alphonse).   Le Mans.
Dutari (León).   Boucau.

E

Escribano Ortega (Rufino).   Madrid.
Estadella Ansó (José).   Zaragoza.
Ezquerra Fernández (Ramón).   Madrid.

F

Fernández Blasco (José).   Valencia.
Fernández de Casas (José María).   Madrid.
Fernández de Castro (Juan Ramón).   Madrid.
Fernández Checa (José).   Valencia.
Fernández Florez (Francisco).   Madrid.
Ferratjes (Antonio).   Madrid.
Frexas Alabad (Enrique).   Valencia.

G

Gabarda Sitjes (Luis).   Valencia.
Galiana Nadal (Francisco).   Madrid.
Gálvez (Francisco de P.)   Granada.

García (Federico).	Madrid.
García y García (Constancio).	Madrid.
García Huelamo (Pedro).	Madrid.
García Anaya (Isaías).	Madrid.
García Puelles (Guillermo).	Madrid.
García Romero (Pedro).	Madrid.
Garnier (León).	Lyon
Gaugnat.	Paris.
Gawronsky (Víctor).	Moscou.
Gil Belgasa (D.ª María).	Zaragoza.
Gil Belgasa (Pablo).	Zaragoza.
Gil Ruano (Pedro).	Madrid.
Giralt y Pereira (José).	Madrid.
Glinicke (Albert).	Berlin.
Gómez (Fernando).	Madrid.
Gómez (Pedro).	Valencia.
González del Castillo (Gerardo).	Logroño.
González Díaz (Esteban).	Madrid.
González Pérez (Bernardo).	Madrid.
Gonzalo (Ricardo).	Madrid.
Granier (Henri).	Sainte Cécile.
Grifol Catalá (José).	Valencia.
Guillén (José).	Madrid.
Guissot.	Neuilly.
Gutiérrez (Eugenio).	Madrid.
Gutiérrez Angulo (Andrés).	Zaragoza.
Gutiérrez y Martín (Daniel).	Madrid.

H

Harrisson (F.).	Howe Brighton.
Hernández Arata (Francisco).	Madrid.
Hernández Prieto y Olleros (Daniel).	Madrid.
Hernández de Sampelayo (Jesús).	Madrid.
Hernando (Teófilo).	Madrid.
Herranz Laminch (Clemente).	Zaragoza.
Herrero García (Dionisio).	Madrid.
Herrero de la Orden (Romàn).	Madrid.
Horno Alcorta (Ricardo).	Zaragoza.
Huertas y González (Francisco).	Madrid.

I

Illasia Blanco (Fidel).	Madrid.
Izquierdo Sánchez (José).	Valencia.

J

Jáuregui y Mendoza (Juan José).	Madrid.
Jordán Perissié (Eduardo).	Madrid.

L

Lacaba (Carlos).	Madrid.
Lama y Feito (Carlos).	Madrid.
Lazcano y García (Sergio).	Madrid.
Lizárraga (Santiago).	Madrid.
Lépez Ibàñez (Francisco).	Valencia.
Luis y Subijana (Juan).	Madrid.

M

Macías Macías (Eduardo).	Madrid.
Marañón (Felipe).	Madrid.
Marín Corralé (Víctor).	Zaragoza.
Martín Arquellada (Aurelio).	Madrid.
Martín Claveria (Moisés).	Zaragoza.
Martín González (Víctor Manuel).	Madrid.
Martínez Martínez (Arturo).	Zaragoza.
Martínez Olarte (Mariano).	Madrid.
Martínez Ruiz (Ramón).	Valencla.
Martínez Seral (Francisco).	Zaragoza.
Martínez Torres (Pablo).	Madrid.
Massien y de la Rocha (Rafael).	Madrid.
Mateo y Milano (Petronilo Enrique).	Madrid.
Maurice.	París.
Medina (Alfonso).	Madrid.
Medina (Enrique).	Madrid.
Medina Castro (Rafael).	Madrid.
Melgar Ortiz (Luis).	Madrid.
Mendizábal Irazu (Félix).	Vitoria.
Menguez (Isidro).	Madrid.
Meseguer Sánchez (Fulgencio).	Madrid.
Miaja Ramos (Francisco).	Valladolid.
Mingo y Mingo (Victoriano).	Madrid.
Moner González (Gabriel).	Madrid.
Moragas Cantarero (Doña Elvira).	Madrid.
Moraleda (Efigenio).	Madrid.
Morales Llorens (Antonio).	Barcelona.

Morer Roger (Juan).   Madrid.
Mozota Vicente (Saturnino).   Zaragoza.

N

Navarro Mesa (Manuel).   Madrid.
Noailles Pérez (Antero).   Zaragoza.

O

Ocharán (Enrique).   Madrid.
Olarte Rivera (Bautista).   Zaragoza.
Oliveras Pijeol (Jerónimo).   Madrid.
Olózaga (Santiago).   Madrid.
Oreja (Benigno).   Madrid.
Orive (Julio de).   Madrid.
Orive (Mario de).   Madrid.
Ortí y Tronch (Francisco).   Valencia.

P

Palero (Miguel).   Madrid.
Pastor Reig (Rafael).   Valencia.
Pereda y Elordi (Pablo).   Madrid.
Pérez (Valeriano).   Madrid.
Pérez Montiñán (Ciro).   Valladolid.
Pinedo (M.).   Habana.
Pinedo Monasterio (Félix de).   Bilbao.
Porcaz Ruidoz (Miguel).   Barcelona.

Q

Quinez López (Antonio).   Madrid.

R

Rago González (Antonio).   Madrid.
Rajal Novella (Remigio).   Zaragoza.
Ramirez Carrillo (Joaquin).   Madrid.
Ramos Crespo (Juan Antonio).   Valladolid.
Reig (Luis).   Barcelona.
Reinoso Trelles (Leopoldo).   Valladolid.
Reinoso Trelles (Norberto).   Valladolid.
Rio y Dolz (Eduardo del).   Madrid.
Rivas Bosch (Juan J.)   Madrid.
Rodríguez (Ceferino).   Luarca.
Rodríguez Ponga (Pedro).   Madrid.

Rubio Monzó (Alfredo).	Valladolid.
Ruescas (Alfredo).	Madrid.
Ruiz (José).	Barcelona.
Ruiz Almagro (Francisco).	Granada.
Ruiz Valdés (Santiago).	Madrid.

S

Saavedra Herrero (Juan J.	Madrid.
Saiz Aldama (Aurelio)	Madrid.
Sánchez Herrero (Carmelo).	Zaragoza.
Sánchez Taboada (Mario).	Madrid.
Sanz (Baldomero)	Madrid.
Sanz Barrio (José).	Madrid.
Sanz Blanco (Luis).	Santander.
Sanz y Degaño (Cesáreo).	Madrid.
Servet (Léon).	Auxerre.
Silvestre Carreras (Pedro).	Madrid.
Simancas Villegas (José).	Madrid.
Slocker y La Rosa (Enrique).	Valencia.
Sofi (Manuel).	Madrid.
Solá Cezar (Severiano).	Madrid.
Suárez (Luis).	Gijón.

T

Tamés Arsuaga (Fernando).	Madrid.
Tejero y Ruiz (Luis).	Madrid.
Tison (L.).	Chauny.
Tison (Pierre).	Chauny.
Torrecilla Garagarza (José).	Madrid.
Torres Ullastres (Luis).	Madrid.
Torres Zagaitia (Manuel).	Madríd.
Turró (Gorgonio).	Barcelona.

U

Ubeda y Arce (Julio).	Madrid.
Unzaga (José de).	Madrid.
Unzurunzaga (Antonio).	Madrid.
Urquiza Barañano (José).	Zaragoza.
Uruñuela (José).	Madrid.

V

Val Martín (Simeón).	Zaragoza.
Valcárcel (José).	Madrid.

Valero Estopiñá (Salvador).	Valencia.
Valero Navarro (Antonio).	Madrid.
Vara López de la Llave (Julián).	Madrid.
Viguera Carroso (Juan).	Madrid.
Villar (José María).	Madrid.
Villegas (Antonio G.).	Madrid.

W

Wieden (Eduardo).	Valencia.

Z

Záhor (Alexandre).	Prague.